KB158901

9 급 공 무 원

보건직

전공과목 총정리

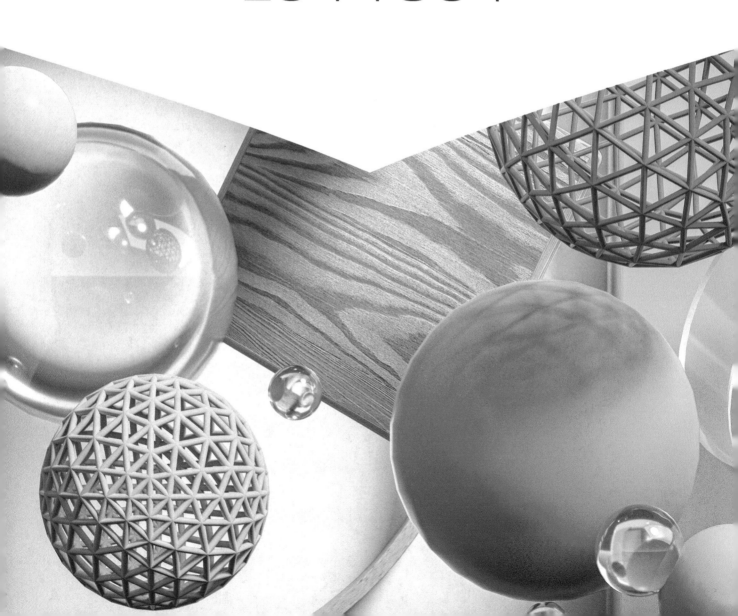

9급 공무원 보건직
전공과목 총정리
공중보건 | 보건행정

초판 인쇄		2023년 1월 10일
초판 발행		2023년 1월 13일

편 저 자 | 공무원시험연구소
발 행 처 | ㈜서원각
등록번호 | 1999-1A-107호
주   소 | 경기도 고양시 일산서구 덕산로 88-45(가좌동)
대표번호 | 031-923-2051
팩   스 | 031-923-3815
교재문의 | 카카오톡 플러스 친구[서원각]
영상문의 | 070-4233-2505
홈페이지 | www.goseowon.com
책임편집 | 김수진
디 자 인 | 김한울

이 책은 저작권법에 따라 보호받는 저작물로 무단 전재, 복제, 전송 행위를 금지합니다.
내용의 전부 또는 일부를 사용하려면 저작권자와 (주)서원각의 서면 동의를 반드시 받아야 합니다.
▷ ISBN과 가격은 표지 뒷면에 있습니다.
▷ 파본은 구입하신 곳에서 교환해드립니다.

PREFACE

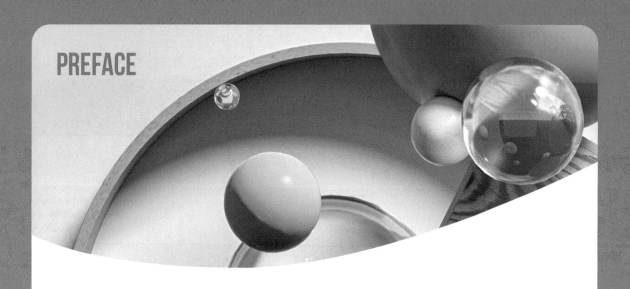

9급 보건직 공무원 공개경쟁 채용의 시험 과목은 국어, 영어, 한국사, 공중보건, 보건행정, 모두 5과목으로 구성됩니다.

학습해야 할 양이 방대하기 때문에 효율적인 학습을 위해서는 꼭 필요한 핵심 이론을 파악하고 충분한 문제 풀이를 통해 문제해결 능력을 높여야 합니다. 즉, 빈출 이론과 출제유형, 이론이 문제에 적용되는 방식과 문제를 해결하는 방법을 파악하고 이를 반복적으로 접해 완벽히 자신의 지식으로 만드는 것이 중요합니다.

본서는 '9급 공무원-보건직' 공개경쟁 임용시험을 준비하는 수험생을 대상으로 제작된 도서로, 단기간에 최상의 학습 효과를 거둘 수 있도록 공중보건과 보건행정의 주요 핵심 이론을 정리하고 단원별 기출 문제 및 출제 예상 문제를 수록하였습니다.

체계적으로 정리된 이론을 학습함으로써 기본 개념을 탄탄하게 다지고, 최신 기출문제를 통해 출제경향을 파악한 후, 다양한 유형과 난도의 예상 문제를 풀어봄으로써 학습의 완성도를 높일 수 있습니다.

신념을 가지고 도전하는 사람은 반드시 그 꿈을 이룰 수 있습니다. 서원각이 수험생 여러분의 꿈을 응원합니다.

STRUCTURE

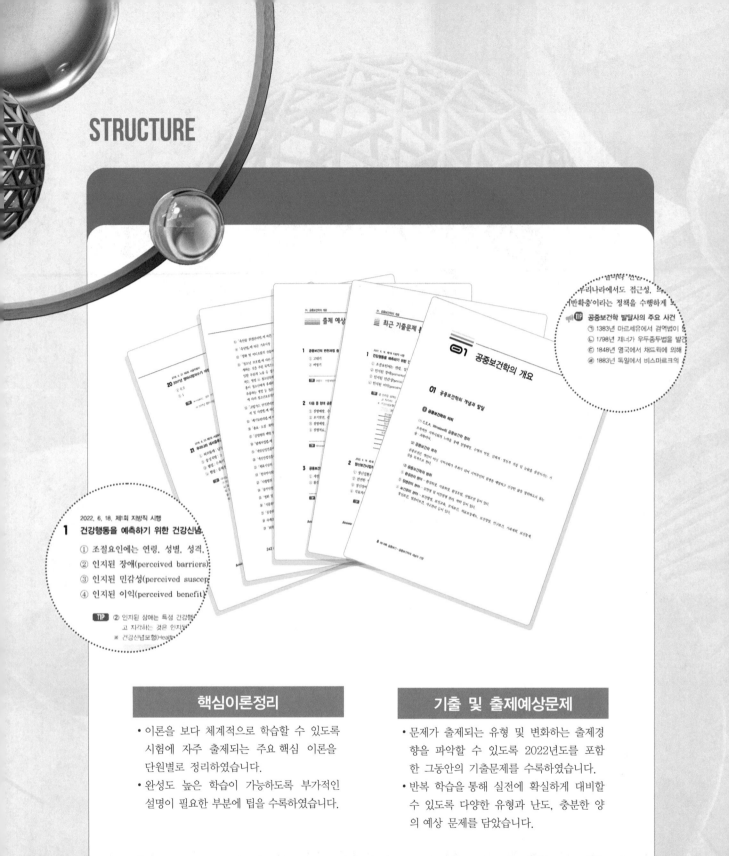

핵심이론정리

- 이론을 보다 체계적으로 학습할 수 있도록 시험에 자주 출제되는 주요 핵심 이론을 단원별로 정리하였습니다.
- 완성도 높은 학습이 가능하도록 부가적인 설명이 필요한 부분에 팁을 수록하였습니다.

기출 및 출제예상문제

- 문제가 출제되는 유형 및 변화하는 출제경향을 파악할 수 있도록 2022년도를 포함한 그동안의 기출문제를 수록하였습니다.
- 반복 학습을 통해 실전에 확실하게 대비할 수 있도록 다양한 유형과 난도, 충분한 양의 예상 문제를 담았습니다.

CONTENTS

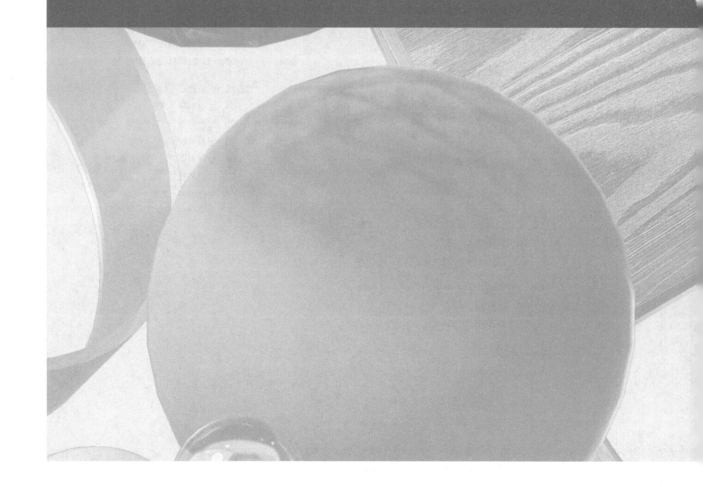

PART

01 공중보건

CHAPTER

01

공중보건학의 개념과 건강

01 공중보건학의 개요

01 공중보건학의 개념과 발달

1 공중보건학의 의의

(1) C.E.A. Winslow의 공중보건학 정의

조직적인 지역사회의 노력을 통해 질병예방, 수명의 연장, 신체적·정신적 건강 및 능률을 증진시키는 기술·과학이다.

(2) 공중보건의 목적

공중보건은 개인이 아닌 지역사회가 주최가 되어 지역주민의 질병을 예방하고 건강한 삶을 영위하도록 돕는 것을 목적으로 한다.

(3) 공중보건학의 범위

① **환경관리 분야** … 환경위생, 식품위생, 환경오염, 산업보건 등이 있다.

② **질병관리 분야** … 감염병 및 비감염병 관리, 역학 등이 있다.

③ **보건관리 분야** … 보건행정, 보건교육, 모자보건, 의료보장제도, 보건영양, 인구보건, 가족계획, 보건통계, 정신보건, 영유아보건, 사고관리 등이 있다.

❷ 공중보건학의 변천과정

(1) 고대기

이집트와 로마에 상·하수도 시설과 목욕탕 시설이 있었으며, 이집트의 주택청결법에 관한 기록이나 로마의 인구조사를 실시한 것은 공중보건의 흔적들이다.

(2) 중세기

공중보건의 암흑기로 종교에 의지하여 의학은 단지 신체의 질병을 치료하는 데 국한되었다.

(3) 여명기(요람기)

① 1848년 세계 최초로 영국에서 Chadwick에 의해 공중보건법이 제정되었다.

② Ramazzini … 직업병 연구가 시작되었다.

③ E. Jenner … 우두종두법이 개발되었다.

(4) 확립기

① 예방의학적 사상이 시작되었으며 Pasteur, Koch에 의해 세균학, 면역학의 기초가 마련되었다.

② 1866년 Pettenkofer가 뮌헨대학에 처음으로 위생학 강좌를 개설하였다.

(5) 20세기 후의 발전기

① 보건소가 설치되었으며, 사회보건 및 사회보장제도가 체계화되는 등 사회보장제도가 발전하였다.

② WHO가 1948년 4월 7일 발족하여 이날을 '세계보건의 날'로 정하였다.

③ 알마타 선언
　㉠ 1978년 카자흐스탄의 알마타에서 세계보건기구 후원으로 열린 국제의료회의에서 '1차 보건의료'란 단어가 사용되었다.
　㉡ 세계보건기구는 알마타 선언 이후 '1차 보건의료'를 보건의료정책의 주요 전략으로 채택하였다.
　㉢ 이로써 우리나라에서도 접근성, 의료비용 가용성, 지역사회 참여를 접근전략으로 '농어촌 1차 보건의료의 기반확충'이라는 정책을 수행하게 되었다.

> **TIP 공중보건학 발달사의 주요 사건**
> ㉠ 1383년 마르세유에서 검역법이 통과되어, 최초의 검역소가 설치되었다.
> ㉡ 1798년 제너가 우두종두법을 발견하였다.
> ㉢ 1848년 영국에서 채드윅에 의해 최초로 공중보건법이 제정되었다.
> ㉣ 1883년 독일에서 비스마르크의 사회입법으로 최초로 사회보장제도가 실시되었다.

02 우리나라 공중보건의 역사

(1) 삼국시대

① 중국의학이 전래되었다.

② 고구려 소수림왕 때 인도의학이 포함된 불교의학이 들어와 왕실 치료자인 시의가 있었다.

(2) 고려

① 성종 때 의학제도를 정비해 의사를 두었다.

② 의약관청인 대의감, 서민 의료기관인 제위보 등이 있었다.

③ 후기에는 의학교육기관인 의학원을 개성과 평양에 설립해 의박사를 두었다.

(3) 조선시대

① 전기에는 고려의학을 계승하였고, 후기에는 외세의 침략으로 크게 발전하지 못했다.

② 허준의 동의보감이 발간되었고, 갑오개혁 이후 서양의학의 도입으로 병원이 설립되면서 공중보건사업을 권장하게 되었다.

(4) 근대

① 위생과가 여러 차례 개정을 통해 보건부로 개칭되었고 1956년 보건소법이 공포됨에 따라 각 시·군·구에 보건소가 설치·운영되었다.

② 의료보험의 실시로 국민보건이 향상되었다.

≡ 최근 기출문제 분석 ≡

2022. 6. 18. 제1회 지방직 시행

1 건강행동을 예측하기 위한 건강신념모형(Health Belief Model)에 대한 내용으로 옳지 않은 것은?

① 조절요인에는 연령, 성별, 성격, 지식과 같은 집단 또는 개인의 특성이 해당된다.

② 인지된 장애(perceived barriers)란 특정 질병에 걸릴 위험이 있다고 지각하는 것이다.

③ 인지된 민감성(perceived susceptibility)은 개인의 경험에 영향을 받을 수 있다.

④ 인지된 이익(perceived benefit)이란 금연할 경우 가족이 좋아하는 모습을 떠올리는 것이다.

> **TIP** ② 인지된 장애는 특정 건강행위에 대한 부정적 인지정도로 건강행위 방해요소로 작용한다. 특정 질병에 걸릴 위험이 있다고 지각하는 것은 인지된 민감성에 해당한다.
>
> ※ 건강신념모형(Health Belief Model)의 구성
>
> | 구분 | 내용 |
> |---|---|
> | 인지된 민감성 | 어떠한 질병에 걸릴 수 있다는 개인의 지각 |
> | 인지된 심각성 | 질병의 심각성에 대한 개인의 지각 |
> | 인지된 이익 | 특정 행위로부터 제공되는 혜택 및 유익성에 대한 지각 |
> | 인지된 장애 | 특정 건강행위에 대한 부정적 인지 정도 |
> | 인지된 위험성 | 질병의 위험성에 대한 인지 정도 |
> | 행위 계기 | 인지한 위험성에 영향을 주는 요소로 특정한 행위에 참여할 수 있도록 자극 제공 |
> | 자기효능감 | 건강 행위를 수행할 수 있다는 확신 |
> | 기타 | 인구학적, 사회심리학적, 구조적 변수가 작용할 수 있다. |

2022. 6. 18. 제1회 지방직 시행

2 정신보건사업의 목적으로 옳지 않은 것은?

① 정신질환자의 격리

② 건전한 정신기능의 유지증진

③ 정신장애의 예방

④ 치료자의 사회복귀

> **TIP** 정신보건사업의 목적은 정신질환의 예방활동 및 조기발견 · 조기치료, 정신질환 치료의 사회복귀를 돕는 것이다.

Answer 1.② 2.①

3 공중보건학의 발전사 중 시기적으로 가장 늦은 것은?

① L. Pasteur의 광견병 백신 개발

② John Snow의 「콜레라에 관한 역학조사 보고서」

③ R. Koch의 결핵균 발견

④ Bismark에 의해 세계 최초의 근로자 질병보호법 제정

> **TIP** ① L. Pasteur 광견병 백신 개발 : 1885년
> ② John Snow의 콜레라에 관한 역학조사 보고서 : 1848년
> ③ 로버트 코흐(R. Koch)의 결핵균 발견 : 1882년
> ④ 비스마르크에 의해 세계 최초로 질병보호법 제정 : 1883년

4 1978년 카자흐스탄에서 열린 일차보건의료에 대한 국제회의에서 채택된 「알마아타 선언(Declaration of Alma – Ata)」에서 정의한 일차보건의료(Primary health care)에 대한 설명으로 가장 옳지 않은 것은?

① 국가와 지역사회의 경제적, 사회문화적, 정치적 특성을 반영한다.

② 지역사회 건강문제, 건강증진, 질병 예방, 치료, 재활 서비스를 다룬다.

③ 농업, 축산, 식품, 산업, 교육, 주택, 공공사업 등 지역 및 국가개발과 관련된 다양한 분야가 고려된다.

④ 지역사회의 필요에 대응하고자 전문의를 중심으로 한 수준 높은 의료서비스 제공을 강조한다.

> **TIP** ④ 일차보건의료의 실현을 위해 주민의 자주적인 참여가 필수이며, 행정기관과 지역주민, 보건의료 종사자가 모두 노력해야 한다.
> ※ 알마아타 선언 ··· 1978년, 카자흐스탄의 알마아타에서 세계보건기구 후원으로 열린 국제의료회의에서 '1차 보건의료'라는 단어가 시작되었고, 세계보건기구는 이 알마아타 선언 이후 '1차 보건의료'를 보건 의료정책의 주요 전략으로 채택하였다. 그 내용은 아래와 같다.
> ㉠ 국가 및 그 공동체의 경제적 조건 및 사회·문화적, 정치적 특성으로부터 발전하고 사회, 의료 서비스 연구와 공공보건 경험 관련 결과의 적용에 기초한다.
> ㉡ 그에 따라 촉진, 예방, 치료 및 재활 서비스를 제공하여 지역사회의 주요 건강 문제를 해결한다.
> ㉢ 최소한의 일반적인 건강 문제와 그것들을 예방하고 통제하는 방법에 관한 교육, 식품 공급의 촉진과 적절한 영양섭취, 안전한 물과 기본 위생의 공급, 가족계획을 포함한 산모와 아동 건강관리, 주요 감염 예방, 일반 질병 및 부상의 적절한 치료, 필수 약물을 제공한다.
> ㉣ 국가 및 지역사회 개발의 관련 부문과 양상, 특히 농업, 동물 사육, 식품, 산업, 교육, 주택, 공공사업, 통신이 포함되며, 이러한 모든 부문의 조정된 노력을 요구한다.
> ㉤ 일차보건의료의 계획, 조직, 운영 및 관리에 최대한의 지역사회와 개인의 자립성을 요구 및 촉진하고 지역, 국가 및 기타 가용자원을 적극 활용하고 이를 위해 적절한 교육을 통해 지역사회에 참여할 수 있는 능력을 개발한다.
> ㉥ 기능적으로 통합되고 상호보완적인 의뢰 시스템을 통해 지속되어야 하며, 이는 모두를 위한 종합적인 의료 서비스의 개선을 이끌어내고 가장 도움이 필요한 사람들에게 우선순위를 주어야 한다.

Answer 3.① 4.④

ⓐ 지역 및 의료 수준에서 의사, 간호사, 조산사, 보조원 및 지역사회 종사자를 포함한 보건 종사자와 필요한 경우 전통 의료 시술자를 포함하여 사회 및 기술적으로 의료 팀으로서 일하기 위해 적절한 훈련된 종사자에 의존한다.

5 공중보건학의 발전사를 고대기, 중세기, 여명기, 확립기, 발전기의 5단계로 구분할 때 중세기에 대한 업적으로 가장 옳은 것은?

① 세계 최초의 국세조사가 스웨덴에서 이루어졌다.
② 프랑스 마르세유(Marseille)에 최초의 검역소가 설치되었다.
③ 영국 런던에서 콜레라의 발생 원인에 대한 역학조사가 이루어졌다.
④ 질병의 원인으로 장기설(miasma theory)과 4체액설이 처음 제기되었다.

> **TIP** 공중보건학의 발전사
> ㉠ 고대기(위생 중심)
> • 메소포타미아 : 레위기의 모세5경, 바빌로니아 함무라비법전(공중보건에 관한 내용이 있는 최초의 법전)
> • 이집트 : papyri42권(가장 오래된 의학사전) ※ 임호텝, Herodotus : 개인위생
> • 그리스
> – 히포크라테스가 환경요인과 질병의 관련성을 최초로 제시
> – 장기설, Epidemic, 4체액설, 섭생법
> • 로마
> – 갈렌과 히포크라테스의 장기설을 계승발전
> – 위생학(Hygiene)을 처음 사용
> – 전문 의료기관으로 다이아코니아, 제노도키아가 있음
> ㉡ 중세기(암흑기)
> • 6 ~ 7세기 성지순례로 인한 콜레라가 대유행
> • 13세기 십자군운동으로 인한 나병(한센병)
> • 14세기 칭기스칸 유럽정벌로 흑사병(페스트)발병하여 유럽인구의 1/4 사망, 40일간격리(Quarantine), 프랑스마르세유의 최초 검역소
> • 15 ~ 16세기 매독, 결핵유행
> • Salerno 양생법 : 일반대중들이 활용
> ㉢ 근세기(여명기, 요람기) : 보건문제가 국가적 관심사
> • Ramazzini : 산업보건
> • Leeuwenhook : 현미경 발견
> • Frank : 개인의 건강은 국가의 책임
> • Jenner : 우두종두법개발
> • Chadwick : 영국노동자의 발병상태보고서, 열병보고서로 최초 공중보건법 발생
> • Thomas sydenham : 장기설주장, 말라리아치료 시 키니네 사용 대중화
> • Vesalius : 근대 해부학의 창시자
> ㉣ 근대기(세균학설시대, 보건의료확립기)
> • Snow : 콜레라 원인규명
> • William : 방문간호, 오늘날 보건소 제도의 효시
> • Bismarck : 세계 최초 근로자 질병보호법

Answer 5.②

- Pettenkofer : 위생학 교실 창립
- Koch : 결핵균, 연쇄상구균, 콜레라균 발견, 근대의학 창시자
- Pasteur : 백신 발견, 현대의학의 창시자
- Homes : 산욕열 예방
ⓜ 현대기(보건의료 발전기, 탈미생물학시대)
- 1919년 : 영국이 세계 최초로 보건부 설치
- 1920년 : Winslow 공중보건의 정의 발표
- 1948년 : WHO 설립
- 1974년 : UN "Health for all by the year 2000" 인류의 건강목표 설정
- 1979년 : WHO 두창(천연두) 근절 선언

6 알마아타 선언에서 제시한 일차보건의료(primary health care)의 필수적인 사업 내용에 해당하는 것은?

① 전문 의약품의 공급
② 직업병 예방을 위한 산업보건
③ 안전한 식수공급과 기본적 위생
④ 희귀질병과 외상의 적절한 치료

TIP 알마아타 선언 중 제7조 일차보건의료(primary health care)
ⓐ 국가 및 그 공동체의 경제적 조건 및 사회 문화적, 정치적 특성으로부터 발전하고 사회, 의료 서비스 연구와 공공 보건 경험의 관련 결과의 적용에 기초한다.
ⓑ 그에 따라 촉진, 예방, 치료 및 재활 서비스를 제공하여 커뮤니티의 주요 건강 문제를 해결한다.
ⓒ 최소한 일반적인 건강 문제와 그것들을 예방하고 통제하는 방법에 관한 교육, 식품 공급의 촉진과 적절한 영양 섭취, 안전한 물과 기본 위생의 적절한 공급, 가족계획을 포함한 산모와 아동 건강관리, 주요 감염 예방 및 예방국부적 풍토병, 일반 질병 및 부상의 적절한 치료, 필수 약물 제공
ⓓ 보건 부문 외에도, 국가 및 지역사회 개발의 모든 관련 부문과 양상, 특히 농업, 동물 사육, 식품, 산업, 교육, 주택, 공공사업, 통신 및 기타 부문이 포함되며, 이러한 모든 부문의 조정된 노력을 요구한다.
ⓔ 일차보건의료의 계획, 조직, 운영 및 관리에 최대한의 지역사회와 개인의 자립성을 요구 및 촉진하고, 지역, 국가 및 기타 가용 자원을 최대한 활용하고, 이를 위해 적절한 교육을 통해 지역사회에 참여할 수 있는 능력을 개발한다.
ⓕ 기능적으로 통합되고, 상호 보완적인 의뢰 시스템(전달 체계)을 통해 지속되어야 하며, 이는 모두를 위한 종합적인 의료 서비스의 점진적인 개선을 이끌어 내고, 가장 도움이 필요한 사람들에게 우선순위를 주어야 한다.
ⓖ 지역 및 의뢰 수준에서 의사, 간호사, 조산사, 보조원 및 지역사회 종사자를 포함한 보건 종사자와 필요한 경우 전통의료 시술자를 포함하여 사회 및 기술적으로 의료 팀으로서 일하기 위해 적절히 훈련된 종사자에 의존한다.

Answer 6.③

2020. 6. 13. 제2회 서울특별시

7 공중보건의 역사적 사건 중 가장 먼저 발생한 사건은?

① 제너(E. Jenner)가 우두 종두법을 개발하였다.

② 로버트 코흐(R. Koch)가 결핵균을 발견하였다.

③ 베니스에서는 페스트 유행지역에서 온 여행자를 격리하였다.

④ 독일의 비스마르크(Bismarck)에 의하여 세계 최초로 「질병보험법」이 제정되었다.

> **TIP** ③ 1348년 ① 1798년 ② 1882년 ④ 1883년
>
> ③ 베니스에서는 1348년에 오염되었거나 의심이 가는 배와 여행자의 입항을 금지시켰으며, 라구사에서는 페스트 유행 지역에서 온 여행자는 항구밖의 일정한 장소에서 질병이 없어질 때까지 2개월간 머물다가 입항이 허락되었다. 이것은 역사적으로 검역의 시초가 되었다. 그 후 1383년에 프랑스 항구도시에서 최초로 검역법이 통과되었으며, 처음으로 검역소가 설치, 운영되었던 것은 감염병 예방이라는 측면에서 중요한 업적이라 할 수 있다.

2018. 6. 23 제2회 서울특별시

8 〈보기〉는 공중보건학의 발달사이다. 시대 순으로 옳게 나열한 것은?

보기

ㄱ 히포크라테스(Hippocrates) 학파의 체액설　　ㄴ 최초로 검역소 설치
ㄷ 최초로 공중보건법 제정　　ㄹ 우두종두법을 제너가 발견
ㅁ 최초로 사회보장제도 실시

---

① ㄱ – ㄴ – ㄷ – ㄹ – ㅁ　　　　② ㄱ – ㄴ – ㄷ – ㅁ – ㄹ

③ ㄱ – ㄴ – ㄹ – ㄷ – ㅁ　　　　④ ㄱ – ㄴ – ㄹ – ㅁ – ㄷ

> **TIP** ㄱ 고대기
> ㄴ 중세기 1383년 마르세유에서 검역법 통과, 최초의 검역소 설치
> ㄹ 여명기 1798년
> ㄷ 여명기 1848년 영국 채드윅
> ㅁ 1883년 독일 비스마르크의 사회입법

Answer 7.③ 8.③

9 다음은 공중보건학의 발전과정 중 어디에 해당하는가?

> • 라마지니(Ramazzini)의 직업병에 대한 저서가 출간되어 산업보건의 기초를 마련
> • 제너(Jenner)의 우두접종법 개발

① 확립기   ② 여명기

③ 중세기   ④ 발전기

> **TIP** 제너의 우두접종법 개발(1798)과 라마지니의 「직업인의 질병(1700)」 발간은 공중보건의 사상이 싹튼 시기인 여명기의 일이
> 다. 1848년에 세계 최초의 공중보건법이 제정되었다.

출제 예상 문제

1 공중보건의 변천과정 중 공중보건사상이 싹트기 시작한 시기는?

① 고대기   ② 중세기

③ 여명기   ④ 확립기

TIP 여명기 … 산업혁명으로 공중보건사상이 처음 싹트기 시작했다.

2 다음 중 현대 공중보건학의 정의로 옳은 것은?

① 질병예방, 수명연장, 건강증진

② 조기발견, 수명연장, 건강증진

③ 질병예방, 조기발견, 건강증진

④ 질병치료, 수명연장, 건강증진

TIP Winslow에 의하면 공중보건학은 질병예방, 수명연장, 건강을 증진시키는 기술이며 과학이라고 정의된다.

3 공중보건의 수단으로 볼 수 없는 것은?

① 개인의 건강관리   ② 산업보건

③ 환경위생   ④ 보건교육

TIP ① 공중보건은 지역사회 주민 전체를 대상으로 한 환경관리, 질병관리, 보건관리 사업이므로 개인의 건강관리는 올바른 수단이 아니다.

Answer 1.③ 2.① 3.①

4 조선시대 보건의료 기관은?

① 대비원   ② 활인서

③ 제위보   ④ 상의국

TIP ①③ 고려시대 의료기관
④ 고려시대 어의 공급 담당기관

5 다음 중 공중보건사업과 거리가 먼 것은?

① 감염병의 관리사업
② 질병의 예방사업
③ 의료장비 개발사업
④ 환경위생 개선사업

TIP 공중보건사업의 범위
㉠ 환경관리 분야 : 환경위생, 식품위생, 환경오염, 산업보건
㉡ 질병관리 분야 : 감염병 및 감염병 관리, 역학, 기생충 관리
㉢ 보건관리 분야 : 보건행정, 보건교육, 모자보건, 의료보장제도, 보건영양, 인구보건, 가족계획, 보건통계, 정신보건, 영유아보건 등

6 다음 중 공중보건사업의 대상을 가장 잘 나타낸 것은?

① 지역사회의 전체 주민을 대상으로 한다.

② 저소득층을 대상으로 한다.

③ 감염병 환자만을 대상으로 한다.

④ 특정계층을 대상으로 한다.

TIP 공중보건사업은 지역사회의 주민 전체를 대상으로 하며, 단위로 한다. 공중보건의 최소단위는 지역사회이다.

Answer 6.①

02 건강과 질병의 기본개념

01 건강

❶ 건강의 개념

(1) 개념의 변화

과거에는 신체적 개념으로 많이 사용되었지만 그 후 정신적 개념, 생존능력, 사회생활능력 등을 포함하게 되어 점차 확대되어 가고 있는 경향이다.

(2) 세계보건기구의 정의

건강은 단지 질병이 없거나 허약하지 않을 뿐만 아니라 육체적·정신적·사회적으로 완전히 안녕한 상태를 말한다.

(3) Bernard의 정의

건강이란 외부환경의 변화에도 내부환경의 항상성이 유지되는 상태를 말한다.

❷ 건강의 지표

(1) WHO에서 정한 한 나라의 건강수준을 표시하는 종합건강지표

① 비례사망지수(PMI) ··· 전체 사망자 수에 대한 50세 이상 사망자 수의 비율이다. 비례사망지수가 크면 건강수준이 높다는 것이다.

$$비례사망지수 = \frac{50세 이상 \ 사망자 \ 수}{전체 \ 사망자 \ 수} \times 100$$

② **평균수명** ··· 사람의 수명을 평균하여 나타낸 연수이다. 0세의 평균여명, 즉 갓 태어난 신생아가 일정 조건 하에 몇 해 동안 생존할 수 있는가 하는 기대연수이다.

③ **조사망률** ··· 그 해의 인구 수에 대한 연간 사망자 수의 비율이다.

$$조사망률 = \frac{연간\ 사망자\ 수}{그\ 해의\ 인구} \times 1,000$$

(2) 지역주민의 건강수준측정에 이용되는 지표

① **영아사망률** ··· 그 해에 출생한 영아에 대한 1년간의 생후 1년 미만 영아의 사망 수의 비율이다. 지역사회의 보건수준을 나타내는 가장 대표적인 지표이다.

$$영아사망률 = \frac{1년간의\ 생후\ 1년\ 미만의\ 사망자\ 수}{그\ 해의\ 출생아\ 수} \times 1,000$$

② **모성사망률** ··· 연간 출생아 수에 대한 연간 모성 사망 수의 비율이다.

$$모성사망률 = \frac{연간\ 모성사망\ 수}{연간\ 출생아\ 수} \times 1,000$$

③ **기타** ··· 조사망률, 평균연령, 비례사망지수 등이 있다.

02 질병

❶ 질병의 발생

(1) 질병발생의 요인

① **병인** ··· 여러 생물화학적 요인, 유해 중금속 등 물리·화학적 요인과 정신질환을 일으키는 각종 사회·경제적 요인을 말한다.

② **숙주** ··· 연령, 성별, 병에 대한 저항력, 영양상태, 유전적 요인, 생활습관 등이 있다.

③ **환경** ··· 숙주와 병인 간의 관계에서 지렛대 역할을 하는데, 인간을 둘러싼 물리적·생물학적·사회적·경제적인 것들을 모두 포함한다.

(2) 질병의 예방(레벨과 클락의 예방단계)

① 1차 예방 … 병인에 이완되기 전에 환경개선, 건강증진, 예방접종 등으로 미리 질병의 근원을 제거하는 방법이다.

② 2차 예방 … 병인에 이완된 후에 집단검진과 조기진단 등을 통해 조기치료하고 병의 악화를 방지하는 것이다.

③ 3차 예방 … 병후 회복기로 사회에 환원되기 위한 재활치료이다.

② 우리나라의 건강동향

(1) 사회적 변화

출생률 감소에 따른 인구의 정체현상, 인구의 노령화, 급격한 산업화 등이 있다.

(2) 문제점

① 인구의 도시집중으로 과밀지역에선 영유아보건이나 모자보건이, 과소지역에선 생산연령층 부족이 문제가 된다.

② 새로운 대사성 질환, 고혈압, 암과 같은 치료가 극히 어려운 비전염성 질환이 가장 큰 보건문제로 대두된다.

TIP 보건문제(3p) … Population(인구), Poverty(빈곤), Pollution(오염)

03 세계보건기구(WHO)

① 생성 및 발달

(1) 목적

WHO는 모든 사람들이 가능한 최상의 건강수준에 도달하도록 하는 데 목적을 두고 있다. WHO 헌장에는 '건강이란 단순히 질병이 없는 상태가 아니라 육체적·정신적·사회적으로 완전히 안정된 상태'라고 정의하고 있다.

(2) 생성

1948년 4월 7일 발족하였으며, 스위스 제네바에 본부를 두고 있다.

❷ 조직과 기능

(1) 6개 지역 사무소

① 동지중해지역 사무소 ⋯ 이집트 알렉산드리아(본부) 등

② 동남아시아지역 사무소 ⋯ 인도 뉴델리(본부), 북한 등

③ 서태평양지역 사무소 ⋯ 필리핀 마닐라(본부), 우리나라 등

④ 남북아메리카지역 사무소 ⋯ 미국 워싱턴 D.C.(본부) 등

⑤ 유럽지역 사무소 ⋯ 덴마크 코펜하겐(본부) 등

⑥ 아프리카지역 사무소 ⋯ 콩고 브라자빌(본부) 등

(2) 기능

① 국제적인 보건사업에 대하여 지휘하고 조정한다.

② 보건서비스의 강화를 위한 각국 정부의 요청에 대하여 지원한다.

③ 각국 정부의 요청 시 적절한 기술지원과 응급상황 발생 시 필요한 도움을 제공한다.

④ 감염병 및 기타 다른 질병들의 예방과 관리에 대한 업무를 지원한다.

⑤ 필요시 영양, 주택, 위생, 레크리에이션, 경제 혹은 작업여건, 그리고 환경위생 등에 대하여 다른 전문기관
   과의 협력을 지원한다.

⑥ 생체의학(Biomedical)과 보건서비스 연구를 지원 및 조정한다.

⑦ 보건, 의학, 그리고 관련 전문분야의 교육과 훈련의 기준을 개발 및 개발을 지원한다.

⑧ 생물학 · 제약학적 물질, 유사물질들에 대한 국제적인 표준을 세우고, 진단기법의 표준화를 추진한다.

⑨ 정신분야의 활동을 지원한다.

최근 기출문제 분석

2022. 6. 18. 제1회 지방직 시행

1 인구집단의 건강을 결정하는 요인 중 사회적 결정요인에 해당하지 않는 것은?

① 노동과 고용조건

② 불건강한 생활습관

③ 소득불평등

④ 성과 인종차별

> **TIP** ② 개인소득과 같은 경제적인 부분과 주거, 이동수단, 작업장, 교육 수준, 문화, 식이, 복지서비스, 성(Gender) 등이 WHO가 2008년에 발표한 사회적 건강결정요인에 해당된다.

2022. 6. 18. 제1회 지방직 시행

2 질병의 발생단계에 따른 예방 수준을 1, 2, 3차로 구분할 때, 코로나19와 같은 호흡기계 감염병에 대한 2차 예방활동에 해당하는 것은?

① 예방접종

② 올바른 손씻기와 마스크 착용

③ 접촉자 추적을 통한 질병의 조기검진

④ 방역수칙 준수 등에 대한 홍보 및 보건교육

> **TIP** ①②④ 1차 예방활동
> ※ 질병 발생단계에 따른 예방 수준
> ㉠ 1차 예방활동 : 질병의 원인 제거
> ㉡ 2차 예방활동 : 질병 조기검진 및 조기치료 시행
> ㉢ 3차 예방활동 : 재활을 통한 정상기능

Answer 1.② 2.③

2022. 2. 26. 제1회 서울특별시 시행

3 지역사회주민을 대상으로 한 정신보건 예방관리사업에서 3차예방 수준의 사업 내용은?

① 우울증 예방에 대한 홍보 책자 배포

② 우울증 위험군을 대상으로 정기적 선별검사 시행

③ 지역 내 사업장의 직무 스트레스 관리 프로그램 운영·지원

④ 정신병원 퇴원 예정자를 대상으로 사회생활 적응 프로그램 운영

> **TIP** ④ 3차 예방은 병의 회복기로, 사회로 환원하기 위한 재활치료가 이에 해당된다.
> ※ 질병의 예방
> ㉠ 1차 예방 : 건강한 개인을 대상으로 특정 건강 문제가 발생하기 전에 질병을 예방하거나 질병이 발생하더라도 그 정도를 약하게 하는 것을 의미한다.(예방접종, 건강증진, 보건교육, 상담, 영양관리 등)
> ㉡ 2차 예방 : 질병을 조기에 발견하고 이를 치료하여 원래의 건강 상태를 되찾도록 하는 것이다.(건강검진, 조기치료, 당뇨환자의 식이요법 등)
> ㉢ 3차 예방 : 질병의 발견과 치료 후 남는 여러 가지 신체적 장애와 기능을 회복시키고 질병으로 인한 신체적, 정신적 후유증, 합병증을 최소화하는 것을 말한다.(재활치료, 사회생활 복귀, 정신질환자의 사회복귀 훈련 등)

2021. 6. 5. 서울특별시 시행

4 질병예방적 관점에 따른 보건의료의 분류로 가장 옳은 것은?

① 재활치료는 이차예방에 해당한다.

② 금주사업은 일차예방에 해당한다.

③ 예방접종은 이차예방에 해당한다.

④ 폐암 조기진단은 일차예방에 해당한다.

> **TIP** 보건의료의 분류
> ㉠ 1차 예방 : 건강한 개인을 대상으로 특정건강문제가 발생하기 이전 질병을 예방하거나 질병이 발생하더라도 그 정도를 약하게 하는 것을 의미한다. (예방접종, 건강증진, 보건교육, 상담, 영양관리 등)
> ㉡ 2차 예방 : 질병의 초기 즉 조기에 발견하고 이를 치료하여 원래의 건강상태를 되찾도록 하는 것이다. (건강검진, 집단검진, 조기치료, 당뇨환자의 식이요법 등)
> ㉢ 3차 예방 : 질병의 발견과 치료 후 남는 여러 가지 신체적 장애와 기능을 회복시키고 질병으로 인한 신체적 정신적 후유증을 최소화하는 것을 말하며 합병증을 최소화하는 것을 말한다. (재활치료, 사회생활복귀, 정신질환자의 사회복귀 훈련 등)

Answer 3.④ 4.②

5 지역주민의 건강문제에 대한 조사결과가 정규분포를 따른다고 할 때 이 곡선에 대한 설명으로 가장 옳은 것은?

① 평균 근처에서 낮고 양측으로 갈수록 높아진다.

② 평균에 따라 곡선의 높낮이가 달라진다.

③ 표준편차에 따라 곡선의 위치가 달라진다.

④ 표준편차가 작으면 곡선의 모양이 좁고 높아진다.

TIP 정규분포란 아래 [그림1]의 그래프처럼 중간값과 평균값의 분포가 가장 높고 양 극단의 최댓값과 최솟값이 매우 적다는 것을 의미한다. 표준편차가 클수록 [그림2]처럼 곡선이 완만해지며 표준편차가 작으면 [그림3]처럼 곡선의 모양이 좁고 높아진다. 평균에 따라 곡선의 위치가 달라지며 표준편차에 따라 곡선의 높낮이가 달라진다.

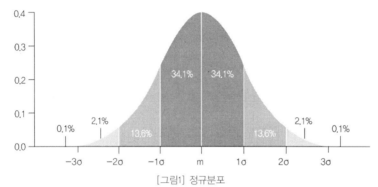

[그림1] 정규분포

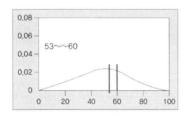

[그림2] 평균이 53, 표준편차가 15일 경우

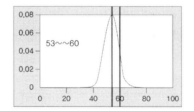

[그림3] 평균이 53, 표준편차가 5일 경우

Answer 5.④

6 레벨과 클라크(Leavell & Clark)의 질병의 자연사에서 불현성 감염기에 취해야 할 예방조치로 가장 옳은 것은?

① 재활 및 사회복귀
② 조기진단과 조기치료
③ 악화방지를 위한 적극적 치료
④ 지역사회 전체에 대한 예방접종

> **TIP** 레벨과 클라크(Leavell & Clark)의 질병의 자연사
> ⊙ 1차 예방 : 비병원성기, 초기병원성기 - 질병방생억제단계
> • 적극적 예방 : 환경위생, 건강증진, 생화환경개선
> • 소극적 예방 : 특수예방, 예방접종
> ⓒ 2차 예방 : 불현성질환기, 발현성질환기 - 조기발견과 조기치료단계
> ⓒ 3차 예방 : 회복기 - 재활 및 사회복귀 단계, 잔여기능의 최대화

2016. 6. 25 서울특별시

7 비례사망지수(proportional mortality indicator, PMI)에 대한 설명으로 옳지 않은 것은?

① 보건환경이 양호한 선진국에서는 비례사망지수가 높다.
② 연간 총 사망자 수에 대한 그 해 50세 이상의 사망자 수의 비율이다.
③ 국가간 보건수준을 비교하는 지표로 사용된다.
④ 비례사망지수가 높은 것은 평균수명이 낮은 것을 의미한다.

> **TIP** ④ 비례사망지수(PMI)는 연간 총 사망자수에 대한 50세 이상의 사망자 수를 퍼센트(%)로 표시한 지수로, 비례사망지수가 높은 것은 건강수준이 좋음을 의미한다.

2016. 6. 25 서울특별시

8 다음 중 영아사망과 신생아사망 지표에 대한 설명으로 옳은 것은?

① 영아후기사망은 선천적인 문제로, 예방이 불가능하다.
② 영아사망률과 신생아사망률은 저개발국가일수록 차이가 적다.
③ α-index가 1에 가까울수록 영유아 보건 수준이 낮음을 의미한다.
④ 영아사망은 보건관리를 통해 예방 가능하며 영아사망률은 각 국가 보건수준의 대표적 지표이다.

> **TIP** ① 영아후기사망은 환경적 문제의 비중이 더 크므로 어느 정도 예방 가능하다.
> ② 영아사망률과 신생아사망률은 저개발국가일수록 차이가 크다.
> ③ α-index는 생후 1년 미만의 사망수(영아사망수)를 생후 28일 미만의 사망수(신생아사망수)로 나눈 값이다. 유아사망의 원인이 선천적 원인만이라면 값은 1에 가깝다.

Answer 6.② 7.④ 8.④

출제 예상 문제

1 한 여성이 일생 동안 여아를 몇 명이나 낳는지를 나타내는 출산력 지표는?

① 보통출생률

② 일반출산율

③ 연령별출산율

④ 총재생산율

TIP ④ 총재생산율(Total Reproduction Rate)은 재생산연령인 15세에서 49세의 여자가 그 연차의 연령별출생율로 일생동안에 낳는 평균 여아수를 나타낸 값이다.
① 보통출생률이란 총 인구수 대비 1년간 출생자수의 비율을 나타낸다.
② 일반출산율은 총출생아수를 해당 연도의 가임기 여성인구(15세부터 49세까지)로 나눈 수치를 말한다.
③ 연령별 출산율은 특정한 년도의 가임기 여성 15세부터 49세까지의 모(母)의 연령별 해당 년도의 출생아 수를 해당 연령의 여자인구로 나눈 비율을 말한다.

2 WHO는 몇 개 지부이며, 우리나라가 속한 곳은?

① 6개 지부 – 서태평양지역

② 5개 지부 – 서태평양지역

③ 4개 지부 – 동남아시아지역

④ 4개 지부 – 환태평양지역

TIP WHO의 6개 지역 사무소
㉠ 동지중해지역 사무소 : 이집트 알렉산드리아(본부) 등
㉡ 동남아시아지역 사무소 : 인도 뉴델리(본부), 북한 등
㉢ 서태평양지역 사무소 : 필리핀 마닐라(본부), 우리나라 등
㉣ 남북아메리카지역 사무소 : USA 워싱턴 D.C.(본부) 등
㉤ 유럽지역 사무소 : 덴마크 코펜하겐(본부) 등
㉥ 아프리카지역 사무소 : 콩고 브라자빌(본부) 등

Answer 1.④ 2.①

3 레벨과 클락의 예방단계에 대한 설명 중 1차 예방에 속하는 것은?

① 조기진단　　　　　　　　　　② 집단검진

③ 환경개선　　　　　　　　　　④ 조기치료

TIP 레벨과 클락의 질병예방단계

　㉠ 1차 예방 : 병인에 이완되기 전에 환경개선, 건강증진, 예방접종 등으로 미리 질병의 근원을 제거한다.

　㉡ 2차 예방 : 병인에 이완된 후에 집단검진과 조기진단 등을 통해 조기치료하고 병의 악화를 방지한다.

　㉢ 3차 예방 : 병후 회복기로 사회에 환원되기 위한 재활치료이다.

4 다음 중에서 1차 보건의료에 해당하는 것은?

① 보건교육 – 급성질환관리

② 조기치료 – 영양개선

③ 응급환자 – 감염병확산방지

④ 장기요양기관설립 – 풍토병관리

TIP 조기치료는 원래 2차에 해당하지만 동시에 다른 사람에게 전파를 차단하므로 1차 보건의료에도 포함된다.

5 우리나라가 속해 있는 세계보건기구의 지역 사무소는?

① 환태평양지역 사무소

② 동남아시아지역 사무소

③ 서태평양지역 사무소

④ 극동아시아지역 사무소

TIP ③ 우리나라는 1949년 8월 65번째 회원국으로 가입하였으며 마닐라, 필리핀 등이 속한 서태평양지역 사무소에 속해 있다.

Answer　3.③　4.②　5.③

6 세계보건기구의 회원국에 대한 역할 중 가장 중요한 기능은?

① 기술 지원   ② 재정 지원

③ 의약품 지원   ④ 기술요원 지원

TIP ① 세계보건기구는 회원국에 대한 기술지원 및 자료공급, 보건사업의 지휘 및 조정, 전문가 파견을 통한 기술자문활동을 수행한다.

7 세계보건기구의 회원국에 대한 기능으로 볼 수 없는 것은?

① 의약품 지원사업   ② 기술 지원사업

③ 교육 · 훈련사업   ④ 보건정보 및 자료공급

TIP 세계보건기구의 기능
㉠ 국제적인 보건사업에 대하여 지휘하고 조정한다.
㉡ 보건서비스의 강화를 위한 각국 정부의 요청에 대하여 지원한다.
㉢ 각국 정부의 요청시 적절한 기술지원과 응급상황 발생 시 필요한 도움을 제공한다.
㉣ 감염병 및 기타 다른 질병들의 예방과 관리에 대한 업무를 지원한다.
㉤ 필요시 영양, 주택, 위생, 레크리에이션, 경제 혹은 작업여건, 그리고 환경위생 등에 대하여 다른 전문기관과의 협력을 지원한다.
㉥ 생체의학(Biomedical)과 보건서비스 연구를 지원 및 조정한다.
㉦ 보건, 의학 그리고 관련 전문분야의 교육과 훈련의 기준을 개발 및 개발을 지원한다.
㉧ 생물학 · 제약학적 물질, 유사물질들에 대한 국제적인 표준을 세우고, 진단기법의 표준화를 추진한다.
㉨ 정신분야의 활동을 지원한다.

8 다음 중 세계보건기구의 정의로 옳은 것은?

① 국제적인 보건전문가단체   ② 국제노동단체

③ 보건교육사업단체   ④ 국제적인 의료사업단체

TIP WHO(World Health Organization)는 국제적인 보건전문가단체이다.

Answer 6.① 7.① 8.①

9 다음 중 건강의 정의를 가장 적절하게 표현한 것은?

① 허약하지 않은 상태

② 육체적 · 정신적 · 사회적 안녕상태

③ 정신적 · 육체적 · 경제적 안녕상태

④ 정신적 · 경제적 · 사회적 안녕상태

....

TIP 세계보건기구의 건강에 대한 정의는 단순히 질병이 없거나 허약하지 않을 뿐만 아니라 육체적 · 정신적 · 사회적으로 안녕한 완전한 상태를 말한다.

10 질병을 조기에 발견 및 치료하여 질병의 진전을 막는 것은?

① 1차 예방   ② 2차 예방

③ 3차 예방   ④ 4차 예방

....

TIP 질병의 예방

㉠ 1차 예방 : 질병의 근원을 제거한다.

㉡ 2차 예방 : 집단검진을 통해 질병을 조기 발견하여 치료한다.

㉢ 3차 예방 : 사회복귀를 위한 재활치료이다.

Answer 9.② 10.②

11 세계보건기구의 건강에 대한 정의에서 '사회적 안녕상태'가 뜻하는 것은?

① 보건행정제도가 잘 마련된 상태

② 범죄가 없는 상태

③ 자신의 역할을 충실히 수행할 수 있는 상태

④ 국민경제가 부유한 상태

TIP 사회적 안녕상태란 개개인이 사회에서 자신의 역할을 충분히 수행하고 있는 상태를 말한다.

12 다음 중 3차 예방활동의 의미를 옳게 설명한 것은?

① 재활 및 사회생활 복귀지도

② 생활환경 개선활동

③ 질병의 조기발견 및 조기치료

④ 안전관리 및 예방접종활동

TIP 3차 예방은 병후 회복기로 사회에 환원되기 위한 재활치료이다.

Answer 11.③ 12.①

13 공중보건 수준평가의 기초자료로 가장 중요한 것은?

① 평균수명   ② 상수보급률

③ 질병발생률   ④ 영아사망률

TIP 한 나라의 건강수준지표는 비례사망지수, 평균수명, 조사망률이 있고, 지역주민의 건강수준지표는 조사망률, 영아사망률, 모성사망률 등이 있는데 이 중 대표적인 것이 영아사망률이다.

Answer   13.④

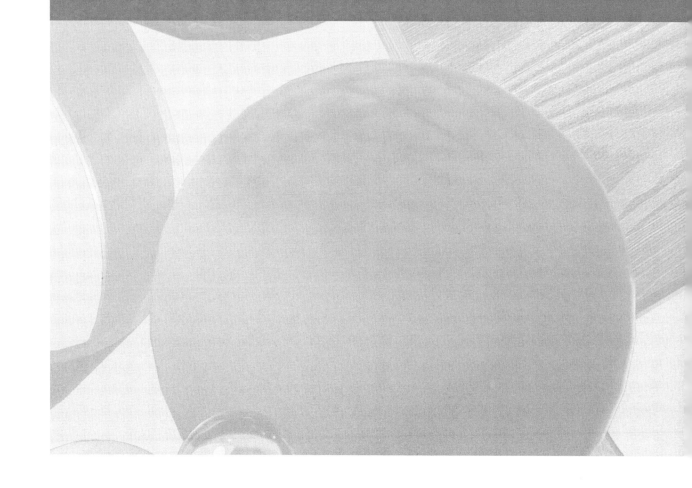

PART

01 공중보건

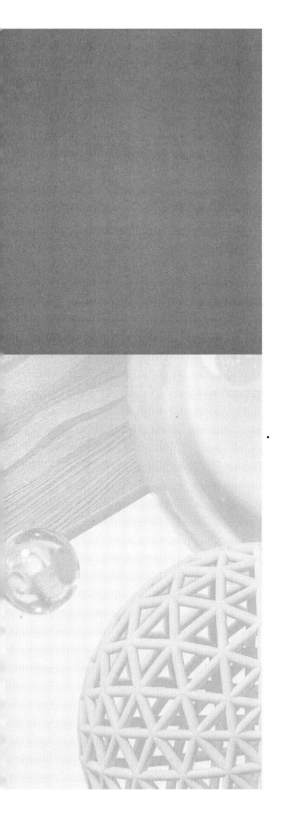

CHAPTER

02

환경과 보건

01 환경위생

01 환경위생의 개요

(1) 환경위생의 개념(세계보건기구의 정의)

환경위생은 인간의 신체발육, 건강 및 생존에 유해한 영향을 미치거나 미칠 가능성이 있는 인간의 물리적 생활환경에 있어서의 모든 요인을 통제하는 것이다.

(2) 자연적 환경

① 물리화학적 환경 … 공기, 토양, 광선, 물, 소리 등

② 생물학적 환경 … 동물, 곤충, 미생물, 식물 등

(3) 사회적 환경

① 인위적 환경 … 의복, 주거, 식생활, 산업시설 등

② 문화적 환경 … 정치, 경제, 종교, 교육, 문화, 예술 등

02 기후조건

(1) 순응현상(순화)

외부환경의 변화가 일시적인 것이 아니고 계속적일 때 그 조건에 적응하는 능력이 강해진다. 같은 조건에서 적응력이 강해진 사람은 순화되지 않은 사람에 비하여 훨씬 잘 적응하고 조화되어 생활하게 되는데 이런 현상을 순화라고 한다.

(2) 기후특성과 질병발생

① **풍토병** … 어느 지역의 기후 또는 기후로 인한 조건 때문에 발병하는 질병이다.

> 📖 말라리아, 수면병, 콜레라 등

② **계절병** … 계절에 따라 주로 발생하는 질병이다.

> 📖 봄 홍역/결핵, 여름 뇌염/장티푸스/이질/장염, 겨울 천식/인플루엔자 등

③ **기상병** … 기후상태에 따라 질병이 발생, 악화되는 것을 말한다.

> 📖 협심증, 기관지염, 류머티즘, 심근경색, 천식 등

(3) 기압 환경에서 나타나는 질병

① **고산병** … 저기압 상태에서 산소부족으로 발생한다. 높이 올라갈수록 기압은 낮아지기 때문에 높은 산에 오를 때 주로 경험하게 된다.

② **잠함병(감압증)** … 급격한 감압에 의해 질소가 다량으로 혈액이나 지방조직에 기포화하여 발생하는 질병이다.

03 온열조건

❶ 개요

(1) 개념

온열요소 혹은 온열인자(기온, 기습, 기류, 복사열의 기후요소)에 의해 형성된 종합적 상태를 말한다.

(2) 온열요소

① 기온

　　㉠ 특징
- 기후요소 중 가장 중요하다.
- 복사열을 배제한 지상 1.5m 높이의 건구온도로 측정한다.
- ℃ 또는 °F로 표시하며, ℃=5/9(°F −32)이다.
- 온도측정은 수은 온도계(측정시간 2분), 알코올 온도계(측정시간 3분)로 한다.
- 일상생활을 하는 데 가장 적합한 온도는 18±2℃이다.

   ⓛ 연교차
    • 연중 최고기온과 최저기온의 차이를 말한다.
    • 해안보다 내륙에서, 저위도보다 고위도에서 크다.
   ⓒ 일교차 : 하루의 최고기온과 최저기온의 차이를 말한다.

② 기습
   ㉠ 측정기구 : 아스만 통풍 건습계와 아우구스트 건습계 등이 있다.
   ⓛ 상대습도(비교습도) : 일정온도에서 공기 1m³가 함유할 수 있는 포화 수증기량과 현재 함유되어 있는 수
    증기량과의 비율(%)을 말한다. 상대습도는 기온에 반비례한다.

③ 기류
   ㉠ 기류는 카타 온도계(95~100°F)로 측정한다.
   ⓛ 기동 또는 바람이기도 하며, 기압의 차이와 기온의 차이에 의하여 생긴다.
   ⓒ 기류의 강도를 풍속 또는 풍력이라 하며, m/sec 또는 feet/sec로 표시한다.
   ⓔ 쾌적한 기류는 실내에서 0.2~0.3m/sec, 외기 중에서는 1.0m/sec이다.
   ⓜ 불감기류는 0.5m/sec 이하의 기류이다.

❷ 온열조건의 측정

(1) 온열지수

인체가 느끼는 온도는 온도계로 측정한 기온과 같지 않으므로, 기온뿐만 아니라 기습, 기류, 복사열 등을 종
합해서 나타낸다.

(2) 쾌적대

① **개념** … 기류를 고정시킬 때 기온과 기습의 변화에 따른 쾌적점을 이은 쾌적선을 중심으로 대부분이 쾌적하
 다고 느끼는 상하영역을 말한다.

② **쾌적대 기준** … 무풍안정 시 보통 착의상태에서 쾌적대는 다음과 같다.
   ㉠ 기온 : 17~18℃
   ⓛ 습도 : 60~65%
   ⓒ 기온이 20℃이면 습도는 50% 정도가 쾌적한 습도이다.

(3) 감각온도(실효온도, 등감온도)

① 실제 인간의 감각에 가장 적합한 온도로서 기온, 기습, 기류의 3인자가 종합적으로 인체에 작용하여 얻어지는 체감을 기초로 한 것이다.

② 감각온도는 가볍게 옷을 입고 경노동시 여름철 18~26℃, 겨울철 15.6~23.3℃이다.

③ 최적 감각온도는 여름철 21.7℃(71°F), 겨울철 18.9℃(66°F)이다. 기후에 대한 순화현상 때문에 여름보다 겨울이 낮다.

(4) 불쾌지수(DI : Discomfort Index ; 온습지수)

① **개념** … 인간이 기후상태에 따라 느끼는 불쾌감의 정도를 나타낸 지표이다.

② **불쾌지수별 불쾌감 정도**
　　㉠ DI ≥ 70 : 다소 불쾌(10% 정도)
　　㉡ DI ≥ 75 : 50% 정도의 사람이 불쾌
　　㉢ DI ≥ 80 : 거의 모든 사람이 불쾌(100% 불쾌)
　　㉣ DI ≥ 85 : 매우 불쾌(모든 사람이 견딜 수 없는 상태)

04 태양광선

❶ 개요

(1) 구성

자외선, 적외선, 가시광선, 감마선 등으로 구성되어 있다.

(2) 개념

① **자외선** … 우리 몸 안에서 광합성 작용을 일으키며 비타민 D2를 합성한다.

② **적외선** … 1800년 헤르셸이 발견했으며 가시광선이나 적색보다 긴 파장을 지녔다.

③ **가시광선** … 눈에 보이는 광선을 말한다.

❷ 종류

(1) 자외선

① 종류
  ㉠ 원자외선 : 2,800 Å 이하
  ㉡ 중자외선 : 2,800~3,200 Å(인체에 유익한 작용을 하기 때문에 생명선 또는 Dorno ray라고도 한다)
  ㉢ 근자외선 : 3,200~4,000 Å

② 자외선량
  ㉠ 하루 중 정오에, 1년 중 7~9월 간에 많다.
  ㉡ 적도 부근, 고지대, 대기오염이 적은 지역 및 날씨가 쾌청할 때 많다.

③ 자외선이 인체에 미치는 영향
  ㉠ 부정적인 영향
    • 피부에 홍반 및 색소침착, 부종, 수포현상, 피부박리, 피부암(Skin Cancer) 등을 유발한다.
    • 결막염, 설암, 백내장의 원인이 될 수 있다.
  ㉡ 긍정적인 영향
    • 비타민 D를 생성하여 구루병을 예방하고 피부결핵, 관절염 치료에도 효과가 있다.
    • 신진대사 및 적혈구 생성을 촉진하고, 혈압강하작용을 한다.
    • 2,600~2,800 Å에서는 살균작용을 한다.

(2) 가시광선

① 망막을 자극하여 명암과 색채를 구별하게 하는 작용을 한다.

② 조명이 불충분하면 시력저하나 눈의 피로의 원인이 되고, 너무 강렬하면 시력장애나 어두운 곳에 적응하는 암순응능력을 저하시킨다.

③ 눈은 0.5Lux에서 10,000Lux 사이에 순응하며, 적당한 조도는 100~10,000Lux이다.

(3) 적외선

① 장점 … 혈액순환을 촉진하여 신진대사작용이 왕성하도록 함으로써 상처에 대한 치유작용을 한다.

② 단점 … 지나칠 때에는 두통, 현기증, 일사병 등의 원인이 된다.

05 공기

❶ 공기의 조성

(1) 공기의 성분
대류권 내에는 산소(O_2)와 질소(N_2)가 99.0%를 차지하고 있다.

(2) 대기권
지상으로부터 대류권, 성층권(오존층), 중간권, 열권, 외기권으로 이루어져 있다.

(3) 대기의 자정작용
대기의 화학적 조성은 여러 가지 환경적 요인에 의하여 변화되고 있으나 대기 스스로 계속적인 자체 정화작용(식물에 의한 탄소동화 및 바람에 의한 공기의 희석, 자외선 등 일광에 의한 살균 등)에 의해 화학적 조성에 큰 변화를 초래하지 않는다.

❷ 실내 공기의 변화

(1) 군집독(Crowd Poisoning)
① **개념** … 좁은 실내에 많은 사람이 밀집하게 되면, 실내 공기는 화학적 · 물리적으로 변화하게 된다. 따라서 불쾌감, 두통, 권태증, 현기증, 구역질, 구토 및 식욕부진 등의 증세가 나타나게 되는데 이를 군집독이라 한다.

② **발생요인** … 온도, 습도, CO_2, 유해가스, 구취, 채취 등이 혼합되어 발생한다.

③ **예방책** … 실내공기가 순환하도록 적절한 환기를 하여야 한다.

(2) 실내 온도
① 체온의 정상범위는 36.1~37.2℃로 42℃ 이상에서는 신경조직이 마비되어 사망하고, 30℃ 이하에서는 회복 불능상태에 빠진다.

② 실내 쾌적온도는 18~20℃이다.

(3) 실내 습도

① 건조하면 호흡기 계통의 질병, 습하면 피부병의 원인이 될 수 있다.

② 실내의 적절한 습도는 40~70%이고, 40% 이하의 습도는 인체에 해를 미친다.

(4) 산소(O_2)

① 산소는 공기의 가장 중요한 성분으로, 공기 중에 21%를 차지한다.

② 실내 산소량이 10% 이하이면 호흡이 곤란해지고, 7% 이하이면 질식사의 위험이 있다.

③ 인간이 감당할 수 있는 위생적인 산소의 허용농도는 15~50%이다.

(5) 질소

① 질소는 공기 중에 약 78%를 차지하며, 인체 내 산소농도에 관여한다.

② 이상고기압에서 질소가 인체에 미치는 영향
    ㉠ 3기압 이상 : 자극작용을 일으킨다.
    ㉡ 4기압 이상 : 마취작용이 시작된다.
    ㉢ 10기압 이상 : 전신기능이 손상되어 사망한다.

③ 이상기압 시 발생되는 질병
    ㉠ **잠함병**(Caisson Disease ; 감압병)
      • 발생원인 : 고기압상태에서 정상기압으로 갑자기 복귀할 때 체액 및 지방조직에서 발생되는 질소가스가 주원인이 되어 발생한다.
      • 주요 증상 : 동통성 관절장애를 일으킨다.
      • 예방책 : 사전에 적성검사나 신체검사를 통해 신체이상자를 발견해 예방한다.
    ㉡ **급격 기압강하증** : 이상기압 시 급격한 기압강하로 인해 발생한다.

(6) 일산화탄소

① 특징
    ㉠ CO는 무색, 무미, 무취, 무자극의 맹독성 가스이다.
    ㉡ 비중이 공기와 거의 같으므로 혼합되기 쉽다.
    ㉢ 혈액 중의 헤모글로빈과 결합하여 HbCO를 형성하여 인체의 조직에 저산소증을 일으킨다. 이때, CO의 Hb에 대한 결합력은 O_2에 비해 약 250~300배나 강하므로 이것이 Hb의 산소운반 장해작용과 산소해리 장해작용 등 2중작용에 의한 O_2의 부족을 초래하는 조직 저산소증의 주된 중독기전으로 해석된다.

② HbCO량(농도)과 중독증상

    ㉠ 10% 이하 : 무증상

    ㉡ 20% 이상 : 임상증상 출현

    ㉢ 40~50% 이상 : 두통 · 허탈

    ㉣ 60~70% 이상 : 의식상실

    ㉤ 80% 이상 : 사망

    ㉥ 최대허용량 : 100ppm(0.01%)

③ CO중독증 치료법 ··· 오염원으로부터 신속히 옮겨 안정 · 보온시키고 인공호흡과 고압산소요법을 시행하기도 한다. 이 경우 5% 정도의 CO_2를 함유한 산소를 흡입시키는 것이 가장 효과적이다.

(7) 이산화탄소(탄산가스)

① 특징

    ㉠ 무색, 무취, 약산성을 지닌 비중이 큰 비독성 가스이다.

    ㉡ 소화제, 청량음료, Dry – ice 등으로 폭넓게 사용된다.

    ㉢ 실내 공기의 혼탁지표로 사용된다.

    ㉣ 최대 허용량은 1,000ppm(0.1%)이다.

② 공기 중에 0.03% 비율로 존재하고, CO_2의 위생학적 허용한도는 0.1%이다.

③ 폐포 내의 CO_2 농도는 5~6%이며, CO_2가 대기 중에 8%이면 호흡이 곤란해지고, 10% 이상에서는 의식을 잃고 사망한다.

(8) 오존

① 무색 · 무미 · 해초냄새가 나며, 산화성 표백제이다.

② 만성중독 시에는 체내의 효소를 교란시켜 DNA, RNA에 작용하여 유전인자의 변화를 유발한다.

③ 오존은 강한 자외선을 막아주어 지구상의 생물들을 보호하는 역할을 한다.

④ 정상적일 때는 도시나 주택가의 공기 중에는 존재하지 않는다.

⑤ 광화학적 산화물로 자극성이 크며, 기침, 권태감, 폐렴, 폐충혈, 폐기종을 유발할 수 있다.

06 물

❶ 물의 중요성

(1) 물과 인체의 관계

① 물은 사람 체중의 60~70%를 차지하고 있으며, 이는 세포 내에 40%, 조직 내에 20% 그리고 혈액 내에는 5% 정도가 함유되어 있다.

② 체내 수분량이 10% 정도만 결핍되어도 바로 생리적 이상이 생기고, 20~22%가 소실되면 생명이 위태롭다.

③ 하루 동안 물의 필요량은 2.5~3.0L 이다.

(2) 물의 위생적 영향

① 수인성 질병의 전염원

    ㉠ 수인성 질병 : 장티푸스, 콜레라, 파라티푸스, 세균성 이질 등이 있다.

    ㉡ 수인성 기생충 질환 : 간디스토마, 페디스토마, 주혈흡충증, 광절열두조충(긴촌충) 등이 있다.

② 유해물질의 오염원 … 불소 함유량이 다량인 경우 장기 음용 시 반상치, 극소량일 경우 우치가 우려된다.

❷ 상수도

(1) 상수의 공급과정

상수는 수원지에서 정수장, 배수지, 공도관을 거쳐 가정에 공급된다.

(2) 상수의 수원

① 의의 … 지표수를 주로 수원으로 사용한다.

② 수원의 종류

    ㉠ 천수(기상수)

        • 비나 눈으로 내려오는 수증기로 깨끗한 연수이다.

        • 지역환경상태에 영향을 크게 받기 때문에 세균, 먼지 등에 오염되기 쉽다.

ⓛ **지표수** : 상수원으로 이용되나 산업장이나 농장으로부터 부단히 오염되고, 유기물질이 많아 세균, 미생물의 번식이 쉽다. 또, 탁도가 높아 확실한 정수가 필요하다.

ⓒ **지하수**

- 일반적으로 세균, 유기물, 먼지가 적지만 수량이 많지 않고 경도가 높다.
- 깊이에 따라 수질이 좋은 것이 일반적이지만 최근 지하수 개발의 남발로 안전성에 위협을 받고 있다.
- 건물건축 시에는 최소한 1.5m 이상이어야 한다.

ⓔ **복류수**

- 하천의 하상을 흐르는 물로 지하수와 지표수의 중간 정도의 수질이다.
- 수질이 비교적 양호하나 다량의 수량을 얻기 힘들다.

(3) 소독

① 소독법의 방법 및 특성

㉠ **자비소독법** : 100℃로 30분 정도 가열하는 방법으로, 가정에서나 소규모 소독 시 이용한다.

ⓛ **오존소독법** : $1.5 \sim 5g/m^3$에 15분 정도 접촉하는 방법으로, 강력한 산화력을 이용하여 잔류성이 없고 맛·냄새가 거의 없으나 비경제적이다.

ⓒ **자외선 소독법** : 자외선 $2,800 \sim 3,200 Å$에 소독하는 방법으로, 살균력이 강하나 투과력이 약한 것이 특징이다.

ⓔ **염소소독법**

- 불연속점 염소처리법을 이용한 방법이다.
- 소독력이 강해 가장 널리 이용되나, 냄새와 독성이 있다.

ⓜ **음이온법** : Ag를 사용하여 수중세균을 사멸하는 방법으로 비경제적이다.

② 염소소독법

㉠ **염소소독의 원리**

- 염소의 살균효과는 그 화학반응을 지배하는 요소인 농도, 반응시간, 온도, pH 및 수량에 따라 좌우된다.
- 온도, 반응시간, 염소의 농도가 증가하면 살균효과도 증가한다.

ⓛ **염소소독의 장·단점**

- 장점
- −소독력과 잔류효과가 강하다.
- −경제적이고, 조작이 간편하다.
- 단점 : 냄새가 심하고, 독성이 있다.

❸ 먹는물의 수질기준〈먹는물 수질기준 및 검사 등에 관한 규칙 제2조 별표 1〉

(1) 미생물에 관한 기준

① 일반세균은 1mL 중 100CFU(Colony Forming Unit)를 넘지 아니할 것. 다만, 샘물 및 염지하수의 경우에는 저온일반세균은 20CFU/mL, 중온일반세균은 5CFU/mL를 넘지 아니하여야 하며, 먹는샘물, 먹는염지하수 및 먹는해양심층수의 경우에는 병에 넣은 후 4℃를 유지한 상태에서 12시간 이내에 검사하여 저온일반세균은 100CFU/mL, 중온일반세균은 20CFU/mL를 넘지 아니할 것

② 총 대장균군은 100mL(샘물 · 먹는샘물, 염지하수 · 먹는염지하수 및 먹는해양심층수의 경우에는 250mL)에서 검출되지 아니할 것. 다만, 매월 또는 매 분기 실시하는 총 대장균군의 수질검사 시료 수가 20개 이상인 정수시설의 경우에는 검출된 시료 수가 5퍼센트를 초과하지 아니하여야 한다.

③ 대장균 · 분원성 대장균군은 100mL에서 검출되지 아니할 것. 다만, 샘물 · 먹는샘물, 염지하수 · 먹는염지하수 및 먹는해양심층수의 경우에는 적용하지 아니한다.

④ 분원성 연쇄상구균 · 녹농균 · 살모넬라 및 쉬겔라는 250mL에서 검출되지 아니할 것(샘물 · 먹는샘물, 염지하수 · 먹는염지하수 및 먹는해양심층수의 경우에만 적용한다)

⑤ 아황산환원혐기성포자형성균은 50mL에서 검출되지 아니할 것(샘물 · 먹는샘물, 염지하수 · 먹는염지하수 및 먹는해양심층수의 경우에만 적용한다)

⑥ 여시니아균은 2L에서 검출되지 아니할 것(먹는물공동시설의 물의 경우에만 적용한다)

(2) 건강상 유해영향 무기물질에 관한 기준

① 납은 0.01mg/L를 넘지 아니할 것

② 불소는 1.5mg/L(샘물 · 먹는샘물 및 염지하수 · 먹는염지하수의 경우에는 2.0mg/L)를 넘지 아니할 것

③ 비소는 0.01mg/L(샘물 · 염지하수의 경우에는 0.05mg/L)를 넘지 아니할 것

④ 셀레늄은 0.01mg/L(염지하수의 경우에는 0.05mg/L)를 넘지 아니할 것

⑤ 수은은 0.001mg/L를 넘지 아니할 것

⑥ 시안은 0.01mg/L를 넘지 아니할 것

⑦ 크롬은 0.05mg/L를 넘지 아니할 것

⑧ 암모니아성 질소는 0.5mg/L를 넘지 아니할 것

⑨ 질산성 질소는 10mg/L를 넘지 아니할 것

⑩ 카드뮴은 0.005mg/L를 넘지 아니할 것

⑪ 붕소는 1.0mg/L를 넘지 아니할 것(염지하수의 경우에는 적용하지 아니한다)

⑫ 브롬산염은 0.01mg/L를 넘지 아니할 것(먹는샘물, 염지하수·먹는염지하수, 먹는해양심층수 및 오존으로 살균·소독 또는 세척 등을 하여 음용수로 이용하는 지하수만 적용한다)

⑬ 스트론튬은 4mg/L를 넘지 아니할 것(먹는염지하수 및 먹는해양심층수의 경우에만 적용한다)

⑭ 우라늄은 30μg/L를 넘지 않을 것[수돗물(지하수를 원수로 사용하는 수돗물을 말한다), 샘물, 먹는샘물, 먹는염지하수 및 먹는물공동시설의 물의 경우에만 적용한다]

(3) 건강상 유해영향 유기물질에 관한 기준

① 페놀은 0.005mg/L를 넘지 아니할 것

② 다이아지논은 0.02mg/L를 넘지 아니할 것

③ 파라티온은 0.06mg/L를 넘지 아니할 것

④ 페니트로티온은 0.04mg/L를 넘지 아니할 것

⑤ 카바릴은 0.07mg/L를 넘지 아니할 것

⑥ 1,1,1-트리클로로에탄은 0.1mg/L를 넘지 아니할 것

⑦ 테트라클로로에틸렌은 0.01mg/L를 넘지 아니할 것

⑧ 트리클로로에틸렌은 0.03mg/L를 넘지 아니할 것

⑨ 디클로로메탄은 0.02mg/L를 넘지 아니할 것

⑩ 벤젠은 0.01mg/L를 넘지 아니할 것

⑪ 톨루엔은 0.7mg/L를 넘지 아니할 것

⑫ 에틸벤젠은 0.3mg/L를 넘지 아니할 것

⑬ 크실렌은 0.5mg/L를 넘지 아니할 것

⑭ 1,1-디클로로에틸렌은 0.03mg/L를 넘지 아니할 것

⑮ 사염화탄소는 0.002mg/L를 넘지 아니할 것

⑯ 1,2-디브로모-3-클로로프로판은 0.003mg/L를 넘지 아니할 것

⑰ 1,4-다이옥산은 0.05mg/L를 넘지 아니할 것

⑷ 소독제 및 소독부산물질에 관한 기준(샘물 · 먹는샘물 · 염지하수 · 먹는염지하수 · 먹는해양심층수 및 먹는물공동시설의 물의 경우에는 적용하지 아니한다)

① 잔류염소(유리잔류염소를 말한다)는 4.0mg/L를 넘지 아니할 것

② 총트리할로메탄은 0.1mg/L를 넘지 아니할 것

③ 클로로포름은 0.08mg/L를 넘지 아니할 것

④ 브로모디클로로메탄은 0.03mg/L를 넘지 아니할 것

⑤ 디브로모클로로메탄은 0.1mg/L를 넘지 아니할 것

⑥ 클로랄하이드레이트는 0.03mg/L를 넘지 아니할 것

⑦ 디브로모아세토니트릴은 0.1mg/L를 넘지 아니할 것

⑧ 디클로로아세토니트릴은 0.09mg/L를 넘지 아니할 것

⑨ 트리클로로아세토니트릴은 0.004mg/L를 넘지 아니할 것

⑩ 할로아세틱에시드(디클로로아세틱에시드, 트리클로로아세틱에시드 및 디브로모아세틱에시드의 합으로 한다)는 0.1mg/L를 넘지 아니할 것

⑪ 포름알데히드는 0.5mg/L를 넘지 아니할 것

⑸ 심미적 영향물질에 관한 기준

① 경도(硬度)는 1,000mg/L(수돗물의 경우 300mg/L, 먹는염지하수 및 먹는해양심층수의 경우 1,200mg/L)를 넘지 아니할 것. 다만, 샘물 및 염지하수의 경우에는 적용하지 아니한다.

② 과망간산칼륨 소비량은 10mg/L를 넘지 아니할 것

③ 냄새와 맛은 소독으로 인한 냄새와 맛 이외의 냄새와 맛이 있어서는 아니될 것. 다만, 맛의 경우는 샘물, 염지하수, 먹는샘물 및 먹는물공동시설의 물에는 적용하지 아니한다.

④ 동은 1mg/L를 넘지 아니할 것

⑤ 색도는 5도를 넘지 아니할 것

⑥ 세제(음이온 계면활성제)는 0.5mg/L를 넘지 아니할 것. 다만, 샘물 · 먹는샘물, 염지하수 · 먹는염지하수 및 먹는해양심층수의 경우에는 검출되지 아니하여야 한다.

⑦ 수소이온 농도는 pH 5.8 이상 pH 8.5 이하이어야 할 것. 다만, 샘물, 먹는샘물 및 먹는물공동시설의 물의 경우에는 pH 4.5 이상 pH 9.5 이하이어야 한다.

⑧ 아연은 3mg/L를 넘지 아니할 것

⑨ 염소이온은 250mg/L를 넘지 아니할 것(염지하수의 경우에는 적용하지 아니한다)

⑩ 증발잔류물은 수돗물의 경우에는 500mg/L, 먹는염지하수 및 먹는해양심층수의 경우에는 미네랄 등 무해성분을 제외한 증발잔류물이 500mg/L를 넘지 아니할 것

⑪ 철은 0.3mg/L를 넘지 아니할 것. 다만, 샘물 및 염지하수의 경우에는 적용하지 아니한다.

⑫ 망간은 0.3mg/L(수돗물의 경우 0.05mg/L)를 넘지 아니할 것. 다만, 샘물 및 염지하수의 경우에는 적용하지 아니한다.

⑬ 탁도는 1NTU(Nephelometric Turbidity Unit)를 넘지 아니할 것. 다만, 지하수를 원수로 사용하는 마을상수도, 소규모급수시설 및 전용상수도를 제외한 수돗물의 경우에는 0.5NTU를 넘지 아니하여야 한다.

⑭ 황산이온은 200mg/L를 넘지 아니할 것. 다만, 샘물, 먹는샘물 및 먹는물공동시설의 물은 250mg/L를 넘지 아니하여야 하며, 염지하수의 경우에는 적용하지 아니한다.

⑮ 알루미늄은 0.2mg/L를 넘지 아니할 것

(6) 방사능에 관한 기준(염지하수의 경우에만 적용한다)

① 세슘(Cs-137)은 4.0mBq/L를 넘지 아니할 것

② 스트론튬(Sr-90)은 3.0mBq/L를 넘지 아니할 것

③ 삼중수소는 6.0Bq/L를 넘지 아니할 것

≣ 최근 기출문제 분석 ≣

2022. 2. 26. 제1회 서울특별시 시행

1 **기온에 대한 설명으로 가장 옳지 않은 것은?**

① 일반적으로 기온이란 지상 1.5m 높이에서의 대기의 건구온도를 말한다.

② 인간이 의복에 의하여 체온을 조절할 수 있는 외기온도의 범위는 대략 10 ~ 26℃이다.

③ 성층권에서는 고도가 높을수록 온도가 하락한다.

④ 연교차는 저위도보다는 고위도에서 크다.

> **TIP** ③ 대류권을 벗어나 성층권으로 가게 되면, 즉 고도가 높을수록 온도는 올라간다.

2021. 6. 5. 서울특별시 시행

2 **인체의 체온유지에 중요한 온열요소의 종합작용에 대한 설명으로 가장 옳은 것은?**

① 실외에서의 불쾌지수는 기온과 기습으로부터 산출한다.

② 계절별 최적 감각온도는 겨울이 여름보다 높은 편이다.

③ 쾌감대는 기온이 높은 경우 낮은 습도 영역에서 형성된다.

④ 기온과 습도가 낮고 기류가 커지면 체열 발산이 감소한다.

> **TIP** ③ 쾌감대는 적당한 착의 상태에서 쾌감을 느낄 수 있는 온열조건으로 온도가 증가할수록 높은 습도 영역에서 형성된다.
> ① 불쾌지수는 기온과 기습을 고려한 불쾌한의 정도를 말한다.
> ② 감각온도란 온도, 기류 및 방사열과 같은 것에 인자를 고려하여 인간 감각을 통해 느끼는 온도를 감각온도라 하며 계절별 최적 감각온도는 겨울이 여름보다 높다.
> ④ 기류가 작고 기온과 습도가 높아지면 체열발산이 감소한다.

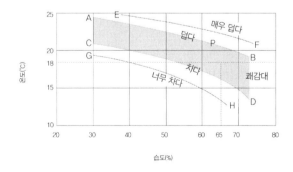

2021. 6. 5. 서울특별시 시행

3 **수질 오염에 대한 설명으로 가장 옳은 것은?**

① 물의 pH는 보통 7.0 전후이다.

② 암모니아성 질소의 검출은 유기성 물질에 오염된 후 시간이 많이 지난 것을 의미한다.

③ 물속에 녹아있는 산소량인 용존산소는 오염된 물에서 거의 포화에 가깝다.

④ 생물화학적 산소요구량이 높다는 것은 수중에 분해되기 쉬운 유기물이 적다는 것을 의미한다.

> **TIP** ① 순수하고 오염되지 않은 물의 pH는 보통 7로 산성도 알칼리성도 아닌 중성상태이다.
> ② 암모니아성 질소는 단백질이 분해되면서 생성되는 물질이며 우리나라의 강과 호수에서 검출되는 암모니아성 질소는 생활하수 및 축산폐수가 주 원인으로 알려져 있다.
> ③ 용존산소량은 물의 오심상태를 나타내는 항목 중에 하나로 물에 녹아있는 산소의 양을 말한다. 맑은 물에서 용존산소량은 거의 포화값에 가까우며 유기물 등으로 오염되어 있는 물에서 용존산소량이 1ppm 이하가 되기도 한다. 일반적인 물고기들은 용존산소량의 4 ~ 5ppm 이하가 되면 생존할 수 없다.
> ④ 생화학적 산소요구량은 물속에 있는 호기성 미생물이 유기물을 분해하는 데 필요한 산소의 소모량을 말하며, 높을수록 유기물이 많이 포함된 오염된 물이라는 것을 의미한다.

2018. 6. 23 제2회 서울특별시

4 **염소소독의 장점으로 가장 옳지 않은 것은?**

① 소독력이 강하다.　　　　　　② 잔류효과가 약하다.

③ 조작이 간편하다.　　　　　　④ 경제적이다.

> **TIP** ② 염소는 잔류성이 높다. 즉, 잔류효과가 강하다.

2018. 6. 23 제2회 서울특별시

5 **일산화탄소(CO)에 대한 설명으로 가장 옳은 것은?**

① CO가스는 물체의 연소 초기와 말기에 많이 발생한다.

② CO가스는 무색, 무미, 무취, 자극성 가스이다.

③ Hb과 결합력이 산소에 비해 250~300배 낮다.

④ 신경증상, 마비, 식욕감퇴 등의 후유증은 나타나지 않는다.

> **TIP** ② CO가스는 무색, 무미, 무취, 무자극성 가스이다.
> ③ 헤모글로빈과 결합력이 산소에 비해 250~300배 높다.
> ④ 일산화탄소 중독은 신경증상, 마비, 식욕감퇴(구역) 등의 후유증을 나타낸다.

Answer　3.① 4.② 5.①

2017. 3. 18 제1회 서울특별시

6 다음 〈보기〉에서 설명하는 먹는 물 수질 검사항목으로 가장 옳은 것은?

보기

값이 높을 경우 유기성 물질이 오염된 후 시간이 얼마 경과하지 않은 것을 의미하며, 분변의 오염을 의심할 수 있는 지표이다.

① 수소이온　　　　　　　　　　② 염소이온

③ 질산성 질소　　　　　　　　　④ 암모니아성 질소

> **TIP** ④ 암모니아성 질소는 주로 동물의 배설물이 원인이며, 그 자체는 위생상 무해이지만 병원성 미생물을 많이 수반할 염려가 있기 때문에 음료수의 수질 기준(0.5㎎/L를 넘지 않아야 함)에 포함되고 있다.

2017. 6. 24 제2회 서울특별시

7 다음 중 물의 염소소독 시에 발생하는 불연속점의 원인은?

① 유기물　　　　　　　　　　　② 클로라민(chloramine)

③ 암모니아　　　　　　　　　　④ 조류(aglae)

> **TIP** 상수처리에서 암모니아를 포함한 물에 염소를 이용하여 소독하게 되면 클로라민의 양은 염소 주입량에 비례하여 증가하다 가 일정량 이상으로 염소를 주입하면 클로라민의 양이 급격히 줄어들어 최소농도가 된다. 이 점을 불연속점이라 부른다.

2016. 6. 25 서울특별시

8 정수방법 중 여과법에 대한 설명으로 옳은 것은?

① 완속여과의 여과속도는 3m/day이고, 급속여과의 여과속도는 120m/day 정도이다.

② 급속여과의 생물막 제거법은 사면교체이고, 완속여과의 생물막 제거법은 역류세척이다.

③ 원수의 탁도 · 색도가 높을 때는 완속여과가 효과적이다.

④ 완속여과에 비해 급속여과의 경상비가 적게 든다.

> **TIP** ② 급속여과의 생물막 제거법은 역류세척이고, 완속여과의 생물막 제거법은 사면교체이다.
> ③ 원수의 탁도 · 색도가 높을 때는 급속여과가 효과적이다.
> ④ 급속여과는 건설비는 적게 들지만 경상비가 많이 들고, 완속여과는 건설비는 많이 들지만 경상비가 적게 든다.

Answer　6.④　7.③　8.①

출제 예상 문제

1 다음 내용은 무엇에 대한 설명인가?

- 미국의 톰(E. C. Thom)이 1959년에 고안하여 발표한 체감 기후를 나타내는 지수
- 값을 구하는 공식은 (건구온도℃+습구온도℃)×0.72+40.6
- 실제로 이 지수는 복사열과 기류가 포함되어 있지 않아 여름철 실내의 무더위 기준으로 사용

---

① 지적온도   ② 불쾌지수

③ 감각온도   ④ 체감온도

....

TIP ② 보기는 불쾌지수에 대한 설명이다.
※ 불쾌지수(discomfort index) … 불쾌지수는 생활기상지수의 한 종류로 기온과 습도의 조합으로 사람이 느끼는 온도를 표현한
것으로 온습도지수(THI)라고도 불린다. 불쾌감도 개인에 따라 약간의 차이가 있으며, 여름철 실내의 무더위의 기준으로서만
사용되고 있을 뿐, 복사나 바람 조건은 포함되어 있지 않기 때문에 그 적정한 사용에는 한계가 있다는 점에 유의하여야 한다.

2 다음 보기 중 물의 자정작용에 해당되는 것은?

ㄱ 산화   ㄴ 살균
ㄷ 침전   ㄹ 세정

---

① ㄱㄴ   ② ㄴㄷ

③ ㄴㄷㄹ   ④ ㄱㄴㄷ

....

TIP 물의 자정작용 … 침전, 자외선에 의한 살균, 산화, 생물에 의한 식균 등의 작용이 일어난다.

Answer 1.② 2.④

3 실내 공기오염의 지표인 기체와 그 서한량으로 옳은 것은?

① CO_2 − 0.1% ② CO − 0.1%

③ CO_2 − 11% ④ CO − 10%

TIP 서한량(서한도)

㉠ CO_2 : 0.1%(1,000ppm) ㉡ CO : 0.01%(100ppm)

4 인공조명 시 고려해야 할 사항으로 옳지 않은 것은?

① 유해한 가스가 나오지 않아야 한다.

② 색은 주광색이어야 한다.

③ 조명도를 균등하게 유지하도록 해주어야 한다.

④ 작업 시 직접조명을 사용해야 하며, 우상방에 위치하는 것이 좋다.

TIP 인공조명 시 고려사항

㉠ 조도는 작업상 충분해야 한다.

㉡ 광색은 주광색에 가까운 것이 좋다.

㉢ 유해가스의 발생이 없어야 한다.

㉣ 폭발이나 발화의 위험이 없어야 한다.

㉤ 빛이 좌상방에서 비추는 것이 좋다.

㉥ 조도는 균등하게 유지하고, 가급적 간접조명이 되도록 해야 한다.

㉦ 취급이 간편하고, 가격이 저렴해야 한다.

5 완속사 여과처리법에 대한 설명 중 잘못된 것은?

① 넓은 면적이 필요하다.

② 여과막은 역류세척을 한다.

③ 건설비는 많이 드나 경상비는 적게 든다.

④ 고도의 운용기술이 필요하지 않다.

TIP ② 완속사 여과처리법은 사면대치(모래 제거 후에 보충)의 방법으로 한다. 역류세척은 급속사 여과처리법의 세척방법이다.

Answer 3.① 4.④ 5.②

6 다음 중 수돗물 정화과정의 순서가 맞는 것은?

① 여과 – 폭기 – 침전 – 소독
② 폭기 – 여과 – 침전 – 소독
③ 침전 – 폭기 – 여과 – 소독
④ 소독 – 폭기 – 침전 – 여과

TIP 수돗물의 정화과정 … 침전 – 폭기 – 여과 – 소독

7 다음 중 공기의 자정작용이 아닌 것은?

① 희석작용
② 여과작용
③ 산화작용
④ 살균작용

TIP 공기의 자정작용
㉠ 바람에 의한 희석작용
㉡ 산소, 오존, 과산화수소에 의한 산화작용
㉢ 비·눈에 의한 대기 중의 용해성 가스 및 부유먼지의 제거(세정작용)
㉣ 자외선에 의한 살균작용

8 정수장에서 발생하는 발암물질과 관련이 있는 것은?

① 염화물
② 불소
③ Se
④ Mn

TIP 정수장에서 염소소독을 하는 경우 발암물질인 THM이 발생한다.

9 다음 중 실내의 기류를 측정하고자 할 때 사용되는 것은?

① 풍속계
② 카타 온도계
③ 흑구 온도계
④ Aneroid 가압계

TIP 실내의 기류측정은 카타 온도계에 의한다.

Answer 6.③ 7.② 8.① 9.②

10 다음 먹는 물의 수질기준에 관한 설명으로 옳지 않은 것은?

① 수은은 0.001mg/L를 넘지 아니할 것
② 대장균은 50mL에서 검출되지 아니할 것
③ 시안은 0.01mg/L를 넘지 아니할 것
④ 염소이온은 250mg/L를 넘지 아니할 것

TIP ② 대장균은 100mL에서 검출되지 않아야 한다.

11 다음 중 대장균의 특징으로 볼 수 없는 것은?

① 통성 혐기성균
② 무포자균
③ 막대균
④ 그램 양성균

TIP 대장균 … 젖당을 분해하여 산과 가스를 발생하는 그람음성의 무아포성 단간균으로 호기성 또는 통성 혐기성균이다. 총대장균은 100mL(샘물 및 먹는 샘물의 경우 250mL)에서 검출되지 않아야 한다.

12 다음 중 저기압 환경에서 나타날 수 있는 질병은?

① 고산병, 항공병
② 동상, 동창
③ 피부암, 피부염
④ 잠함병

TIP 저기압 환경의 질병 … 고산병, 항공병

Answer 10.② 11.④ 12.①

13 다음 중 수질오염의 생물학적 지표로 사용되는 것은?

① 경도

② 탁도

③ 대장균 수

④ 용존산소량

TIP 수질오염의 생물학적 지표로 사용되는 것은 대장균 수이다.

14 CO와 O_2 중 헤모글로빈과의 결합력은 어느 쪽이 얼마나 더 강한가?

① O_2, 50배

② CO, 100배

③ CO, 150배

④ CO, 250배

TIP CO는 O_2보다 헤모글로빈과의 결합력이 250~300배 정도 강하다.

※ 혈중 Hb – CO의 중독증상

㉠ 10% 이하 : 무증상

㉡ 10% : 거의 무증상, 운동하면 호흡곤란

㉢ 10~20% : 임상증상 출현

㉣ 40~50% : 두통, 허탈

㉤ 60~70% : 의식상실

㉥ 80% 이상 : 사망

15 이산화탄소를 실내 공기의 오탁측정지표로 사용하는 이유로 옳은 것은?

① 미량으로도 인체에 해를 끼칠 수 있기 때문이다.

② 무색, 무취지만 약산성을 지닌 독성가스이기 때문이다.

③ 산소와 반비례하기 때문이다.

④ 공기오탁의 전반적인 사태를 추측할 수 있기 때문이다.

TIP 이산화탄소의 허용기준은 0.1%이다. 이산화탄소가 0.3% 이상이면 불쾌감을 느끼고 5% 이상시 호흡촉진, 10% 이상시에는 호흡 곤란으로 사망에 이른다. 즉, 이산화탄소의 비율증가는 공기오탁사태의 파악을 가능하게 해 공기의 오탁측정지표가 된다.

Answer 13.③ 14.④ 15.④

16 수질검사 중 과망간산칼륨 소비량의 측정과 관계된 것은?

① 경도   ② 탁도

③ 세균 수   ④ 유기물질

TIP ④ 과망간산칼륨 소비량과 유기물의 농도는 비례한다.
    ※ 먹는 물 기준에 따르면 과망간산칼륨 소비량은 10mg/L를 넘지 않아야 한다.

17 「먹는물 수질기준 및 검사 등에 관한 규칙」에 규정된 먹는 물의 수질기준 중 대장균군에 대한 기준은?

① 50cc 중에 검출되지 아니할 것

② 10cc 중에 검출되지 아니할 것

③ 1cc 중에 10% 이하일 것

④ 100cc 중에 검출되지 아니할 것

TIP 대장균 수 … 대장균군은 100cc(100mL) 중에 검출되지 않아야 한다.

18 모든 사람이 불쾌감을 느끼는 불쾌지수는?

① 80   ② 85

③ 90   ④ 95

TIP 불쾌감 정도
    ㉠ 불쾌지수(DI) ≥ 70 : 다소 불쾌(10% 정도)
    ㉡ 불쾌지수(DI) ≥ 75 : 50% 정도의 사람이 불쾌
    ㉢ 불쾌지수(DI) ≥ 80 : 거의 모든 사람이 불쾌(100% 불쾌)
    ㉣ 불쾌지수(DI) ≥ 85 : 매우 불쾌(모든 사람이 견딜 수 없는 상태)

Answer   16.④ 17.④ 18.①

19 불쾌지수측정 시 고려해야 하는 요소를 모두 고르시오.

ⓐ 습구온도   ⓑ 건구온도

ⓒ 기류   ⓓ 복사열

---

① ⓐⓑ   ② ⓐⓒ

③ ⓑⓓ   ④ ⓒⓓ

TIP DI = 0.72(Td + Tw) + 40.6(℃ 사용의 경우)

　　[DI : 불쾌지수, Td : 건구온도, Tw : 습구온도]

20 다음 중 자비소독을 정의내린 것으로 옳은 것은?

① 70℃에서 10초간 소독

② 100℃에서 30초간 소독

③ 100℃ 이하에서 30분간 소독

④ 160℃에서 20분간 소독

TIP 자비소독 … 가정에서 사용하는 소독법으로 대량소독은 어렵다. 100℃의 물에 30분간 끓여 소독하는 방법이다.

02 환경보건

01 환경오염

① 환경오염의 특성

(1) 다양화
환경오염을 일으키는 물질이 다양화되었다.

(2) 누적화
환경의 자정능력을 벗어나 환경오염이 누적되고 있다.

(3) 다발화
환경오염을 유발시키는 공장, 인구 등이 증가하고 있다.

(4) 광역화
예전에는 공단지역에 한정되어 있었으나, 도시의 발달로 인근지역으로까지 광역화되고 있다.

② 환경오염의 유형

(1) 대기오염(WHO의 정의)
대기오염이란 대기 중에 인공적으로 배출된 오염물질이 존재하여 오염물질의 양과 그 농도 및 지속시간이 어떤 지역주민의 불특정 다수인에서 불쾌감을 일으키거나 해당지역에 공중보건상 위해를 미치고 인간이나 식물, 동물의 생활에 해를 주어 도시민의 생활과 재산을 향유할 권리를 방해받는 상태를 말한다.

(2) 수질오염

오염원은 농축산폐수, 생활하수, 공장폐수 등이 있다.

(3) 분뇨 및 폐기물

① 분뇨

    ㉠ 변소에서 나오는 고체성 또는 액체성 물질을 말한다.

    ㉡ 분뇨의 처리 시에는 수원(水源)에 영향이 없어야 하고 위생해충을 박멸시키며 냄새가 없어야 한다.

② 폐기물 … 폐기물은 일반폐기물과 특정폐기물로 나뉘어진다.

    ㉠ 일반폐기물은 사람에게 무해한 쓰레기를 말한다.

    ㉡ 특정폐기물은 산업폐기물 중 인체에 유해한 물질을 말한다.

(4) 소음과 진동

① 소음 … '원치 않는 소리'로서 단순히 시끄러운 소리가 아니라 감각에 불쾌감을 주는 비주기적인 음이다.

② 진동 … '흔들림'으로서 어떤 물체가 전후·좌우의 방향으로 주기적인 운동을 하는 것을 말한다.

02 대기오염

❶ 대기오염의 정의 및 특징

(1) 정의

① 오염물질이 외부 공기에 존재할 경우만을 말한다.

② 사람뿐만 아니라 동·식물과 재산상 피해를 줄 수 있는 물질이다.

(2) 특징

① 오염물질의 발생원인이 인위적이어야 한다.

② 감지할 수 있는 물질로 존재한다.

❷ 대기오염 물질

(1) 입자상 물질

① **연무** … 시정거리가 1km로 회백색을 띠며 입자의 핵 주위에 증기가 응축하거나 액이 표면장력에 의해 둥근 모양으로 공기 중에 떠돌아 다니는 액체입자이다.

② **먼지** … 물질이 분쇄나 폭파 등으로 붕괴될 때 생성되는 약 $1\mu m$ 이상인 미세입자에서부터 육안으로 볼 수 있는 수백 μm 정도까지의 고체분이다. 먼지는 정전기력에 의해 응집한다.

③ **훈연(Fume)** … 증기라고도 하며 휘발, 연소, 승화 또는 화학반응 등으로 생성된 기체가 응축할 때 형성되는 약 $1\mu m$ 이하의 고체이다.

④ **안개** … 습도가 100%에 가까우며 아주 미세한 물방울이 공기 중에 떠 있는 현상이며 시정거리 1km 이하이다.

⑤ **박무** … 아주 작고 건조한 입자가 대기 중에 많이 떠 있는 현상으로 검은 배경에서는 청자색을 띠며 밝은 배경에서는 황갈색으로 보인다.

⑥ **검댕이(Soot)** … 지름이 $1\mu m$ 이하인 탄소입자로서 탄수화물이 탈 때 불완전연소에 의해 생성된다. $0.1\mu m$ 이하의 입자는 잘 가라앉지 않는다.

(2) 가스상 물질

① **황산화물**
   ㉠ 석탄이나 석유는 모두 0.1~5%의 황을 함유하는데, 이들이 연소할 때 황은 산화되어 황산화물[대부분은 아황산가스(SO_2) 형태로 배출]이 가스상으로 발생된다.
   ㉡ 황산화물의 주요 배출원은 화력발전소, 자동차, 각종 난방시설 및 정유공장 등이며, 특히 대기의 습도가 높을 때는 부식성이 강한 황산 미스트를 형성하여 산성비의 원인이 된다.

② **질소산화물(NO_x)**
   ㉠ 시야를 흐리게 하고 농작물에 피해를 주며 눈, 코, 점막에 자극을 준다.
   ㉡ 주요 오염물질은 일산화질소(NO) 및 이산화질소(NO_2)이며, 광화학 반응에 의한 2차 오염물질을 발생시킨다.

③ **일산화탄소(CO)** … 탄소의 불완전연소시 발생하는 것으로 무색, 무미, 무취로 자동차 배기가스 중 80%가 CO이다.

④ **탄화수소**
   ㉠ 자동차 배기가스에서 많이 발생되고, 가정용 쓰레기나 정유공장에서도 발생한다.
   ㉡ 연료의 불완전연소나 연소과정에서 새로운 물질로 변형되어 배출된다.
   ㉢ 발암성 물질인 Benzo(a)pyrene, Benzo(e)pyrene과 같은 물질들도 포함하고 있으며, 대기 중에서 광화학적 스모그를 조장한다.

⑤ 다이옥신

    ㉠ 다이옥신에 염소가 붙어 있는 화합물은 독성이 매우 높다.

    ㉡ 제초제에 불순물로 포함되어 있거나 PVC와 같은 유기화합물을 소각할 때 불완전연소에 의해 발생한다.

⑥ 아황산가스(SO_2 ; 이산화황)

    ㉠ 자극성 냄새를 갖는 무색의 기체로 호흡기 계통에 유해하여 점막의 자극과 염증 및 흉통, 호흡곤란을 일으킨다.

    ㉡ 대기를 오염시키는 가장 대표적인 물질로서 분진, 매연과 함께 대기오염의 측정지표로 사용되고 있다.

    ㉢ 석탄이나 석유와 같은 화석연료 중에 들어 있는 유황성분이 연소할 때 산소와 결합해서 발생하여 대기 중에 배출된다.

⑦ 시안화합물 … 시안화합물 중 KCN은 청산가리라고 불리는 맹독성 물질이다. 인체조직을 걸식상태로 만든다.

(3) 광화학 스모그

① 스모그 … 연기와 안개의 합성어에 의해 나타나는 연무현상을 말한다.

② 런던형 스모그 … 1952년 석탄의 연소에 의해 생성된 아황산가스와 무풍다습하고 기온역전이 있는 기상조건 때문에 오염물질이 축적되어 발생한다.

③ 로스엔젤레스형 스모그

    ㉠ 1954년 자동차 연료가 연소할 때 생기는 질소산화물과 탄화수소는 자외선을 받아 광화학반응을 일으켜 산화력이 큰 옥시던트를 2차적으로 발생시켰다.

    ㉡ 2차 오염물질인 알데하이드, PAN, 오존 등이 이 옥시던트들이며, 이들이 일으킨 스모그 현상이다.

❸ 대기오염의 피해

(1) 인체에 미치는 영향

① 입자상 물질

    ㉠ 직경 $0.5\mu m$ 이하의 것은 폐포까지 들어갔다가도 호흡운동에 의해 다시 밖으로 나오며, $0.5\mu m$ 이상의 입자는 거의 전부가 인후 및 기관지 점막에 침착하여 객담과 함께 밖으로 배출되거나 식도를 통해 위 속으로 넘어간다.

    ㉡ $0.5 \sim 5.0\mu m$ 정도의 입자들은 침착률이 가장 높아 폐포를 통해 흡입되어 혈관 또는 임파관으로 침입한다.

    ㉢ 광업 종사자는 규산에 의한 규폐증을 유발시킬 수 있고, 대기 중에서는 석면류가 폐에 침입해 섬유화를 일으켜 호흡기능을 저하시킬 뿐 아니라 석면폐질을 발생시킨다.

② 석면은 혈청 속에서 마그네슘에 의해 강한 용혈작용을 하여 적혈구를 증가시킨다.

⑩ 자동차 배기가스에 포함된 입자 중 가장 중요한 것은 납(Pb)이다.

② 황산화물

㉠ 대기 중 아황산가스(SO_2)에 포함된 유황의 80%는 원래 황화수소(H_2S)의 상태로 방출하여 공기 중에서 SO_2로 변한 것이다.

㉡ SO_2는 눈이나 기관지에 심한 고통을 준다.

㉢ 농도가 1~2ppm이면 대부분 냄새 또는 맛을 느끼고 20ppm에서는 눈에 자극을 느끼고 기침이 나온다.

㉣ 치사농도는 400~500ppm이며 작업장에서의 최대 허용농도는 8시간 10ppm이다.

㉤ 습도가 높으면 황산에어로졸을 형성하여 SO_2보다 더 위험해진다.

③ 질소산화물

㉠ 질소산화물은 직접적으로 눈에 대한 자극이 없는 것을 제외하고는 SO_2의 피해와 거의 비슷한 기관지염, 폐기종, 폐렴 등의 호흡기질환을 일으킨다.

㉡ NO_2는 독성이 CO보다 약 5배 정도 강하며 자동차와 발전소가 주배출원이 된다.

㉢ NO는 오존보다 독성이 강하며 CO와 같이 혈액 중의 헤모글로빈(Hb)과 결합하여 NO−Hb가 생성되고 CO−Hb의 결합력보다 수 배 강하다.

㉣ NO_2가 인체에 미치는 영향
• 0.1ppm : 취기를 느낀다.
• 30ppm에서 8시간 : 시각 및 정신기능장애를 일으킨다.
• 200ppm에서 2~4시간 : 두통을 유발한다.
• 500ppm : 시력장애, 허탈, 두통 등을 유발한다.

④ 탄소산화물

㉠ 공기 중에 CO농도가 1,000ppm을 넘으면 동물은 1시간 내에 의식을 잃고 4시간 내에 죽는다.

㉡ 혈액 중에 CO농도가 10ppm 이하이면 병적 증상이 나타나지 않으나 100ppm이면 현기증, 두통, 지각상실증, 300~400ppm이면 시력장애, 복통, 구역질 1,000ppm이면 치명적이 된다.

㉢ CO의 급성 중독은 뇌조직과 신경계통에 가장 많은 피해를 준다.

㉣ CO_2의 양은 대기 중에 10% 이상이 되면 호흡이 곤란해지며 졸음, 두통, 발한, 허탈감이 나타나고 환각상태에 빠지기도 한다.

⑤ 오존(O_3)

㉠ 오존은 독성이 강하다.

㉡ 오존은 무색이며 0.07ppm까지는 향기로운 냄새가 나나 0.1ppm에서는 마늘냄새가 나는 산화력이 강한 기체로 눈을 자극한다.

㉢ 오존은 DNA, RNA에 작용하여 유전인자에 변화를 일으키고 또 시력장애와 폐수종, 폐충혈을 일으킨다.

(2) 동 · 식물에 미치는 영향

어떤 식물은 동물이나 사람에게 주는 영향보다도 가스나 스모그에 더 민감하게 패해가 나타나 환경파괴의 정도를 알리는 지표식물로 사용되기도 한다.

(3) 물질에 미치는 영향

대기오염은 금속 및 건물의 표면을 부식하고 직물 및 의류의 손상, 색상변화, 토질의 약화, 식물, 농축산물 및 예술품 등의 손상과 파손을 야기시켜 경제적 손실의 요인이 된다.

03 수질오염

❶ 수질오염 발생원

(1) 생활하수

① 생활하수 중 유기물은 70%가 침강 · 현탁성이고, 무기물은 70%가 용해성이다.

② 석탄, 석유를 원료로 하는 합성세제들은 수질오염의 주요 요인이며 다음과 같은 문제를 일으킨다.
  ㉠ 분해가 쉽지 않다.
  ㉡ 거품을 형성해 공기 중의 산소가 물속에 용해하는 것을 방해한다.
  ㉢ 세제 속 인산염은 수중생물이 자라는 양분이 된다. 이것이 부패해 물속 산소를 고갈시키고 수많은 생물을 죽게 한다. 이러한 부영양화 현상을 막기 위해 인산염이 없는 세제의 종류가 급증하고 있다.
  ㉣ 세제 자체의 독성 때문에 건강 장애, 탈모현상, 백혈구와 적혈구 감소, 정자 파괴, 습진 등의 피부병을 야기한다.
  ㉤ 세제 자체가 지방과 유기 독성물질을 용해시키는 성질을 가진 관계로 물 속 유독물질이 용해되어 오염 현상을 가중시킨다.

(2) 농축산 폐수

① 축산분뇨는 다량의 유기물과 기생충란, 때로는 감염병균까지 포함한다.

② 화학비료와 농약 등은 독성이 심하다. 질소나 인 성분은 부영양화를 일으켜 수질오염을 가중시킨다.

(3) 공장 폐수

생산공정에서 냉각, 세정, 침지, 화학처리 등으로 쓰고 버리는 물이 가장 심각하고 유독한 오염물질이다. 이는 정화처리를 제대로 거치지 않아 심각한 오염을 가져온다.

❷ 수질오염의 지표

(1) 용존산소량(DO)

① 개념 … 물 속에 녹아 있는 산소량을 mg/L(ppm)로 나타낸 것이다.

② 용존산소가 감소되는 경우
  ㉠ 오염물질의 농도가 높고 유량이 적을 때
  ㉡ 염류농도가 높을수록
  ㉢ 오탁물이 많이 존재할 때
  ㉣ 하천바닥의 침전물이 용출될 때
  ㉤ 조류가 호흡을 할 때

③ 용존산소가 증가하는 경우
  ㉠ 포화 DO농도와 현재 DO농도 차가 클수록
  ㉡ 수온이 낮고, 기압이 높을수록
  ㉢ 염분이 낮을수록
  ㉣ 하천바닥이 거칠고, 경사가 급할수록
  ㉤ 수심이 얕고, 유속이 빠를수록

(2) 생물화학적 산소요구량(BOD)

① 물속의 유기물질이 호기성 세균에 의해 분해되어 안정되는 과정에서 요구되는 산소량이다.

② 물속에 유기물이 유입되면 이를 먹이로 살아가는 호기성 미생물이 빠르게 증가하면서 많은 산소를 필요로 하게 되므로 BOD가 높아진다.

③ BOD가 아주 높아지면 용존산소가 감소하고 호기성 미생물이 증식하면 메탄, 암모니아 및 황화수소 등이 발생하여 악취를 풍기면서 썩은 물로 변해 가는 것이다.

④ 음료수의 BOD는 2ppm 이하이어야 하고, 5ppm 이상이 되면 하천은 자기 복원력을 잃게 되며, 10ppm이 넘으면 혐기성 분해가 일어나 악취가 풍기는 시궁창으로 변하게 되어 공업용수로도 사용할 수 없다.

⑤ 수중생물의 생존을 위해서는 BOD가 5ppm 이하이어야 하고, 각 산업장의 방류수도 30ppm 이하로 규정하고 있다.

(3) 화학적 산소요구량(COD)

① **개념** ··· 수중에 함유되어 있는 유기물질을 강력한 산화제로 화학적으로 산화시킬 때 소모되는 산화제의 양에 상당하는 산소량이다. 산화제로는 과망간산칼륨과 중크롬산칼륨이 상용된다.

② **장점**

  ㉠ COD는 미생물이 분해하지 못하는 유기물도 측정 가능하다.

  ㉡ BOD보다 짧은 시간 내에 측정 가능하다.

  ㉢ 독성물질이 있을 때도 측정 가능하다.

③ **단점** ··· COD값 자체로는 생물분해 가능한 유기물의 함량을 파악할 수 없다.

04 하수처리와 폐기물

① 하수도의 분류

(1) 합류식

① **개념** ··· 빗물과 하수를 함께 배출하는 방식이다. 우리나라는 합류식을 채택하고 있다.

② **장점**

  ㉠ 경제적이고 시공이 간편하며 하수도가 우수에 의해 자연청소가 된다.

  ㉡ 관이 크고 수리, 검사, 청소 등이 용이하다.

③ **단점** ··· 우기 시 외부로의 범람과 우수 혼입시 처리용량이 많아지며, 하수량이 적어서 침전이 생기면 악취가 발생한다.

(2) 분류식

빗물과 하수를 분리 배출하는 방식이다.

❷ 하수처리 과정

(1) 1차 처리(예비처리)

① **스크린** ⋯ 부유물질을 제거, 분쇄하는 기능을 한다.

② **침사지** ⋯ 비중이 큰 물질인 모래, 자갈 등을 제거하는 장치이다.

③ **침전지** ⋯ 보통 침전 시 13시간, 약품 침전 시 3~5시간이 소요된다.

(2) 2차 처리(본처리)

① **혐기성 분해처리** ⋯ 유기물질의 농도가 높아 산소공급이 어려워 호기성 처리가 곤란할 때 산소 없이도 증식할 수 있는 혐기성균을 이용한다. 혐기성 소화(메탄발효법), 부패조, 임호프탱크가 있다.
　㉠ **임호프 방식(Imhoff Tank)** : 두 개의 층으로 되어 상층에서는 침전이, 하층에서는 슬러지의 소화가 이뤄진다. 공장 폐수처리법으로 사용된다.
　㉡ **부패조** : 주택이나 학교 등에서 사용되었으나 현재는 이용하지 않고, 악취가 나는 것이 단점이다.
　㉢ **메탄발효법** : 혐기성 처리 시 BOD 농도가 높고 무기성 영양소가 충분히 있어야 한다. 또 독성 물질이 없어야 하고 알칼리도가 적당하며 온도가 높아야 좋다.

② **호기성 분해처리**
　㉠ 산소가 있어야 증식할 수 있는 호기성균을 이용하는 처리방법이다.
　㉡ 살수여상법과 활성오니법, 산화지법, 회전원판법이 있다.
　㉢ 호기성 분해 : 유기물 $+ O_2 \rightarrow CO_2 + H_2O +$ Energy

❸ 폐기물 처리

(1) 폐기물의 분류

주방쓰레기, 잡쓰레기, 길거리쓰레기, 공장쓰레기, 시장쓰레기, 동물 사체 등으로 분류된다.

(2) 일반폐기물의 처리

① **매립** ⋯ 저지대에 쓰레기를 버린 후 복토를 하는 방법이다.
　㉠ 매립경사는 30°가 적당하다.
　㉡ 지하수의 위치가 표면에서 멀리 떨어진 건조한 곳이 좋다.
　㉢ 쓰레기의 두께가 3m를 넘지 않도록 매립한다.
　㉣ 24시간 내 15~20cm 가량의 두께로 흙을 덮어 소화, 산화시킨 후 용적이 반으로 줄었을 때 다시 매립하는데, 이때 최종복토는 50cm 이상이어야 한다.

② **소각** … 가장 위생적이나 대기오염의 원인이다.

  ㉠ 장점
  • 처리장소가 좁아도 가능하다.
  • 소각 후 재는 매립한다.
  • 기후에 영향을 받지 않는다.
  • 소각열을 이용할 수 있다.

  ㉡ 단점
  • 비경제적이다.
  • 숙련공이 필요하다.
  • 소각장소 선정이 까다롭다.
  • 불완전연소 시 일산화탄소가 발생할 우려가 있다.
  • 악취가 발생한다.

③ **퇴비화** … 발효 시 병원균과 기생충란이 사멸되어 퇴비로 사용하는 방법이다.

④ **투기법** … 후진국에서 많이 사용되는 방법인데, 악취와 위생해충의 번식 등으로 비위생적이다.

⑤ **사료법** … 주방쓰레기를 가축의 사료로 사용하는 방법이다.

(3) 특정폐기물 처리

① BOD가 높고 부유물질이 다량 함유된 폐기물 … 예비처리 후 살수여상법, 활성오니법으로 처리한다.

② BOD가 높고 유독물질이 함유된 폐기물 … 희석, 침전, 중화 후 살수여상법, 활성오니법으로 처리한다.

③ BOD가 낮고 유독물질이 함유된 폐기물 … 중화제로 화학처리 후 희석, 응집, 침전 후 여과한다.

④ BOD가 낮고 부유물질, 콜로라이드 물질이 다량 함유된 폐기물 … 예비처리 후 응집, 침전, 희석을 한 다음 공공하수도에 방류한다.

(4) 폐기물 처리방법

① **희석법** … 가장 많이 쓰였으나 최근에는 사용하지 않는다. 2~3시간 침전 후 방류하는데 방류수의 BOD는 5ppm 이하여야 한다.

② **중화법** … 소다류, 석회류를 사용해 중화시키는 방법이다.

③ **산화 · 환원법** … 폐수의 유기물과 무기물을 분해하여 처리하는 방법이다.

(5) 폐기물의 자원화

분리수거와 재활용을 통해 폐기물의 자원화를 꾀하고 있다.

05 소음, 진동 및 악취

① 소음

(1) 소음의 개요

① **소음의 특성** … 소음은 주관적이고 심리적인 혐오 정도에 관한 감각량이다.

② **측정단위** … 가청범위의 주파수는 20~20,000Hz인데 1,000~5,000Hz에서 가장 잘 들을 수 있다.

(2) 소음의 피해

① **청력 장해** … 소음도에 따라 일시적 · 영구적 난청이나 혈관질환을 유발할 수 있다.

② **기타 생체기능 장해** … 대화방해, 스트레스, 주의집중 곤란, 문제해결욕구 상실, 두통, 현기증 등을 유발한다.

(3) C5-dip현상

4,000Hz 전후에서 난청을 발견할 수 있는 현상이다.

(4) 소음방지대책

① 공장단지와 주거지역의 단절이나 차음벽을 설치한다.

② 법적 기준 제정과 철저한 이행이 요구된다.

③ 교통소음은 소음기 부착, 경적 사용제한, 속도제한으로 방지한다.

④ 건설장에서는 무음해머를 사용하거나 방음시설을 한다.

❷ 진동과 악취

(1) 진동

① 어떤 물체가 전후·좌우의 방향으로 주기적인 운동을 하는 것을 말한다.

② 가옥에 금이 가거나 평형기능에 영향을 주어 구기, 현기증, 두통 등의 자각증상이 나타난다.

(2) 악취

① **인체에 대한 영향** ··· 눈이나 인후부가 아프고 불쾌한 느낌이 들며 식욕이 떨어지고 구토와 구역감이 들고 마음이 조급해진다.

② **악취의 방지대책** ··· 악취물질의 50%를 제거해도 사람이 느끼는 정도는 같고 거의 완전히 제거해야 비로소 악취가 적어졌다는 느낌을 받는다.

≡ 최근 기출문제 분석 ≡

2022. 6. 18. 제1회 지방직 시행

1 「환경정책기본법 시행령」상 환경기준의 대기 항목으로 옳지 않은 것은?

① 벤젠

② 미세먼지

③ 오존

④ 이산화탄소

> **TIP** ④ 「환경정책기본법 시행령」상 대기항목에는 아황산가스(SO_2), 일산화탄소(CO), 이산화질소(NO_2), 미세먼지($PM-10$), 초미세먼지($PM-2.5$), 오존(O_3), 납(Pb), 벤젠이 있다.

2022. 6. 18. 제1회 지방직 시행

2 내분비계 교란물질(환경호르몬)과 오염 경로의 연결이 옳지 않은 것은?

① 다이옥신 – 폐건전지

② 프탈레이트 – 플라스틱 가소제

③ DDT – 합성살충제

④ 비스페놀A – 합성수지 원료

> **TIP** 다이옥신은 쓰레기 소각장에서 최초로 발견되었다. 폐건전지는 수은, 카드뮴, 납이 발생하며, 대부분 수입건전지에 의한다.

Answer 1.④ 2.①

3 산업재해를 나타내는 재해지표 중 강도율 4가 의미하는 것은?

① 근로자 1,000명당 4명의 재해자

② 1,000 근로시간당 4명의 재해자

③ 근로자 1,000명당 연 4일의 근로손실

④ 1,000 근로시간당 연 4일의 근로손실

TIP ④ 강도율 $= \dfrac{\text{근로손실일수}}{\text{근로시간}} \times 1,000$, 즉 근로시간당 근로손실일수로 재해에 의한 손상의 정도를 의미한다.

※ 산업재해지표

㉠ 강도율 $= \dfrac{\text{근로손실일수}}{\text{근로시간}} \times 1,000$, 즉 근로시간당 근로손실일수로 재해에 의한 손상의 정도

㉡ 도수율 $= \dfrac{\text{재해발생건수}}{\text{근로시간수}} \times 1,000,000$, 즉 100만 근로시간당 재해발생 건수

㉢ 건수율 $= \dfrac{\text{재해발생건수}}{\text{평균 실근로자수}} \times 1,000$, 즉 산업체 근로자 1,000명당 재해발생 건수

㉣ 평균손실일수 $= \dfrac{\text{근로손실일수}}{\text{재해발생건수}} \times 1,000$, 즉 재해발생 건수당 평균손실일수 규모의 정도

4 대기오염 사건 중 병인에 아황산가스가 포함되지 않은 것은?

① Meuse Valley(벨기에), 1930년 12월

② Donora(미국), 1948년 10월

③ Poza Rica(멕시코), 1950년 11월

④ London(영국), 1952년 12월

TIP ③ 포자리카(Poza Rica) 사건 : 1950년 11월에 멕시코 공업지대에서 일어난 대기오염 사건으로 황화수소가 대량으로 누출되어 발생 하였다.
① 뮤즈계곡(Meuse Valley) 사건 : 1930년 12월 벨기에의 공업지대인 뮤즈계곡에서 일어난 사건으로 아황산가스, 황산, 미세입자 등이 원인이다.
② 도노라(Donora) 사건 : 1948년 10월 미국 펜실베니아주 도노라 지방에서 일어난 사건으로 아황산가스, 황산염 등이 원인이다.
④ 런던(London) 스모그 사건 : 1952년 12월 영국 런던에서 발생한 대표적인 대기오염 사건으로 아황산가스, 먼지 등이 원인이다.

Answer 3.④ 4.③

5 〈보기〉에서 설명하는 수질오염의 지표는?

───────── 보기 ─────────

수중의 유기물질이 호기성 상태에서 미생물에 의해 분해되어 안정화되는 데 소비되는 산소량으로, 유기물질 함량을 간접적으로 측정하여 하수의 오염도를 확인할 때 사용하는 지표이다.

① 수소이온 농도(pH)

② 용존산소량(Dissolved Oxygen, DO)

③ 화학적 산소요구량(Chemical Oxygen Demand, COD)

④ 생물화학적 산소요구량(Biochemical Oxygen Demand, BOD)

> **TIP** ④ 생물화학적 산소요구량(BOD) : 물속의 유기물질이 호기성 세균에 의해 분해되어 안정화되는 과정에서 요구되는 산소량으로, 유기물질 함량을 간접적으로 측정하여 하수의 오염도를 확인할 때 사용한다.
> ① 수소이온 농도(pH:수소이온 지수) : 물속에 존재하는 수소이온 농도의 많고 적음을 나타내는 지수이다.
> ② 용존산소량(DO) : 물속에 녹아있는 산소량을 mg/L(ppm)로 나타낸 것이다.
> ③ 화학적 산소요구량(COD) : 수중에 함유되어 있는 유기물질을 강력한 산화제로 화학적으로 산화시킬 때 소모되는 산화제의 양에 상당하는 산소량이다.

6 다이옥신에 대한 설명으로 가장 옳지 않은 것은?

① 다이옥신은 주로 불소화합물의 연소과정에서 발생된다.

② 소각장이나 화학공장에서 배출된 다이옥신으로 주변의 목초지나 토양이 오염된다.

③ 오염된 목초나 곡물을 소, 돼지, 닭 등의 사료로 이용하면 다이옥신이 가축에 2차적으로 축적된다.

④ 오염된 하천이나 바다의 어류를 먹음으로써 다이옥신이 인체 내에 3차적으로 축적된다.

> **TIP** ① 다이옥신은 제초제에 불순물로 포함되어 있거나 PVC와 같은 유기화합물을 소각할 때 불완전 연소에 의해 발생한다.

Answer 5.④ 6.①

7 「환경정책기본법 시행규칙」에 의한 대기환경 기준에서 1시간 및 8시간 평균치만 설정되어 있는 대기오염물질은?

① 오존, 아황산가스

② 오존, 일산화탄소

③ 일산화탄소, 아황산가스

④ 아황산가스, 초미세먼지(PM-2.5)

TIP 환경기준〈환경정책기본법 시행령 별표 1〉

항목	기준
아황산가스(SO_2)	• 연간 평균치 0.02ppm 이하 • 24시간 평균치 0.05ppm 이하 • 1시간 평균치 0.15ppm 이하
일산화탄소(CO)	• 8시간 평균치 9ppm 이하 • 1시간 평균치 25ppm 이하
이산화질소(NO_2)	• 연간 평균치 0.03ppm 이하 • 24시간 평균치 0.06ppm 이하 • 1시간 평균치 0.10ppm 이하
미세먼지(PM-10)	• 연간 평균치 50µg/㎥ 이하 • 24시간 평균치 100µg/㎥ 이하
초미세먼지(PM-2.5)	• 연간 평균치 15µg/㎥ 이하 • 24시간 평균치 35µg/㎥ 이하
오존(O_3)	• 8시간 평균치 0.06ppm 이하 • 1시간 평균치 0.1ppm 이하
납(Pb)	연간 평균치 0.5µg/㎥ 이하
벤젠	연간 평균치 5µg/㎥ 이하

Answer 7.②

2020. 6. 13. 제2회 서울특별시

8 수질오염평가에서 오염도가 낮을수록 결과치가 커지는 지표는?

① 화학적 산소요구량(COD)

② 과망가니즈산칼륨 소비량($KMnO_4$ demand)

③ 용존산소(DO)

④ 생화학적 산소요구량(BOD)

> **TIP** ③ 용존산소는 물의 오염도가 낮고, 물속 식물의 광합성량이 증가할수록 커진다.
> ① 물속의 유기물을 산화제로 산화하는 데에 소비되는 산소의 양으로 수치가 클수록 오염이 심함을 나타낸다.
> ② 과망가니즈산칼륨 소비량 측정으로 지표수의 오염도를 알 수 있는데, 소모된 과망가니즈산칼륨의 양이 많다는 것은 하수, 분뇨, 공장폐수 등 유기물이 다량 함유된 오수에 의해 오염되었다는 것을 의미한다.
> ④ 물속에 있는 미생물이 유기물을 분해하는데 필요한 산소 소모량을 말하는데, BOD가 높을수록 오염된 물이다.

2020. 6. 13. 제2회 서울특별시

9 기후변화(지구온난화)의 원인이 되는 온실가스 중 배출량이 가장 많은 물질은?

① 일산화탄소(CO)

② 메탄가스(CH_4)

③ 질소(N_2)

④ 이산화탄소(CO_2)

> **TIP** 이산화탄소(CO_2)가 88.6%로 가장 크고, 메탄(CH_4) 4.8%, 아산화질소(N_2O) 2.8%, 기타 수소불화탄소(HFCs), 과불화탄소(PFCs), 육불화황(SF_6)를 합쳐서 3.8% 순이다.

Answer 8.③ 9.④

2019. 6. 15 제2회 서울특별시

10 런던 스모그(London smog)에 대한 설명으로 가장 옳지 않은 것은?

① 석유류의 연소물이 광화학 반응에 의해 생성된 산화형 스모그(oxidizing smog)이다.

② 주된 성분에는 아황산가스와 입자상 물질인 매연 등이 있다.

③ 기침, 가래와 같은 호흡기계 질환을 야기한다.

④ 가장 발생하기 쉬운 달은 12월과 1월이다.

> **TIP** ① 자동차 배기가스와 같은 석유류 연소물이 광화학 반응을 일으켜 생성되는 산화형 스모그(oxidizing smog)는 LA 스모그 이다. 런던 스모그는 가정 난방용 · 공장 · 발전소의 석탄 연료 사용에서 기인한다.
> ※ 런던 스모그와 LA 스모그의 비교

구분	런던 스모그	LA 스모그
색	짙은 회색	연한 갈색
역전현상	방사성 역전	침강형 역전
시정	100m 이하	1km 이하
오염물질	먼지 및 SO_x	NO_x, 탄화수소 등
주요 배출원	가정과 공장의 연소, 난방시설	자동차 배기가스
기상조건	겨울, 새벽, 안개, 높은 습도	여름, 한낮, 맑은 하늘, 낮은 습도

2019. 6. 15 제2회 서울특별시

11 우리나라 대기환경기준에 포함되지 않는 물질은?

① 아황산가스(SO_2)

② 이산화질소(NO_2)

③ 이산화탄소(CO_2)

④ 오존(O_3)

> **TIP** 환경정책기본법 시행령 별표1 〈환경기준〉에 따른 우리나라 대기환경기준에 포함되는 물질과 기준치는 다음과 같다.

항목	기준	
아황산가스(SO_2)	• 연간 평균치 : 0.02ppm 이하 • 1시간 평균치 : 0.15ppm 이하	• 24시간 평균치 : 0.05ppm 이하
일산화탄소(CO)	• 8시간 평균치 : 9ppm 이하	• 1시간 평균치 : 25ppm 이하
이산화질소(NO_2)	• 연간 평균치 : 0.03ppm 이하 • 1시간 평균치 : 0.10ppm 이하	• 24시간 평균치 : 0.06ppm 이하
미세먼지(PM-10)	• 연간 평균치 : $50\mu g/m^3$ 이하	• 24시간 평균치 : $100\mu g/m^3$ 이하
초미세먼지(PM-2.5)	• 연간 평균치 : $15\mu g/m^3$ 이하	• 24시간 평균치 : $35\mu g/m^3$ 이하
오존(O_3)	• 8시간 평균치 : 0.06ppm 이하	• 1시간 평균치 : 0.1ppm 이하
납(Pb)	• 연간 평균치 : $0.5\mu g/m^3$ 이하	
벤젠	• 연간 평균치 : $5\mu g/m^3$ 이하	

Answer 10.① 11.③

2017. 6. 24 제2회 서울특별시

12 다음 중 현재 런던형 스모그와 로스앤젤레스형 스모그의 기온역전의 종류를 바르게 연결한 것은?

① 런던형 – 방사성(복사성) 역전, 로스앤젤레스형 – 전성성 역전

② 런던형 – 방사성(복사성) 역전, 로스앤젤레스형 – 침강성 역전

③ 런던형 – 침강성 역전, 로스앤젤레스형 – 방사성(복사성) 역전

④ 런던형 – 침강성 역전, 로스앤젤레스형 – 이류성 역전

> **TIP** 스모그
> ⊙ 런던형 스모그: 공장이나 가정의 난방 시설에서 나오는 오염 물질로 만들어지는 검은색 스모그로 겨울철에 나타난다. →
> 방사성 역전, 이른 아침에 발생, 아황산 가스
> ⓛ 로스앤젤레스형 스모그: 자동차 배기가스에서 나오는 이산화질소와 탄화수소가 자외선과 반응해 유독한 화합물인 오존
> 을 만드는데, 이 오존이 로스앤젤레스형 스모그를 일으킨다. → 침강성 역전, 낮에 발생, 광화학 반응

2016. 6. 25 서울특별시

13 물 속의 유기물질 등이 산화제에 의해 화학적으로 분해될 때 소비되는 산소량으로, 폐수나 유독물질이 포함된 공장폐수의 오염도를 알기 위해 사용하는 것은?

① 용존산소량(DO)

② 생물화학적 산소요구량(BOD)

③ 부유물질량(SS)

④ 화학적 산소요구량(COD)

> **TIP** 화학적 산소요구량은 물속의 유기물질 등이 산화제에 의해 화학적으로 분해될 때 소비되는 산소량으로, 폐수나 유독물질이
> 포함된 공장폐수의 오염도를 알기 위해 사용한다.

Answer 12.② 13.④

출제 예상 문제

1 수질오염의 지표로 잘 쓰이지 않는 것은?

① 염소이온(Cl-)

② 용존산소(DO)

③ 생물학적 산소요구량(BOD)

④ 부유물질(SS)

> **TIP** ① 염소이온은 물 속에 염화물이 녹아 있을 때의 염소분을 가리킨다. 염소이온은 심미적 영향물질로 자연환경 중에 해양에 염화물이 가장 많이 존재하고 있다. 일반적으로 수질오염의 지표로 사용되는 것은 생물학적 산소요구량(BOD), 용존산소(DO), 부유물질(SS), 세균, 화학적 산소요구량(COD), 탁도 등이 있다.

2 교토의정서(Kyoto protocol)채택에 관한 설명으로 옳지 않은 것은?

① 2008~2012년의 5년간 온실가스 배출량을 1990년 배출량 대비 평균 5.2% 감축해야 한다.

② 1997년 12월 일본 교토에서 기후변화협약 제3차 당사국 총회에서 채택되었다.

③ 감축 대상가스는 이산화탄소(CO_2), 아황산가스(SO_2), 메탄(CH_4), 아산화질소(N_2O), 불화탄소(PFC), 수소화불화탄소(HFC), 불화유황(SF_6)등이다.

④ 의무이행 당사국의 감축 이행시 신축성을 허용하기 위하여 배출권거래, 공동이행, 청정개발체제 등의 제도를 도입하였다.

> **TIP** ③ 교토의정서는 지구 온난화의 규제 및 방지를 위한 국제 기후변화협약의 구체적 이행방안이다. 교토의정서를 비준한 국가는 이산화탄소를 포함한 여섯 종류의 온실 가스의 배출량을 감축하며 배출량을 줄이지 않는 국가에 대해서는 경제적인 측면에서 불리하게 작용될 수 있다. 감축대상은 이산화탄소, 메탄, 아산화질소, 과불화탄소, 수소화불화탄소, 육불화황이며 아황산가스는 대상이 아니다.

Answer 1.① 2.③

3 다음의 내용에서 알 수 있는 공기의 성분은?

- 성상은 무색, 무미, 무취의 맹독성 가스이며, 비중이 0.976으로 공기보다 가볍고, 불완전 연소시에 발생한다.
- 헤모글로빈과의 결합력은 산소와 헤모글로빈의 결합력보다 200~300배나 강하다.
- 이것이 헤모글로빈과 결합해 혈액의 산소운반능력을 상실케 하여 조직의 산소부족 질식사를 초래한다.

---

① SO_2
② NO_2
③ CO_2
④ CO

TIP ④ 보기의 기체 성분은 일산화탄소(CO)이다.

※ 일산화탄소
  ㉠ 무색, 무취, 무미, 무자극의 맹독성 가스이다.
  ㉡ 비중이 공기와 거의 같아 혼합되기 쉽다.
  ㉢ 혈액 중 헤모글로빈과 결합해 HbCO를 형성하여 인체의 조직에 저산소증을 일으킨다. 이때, CO의 Hb에 대한 결합력은 O_2에 비해 약 250~300배가 강하므로 이것이 Hb의 산소운반 장애와 산소해리 장애를 일으켜 O_2 부족을 초래하는 것이다.
  ㉣ CO중독 치료: 오염원으로부터 신속히 옮겨 안정과 보온을 시키고 인공호흡과 고압산소요법을 시행하기도 한다. 이 경우 5% 정도의 CO_2를 함유한 산소를 흡입하는 것이 효과적이다.
  ㉤ HbCO량과 중독증상

구분	증상	구분	증상
10% 이하	무증상	60~70% 이상	의식상실
20% 이상	임상증상 발생	80% 이상	사망
40~50% 이상	두통·허탈		

Answer 3.④

4 대기오염에 의한 2차 오염물질로 맞는 것은?

① 오존

② 이산화황

③ 일산화탄소

④ 중금속 산화물

TIP 2차 오염물질 … O_3, PAN, NOCl, PBN 등이 있다.

5 다음 중 태양의 자외선을 흡수·차단하는 것은?

① 오존(O_3)

② 이산화탄소(CO_2)

③ 질소(N_2)

④ 아황산가스(SO_2)

TIP 오존(O_3)

㉠ 기능 : 태양에서 오는 자외선 복사를 흡수하여 지상에 도달하는 유해 자외선 복사를 막아주는 역할을 한다.

㉡ 오존층 : 지구의 대류권 중 성층권 내의 고도 20~25km 부근에 오존이 밀집되어 있는 것이 오존층이다.

㉢ 오존층 파괴의 결과

• 인체의 피부와 눈, 면역체와 비타민 D의 합성에 악영향을 끼친다.

• 생태계에 커다란 변화를 일으킨다.

• 지구온난화를 가속화하고 기후변화에 영향을 미칠 것이다.

6 다음 중 광화학반응에 의한 2차 오염물질은?

① PAN

② CH_4

③ NO

④ H_2S

TIP 광화학 반응 시 발생하는 물질

㉠ 1차 오염물질 : CO, CO_2, H_2, HCl, Zn, Hg, 중금속 산화물 등이 있다.

㉡ 2차 오염물질 : O_3, PAN, NOCl, PBN 등이 있다.

㉢ 1·2차 오염물질 : SO_2, SO_3, NO, NO_2 등이 있다.

Answer 4.① 5.① 6.①

7 대기오염에 따른 질병 중 가장 관련이 깊은 것은?

① 호흡기계 질병
② 순환기계 질병
③ 소화기계 질병
④ 비뇨기계 질병

TIP 대기오염 물질에는 입자상 물질과 가스상 물질이 있는데, 모두 호흡기계 질병과 관련이 있다.

8 소음에 의한 건강장해와 관계없는 것은?

① 소음 폭로시간
② 소음의 주파수 구성
③ 소음의 방향
④ 소음의 크기

TIP 소음에 의한 건강장해는 폭로시간과 경도에 비례한다. 가청범위는 20~20,000Hz인데 1,000~5,000Hz에서 가장 잘 들을 수 있다.

9 불량조명에 의해 발생되는 직업병은?

① 안정피로
② 규폐증
③ 잠함병
④ 진폐증

TIP 부적절한 조명은 안정피로, 근시, 안구진탕증 등을 일으킨다.

Answer 7.① 8.③ 9.①

10 C5 – dip현상과 가장 관련이 깊은 주파수는?

① 2,000Hz

② 4,000Hz

③ 6,000Hz

④ 8,000Hz

TIP C5 – dip현상 … 4,000Hz 전후에서 난청을 발견할 수 있는 현상을 말한다.

11 공기 중에 인체에 유해한 납이 배출되는 원인은?

① 연료인 중유 중의 납

② 휘발유에 첨가하는 첨가제

③ 공장배기 중의 납

④ 토양에서 비산하는 납

TIP 자동차가 중금속 오염의 주범이다.

12 광화학적 반응으로 생기는 대표적인 대기오염 물질인 것은?

① CO, CO_2

② H_2S, SO_2

③ CH_4, NH_3

④ O_3, PAN

TIP 광화학 반응으로 생기는 대표적인 대기오염물질은 O_3, PAN, H_2, O_2, NOCl 등이다.

Answer 10.② 11.② 12.④

13 대기오염 물질 중 광화학적 반응에 의해서 발생하는 물질은?

① H$_2$

② PAN

③ SO$_2$

④ CH

....

TIP 광화학적 반응에 의해 생성되는 물질 … O$_3$, PAN, NOCl 등이 있다.

14 다음 중 기관지 침착률이 가장 큰 먼지의 크기는?

① 0.1μm

② 0.1~0.4μm

③ 0.5~5.0μm

④ 5.0~7.0μm

....

TIP 먼지 크기에 따른 비교

㉠ 기관지 침착률이 가장 큰 입자의 크기 : 0.5~5.0μm

㉡ 0.5μm 이하의 입자 : 호흡운동에 의해 배출된다.

㉢ 5μm 이상의 입자 : 기관지 점막에 침착하여 가래와 함께 배출되거나 소화기계를 통해서 배출된다.

Answer 13.② 14.③

15 진폐증을 일으키는 먼지의 크기로 옳은 것은?

① 0.5~5μm

② 5~10μm

③ 10~20μm

④ 20~100μm

....

TIP 0.5~5.0μm의 입자들은 침착률이 가장 높아 폐포를 통해 흡입되어 혈관 또는 임파관으로 침입하여 규폐증, 진폐증 등을 일으킬 수 있다.

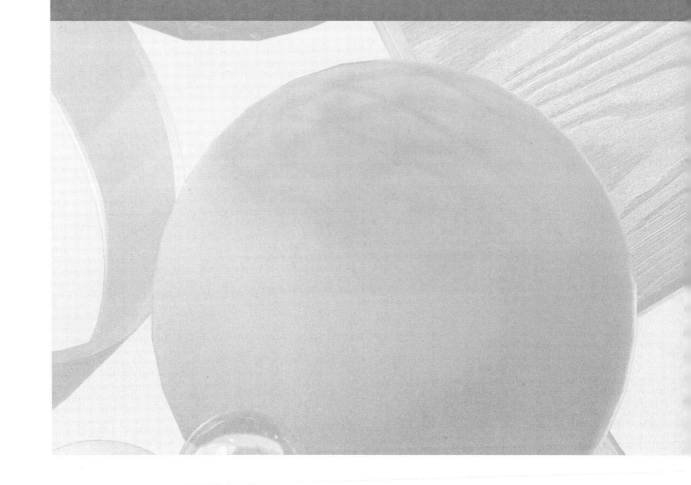

PART
01 공중보건

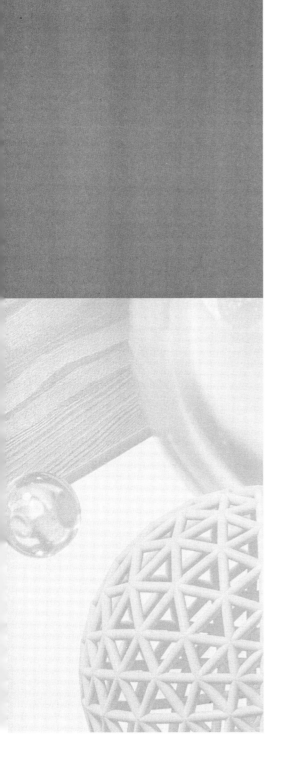

CHAPTER

03

산업보건

01 산업보건의 개요

01 산업보건

(1) 정의

국제노동기구(ILO)는 모든 직업에서 일하는 근로자들의 육체적 · 정신적 · 사회적 건강을 고도로 유지 · 증진시키며, 작업조건으로 인한 질병을 예방하고 건강에 유해한 취업을 방지하며 근로자를 생리적 · 심리적으로 적합한 작업환경에 배치하여 일하도록 하는 것이라 했다.

(2) 필요성

① 산업발달로 인한 노동인구 증가

② 근로자의 건강 보호 · 증진으로 생산성과 품질향상

③ 산업보건 관리가 인권문제로 대두

④ 작업환경으로 인해 발생하는 질병예방

(3) 우리나라의 산업보건 역사

① 1953년 ··· 근로기준법이 선포되었다.

② 1963년 ··· 산업재해보상보험법이 제정 · 공포되었다.

③ 1977년 ··· 의료보호, 의료보험이 시작되었다.

④ 1980년 ··· 노동청을 노동부로 개칭하였다.

⑤ 1981년 ··· 산업안전보건법 시행령이 공포되었다.

02 보건인력

① 안전보건관리책임자

(1) 정의

① 안전보건관리책임자 … 안전 및 보건에 관한 업무를 총괄·관리하는 책임자를 말한다.

② 안전보건관리책임자를 두어야 할 사업의 종류 및 규모〈산업안전보건법 시행령 별표 2〉

사업의 종류	규모
토사석 광업, 식료품 제조업·음료 제조업, 목재 및 나무제품 제조업(가구 제외), 펄프·종이 및 종이제품 제조업, 코크스·연탄 및 석유정제품 제조업, 화학물질 및 화학제품 제조업(의약품 제외), 의료용 물질 및 의약품 제조업, 고무 및 플라스틱제품 제조업, 비금속 광물제품 제조업, 1차 금속 제조업, 금속가공제품 제조업(기계 및 가구 제외), 전자부품·컴퓨터·영상·음향 및 통신장비 제조업, 의료·정밀·광학기기 및 시계 제조업, 전기장비 제조업, 기타 기계 및 장비 제조업, 자동차 및 트레일러 제조업, 기타 운송장비 제조업, 가구 제조업, 기타 제품 제조업, 서적·잡지 및 기타 인쇄물 출판업, 해체·선별 및 원료 재생업, 자동차 종합 수리업, 자동차 전문 수리업	상시 근로자 50명 이상
농업, 어업, 소프트웨어 개발 및 공급업, 컴퓨터 프로그래밍·시스템 통합 및 관리업, 정보서비스업, 금융 및 보험업, 임대업(부동산 제외), 전문·과학 및 기술 서비스업(연구개발업 제외), 사업지원 서비스업, 사회복지 서비스업	상시 근로자 300명 이상
건설업	공사금액 20억원 이상
위의 사업을 제외한 사업	상시 근로자 100명 이상

(2) 업무〈산업안전보건법 제15조 제1항〉

① 산업재해예방계획의 수립에 관한 사항

② 안전보건관리규정의 작성 및 그 변경에 관한 사항

③ 근로자의 안전·보건교육에 관한 사항

④ 작업환경의 측정 등 작업환경의 점검 및 개선에 관한 사항

⑤ 근로자의 건강진단 등 건강관리에 관한 사항

⑥ 산업재해의 원인조사 및 재발방지대책의 수립에 관한 사항

⑦ 산업재해에 관한 통계의 기록·유지에 관한 사항

⑧ 안전·보건에 관련되는 안전장치 및 보호구 구입 시의 적격품 여부 확인에 관한 사항

⑨ 그 밖에 근로자의 유해·위험 예방조치에 관한 사항으로서 고용노동부령으로 정하는 사항(위험성평가의 실시에 관한 사항과 안전보건규칙에서 정하는 근로자의 위험 또는 건강장해의 방지에 관한 사항)

❷ 관리감독자

(1) 정의〈산업안전보건법 제16조〉

사업주는 사업장의 관리감독자(사업장의 생산과 관련되는 업무와 그 소속 직원을 직접 지휘·감독하는 직위를 담당하는 자)로 하여금 산업 안전 및 보건에 관한 업무로서 관련 기계·기구 또는 설비의 안전·보건점검 등의 업무를 수행하도록 하여야 한다.

(2) 업무〈산업안전보건법 시행령 제15조 제1항〉

① 사업장 내 관리감독자가 지휘·감독하는 작업과 관련된 기계·기구 또는 설비의 안전·보건 점검 및 이상 유무의 확인

② 관리감독자에게 소속된 근로자의 작업복·보호구 및 방호장치의 점검과 그 착용·사용에 관한 교육·지도

③ 해당 작업에서 발생한 산업재해에 관한 보고 및 이에 대한 응급조치

④ 해당 작업의 작업장 정리·정돈 및 통로 확보에 대한 확인·감독

⑤ 해당 사업장의 산업보건의·안전관리자(안전관리자의 업무를 안전관리대행기관에 위탁한 사업장의 경우에는 그 대행기관의 해당 사업장 담당자) 및 보건관리자(보건관리자의 업무를 보건관리대행기관에 위탁한 사업장의 경우에는 그 대행기관의 해당 사업장 담당자), 안전보건관리담당자(안전보건관리담당자의 업무를 안전관리전문기관 또는 보건관리전문기관에 위탁한 사업장의 경우에는 그 대행기관의 해당 사업장 담당자)의 지도·조언에 대한 협조

⑥ 위험성평가를 위한 업무에 기인하는 유해·위험요인의 파악에 대한 참여 및 개선조치의 시행에 대한 참여

⑦ 기타 해당 작업의 안전·보건에 관한 사항으로서 고용노동부령으로 정하는 사항

❸ 안전관리자

(1) 정의〈산업안전보건법 제17조〉

① 안전관리자 … 사업주는 안전에 관한 기술적인 사항에 대하여 사업주 또는 안전보건관리책임자를 보좌하고 관리감독자에게 지도 · 조언을 하도록 하기 위하여 사업장에 안전관리자를 두어야 한다.

② 안전관리자의 선임〈산업안전보건법 시행령 별표3〉

　㉠ 토사석 광업, 식료품 제조업, 음료 제조업, 목재 및 나무제품 제조(가구제외), 펄프, 종이 및 종이제품 제조업, 코크스, 연탄 및 석유정제품 제조업, 화학물질 및 화학제품 제조업(의약품 제외), 의료용 물질 및 의약품 제조업, 고무 및 플라스틱제품 제조업, 비금속 광물제품 제조업, 1차 금속 제조업, 금속가공제품 제조업(기계 및 가구 제외), 전자부품, 컴퓨터, 영상, 음향 및 통신장비 제조업, 의료, 정밀, 광학기기 및 시계 제조업, 전기장비 제조업, 기타 기계 및 장비제조업, 자동차 및 트레일러 제조업, 기타 운송장비 제조업, 가구 제조업, 기타 제품 제조업, 서적, 잡지 및 기타 인쇄물 출판업, 해체, 선별 및 원료 재생업, 자동차 종합 수리업, 자동차 전문 수리업, 발전업

사업장의 상시근로자 수	안전관리자의 수
50명 이상 500명 미만	1명 이상
500명 이상	2명 이상

　㉡ 농업, 임업 및 어업, 제2호부터 제19호까지의 사업을 제외한 제조업, 전기, 가스, 증기 및 공기조절 공급업(발전업 제외), 수도, 하수 및 폐기물 처리, 원료 재생업(제21호에 해당하는 사업은 제외), 운수 및 창고업, 도매 및 소매업, 숙박 및 음식점업, 영상 · 오디오 기록물 제작 및 배급업, 방송업, 우편 및 통신업, 부동산업, 임대업(부동산 제외), 연구개발업, 사진처리업, 사업시설 관리 및 조경 서비스업, 청소년 수련시설 운영업, 보건업, 예술, 스포츠 및 여가관련 서비스업, 개인 및 소비용품수리업(제22호에 해당하는 사업은 제외), 기타 개인 서비스업, 공공행정(청소, 시설관리, 조리 등 현업업무에 종사하는 사람으로서 고용노동부장관이 정하여 고시하는 사람으로 한정), 교육서비스업 중 초등 · 중등 · 고등 교육기관, 특수학교 · 외국인학교 및 대안학교(청소, 시설관리, 조리 등 현업업무에 종사하는 사람으로서 고용노동부장관이 정하여 고시하는 사람으로 한정)

사업장의 상시근로자 수	안전관리자의 수
50명 이상 1천명 미만 (부동산업(부동산관리업 제외), 사진처리법의 경우에는 100명 이상 1천명 미만)	1명 이상
1천명 이상	2명 이상

ⓒ 건설업

사업장의 상시근로자 수	안전관리자의 수
공사금액 50억원 이상(관계수급인은 100억원 이상) 120억원 미만	1명 이상
공사금액 120억원 이상 800억원 미만	
공사금액 800억원 이상 1,500억원 미만	2명 이상
공사금액 1,500억원 이상 2,200억원 미만	3명 이상
공사금액 2,200억원 이상 3천억원 미만	4명 이상
공사금액 3천억원 이상 3,900억원 미만	5명 이상
공사금액 3,900억원 이상 4,900억원 미만	6명 이상
공사금액 4,900억원 이상 6천억원 미만	7명 이상
공사금액 6천억원 이상 7,200억원 미만	8명 이상
공사금액 7,200억원 이상 8,500억원 미만	9명 이상
공사금액 8,500억원 이상 1조원 미만	10명 이상
1조원 이상	11명 이상

(2) 업무〈산업안전보건법 시행령 제18조 제1항〉

① 산업안전보건위원회 또는 안전·보건에 관한 노사협의체에서 심의·의결한 업무와 해당 사업장의 안전보건 관리규정 및 취업규칙에서 정한 업무

② 위험성평가에 관한 보좌 및 지도·조언

③ 안전인증대상기계 등과 자율안전확인대상기계 등 구입 시 적격품의 선정에 관한 보좌 및 지도·조언

④ 해당 사업장 안전교육계획의 수립 및 안전교육 실시에 관한 보좌 및 지도·조언

⑤ 사업장 순회점검, 지도 및 조치 건의

⑥ 산업재해 발생의 원인 조사·분석 및 재발 방지를 위한 기술적 보좌 및 지도·조언

⑦ 산업재해에 관한 통계의 유지·관리·분석을 위한 보좌 및 지도·조언

⑧ 법 또는 법에 따른 명령으로 정한 안전에 관한 사항의 이행에 관한 보좌 및 지도·조언

⑨ 업무수행 내용의 기록·유지

⑩ 그 밖에 안전에 관한 사항으로서 고용노동부장관이 정하는 사항

❹ 보건관리자

(1) 보건관리자를 두어야 할 사업의 종류·규모, 보건관리자의 수〈산업안전보건법 시행령 별표5〉

사업의 종류	규모	보건관리자의 수
광업(광업 지원 서비스업은 제외), 섬유제품 염색, 정리 및 마무리 가공업, 모피제품 제조업, 그 외 기타 의복액세서리 제조업(모피 액세서리에 한정), 모피 및 가죽 제조업(원피가공 및 가죽 제조업은 제외), 신발 및 신발부분품 제조업, 코크스·연탄 및 석유정제품 제조업, 화학물질 및 화학제품 제조업(의약품 제외), 의료용 물질 및 의약품 제조업, 고무 및 플라스틱제품 제조업, 비금속 광물제품 제조업, 1차 금속 제조업, 금속 가공제품 제조업(기계 및 가구 제외), 기타 기계 및 장비 제조업, 전자부품·컴퓨터·영상·음향 및 통신장비 제조업, 전기장비 제조업, 자동차 및 트레일러 제조업, 기타 운송장비 제조업, 가구 제조업, 해체·선별 및 원료 재생업, 자동차 종합 수리업, 자동차 전문 수리업, 유해물질을 제조하는 사업과 그 유해물질을 사용하는 사업 중 고용노동부장관이 특히 보건관리를 할 필요가 있다고 인정하여 고시하는 사업	상시근로자 50명 이상 500명 미만	1명 이상
	상시근로자 500명 이상 2천명 미만	2명 이상
	상시근로자 2천명 이상	2명 이상
위의 사업(광업 제외)을 제외한 제조업	상시근로자 50명 이상 1천명 미만	1명 이상
	상시근로자 1천명 이상 3천명 미만	2명 이상
	상시근로자 3천명 이상	2명 이상
농업·임업 및 어업, 전기·가스·증기 및 공기조절공급업, 수도·하수 및 폐기물 처리·원료 재생업, 운수 및 창고업, 도매 및 소매업, 숙박 및 음식점업, 서적·잡지 및 기타 인쇄물 출판업, 방송업, 우편 및 통신업, 부동산업, 연구개발업, 사진 처리업, 사업시설 관리 및 조경 서비스업, 공공행정(청소·시설관리·조리 등 현업업무에 종사하는 사람으로서 고용노동부장관이 정하여 고시하는 사람으로 한정한다), 교육서비스업 중 초등·중등·고등 교육기관, 특수학교·외국인학교 및 대안학교(청소·시설관리·조리 등 현업업무에 종사하는 사람으로서 고용노동부장관이 정하여 고시하는 사람으로 한정한다), 청소년 수련시설 운영업, 보건업, 골프장 운영업, 개인 및 소비용품수리업, 세탁업	상시근로자 50명 이상 5천명 미만. 다만, 사진 처리업의 경우에는 상시근로자 100명 이상 5천명 미만으로 한다.	1명 이상
	상시 근로자 5천명 이상	2명 이상
건설업	공사금액 800억 원 이상(「건설산업기본법 시행령」에 따른 토목공사업에 속하는 공사의 경우에는 1천 억 이상) 또는 상시 근로자 600명 이상	1명 이상[공사금액 800억 원(「건설산업기본법 시행령」에 따른 토목공사업은 1천억 원)을 기준으로 1,400억 원이 증가할 때마다 또는 상시 근로자 600명을 기준으로 600명이 추가될 때마다 1명씩 추가한다]

(2) 업무〈산업안전보건법 시행령 제22조〉

① 산업안전보건위원회 또는 노사협의체에서 심의·의결한 업무와 안전보건관리규정 및 취업규칙에서 정한 업무

② 안전인증대상기계 등과 자율안전확인대상기계 등 중 보건과 관련된 보호구 구입 시 적격품 선정에 관한 보좌 및 지도·조언

③ 위험성평가에 관한 보좌 및 지도·조언

④ 물질안전보건자료의 게시 또는 비치에 관한 보좌 및 지도·조언

⑤ 산업보건의의 직무(보건관리자가 「의료법」에 따른 의사인 경우로 한정한다)

⑥ 해당 사업장 보건교육계획의 수립 및 보건교육 실시에 관한 보좌 및 지도·조언

⑦ 해당 사업장의 근로자 보호를 위한 의료행위
    ㉠ 자주 발생하는 가벼운 부상에 대한 치료
    ㉡ 응급처치가 필요한 사람에 대한 처치
    ㉢ 부상·질병의 악화 방지를 위한 처치
    ㉣ 건강진단 결과 발견된 질병자의 요양지도 및 관리
    ㉤ ㉠~㉣의 의료행위에 따르는 의약품의 투여

⑧ 작업장 내에서 사용되는 전체 환기장치 및 국소 배기장치 등에 관한 설비의 점검과 작업방법의 공학적 개선에 관한 보좌 및 지도·조언

⑨ 사업장 순회점검·지도 및 조치 건의

⑩ 산업재해 발생의 원인 조사·분석 및 재발 방지를 위한 기술적 보좌 및 지도·조언

⑪ 산업재해에 관한 통계의 유지·관리·분석을 위한 보좌 및 지도·조언

⑫ 법 또는 법에 따른 명령으로 정한 보건에 관한 사항의 이행에 관한 보좌 및 지도·조언

⑬ 업무 수행 내용의 기록·유지

⑭ 그 밖에 보건과 관련된 작업관리 및 작업환경관리에 관한 사항으로서 고용노동부장관이 정하는 사항

❺ 산업보건의

(1) 정의〈산업안전보건법 제22조 제1항〉

① 산업보건의 … 사업주는 근로자의 건강관리나 기타 보건관리자의 업무를 지도하기 위하여 사업장에 산업보건의를 두어야 한다. 다만, 의사인 보건관리자를 둔 경우에는 그러하지 아니하다.

② 선임〈산업안전보건법 시행령 제29조〉

    ㉠ 산업보건의를 두어야 하는 사업의 종류와 사업장은 보건관리자를 두어야 하는 사업으로서 상시근로자 수가 50명 이상인 사업장으로 한다.

    ㉡ ㉠의 예외 : 의사를 보건관리자로 선임한 경우, 보건관리전문기관에 보건관리자의 업무를 위탁한 경우에는 산업보건의를 두지 않아도 된다.

    ㉢ 산업보건의는 외부에서 위촉할 수 있으며, 위촉된 산업보건의가 담당할 사업장 수 및 근로자 수, 그 밖에 필요한 사항은 고용노동부장관이 정한다.

    ㉣ 사업주는 산업보건의를 선임·위촉했을 때에는 고용노동부령으로 정하는 바에 따라 선임·위촉한 날부터 14일 이내에 고용노동부장관에게 그 사실을 증명할 수 있는 서류를 제출해야 한다.

(2) 직무〈산업안전보건법 시행령 제31조〉

① 건강진단 결과의 검토 및 그 결과에 따른 작업배치·작업전환·근로시간의 단축 등 근로자의 건강보호조치

② 근로자의 건강장해의 원인 조사와 재발 방지를 위한 의학적 조치

③ 그 밖에 근로자의 건강 유지와 증진을 위하여 필요한 의학적 조치에 관하여 고용노동부장관이 정하는 사항

03 보호대상 근로자

(1) 여성근로자의 보호

① 여성 직종에 맞게 적정배치를 한다.

② 주작업의 근로강도는 RMR 2.0 이하로 하고, 중량물 취급작업은 중량을 제한(20kg)한다.

③ 서서 하는 작업과 휴식시간을 조정하고, 고·저온 작업에서는 작업조건과 냉·난방을 고려한다.

④ 공업독물(납, 벤젠, 비소, 수은) 취급작업시는 유산·조산·사산의 우려가 있으므로 이에 대한 고려가 필요하다.

⑤ 생리휴가, 산전·산후 휴가 등의 고려가 필요하다.

(2) 연소근로자의 보호

① 취업 최저연령은 15세이다. 다만, 취직인허증을 발급받은 13세 이상 15세 미만인 자는 근로 가능하다.

② 유해, 위험근로가 제한된다.

③ 야간작업이 금지되며, 근로시간의 제한이 있다.

④ 취급물의 중량제한이 있다.

≡ 최근 기출문제 분석 ≡

2021. 6. 5. 서울특별시 시행

1 〈보기〉에서 설명하는 물질로 가장 옳은 것은?

> 은백색 중금속으로 합금제조, 합성수지, 도금작업, 도료, 비료제조 등의 작업장에서 발생되어 체내로 들어가면 혈액을 거쳐 간과 신장에 축적된 후 만성중독 시 신장기능장애, 폐기종, 단백뇨 증상을 일으 킨다.

① 비소   ② 수은
③ 크롬   ④ 카드뮴

> **TIP** ④ 카드뮴 : 만성중독의 3대 증상에는 폐기종과 신장기능 장애, 단백뇨가 있으며 대표적인 증상으로는 뼈의 통증, 골연화증, 골소공증 등 골격계 장애가 있다.
> ① 비소 : 수용성무기 비소는 급성 독성을 가지고 있으며, 장기간 섭취할 경우 만성중독이 발생하여 피부증상 및 말초신경 장애, 당뇨, 신장계통의 이상, 심혈관계 질병, 암 등의 건강문제를 유발시킨다.
> ② 수은 : 자궁 내 태아의 조기 발육장애를 일으키는 독성물질이다. 주로 작업장에서 원소수은을 증기로 흡입할 때 인간 에 대한 노출이 이루어지며, 수은에 오염된 물고기나 조개를 섭취하는 것도 중요한 노출경로이다.
> ③ 크롬 : 급성중독의 경우 신장장해, 만성중독의 경우 코, 폐 및 위장의 점막에 병변을 일으키며 대표적인 증상으로는 비중 격천공이 있다.

2020. 6. 13. 제2회 서울특별시

2 근로자의 건강을 보호하기 위한 조치로 가장 옳지 않은 것은?

① 「근로기준법」 및 동법 시행령에 따라 취직인허증을 지니지 않은 15세 미만인 자는 근로자로 사 용하지 못한다.

② 「근로기준법」 및 동법 시행령에는 임산부를 위한 사용금지 직종을 규정하고 있다.

③ 근로 의욕과 생산성을 위하여 근로자를 적재적소에 배치한다.

④ 「근로기준법」상 수유시간은 보장되지 않는다.

> **TIP** ④ 생후 1년 미만의 유아(乳兒)를 가진 여성 근로자가 청구하면 1일 2회 각각 30분 이상의 유급 수유 시간을 주어야 한다 〈「근로기준법」 제75조〉.

Answer 1.④ 2.④

출제 예상 문제

1 여성노동자를 고용한 경우 고려할 점이 아닌 것은?

① 유해물질 작업장에는 배치하지 않는다.

② 작업강도는 5.0이어야 한다.

③ 출산자는 산후휴가를 주어야 한다.

④ 여성의 생리현상을 고려해야 한다.

TIP 여성근로자의 보호

㉠ 여성 직종에 맞게 적정배치를 한다.

㉡ 주작업의 근로강도는 RMR 2.0 이하로 한다.

㉢ 중량물 취급작업은 중량을 제한(20kg)한다.

㉣ 서서 하는 작업과 휴식시간을 조정한다.

㉤ 고·저온 작업에서는 작업조건과 냉·난방을 고려한다.

㉥ 공업독물(납, 벤젠 비소, 수은) 취급작업시는 유산·조산·사산의 우려가 있으므로 이에 대한 고려가 필요하다.

㉦ 생리휴가, 산전·산후 휴가 등의 고려가 필요하다.

2 우리나라에서 산업재해보상보험법이 제정, 공포된 연도는 언제인가?

① 1953년

② 1963년

③ 1977년

④ 1980년

TIP ㉠ 1953년 : 근로기준법 제정, 공포

㉡ 1963년 : 산업재해보상보험법 제정, 공포

㉢ 1977년 : 1월 의료보호 시작, 7월 의료보험 시작

㉣ 1980년 : 노동청을 노동부로 개칭

㉤ 1981년 : 산업안전보건법 제정, 공포

Answer 1.② 2.②

3 1902년 공장법을 제정하여 근로자보호의 기초를 마련한 나라는 어디인가?

① 독일 ② 영국
③ 미국 ④ 스웨덴

TIP 영국은 1902년 최초로 공장법을 제정하였다.

4 근로기준법에 규정된 취업 최저연령은 몇 세인가?

① 11세 ② 13세
③ 15세 ④ 18세

TIP 취업 최저연령은 15세이다.
※ 최저연령과 취직인허증〈근로기준법 제64조, 시행령 제35조〉
  ㉠ 15세 미만인 자는 근로자로 사용하지 못한다.
  ㉡ 고용노동부장관이 발급한 취직인허증을 지닌 자는 근로자가 될 수 있다. 취직인허증은 13세 이상 15세 미만인 자가 받을 수 있다. 다만, 예술공연 참가를 위한 경우에는 13세 미만인 자도 취직인허증을 받을 수 있다.

5 근로기준법에 의한 여성근로자의 보호사항이 아닌 것은?

① 도덕적·보건적 유해작업을 제한한다.
② 주 근로강도는 2.0 이하로 한다.
③ 중량물을 20kg으로 제한한다.
④ 산전, 산후를 통하여 90일의 보호휴가를 준다.

TIP 여성근로자의 보호
  ㉠ 적정배치를 한다.
  ㉡ 서서 하는 작업과 휴식시간을 조정한다.
  ㉢ 고온·저온 작업에서 작업조건을 고려한다.
  ㉣ 공업독물 취급시 유산·조산·사산의 우려를 고려한다.
  ㉤ 주 근로강도는 2.0 이하로 한다.
  ㉥ 중량물을 20kg으로 제한한다.
  ㉦ 산전, 산후를 통하여 90일의 보호휴가를 준다.
  ㉧ 작업조건과 냉·난방을 고려한다.

Answer 3.② 4.③ 5.①

6 연소근로자의 특징으로 볼 수 없는 것은?

① 인격의 형성 · 발달이 왜곡되기 쉽다.
② 체력이 가장 왕성한 시기이므로 근로강도를 제한할 필요가 없다.
③ 인체의 일부가 부분적으로 성장하거나 기능이 중지하는 경우가 많다.
④ 산업질환이나 공업중독 등 화학물질에 대한 감수성이 크다.

TIP 연소근로자의 특징
ⓐ 연소자는 신체, 정신의 발육과정에 있으므로 중노동은 성장발육을 저해하고 통찰력, 신경작용, 운동조절능력을 열등화할 수 있다.
ⓑ 직업병 및 공업중독에 취약하다.
ⓒ 인격발달이 저해되기 쉽다.
ⓓ 화학물질에 대한 감수성이 크다.

7 우리나라에서 산업안전보건법이 제정 · 공포된 때는?

① 1953년   ② 1963년
③ 1977년   ④ 1981년

TIP 산업안전보건법은 1981년 제정 · 공포되었다.

8 산업보건과 관련깊은 국제기구는?

① WTO   ② ILO
③ UNICEF   ④ IOPH

TIP ILO(국제노동기구)
ⓐ 의의 : ILO는 1919년 발족되어 산업보건의 발전을 주도하게 되었다.
ⓑ 산업보건의 정의 : 국제노동기구(ILO)는 모든 직업에서 일하는 근로자들의 육체적 · 정신적 · 사회적 건강을 고도로 유지 · 증진
시키며, 작업조건으로 인한 질병을 예방하고 건강에 유해한 취업을 방지하며 근로자를 생리적 · 심리적으로 적합한 작업환경
에 배치하여 일하도록 하는 것이라 했다.

Answer   6.② 7.④ 8.②

02 산업보건의 내용

01 산업피로

❶ 원인 및 방지대책

(1) 산업피로의 원인

① **환경적 원인** … 온도, 습도, 조도, 소음, 환기, 작업시간(중등작업 시 50분 작업 10분 휴식, 정밀작업 시 25분 작업 5분 휴식), 작업강도 등

② **신체적 원인** … 연령, 성별, 체력, 체격, 작업숙련도, 수면시간, 신체결함, 각종 질병 등

③ **심리적 원인** … 의욕저하, 책임감 가중, 각종 불만, 가정불화, 계속적인 피로 등

(2) 방지대책

① 작업시간, 작업밀도, 휴식시간을 적절히 배분한다.

② 여가, 휴일, 레크리에이션을 이용한다.

③ 작업환경을 개선(안전, 위생 등)한다.

④ 개인의 특성에 맞게 적절히 배치한다.

(3) 근로자의 영양관리

① **중노동** … 비타민B_1, 칼슘이 필요하다.

② **고온작업** … 비타민A · B_1 · C, 식염이 필요하다.

③ **저온작업** … 비타민A · B_1 · C, 지방질이 필요하다.

④ **소음이 심한 작업** … 비타민B가 필요하다.

② 근로시간

(1) 표준근로시간

① 1919년 제1회 국제노동헌장 ⋯ 8시간/1일, 48시간/1주를 초과할 수 없다.

② 1931년 제1회 국제노동헌장 ⋯ 8시간/1일, 40시간/1주를 초과할 수 없다.

③ 우리나라 근로기준법 ⋯ 8시간/1일, 40시간/1주를 초과할 수 없다.

(2) 근로시간 단축을 요하는 작업

① 저임금 근로자와 신규채용자

② 여성과 연소자의 근로

③ 야간업무일 경우

④ 심신 이상자(병후, 생리일, 임신, 산후 4~6주 사이)

⑤ 작업내용이 극도로 강해진 경우

⑥ 의식주 조건과 작업환경이 극히 불량인 경우

02 산업재해

① 산업재해의 개요

(1) 개념

근로자가 업무에 관계되는 작업으로 인하여 원하지도 않고, 계획하지도 않은 사건이 발생하여 사망, 불구, 폐질 등의 상태가 발생하는 것을 말한다.

(2) 특성

① 여름(7, 8, 9월), 겨울(12, 1, 2월)에 많이 발생한다.

② 목요일과 금요일에 다발한다.

③ 오전취업 3시간 전과 오후 업무시작 2시간 전에 다발한다.

> 📢 **TIP** Heinrich의 법칙 ⋯ 현성 재해 : 불현성 재해 : 잠재성 재해 = 1 : 29 : 300

(3) 재해지표

① 건수율 $= \dfrac{\text{재해 건수}}{\text{평균 실근로자 수}} \times 1{,}000$

② 도수율 $= \dfrac{\text{재해 건수}}{\text{연근로시간 수}} \times 1{,}000{,}000$

③ 강도율 $= \dfrac{\text{근로 손실일수}}{\text{연근로시간 수}} \times 1{,}000$

④ 평균 손실일수(중독률) $= \dfrac{\text{근로 손실일수}}{\text{재해 건수}} \times 1{,}000$

❷ 재해보상

(1) 재해보상 등급

재해보상은 14등급으로 되어 있다.

(2) 재해보상 근거

① **근로기준법** … 업무상 부상과 질병을 대상으로 하며, 사용자의 과실 여부를 묻지 않고 보상한다.

② **산업재해보상보험법** … 모든 사업장에 적용되는 것으로 근로자들이 많은 피해가 발생하여 사업자가 현실적으로 재해보상의 책임을 다할 수 없으므로, 정부가 주체가 되어 위험부담을 나누기 위해 보험제를 마련하였다.

> **TIP** 산업재해보상보험의 원리
>
> ㉠ 사회보험방식 : 사용자 직접보상방식은 산업재해를 당한 근로자에 대한 실질적 보상 실현을 보장하기 어렵기 때문에 국가의 책임하에 이루어지는 사회보험방식을 적용한다.
> ㉡ 무과실책임주의 : 근로자의 업무상 재해에 대하여 근로자와 사용자의 고의·과실여부에 상관없이 보상을 보장한다.
> ㉢ 정률보상주의 : 산재보험에서 현물급여인 요양급여를 제외한 현금급여에 대해서는 산재근로자의 연령, 직종, 노동능력 및 근무시간 등에 상관없이 평균임금을 기초로 하여 법령에서 정한 일정률에 따라 보험급여를 지급한다.
> ㉣ 현실우선주의 : 산재근로자와 유족의 생활을 조기에 안정시키고 보호하기 위하여 현실을 우선하여 적용한다.

03 직업병

① 직업병의 종류

(1) 일반 직업병

① **고온작업**

    ㉠ **열경련** : 체내 수분, 염분 소실로 발생하며 생리 식염수를 섭취한다.

    ㉡ **열허탈** : 말초 혈액순환 부전으로 혼수상태와 허탈증상을 보인다. 실내에서 안정시켜 체온을 정상화한다.

    ㉢ **울열증(열사병)** : 체온조절의 부조화로 뇌온상승, 중추신경 장애, 체온상승의 증세가 나타나는데, 이때 체온이 43℃ 이상에서는 약 80%가, 43℃ 이하에선 약 40%가 사망한다. 처치로는 수분정맥주사, 체온의 급속냉각이 있다.

    ㉣ **열쇠약증** : 만성적 체열소모로 전신권태, 식욕부진, 위장장애, 빈혈의 증세가 나타나며 비타민B_1을 투여하고 휴식시킨다.

② **저온작업**

    ㉠ 동상, 침수족, 참호족, 발적, 종창 등을 유발한다.

    ㉡ 1도(발적), 2도(수포), 3도(괴사)로 분류된다.

③ **불량조명** … 안정피로, 안구진탕증(탄광부), 근시 등이 발생한다.

④ **자외선 노출작업**

    ㉠ 여름철 직사광선 작업이나 눈·얼음 위에서의 작업 또는 전기용접 시 발생한다.

    ㉡ 피부암, 피부색소 침착 등을 유발한다.

⑤ **적외선 노출작업** … 대장공, 용접공의 백내장, 열사병, 노선작업, 유리가공, 제철작업 시 발생된다.

⑥ **방사선**

    ㉠ **라듐취급자** : 백혈병의 우려가 있다.

    ㉡ 증상 : 임파선 및 골수에 작용하여, 조혈장애 및 면역기능을 저하시킨다.

⑦ **기압작업**

    ㉠ **고기압** : 잠함병(고압에서 저압으로 급격한 기압변화 시 체내 질소가스의 증가로 발생), 치통, 시력장애, 현기증, 손발마비, 관절장애, 고막의 불쾌감 등이 생긴다.

    ㉡ **저기압** : 고산병, 치통, 이명 등이 생긴다.

⑧ **소음작업** … 소음성 난청을 유발한다.

    ㉠ **가청음역** : 20~20,000Hz

    ㉡ **생활음역** : 300~3,000Hz

    ㉢ **소음성 난청음역** : 3,000~6,000Hz(100~120dB)

⑨ **진동작업** … 병타공, 연마공, 착암공에게서 발생한다. Raynaud's Disease로 불리는 이 병은 진동공구 사용 시에 손가락 등 사지가 창백하게 변하면서 통증이 생기는 국소 진동증상을 보인다.

⑩ **진애작업** … 분진(먼지) 0.5~5μm 의 크기가 폐포침착률이 높다.

    ㉠ **진폐증** : 먼지에 의한 신체장애의 총칭이다.

    ㉡ **규폐증**

      • 유리규산의 분진흡입으로 폐에 만성섬유증식 발생질환(폐결핵)이 생기는 것이다.

      • 석탄광부에게 많이 발생한다.

    ㉢ **석면폐증** : 소화용제, 절연제, 내화직물제조 근로자에서 암을 발생시킨다.

    ㉣ **면폐증(섬유폐증)**

⑪ **공업중독**

    ㉠ **납 중독**

      • 증상 : 빈혈, 두통, 신경마비, 복부 팽만감, 관절통 등의 증상을 유발한다.

      • 예방 : 국소배기, 개인보호구 착용, 작업 후와 식전 손 씻기 등으로 예방하고, 빈혈자와 임산부는 사용하지 않는다.

      • 인쇄공, 연 용접공, 페인트공, 안료공, 장난감 공장 근로자에게서 발생한다.

    ㉡ **수은 중독**

      • 증상 : 구내염, 피로감, 홍독성 홍분이나 미나마타병을 유발한다.

      • 처치 : 우유나 계란 흰자를 먹여 단백질과 수은을 결합시켜 소변으로 배설하게 한다.

    ㉢ **카드뮴 중독**

      • 접촉성 피부염, 전신장애, 이타이이타이병을 유발한다.

      • 허용농도는 0.2mg/m^{3}이고 합성수지, 도료, 안료공에게서 발생한다.

    ㉣ **크롬 중독**

      • 비중격천공, 비염, 인후염, 기관지염을 유발한다.

      • 허용농도는 0.1mg/m^3 이하이다.

    ㉤ **벤젠 중독**

      • 조혈기능장애, 두통, 현기증, 오심, 구토, 근육마비, 피부의 홍반·괴사 등의 증상이 있다.

      • 조혈기능장애를 일으키는 것이 특징이며 백혈병을 일으킨다.

    ㉥ **일산화탄소(CO) 중독**

      • 중독시 증상 : 두통, 현기증과 같은 자각증상과 구토, 매스꺼움, 복통, 이명(귀울림), 질식, 시신경 장애, 호흡 곤란, 경련을 동반한다.

- 중독 후유증 : 지각장애, 청력과 시신경 장애, 심장장애, 특히 뇌조직과 신경계에 가장 큰 장애를 일으킨다.
ⓐ 비소(As) 중독
- 급성중독 증상 : 소화기, 호흡기, 신경계통 및 피부에 장애를 일으킨다. 주로 피로하며 토하고, 피부가 노래지며 배와 머리가 아프고, 심한 경우 신경이상 증세가 오고 호흡이 곤란해진다.
- 만성중독 증상 : 피부가 거칠어지고 식욕부진, 사지마비, 감각을 잃기도 한다. 장기적인 다량 섭취로 인해 피부암이나 폐암이 발생하기도 한다.

(2) 환경불량 직업병

① 이상고온 … 열중증을 일으키고 용광로공, 화부 등에게서 많이 발생한다.

② 이상기압 … 고산병, 잠함병, 항공병의 원인이 된다.

③ 이상소음 … 조선공 · 제철공 등에게 직업성 난청을 유발한다.

④ 이상저온 … 냉동작업, 터널작업시 참호족, 동상이 발생한다.

⑤ 방사선 장애 … X-Ray, 방사선 물질 등으로 인해 발생한다.

⑥ 이상진동 … 착암공, 천공공, 도로작업공 등에게 수지감각 마비, 골 · 관절 장애를 유발한다.

❷ 직업병의 예방

(1) 의의

특정한 직업에 종사하는 사람의 직업이 원인이 되어 발생한 질병을 말한다.

(2) 예방대책

① 개인 보호구 착용

② 정기적인 건강진단 실시

③ 작업환경 개선(환기시설, 국소 배기시설)

④ 유해물질 발생억제

⑤ 예방적인 약제 또는 영양제 투입

⑥ 후생시설 설비(탈의장, 세면장 등)

최근 기출문제 분석

2022. 6. 18. 제1회 지방직 시행

1 「산업안전보건법 시행규칙」상 중대재해에 해당하지 않는 것은?

① 사망자가 1명 발생한 재해

② 3개월 이상의 요양이 필요한 부상자가 동시에 2명 발생한 재해

③ 부상자가 동시에 10명 발생한 재해

④ 직업성 질병자가 동시에 5명 발생한 재해

> **TIP** 중대재해의 범위(산업안전보건법 시행규칙 제3조)
> ㉠ 사망자가 1명 이상 발생한 재해
> ㉡ 3개월 이상의 요양이 필요한 부상자가 동시에 2명 이상 발생한 재해
> ㉢ 부상자 또는 직업성 질병자가 동시에 10명 이상 발생한 재해

2022. 2. 26. 제1회 서울특별시 시행

2 산업장의 작업환경관리 중 격리에 해당하는 것은?

① 개인용 위생보호구를 착용한다.

② 위험한 시설을 안정한 시설로 변경한다.

③ 유해 물질을 독성이 적은 안전한 물질로 교체한다.

④ 분진이 많을 때 국소배기장치를 통해 배출한다.

> **TIP** ②③ 대치에 해당한다.
> ④ 환기에 해당한다.

Answer 1.④ 2.①

3 카드뮴(Cd) 중독으로 인한 일본의 환경오염 문제를 사회적으로 크게 부각시킨 것으로 가장 옳은 것은?

① 욧카이치 천식   ② 미나마타병

③ 후쿠시마 사건   ④ 이타이이타이병

> **TIP** ④ 기후현 가미오카에 있는 미츠이 금속광업 가미오카 광산에서 아연을 제련할 때 광석에 포함되어 있던 카드뮴을 제거하지 않고 그대로 강에 버린 것이 원인으로 증상 진행에 대해서는 아직 완전히 해명되어 있지는 않지만, 카드뮴에 중독되면 신장에 문제가 발생하여 임신, 내분비계에 이상이 오고 칼슘이 부족하게 된다. 이로 인해 뼈가 물러져서 이타이이타이병이 나타나는 것으로 파악된다.
> ① 1950년대 일본 욧카이치 시의 석유 화학 공단에서 이산화질소 따위의 유해 물질이 배출되어 발생한 대기 오염 사건으로 각종 호흡기 질환으로 1,231명의 피해자와 80여 명의 사망자를 낳았다.
> ② 수은중독으로 인해 발생하는 다양한 신경학적 증상과 징후를 특징으로 하는 증후군이다. 1956년 일본의 구마모토현 미나마타시에서 메틸수은이 포함된 조개 및 어류를 먹은 주민들에게서 집단적으로 발생하면서 사회적으로 큰 문제가 되었다. 문제가 되었던 메틸수은은 인근의 화학 공장에서 바다에 방류한 것으로 밝혀졌고, 2001년까지 공식적으로 2265명의 환자가 확인되었다. 1965년에는 니가타 현에서도 대규모 수은중독이 확인되었다.
> ③ 후쿠시마 제1 원자력 발전소 사고는 2011년 3월 11일 도호쿠 지방 태평양 해역 지진으로 인해 JMA진도 7, 규모 9.0의 지진과 지진 해일로 도쿄전력이 운영하는 후쿠시마 제1 원자력 발전소의 원자로 1~4호기에서 발생한 누출 사고이다.

4 '(근로손실일수 / 연 근로시간 수) × 1,000'으로 산출하는 산업재해 지표는?

① 건수율   ② 강도율

③ 도수율   ④ 평균손실일수

> **TIP** ② 1,000 근로시간당 재해로 인한 근로손실일수
> ① (재해건수 / 평균 실근로자수) × 1,000
> ③ (재해건수 / 연근로시간수) × 1,000,000
> ④ (손실노동시간수 / 사고건수) × 1,000

Answer   3.④   4.②

5 산업재해 보상보험의 원리가 아닌 것은?

① 사회보험방식　　　　　　　　　　② 무과실책임주의

③ 현실우선주의　　　　　　　　　　④ 정액보상방식

> **TIP** 산업재해 보상보험의 원리
> ⊙ 사회보험방식 : 사용자 직접보상방식은 산업재해를 당한 근로자에 대한 실질적 보상 실현을 보장하기 어렵기 때문에 국가의 책임하에 이루어지는 사회보험방식을 적용한다.
> ⓒ 무과실책임주의 : 근로의 업무상 재해에 대하여 근로자와 사용자의 고의·과실여부에 상관없이 보상을 보장한다.
> ⓒ 정률보상주의 : 산재보험에서 현물급여인 요양급여를 제외한 현금급여에 대해서는 산재근로자의 연령, 직종, 노동능력 및 근무시간 등에 상관없이 평균임금을 기초로 하여 법령에서 정한 일정률에 따라 보험급여를 지급한다.
> ⓔ 현실우선주의 : 산재근로자와 유족의 생활을 조기에 안정시키고 보호하기 위하여 현실을 우선하여 적용한다.

6 산업재해의 정도를 분석하는 여러 지표 중 '연근로시간 100만 시간당 몇 건의 재해가 발생하였는가'를 나타내는 지표는?

① 강도율　　　　　　　　　　　　　② 도수율

③ 평균손실일수　　　　　　　　　　④ 건수율

> **TIP** ② 도수율 $= \dfrac{재해건수}{총근로시간수} \times 1{,}000{,}000$
>
> ① 강도율 $= \dfrac{총근로손실일수}{총근로시간수} \times 1{,}000$
>
> ③ 평균손실일수 $= \dfrac{손실작업일수}{재해건수} \times 1{,}000$
>
> ④ 건수율 $= \dfrac{재해건수}{평균작업자수} \times 1{,}000$

7 특수건강진단을 받아야 하는 근로자는?

① 1달에 7~8일간 야간작업에 종사할 예정인 간호사

② 장시간 컴퓨터작업을 하는 기획실 과장

③ 하루에 6시간 이상 감정노동에 종사하는 텔레마케터

④ 당뇨 진단으로 인해 작업전환이 필요한 제지공장 사무직 근로자

> **TIP** 특수건강진단은 산업안전보건법 제43조의 규정에 의하여 소음, 분진, 화학물질, 야간작업 등 유해인자에 노출되는 근로자에게 실시하여 직업성 질환을 예방, 근로자 건강을 보호 및 유지를 목적으로 한다.

Answer 5.④ 6.② 7.①

8 산업장에서 발생할 수 있는 중독과 관련된 질환에 대한 설명으로 가장 옳은 것은?

① 수은 중독은 연빈혈, 연선, 파킨슨증후군과 비슷하게 사지에이상이 생겨 보행장애를 일으킨다.

② 납 중독은 빈혈, 염기성 과립적혈구수의 증가, 소변 중의코프로폴피린(corproporphyrin)이 검출된다.

③ 크롬 중독은 흡입 시 위장관계통 증상, 복통, 설사 등을 일으키고, 만성 중독 시 폐기종, 콩팥장애, 단백뇨 등을 일으킨다.

④ 카드뮴 중독은 호흡기 장애, 비염, 비중격의 천공, 적혈구와 백혈구 수의 감소(조혈장애) 등을 가져온다.

> **TIP** ① 수은 중독: 발열, 오한, 오심, 구토, 호흡 곤란, 두통, 폐부종, 청색증, 양측성 폐침윤(급성) / 구강염증, 진전(떨림), 정신적 변화(만성)
> ③ 크롬 중독: 궤양, 비중격천공, 호흡기 장애, 신장 장애.
> ④ 카드뮴 중독: 뼈가 연화하여 변형·골절, 단백뇨 등의 신장해

9 강도율에 대한 설명 중 옳지 않은 것은?

① 산업재해의 경중을 알기 위해 사용

② 근로시간 1,000시간당 발생한 근로손실일수

③ 인적 요인보다는 환경적 요인으로 발생되는 재해를 측정

④ 근로손실일수를 계산할 때, 사망 및 영구 전노동불능은 7,500일로 계산

> **TIP** 강도율 … 재해발생률을 표시하는 방법 중 하나로, 재해규모의 정도를 표시한다. 1000 근로시간당의 근로손실일수를 나타낸 것으로, 총근로손실일수 ÷ 총근로시간수 × 1,000의 식으로 산출한다. 소수점 이하 세 자리에서 반올림하여 구하는데, 수치가 낮으면 중상재해가 적고 높으면 중상재해가 많음을 뜻한다.

Answer 8.② 9.③

출제 예상 문제

1 근로자에 대한 건강진단 결과의 건강관리구분 판정기준에 대한 설명으로 옳지 않은 것은?

① A : 정상자

② R : 질환의심자

③ D1 : 직업병 유소견자

④ C2 : 직업병 요관찰자

TIP ④ C2는 일반질병 요관찰자이다.

2 직업병의 3대 요인으로 옳은 것은?

① 연 중독, 수은 중독, 크롬 중독

② 연 중독, 벤젠 중독, 규폐증

③ 크롬 중독, 카드뮴 중독, 벤젠 중독

④ 연 중독, 카드뮴 중독, 수은 중독

TIP 3대 직업병 … 연(납) 중독, 벤젠 중독, 규폐증

3 다음 중 분진에 의한 직업병이 아닌 것은?

① 수폐증

② 진폐증

③ 석면폐증

④ 규폐증

TIP 진애(분진)에 의한 직업병 … 진폐증, 규폐증, 석면폐증, 면폐증(섬유폐증)

Answer 1.④ 2.② 3.①

4 재해발생 상황을 총괄적으로 파악할 수 있는 지표인 건수율의 분모는?

① 평균 실근로자 수　　　　　　　　② 종업원수

③ 재해 건수　　　　　　　　　　　　④ 손실작업 일수

TIP 건수율 $= \left(\dfrac{\text{재해 건수}}{\text{평균 실근로자 수}} \right) \times 1,000$

5 다음 중 직업병으로 유발되지 않는 암은?

① 방광암　　　　　　　　　　　　　② 폐암

③ 간암　　　　　　　　　　　　　　④ 유방암

TIP ④ 유방암은 가족력 또는 다지방 식습관, 무수유로 인해 발생한다.

6 중금속 중독의 원인물질과 그 증상의 연결이 잘못된 것은?

① 납 – 빈혈

② 비소 – 비중격결손, 기관지염

③ 카드뮴 – 신장기능 약화, 단백뇨

④ 아연 – 위장 장애, 금속열

TIP 비소 중독

　㉠ 급성중독 : 소화기, 호흡기, 신경계통, 피부에 장애를 일으키고 심한 경우에는 신경이상 증세, 호흡곤란 등이 나타난다.

　㉡ 만성중독 : 피부암이나 폐암의 원인이 된다.

　※ 크롬 중독의 경우 비중격결손이나 천공, 기관지염 등이 나타난다.

Answer　4.①　5.④　6.②

7 레이노드 디지즈(Raynaud's Disease)의 원인은?

① 진동 ② 소음
③ 납 중독 ④ 고온작업

TIP Raynaud's Disease … 연마공, 착암공, 병타공에게 나타나는 국소 진동증상이다.

8 다음 산업재해지표의 공식으로 알맞은 것은?

① 건수율 $= \dfrac{\text{재해 건수}}{\text{평균 근로시간}} \times 1{,}000$
② 강도율 $= \dfrac{\text{근로 손실일수}}{\text{평균 근로자 수}} \times 1{,}000$

③ 건수율 $= \dfrac{\text{재해 건수}}{\text{총 근로자 수}} \times 1{,}000$
④ 강도율 $= \dfrac{\text{근로 손실일수}}{\text{연간 근로자 수}} \times 1{,}000$

TIP 건수율과 강도율

ⓐ 건수율 $= \dfrac{\text{재해 건수}}{\text{평균 실근로자 수(총 근로자 수)}} \times 1{,}000$

ⓑ 강도율 $= \dfrac{\text{근로 손실일수}}{\text{연간 근로시간 수}} \times 1{,}000$

9 고온작업이나 중노동자에게 특히 많이 섭취시켜야 할 영양소는?

① 비타민E ② 티아민(비타민B₁)
③ 탄수화물 ④ 지방

TIP 고온작업과 중노동 노동자의 필수 영양소

ⓐ 고온작업 : 비타민A, B, C, 염분
ⓑ 중노동 : Vt.B₁, 칼슘

Answer 7.① 8.③ 9.②

10 다음 중 산업환기로 제거될 수 있는 것은?

> ㉠ 유해한 고열   ㉡ 특정한 유해물질
> ㉢ 금속먼지   ㉣ 유기용제(중금속)

① ㉠㉡   ② ㉠㉣
③ ㉠㉡㉢   ④ ㉠㉡㉢㉣

TIP 공기 중 입자상 물질(먼지), 고열화학물질가스, 증기, 유기용제는 환기로서 제거될 수 있다. 특정한 유해물질은 카드뮴, 비소, 수은 등으로 환기로 제거될 수 없고 금속먼지도 일반 먼지와 달리 환기로 제거되지 않는다.

11 다음 중 산업재해지표와 상관이 없는 것은?

① 중독률   ② 도수율
③ 강도율   ④ 발병률

TIP 산업재해지표에는 도수율, 강도율, 건수율, 중독률(평균 손실일수)이 있다.

12 다음의 재해지표 중 실질적인 재해의 정도를 가장 잘 나타내는 것은?

① 중독률   ② 도수율
③ 건수율   ④ 강도율

TIP 도수율은 재해발생상황을 파악하기 위한 표준적 지표이다.

13 다음 중 벤젠중독의 특이증상은 어느 것인가?

① 신근마비 현상

② 피부장해

③ 중추신경 장해

④ 조혈기관 장애

TIP 벤젠중독은 피부홍반, 괴사, 두통, 구토, 근육마비 등의 증상을 보이나 조혈기관 장해가 가장 큰 특징이다.

14 다음의 직업 중 연(납) 중독과 상관이 없는 것은?

① 납 용접공

② 축전지 납 도포공

③ 납의 소결, 용광로 작업공

④ 페인트공

TIP 연(납) 중독은 인쇄공, 연 용접공, 페인트공, 안료공, 장난감공에게서 발생된다.

15 다음 중 고온환경과 관계없는 질병은?

① 진폐증

② 열경련

③ 열허탈증

④ 열사병

TIP 열중증에는 열경련, 열허탈, 열사병, 열쇠약이 있다.

Answer 13.④ 14.③ 15.①

16 다음 중 진폐증을 일으키는 먼지의 크기는?

① $0.1\mu m$ 이하

② $0.5\sim5\mu m$

③ $5\sim10\mu m$

④ $5\sim20\mu m$

....

TIP $0.5\sim5\mu m$의 크기가 폐포침착률이 가장 높다. $0.5\mu m$ 이하의 크기는 호흡운동에 의해 다시 배출되고, $5\mu m$ 이상의 크기는 객담과 함께 배출되거나 식도를 넘어가 배설된다. 진폐증의 종류로는 규폐증, 석면폐증, 면폐증 등이 있다.

17 노동강도가 높은 근로자가 주로 섭취해야 할 식품으로 구성된 것은?

① 탄수화물, 비타민A

② 탄수화물, 비타민B

③ 단백질, 비타민E

④ 지방질, 비타민B

....

TIP 노동강도가 높은 근로자에게는 탄수화물, Vt.B, 칼슘이 많이 요구된다.

Answer 16.② 17.②

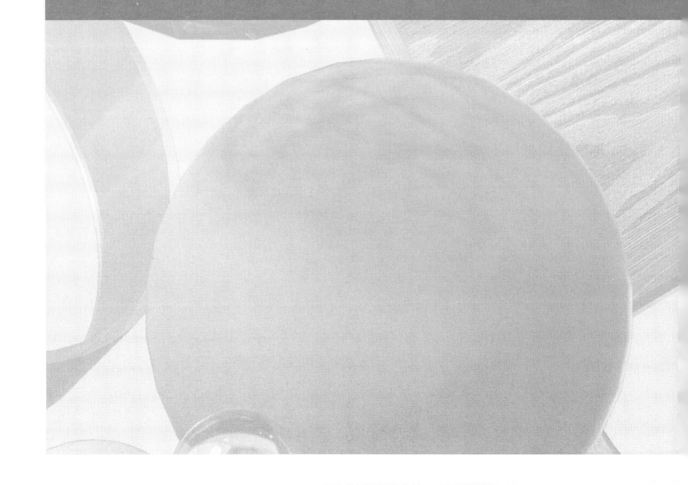

PART

01 공중보건

CHAPTER

04

역학과 감염병

01 역학

01 역학의 개요

(1) 일반적 정의

질병발생현상에 대해 어떤 원인에 의해 어떤 경로로 그러한 결과를 가져왔는지 기술적 · 분석적 · 실험적으로 연구해 질병을 예방하고 근절하는 데 기여하기 위해 연구하는 학문이다.

(2) 목적

질병발생의 원인을 억제시켜 질병을 예방하려는 데 있다.

(3) 역할

① 질병 분야
　㉠ 질병의 발생원인 규명
　㉡ 질병의 발생 및 유행의 양상 파악
　㉢ 자연사 연구

② 보건분야
　㉠ 보건의료 서비스의 기획 및 평가
　㉡ 임상분야에 기여
　㉢ 보건연구전략개발의 역할

02 역학의 분류 및 측정지표

1 역학의 분류

(1) 기술역학

누가, 언제, 어디서, 무엇으로 그런 결과가 생겼는지 기록하는 1단계적 역학으로 질병의 분포와 결정인자를 연구한다.

(2) 분석역학

기술역학의 결과를 바탕으로 가설을 설정하고 '왜'에 대한 답을 구하는 단계이다. 2단계 역학이며 단면적 조사, 전향적(성) 조사, 후향적(성) 조사 등이 있다.

① **단면적(횡단적) 연구**(Cross-Sectional Study) … 어느 임의의 짧은 시간대 동안에 자료를 모아서 조사하는 연구이다. 즉, 일정한 인구집단을 대상으로 특정한 시점 또는 기간 내에 어떤 질병 또는 상태의 유무를 조사하고 그 집단의 구성원이 갖고 있는 각종 속성(연령, 성별, 교육 정도, 인종 등)과 연구하려는 질병과의 상관관계를 규명하는 연구방법으로 상관관계 연구라고도 한다.

② **전향적 조사**
  ㉠ 건강한 사람을 대상으로 특성별로 소집단을 구성해, 시간경과에 따른 발병률을 비교 · 조사하는 방법이다.
  ㉡ **코호트 연구**(Cohort Study) : 증상이나 질병 등 어떤 일이 일어나기 전에 미리 위험인자의 유무를 조사한 후 경과를 관찰하여 어느 군에서 증상이나 질병 등이 생기는가 관찰하는 연구로, 전향적 연구(Prospective Study)이다.

③ **후향적 조사**
  ㉠ 환자에게 왜 질병이 발생하였는지 그 원인을 조사하는 방법이다.
  ㉡ **환자 - 대조군 연구**(Case-control Study) : 질환이나 증상 등이 발생한 군과 그렇지 않은 군(대조군)을 놓고 과거에 폭로된 위험인자의 유무를 비교하는 연구로, 후향적 연구(Retrospective Study)이다.

④ **무작위 임상시험**[Randomized(Clinical) Controlled Trial, RCT] … EBM(근거중심 의학)의 상징처럼 되어 있는 대표적인 연구방법으로, 환자를 실험군(새로운 치료법 등)과 대조군(Placebo, 과거의 치료법 등)으로 무작위로 나누고 전향적으로 경과를 추적하여 의학적 행위의 효과를 비교하는 연구이다.

⑤ **상대위험도**(=비교위험도, Relative Risk)
　⑦ **개념**: 질병발생의 위험요인을 갖고 있거나, 폭로군에서의 질병발생률을 폭로되지 않은 군에서의 질병발생률로 나눈 것이다.

$$상대위험도 = \frac{위험인자에\ 폭로된\ 사람들에서의\ 발병률}{위험인자에\ 폭로되지\ 않은\ 사람들에서의\ 발병률}$$

　⑥ **후향성 조사에서의 상대위험도**

구분	폐암 있음	폐암 없음	합계
흡연	a	b	a + b
비흡연	c	d	c + d
계	a + c	b + d	a + b + c + d

$$\therefore 폐암발생의\ 상대위험도 = \frac{\dfrac{a}{a+b}}{\dfrac{c}{c+d}}$$

⑥ **귀속위험도**(Attributable Risk) … 어떤 위험한 요인에 의해 초래되는 결과의 위험도를 측정하는 방법으로 예방대책을 세우는 데 이용된다.

구분	폐암 있음	폐암 없음	합계
흡연	a	b	a + b
비흡연	c	d	c + d
계	a + c	b + d	a + b + c + d

　ⓐ $\dfrac{a}{a+b} = R_1$: 흡연시 폐암발생률

　ⓑ $\dfrac{c}{c+d} = R_2$: 비흡연시 폐암발생률

　ⓒ 귀속위험도 $= R_1 - R_2 = \dfrac{a}{a+b} - \dfrac{c}{c+d}$

(3) 실험역학

질병규명에 있어 실험적인 방법으로 이론을 입증하고자 하는 과정으로 임상역학이라고도 한다.

❷ 역학의 인자 측정지표

(1) 역학의 인자

① **숙주인자** … 연령, 성, 인종 등이 있다.

② **병인적 인자** … 병원체를 포함한 물리·화학적 성분 등이 있다.

③ **환경적 인자** … 자연 및 사회·경제적 환경 등이 있다.

(2) 측정지표

① **유병률(Prevalence Rate)** … 한 시점에서 한 개인이 질병에 걸려 있을 확률의 추정치를 제공하는 것으로, 어떤 특정한 시간에 전체 인구 중에서 질병을 가지고 있는 비율(구성비)이다.

$$유병률 = \frac{어느\ 시점(기간)에\ 있어서의\ 환자수}{인구} \times 1,000$$

② **발생률(Incidence Rate)** … 특정한 기간 동안에 일정한 인구집단 중에서 새롭게 질병 또는 사건이 발생하는 비율이다.

$$발생률 = \frac{어느\ 기간의\ 환자\ 발생수}{그\ 지역의\ 인구} \times 1,000$$

③ **발병률(Attack Rate)** … 어떤 집단이 한정된 기간에 한해서만 어떤 질병에 걸릴 위험에 놓여 있을 때 기간 중 주어진 집단 내에 새로 발병한 총수의 비율이다.

$$발병률 = \frac{연간\ 발생자\ 수}{위험에\ 폭로된\ 인구} \times 1,000$$

④ **이환율(Morbidity Rate, 이병률)** … 일정기간 내에서 이환자수의 특정인구에 대한 비율로, 주로 그 해의 일수를 이 기간의 일수로 나눈 값을 곱하여 연간의 율(연율)로 환산한다. 유병률이 정태적 비율을 나타내는 것에 비해 이환율은 동태적 비율을 나타낸다.

$$이환율 = \frac{연간\ 환자수}{연간\ 인구} \times 1,000$$

⑤ **치명률**(Case Fatality Rate) ··· 질병의 심각한 정도를 나타내는 수치로써, 특정질병에 이환된 자 중 사망한 자를 비율로 나타낸다.

$$치명률 = \frac{연간 어떤 질병에 의한 사망수}{그 질병의 환자수} \times 100$$

⑥ 사망률(Death Rate)

⑦ 비례사망지수(Proportional Mortality Indicator)

⑧ 영아사망률(Infant Mortality Rate)

⑨ 주산기사망률(Perinatal Mortality Rate)

⑩ 모성사망률(Maternal Mortality Rate)

⑪ 평균수명(Life Expectancy at Birth)

최근 기출문제 분석

2022. 6. 18. 제1회 지방직 시행

1 **역학이 추구하는 목적으로 옳지 않은 것은?**

① 질병발생의 원인 규명
② 효과적인 질병치료제 개발
③ 질병예방 프로그램 계획
④ 보건사업의 영향 평가

> **TIP** ② 질병 치료제가 아닌 연구 전략을 개발하는 역할을 수행한다.
> ※ 역학의 목적 및 역할
> ㉠ 질병 발생의 원인 규명
> ㉡ 연구 전략 개발
> ㉢ 질병 예방 보건사업의 기획 및 평가
> ㉣ 질병의 자연사에 대한 연구
> ㉤ 건강 수준 및 질병 양상, 임상의학에 대한 기여

2022. 6. 18. 제1회 지방직 시행

2 **역학 연구방법 중 코호트 연구의 장점으로 옳지 않은 것은?**

① 질병발생의 위험도 산출이 용이하다.
② 위험요인의 노출에서부터 질병 진행 전체 과정을 관찰할 수 있다.
③ 위험요인과 질병발생 간의 인과관계 파악이 용이하다.
④ 단기간의 조사로 시간, 노력, 비용이 적게 든다.

> **TIP** ④ 조사 기간이 길어 시간과 비용이 많이 든다.
> ※ 코호트 연구 장단점

구분	내용
장점	• 위험도 산출에 용이하다. • 인과관계 파악이 용이하다. • 질병 진행 과정을 관찰할 수 있다. • 신뢰성이 높다.
단점	• 많은 대상자를 요구한다. • 장기간 조사로 시간과 비용이 많이 든다. • 분류 시 착오와 오류가 발생할 수 있다.

Answer 1.② 2.④

2022. 6. 18. 제1회 지방직 시행

3 리케차에 의한 인수공통감염병으로 옳은 것은?

① 탄저

② 렙토스피라증

③ 큐열

④ 브루셀라증

> **TIP** ③ 리케차는 절지동물이 옮기는 질병이며 박테리아와 크기가 흡사하다. 발진티푸스, 발진열, 큐열, 쯔쯔가무시병, 록키산
> 홍반열 등이 있다.
> ① 제1급 감염병
> ②④ 제3급 감염병

2022. 6. 18. 제1회 지방직 시행

4 「감염병의 예방 및 관리에 관한 법률」상 명시된 필수예방접종 대상 감염병으로만 짝지어지지 않은 것은?

① 일본뇌염, 폐렴구균, 성홍열

② 인플루엔자, A형간염, 백일해

③ 홍역, 풍진, 결핵

④ 디프테리아, 폴리오, 파상풍

> **TIP** 필수예방접종 대상 감염병
> ㉠ 디프테리아   ㉡ 폴리오
> ㉢ 백일해   ㉣ 홍역
> ㉤ 파상풍   ㉥ 결핵
> ㉦ B형간염   ㉧ 유행성이하선염
> ㉨ 풍진   ㉩ 수두
> ㉪ 일본뇌염   ㉫ b형헤모필루스인플루엔자
> ㉬ 폐렴구균   ㉭ 인플루엔자
> ⓐ A형간염   ⓑ 사람유두종바이러스 감염증
> ⓒ 그 밖에 질병관리청장이 감염병의 예방을 위하여 필요하다고 인정하여 지정하는 감염병

2022. 6. 18. 제1회 지방직 시행

5 감염병의 간접전파 매개체로 옳지 않은 것은?

① 개달물

② 식품

③ 비말

④ 공기

> **TIP** ①②④ 매개를 통해 전파되는 간접전파 매개체에 해당된다.
> ※ 비말전파 … 병원체가 매개체에 의한 중간 역할 없이 전파되는 직접전파에 해당한다. 기침이나 재채기, 대화 등으로 생
> 성되며 대개 반경 90cm 이내의 전파거리를 갖는다.

Answer   3.③ 4.① 5.③

6 「감염병의 예방 및 관리에 관한 법률」상 제1급 법정감염병에 해당하는 것은?

① 인플루엔자
② 유행성이하선염
③ 신종감염병증후군
④ 비브리오패혈증

> **TIP** ① 제4급 감염병
> ② 제2급 감염병
> ④ 제3급 감염병
> ※ 제1급감염병 … 생물테러감염병 또는 치명률이 높거나 집단 발생의 우려가 커서 발생 또는 유행 즉시 신고하여야 하고, 음압격리와 같은 높은 수준의 격리가 필요한 감염병으로서, 에볼라바이러스병, 마버그열, 라싸열, 크리미안콩고출혈열, 남아메리카출혈열, 리프트밸리열, 두창, 페스트, 탄저, 보툴리눔독소증, 야토병, 신종감염병증후군, 중증급성호흡기증후군(SARS), 중동호흡기증후군(MERS), 동물인플루엔자 인체감염증, 신종인플루엔자, 디프테리아를 말한다.

7 단면조사 연구(Cross – Sectional Study)의 장점에 대한 설명으로 가장 옳은 것은?

① 희귀한 질병의 연구에 적합하다.
② 연구시행이 쉽고 비용이 적게 든다.
③ 질병 발생 원인과 결과 해석의 선후관계가 분명하다.
④ 연구대상자의 수가 적어도 적용할 수 있는 방법이다.

> **TIP** ② 단면조사 연구는 인구집단을 특정한 시점이나 기간 내에 질병을 조사하고 질병과 인구집단의 관련성을 연구하는 방법으로, 한 번에 대상집단의 질병양상과 이에 관련된 속성을 동시에 파악할 수 있어 경제적이다.
> ① 희귀질환의 연구에 적합한 것은 후향적 조사(환자 – 대조군 조사)이다.
> ③ 전향적 조사
> ④ 후향적 조사
> ※ 전향적 조사와 후향적 조사의 장·단점

구분	전향적 조사	후향적 조사
장점	• 객관성을 유지할 수 있다 • 여러 결과를 동시에 관찰할 수 있다 • 상대위험도와 귀속위험도를 산출할 수 있다. • 시간적 선후관계를 알 수 있다.	• 시간이 절약된다. • 비용이 절약된다. • 희소질환에 적합하다. • 단시간 내 결론에 도달할 수 있다. • 대상자 수가 적다.
단점	• 많은 대상자가 필요하다. • 많은 시간이 필요하다. • 비용이 많이 든다.	• 기억·기록에 편견이 개재될 수 있다. • 정보수집이 불확실하다. • 대조군 선정이 어렵다. • 위험도 산출이 불가능하다.

Answer 6.③ 7.②

8 기여위험도에 대한 설명으로 가장 옳지 않은 것은?

① 코호트 연구(Cohort Study)와 환자 – 대조군 연구(Case−Control Study)에서 측정 가능하다.

② 귀속위험도라고도 한다.

③ 위험요인에 노출된 집단에서의 질병발생률에서 비노출된 집단에서의 질병발생률을 뺀 것이다.

④ 위험요인이 제거되면 질병이 얼마나 감소될 수 있는지를 예측할 수 있다.

> **TIP** ① 상대위험도에 대한 설명이다. 상대위험도(비교위험도)는 질병 발생의 위험요인을 갖고 있거나, 폭로군에서의 질병 발생률을 폭로되지 않은 군에서의 질병 발생률로 나눈 것이다.
> ②③④ 기여위험도(귀속위험도)는 어떤 위험한 요인에 의해 초래되는 결과의 위험도를 측정하는 방법으로 예방대책을 세우는 데 이용된다.

9 코로나19 확진자를 발견하기 위해 1,000명을 대상으로 선별검사를 실시한 후, 〈보기〉와 같은 결과를 얻었다. 선별검사의 민감도[%]는?

보기

검사결과	코로나19 발생 여부		계
	발생(+)	미발생(−)	
양성(+)	91	50	141
음성(−)	9	850	859
계	100	900	1,000

① 64.5

② 91.0

③ 94.4

④ 98.9

> **TIP** ② 민감도는 코로나19 발생(+) 환자가 양성 판정을 받을 확률이다.
> 즉, 91/(91 + 9) = 91/100 = 91.0(%)이다.

Answer 8.① 9.②

10 당뇨병과 같은 만성질환 관리사업의 약품 수급에 대한 계획 시 가장 유용한 지표는?

① 유병률(prevalence rate)

② 발생률(incidence rate)

③ 발병률(attack rate)

④ 치명률(case fatality rate)

> **TIP** ① 당뇨병과 같은 만성질환은 질병을 가지고 있는 비율을 측정하는 유병률을 지표로 활용할 수 있다.
> ※ 측정지표
> ㉠ 유병률 : 한 시점에서 한 개인이 질병에 걸려 있을 확률의 추정치를 제공하는 것으로, 어떤 특정한 시간에 전체 인구 중에서 질병을 가지고 있는 비율(구성비)이다.
> 유병률 = 어느 시점(기간)에 있어서의 환자 수/인구 × 1000
> ㉡ 발생률 : 특정한 기간 동안에 일정한 인구집단 중에서 새롭게 질병 또는 사건이 발생하는 비율이다.
> ㉢ 발병률 : 어떤 집단이 한정된 기간에 한해서만 어떤 질병에 걸릴 위험에 놓여 있을 때 기간 중 주어진 집단 내에 새로 발병한 총수의 비율이다.
> ㉣ 치명률 : 질병의 심각한 정도를 나타내는 수치로 특정질병에 이환된 자 중 사망한 자를 비율로 나타낸다.

11 위험요인과 질병발생의 인과관계 규명을 위하여 역학적 연구를 설계하고자 할 때 인과적 연관성에 대한 근거의 수준이 가장 높은 연구방법은?

① 실험연구

② 단면연구

③ 코호트연구

④ 환자 – 대조군연구

> **TIP** ① 실험연구는 연구자가 연구대상자의 참여 및 주요인 및 교란요인에 노출, 무작위 배정을 통하여 여러 연구 조건들을 직접 통제하여 연구수행과정에서 발생할 수 있는 각종 바이어스가 연구결과에 영향을 미치는 것을 최소한 것으로 인과적 연관성에 대한 근거의 수준이 가장 높다.
> ② 단면연구는 질병과 질병에 대한 위험요인 노출정보를 같은 시점 또는 같은 기간 내에 도출할 수 있는 역학적 연구형태로써 연구 설계 중 유일하게 유병률을 산출할 수 있는 연구방법이다.
> ③ 코호트 연구는 질병의 위험요인을 밝히고자 위험요인에 노출된 인구집단을 장시간 동안 추적관찰하여 질병이나 사망의 발생률을 비교하는 역학적 연구 설계이다.
> ④ 환자 – 대조군 연구는 연구하고자 하는 질병이 있는 환자군과 질병이 없는 대조군에서 유험요인에 대한 두 집단의 노출 정도를 비교하는 연구이다.

Answer 10.① 11.①

2021. 6. 5. 서울특별시 시행

12 역학적 삼각형(epidemiologic triangle) 모형으로 설명할 수 있는 질환으로 가장 옳은 것은?

① 골절　　　　　　　　　　　　　② 콜레라

③ 고혈압　　　　　　　　　　　　④ 폐암

TIP 역학적 삼각형(epidemiologic triangle) … F.G.Clark가 질병발생의 요인을 숙주와 병인, 환경이라는 3가지 요인의 상호작용에 의한 것이라고 주장한 것이다. 숙주에 영향을 주는 요인에는 생물적 요인(성별, 연령, 종족 등), 체질적 요인(건강, 영양, 면역 등), 행태적 요인(생활습관, 개인위생 등), 유전적 요인이 있다. 병인에 영향을 주는 요인에는 병원소 밖에서 생존 및 증식하는 증력과 전파의 난이성, 숙주로의 침입 및 감염능력, 질병을 일으키는 능력이 있으며 환경영향을 주는 요인에는 물리 · 화학적 요인(계절, 기후 등)과 사회 · 문화적 요인(인구분포, 사회구조 등), 생물적 요인(매개곤충, 기생충 등)이 있다. 이는 가장 널리 사용되어온 모형이나 비감염성 질환의 발생을 설명하기에는 부적절하다. 거미줄 모형은 질병이 발생하는 경로를 표현하여 질병예방대책을 마련하는 데 도움을 주며, 수레바퀴모형은 질병발생에 대한 원인 요소들의 기여정도에 중점을 두어 역학적 분석에 도움을 준다. 거미줄 모형과 수레바퀴모형은 만성비감염성질환의 원인을 표현하는데 적합하여 골절, 고혈압, 폐암 등을 설명하는 데 적합하다.

2021. 6. 5. 서울특별시 시행

13 〈보기〉에서 교차비(odds ratio)를 구하는 식으로 가장 옳은 것은?

위험 요인 노출	질병 발생	
	발생(+)	비발생(−)
노출(+)	a	b
비노출(−)	c	d

① $\dfrac{ad}{bc}$

② $\dfrac{a}{a+b} \div \dfrac{c}{c+d}$

③ $\dfrac{a+c}{a+b+c+d}$

④ $\dfrac{c}{c+d}$

TIP 교차비(odds ratio) … 어떤 성공할 확률이 실패할 확률의 몇 배인지를 나타내는 확률을 의미한다. 즉, 위험인자에 노출된 사람 중에서 질병에 걸린 사람의 수를 질병에 걸리지 않은 사람의 수로 나누고 이를 다시 위험인자에 노출되지 않은 사람 중 질병에 걸린 사람 수를 질병에 걸리지 않은 사람으로 나누는 것을 말한다. 이것은 주로 위험인자에 노출된 경우 노출되지 않은 경우에 비해 질환이 발생할 위험이 몇 배 더 크다고 해석된다. 즉 요인이 없을 때(위험인자가 없을 때)에 대한 요인이 있을 때(위험 인자가 있을 때)의 교차비(odds ratio)를 나타낸다.

Answer 12.② 13.①

2020. 6. 13. 제2회 서울특별시

14 고혈압으로 인한 뇌졸중 발생의 상대위험도(relative risk)를 〈보기〉의 표에서 구한 값은?

┌──────────────────────────── 보기 ────────────────────────────┐

〈단위 : 명〉

	뇌졸중 발생	뇌졸중 비발생	계
고혈압	90	110	200
정상혈압	60	140	200
계	150	250	400

└──┘

① (60/200) / (90/200)

② (90/150) / (110/250)

③ (110/250) / (90/150)

④ (90/200) / (60/200)

> **TIP**
> 상대위험도 $= \dfrac{\text{위험인자에 폭로된 사람들에서의 발병률}}{\text{위험인자에 폭로되지 않은 사람들에서의 발병률}} = \dfrac{\frac{90}{90+110}}{\frac{60}{60+140}} = \dfrac{\frac{90}{200}}{\frac{60}{200}}$

2020. 6. 13. 제2회 서울특별시

15 연구시작 시점에서 폐암에 이환되지 않은 사람을 대상으로 흡연자와 비흡연자를 20년간 추적 조사하여 폐암 발생 여부를 규명하는 역학조사 방법은?

① 전향적 코호트연구

② 환자대조군연구

③ 단면연구

④ 후향적 코호트연구

> **TIP** ①④ 코호트연구는 모집단에서 어떤 질병의 원인으로 의심되는 위험요인에 노출된 집단과 노출되지 않은 집단을 대상으로 일정 기간 두 집단의 질병발생 빈도를 추적조사하여 위험요인에 대한 노출과 특정 질병발생의 연관성을 규명하는 분석 역학 연구의 하나이다. 전향적 연구는 연구를 시작하기로 결정 후, 연구대상자를 선정하고 팔로우업을 시작하는 것이며, 후향적 연구는 팔로우업을 다하고 이미 데이터가 만들어져 있는 상태에서 시작하는 연구이다.
> ② 특정 질병의 유무로 환자군과 대조군을 선정하여 질환 요인에 대한 과거 혹은 현재의 노출 상태를 조사하고 두 군 간 노출 정도의 차이를 비교하는 연구 방법이다. 환자군과 대조군 사이에 요인 노출의 정도 차이가 존재한다면, 그 요인이 질병 발생과 연관이 있다고 추론할 수 있다.
> ③ 인구집단을 특정한 시점이나 기간 내에 질병을 조사하고 질병과 인구집단의 관련성을 연구하는 방법이다. 한 번에 대상 집단의 질병양상과 이에 관련된 여러 속성을 동시에 파악할 수 있으며, 경제적이므로 자주 사용된다.

Answer 14.④ 15.①

2020. 6. 13. 제2회 서울특별시

16 어느 지역에서 코로나19(COVID-19) 환자가 1,000여 명 발생했을 때, 가장 먼저 실시해야 할 역학연구는?

① 기술역학   ② 분석역학

③ 실험역학   ④ 이론역학

> **TIP** 기술역학은 누가, 언제, 어디서, 무엇으로 그런 결과가 생겼는지 기록하는 1단계적 역학으로 질병의 분포와 결정인자를 연구한다.

2019. 6. 15 제2회 서울특별시

17 ○○질환의 유병률은 인구 1,000명당 200명이다. ○○질환의 검사법은 90%의 민감도, 90%의 특이도를 가질 때 이 검사의 양성예측도는?

① 180/260   ② 80/260

③ 180/200   ④ 20/200

> **TIP** 민감도와 특이도가 검진을 받은 사람의 관점에서 검사법의 정확도를 판단한 것이라면, 양성예측도 또는 음성예측도는 검사법의 관점에서 그 정확도를 판단한다.
>
> | 구분 | 환자 | 비환자 |
> |------|------|--------|
> | 양성 | a | b |
> | 음성 | c | d |
>
> • 민감도 : 환자가 양성 판정을 받을 확률 $= \dfrac{a}{a+c} \rightarrow 90\%$
>
> • 특이도 : 비환자가 음성 판정을 받을 확률 $= \dfrac{d}{b+d} \rightarrow 90\%$
>
> • 양성예측도 : 검사법이 양성이라고 판단했을 때 환자일 확률 $= \dfrac{a}{a+b}$
>
> • 음성예측도 : 검사법이 음성이라고 판단했을 때 비환자일 확률 $= \dfrac{d}{c+d}$
>
> | 구분 | 환자(200명) | 비환자(800명) |
> |------|-------------|---------------|
> | 양성 | a(180명) | b(80명) |
> | 음성 | c(20명) | d(720명) |
>
> 따라서 ○○질환의 유병률이 인구 1,000명당 200명일 때, 이 검사법의 양성예측도를 구하면,
>
> 양성예측도 $= \dfrac{a}{a+b} = \dfrac{180}{180+80} = \dfrac{180}{260}$ 이고, 음성예측도는 $= \dfrac{d}{c+d} = \dfrac{720}{20+720} = \dfrac{720}{740}$ 이다.

Answer 16.① 17.①

18 환자-대조군 연구에서 짝짓기(matching)를 하는 주된 목적은?

① 선택바이어스의 영향을 통제하기 위하여

② 정보바이어스의 영향을 통제하기 위하여

③ 표본추출의 영향을 통제하기 위하여

④ 교란변수의 영향을 통제하기 위하여

TIP 환자-대조군 연구는 연구하고자 하는 질병이 있는 집단(환자군, cases)과 없는 집단(대조군, controls)을 선정하여 질병의 발생과 관련되어 있으리라 생각하는 잠정적 위험요인에 대한 두 집단의 과거 노출율을 비교하는 방법이다. 일반적으로 환자군은 선정할 수 있는 모집단의 규모가 제한되어 있기 때문에 전수조사를 하지만, 대조군은 모집단의 규모가 크기 때문에 확률표본을 추출하는 경우가 많다. 이때, 교란변수의 영향을 통제하고 환자군과 대조군의 비교성을 높이기 위하여 환자군의 특성을 고려하여 대조군을 선정하는 대응추출(matching)을 시행한다. 대응추출 방법으로는 짝추출(pair matching), 도수대응추출(frequency matching) 등이 있다.

19 〈보기〉에서 기술한 역학적 연구 방법은?

보기

첫 임신이 늦은 여성에서 유방암 발생률이 높은 원인을 구명하기 위해 1945년에서 1965년까지 내원한 첫 임신이 지연된 대상자를 모집단으로 하여, 내원당시 분석된 호르몬 이상군(노출군)과 기타 원인으로 인한 여성들(비노출군)을 구별하고, 이 두 집단의 유방암 발생여부를 파악하였다. 1978년에 수행된 이 연구는 폐경 전 여성들의 호르몬 이상군에서, 유방암 발생이 5.4배 높은 것을 밝혀냈다.

① 후향적 코호트 연구　　　　　　　　② 전향적 코호트 연구

③ 환자-대조군 연구　　　　　　　　　④ 단면 연구

TIP 특정 요인에 노출된 집단과 노출되지 않은 집단을 추적하고 연구 대상 질병의 발생률을 비교하여 요인과 질병 발생 관계를 조사하는 연구 방법이므로 코호트 연구이다. 1978년에 수행하면서 과거인 1945년에서 1965년까지의 대상자를 모집단으로 하였으므로 후향적 코호트 연구에 해당한다.

Answer 18.④　19.①

20 일정한 인구집단을 대상으로 특정한 시점이나 기간 내에 그 질병과 그 인구집단이 가지고 있는 속성과의 관계를 찾아내는 연구조사 방법은?

① 단면 조사연구　　　　　　　　　　② 전향성 조사연구

③ 환자-대조군 조사연구　　　　　　　④ 코호트 연구

> **TIP** 단면 조사연구 … 일정한 인구집단을 대상으로 특정한 시점이나 기간 내에 그 질병과 그 인구집단이 가지고 있는 속성과의 관계를 찾아내는 연구조사 방법
> ② 전향성 조사연구 : 연구하고자 하는 요인을 미리 설정한 후 일정기간 동안 변화를 추적 하는 연구 방법 → 요인이 일으키는 변화를 관찰
> ③ 환자-대조군 조사연구 : 연구하고자 하는 질병이 있는 집단(환자군)과 없는 집단(대조군)을 선정하여 질병의 발생과 관련되어 있으리라 생각하는 잠재적 위험요인에 대한 두 집단의 과거 노출률을 비교하는 연구조사 방법
> ④ 코호트 연구 : 질병의 원인과 관련되어 있다고 생각되는 어떤 요소를 가진 집단과 갖지 않은 집단을 계속 관찰하여 두 집단의 질병발생률, 사망률을 등을 비교하는 연구 방법

21 흡연자 1,000명과 비흡연자 2,000명을 대상으로 폐암 발생에 관한 전향적 대조 조사를 실시한 결과, 흡연자의 폐암 환자 발생이 20명이고, 비흡연자는 4명이었다면 흡연자의 폐암 발생 비교위험도(relative risk)는?

① 1　　　　　　　　　　　　　　　② 5

③ 9　　　　　　　　　　　　　　　④ 10

> **TIP**
> $$비교위험도 = \frac{노출군의\ 발생률}{비노출군의\ 발생률} = \frac{\dfrac{20}{1,000}}{\dfrac{4}{2,000}} = \frac{0.02}{0.002} = 10$$

Answer　20.①　21.④

2017. 3. 18 제1회 서울특별시

22 다음 코호트 연구(Cohort study)에서 상대위험도(relative risk)는?

(단위 : 명)

고혈압	질병		계
	뇌졸중 걸림	뇌졸중 안 걸림	
고혈압 상태 계속	80	4,920	5,000
정상혈압	20	4,980	5,000
계	100	9,900	10,000

① 0.25　　　　　　　　　　　　　② 0.99

③ 4　　　　　　　　　　　　　　④ 1

TIP

$$상대위험도 = \frac{질병요인\ 있는\ 집단에서의\ 질병\ 발생률}{질병요인\ 없는\ 집단에서의\ 질병\ 발생률} = \frac{\dfrac{80}{5,000}}{\dfrac{20}{5,000}} = 4$$

2017. 3. 18 제1회 서울특별시

23 질병 발생이 어떤 요인과 연관되어 있는지 그 인과관계를 추론하는 것은 매우 중요하다. 다음 〈보기〉에서 의미하는 인과관계는?

─── 보기 ───

서로 다른 지역에서 다른 연구자가 동일한 가설에 대하여 서로 다른 방법으로 연구하였음에도 같은 결론에 이르렀다.

① 연관성의 강도　　　　　　　　② 생물학적 설명 가능성

③ 실험적 입증　　　　　　　　　④ 연관성의 일관성

TIP 연관성의 강도와 일관성

㉠ 강도 : 연관성의 강도는 연관성의 크기로, 두 변수 간에 연관성이 크다는 것은 인과관계를 주장하는데 충분한 조건이 될수는 없지만 그 정도가 커지면 인과관계의 가능성이 높아진다.

㉡ 일관성 : 연관성의 일관성은 서로 다른 상황에서 이루어진 여러 연구에서 두 변수 간 연관관계에서 일관성이 있다면 그관계가 인과적인 관계일 가능성이 높아진다.

Answer　22.③　23.④

출제 예상 문제

1 인구집단을 대상으로 건강관련 문제를 연구하기 위한 단면 연구(cross-sectional study)에 대한 설명으로 옳은 것은?

① 병원 또는 임상시험 연구기관 등에서 새로운 치료제나 중재 방법의 효과를 검증하는 방법이다.

② 장기간 관찰로 추적이 불가능한 대상자가 많아지면 연구를 실패할 가능성이 있다.

③ 코호트연구(cohort study)에 비하여 시간과 경비가 절감되어 효율적이다.

④ 적합한 대조군의 선정이 어렵다.

TIP 횡단적 단면연구(cross-sectional study)
　　 ㉠ 개념 : 여러 가지 생활의 단계나 상이한 환경에 있는 사람들에 관한 자료를 모으기 위하여 어느 시점에서 다양한 모집단을 검토하는 방법이다. 이러한 방법은 발전과정과 변화하는 환경의 영향을 관찰하기 위하여 시간이 흐름에 따라 집단을 조사하는 종단적 연구(longitudinal studies)와는 대조된다.
　　 ㉡ 장점 : 신속하며 변화하는 자원이나 연구 팀에 의존하지 않고 시간의 경과로부터 초래되는 외생적 변수를 감소시킨다.
　　 ㉢ 단점 : 불리한 점은 변동에 대해서는 어떠한 설명도 할 수 없다.

2 A 집단에서 흡연과 폐암에 관한 코호트 조사를 한 결과 흡연자 200,000명 중 40명의 폐암환자가 발생하였고, 비흡연자 200,000명 중 4명의 폐암환자가 발생하였다면, 이 연구에서 흡연이 폐암에 미치는 상대위험도는?

① 2

② 4

③ 8

④ 10

TIP ④ 담배가 폐암에 미치는 영향을 알기 위한 상대위험비(RR ; Relative Risk)를 알기 위해서 표를 그려보면

구분	폐암	비폐암	합계
흡연	40	199,960	200,000
비흡연	4	199,996	200,000

과 같이 나타난다. 흡연자의 폐암 발병률은 0.4%이며, 비흡연자의 폐암발병률은 0.04%임을 알 수 있다. 또한 비흡연자에 비하여 흡연자 그룹에서 폐암이 발생한 상대위험비는 10배임을 알 수 있다.

Answer 1.③ 2.④

3 기술역학 범위에 해당하는 것은?

① 유병률 계산　　　　　　　　　② 분석기법개발

③ 관련성 규명　　　　　　　　　④ 가설설정

....

TIP 기술역학 … 누가, 언제, 어디서, 무엇으로 그런 결과가 생겼는지 기록하는 1단계적 역학(질병의 분포와 결정인자를 연구)

4 역학의 4대 현상 중 시간적 요인으로 볼 때 홍역, 백일해의 유행주기는?

① 순환변화　　　　　　　　　　② 추세변화

③ 계절적 변화　　　　　　　　　④ 불규칙변화

....

TIP 백일해는 2~4년, 홍역은 2~3년으로 수년의 주기로 질병의 유행이 반복되는 순환변화에 해당한다.

5 다음 내용 설명은 역학적 연구 방법 중 어디에 속하는가?

• 연구시작 시점에서 과거의 관찰시점으로 거슬러 가서 관찰시점으로부터 연구시점까지의 기간 동안 조사
• 질병발생 원인과 관련이 있으리라고 의심되는 요소를 갖고 있는 사람들과 갖고 있지 않는 사람들을 구분한 후 기록을 통하여 질병 발생을 찾아내는 방법

---

① 전향적 코호트연구(prospective cohort study)

② 후향적 코호트연구(retrospective cohort study)

③ 환자 – 대조군 연구(case – control study)

④ 단면조사 연구(cross – sectional study)

....

TIP ② 코호트란 같은 특성을 가진 집단을 의미하며 코호트연구란 특정 인구집단(코호트)을 일정 기간 추적하여 특정 질병에 대한 발생률과 시간경과에 따라 추적 관찰하여 특정 요인에 폭로유무에 따른 질병 발생률을 비교하는 역학적 연구방법을 말한다. 보기는 후향적 코호트연구로 과거의 관찰시점으로 거슬러 가서 관찰 시점으로부터 연구시점까지의 기간 동안 조사를 한다.

Answer 3.① 4.① 5.②

6 렙토스피라증은 질병의 유행양상 중 어디에 해당되는가?

① Pandemic(범발적, 범세계적)   ② Epiemic(유행병적)

③ Endemic(지방병적, 풍토병적)   ④ Sporadic(산발적)

....

TIP ④ 렙토스피라증은 감염된 쥐나 가축에 의하여 전파되는 제3군 급성감염병으로, 일부 지역에서 산발적으로 발생하며 주로 벼농사 지역인 동남아시아와 극동 지역에서 많이 발생한다.

7 다음 중 희귀질병에 적합한 역학조사에 해당하는 것은?

① Prospective Study(전향적 연구)

② Cohort Study(폭로 - 비폭로군 연구)

③ Cross-sectional Study(단면적 연구)

④ Case-control Study(환자 - 대조군 연구)

....

TIP ①② 전향적 연구(Prospective Study)의 대표적인 예가 코호트 연구(Cohort Study)로서, 증상이나 질병 등 어떤 일이 일어나기 전에 미리 위험인자의 유무를 조사한 후 경과를 관찰하여 어느 군에서 증상이나 질병 등이 생기는가를 관찰하는 것이다.
③ 단면적(횡단적) 연구(Cross-sectional Study)는 어느 임의의 짧은 시간대 동안에 자료를 모아서 연구하는 것이다.
④ 발병률이 매우 낮은 질병의 경우에는 대조군을 선정하여 연구하는 환자 - 대조군 연구(Case-control Study)가 적당하다.

8 다음 중 전향성 조사의 단점인 것은?

① 시간과 돈이 많이 든다.   ② 위험도의 계산이 어렵다.

③ 정확한 정보의 파악이 어렵다.   ④ 질병과 다른 요인과의 관계를 알 수 있다.

....

TIP ① 전향성 조사는 많은 대상자와 긴 시간이 필요하므로 비용이 많이 든다.
②③ 후향성 조사의 단점이다.
④ 전향성 조사의 장점이다.

Answer 6.④ 7.④ 8.①

9 다음 중 감염병의 지리적 유행양상에 관한 설명으로 옳지 않은 것은?

① Endemic – 지방적
② Sporadic – 산발적
③ Pandemic – 범세계적
④ Pseudemic – 특정 지역적

....

TIP 감염병의 유행양식(역학의 4대 현상)
　　ⓐ 생물학적 양상 : 연령, 성별, 인종, 사회·경제적 상태와 직업에 따른 유행양상
　　ⓑ 사회적 양상 : 인구밀도, 직업, 문화, 거주 등에 따른 유행양상
　　ⓒ 지리적 양상 : 산발적(Sporadic), 지방병적(Endemic), 유행병적(Epidemic), 범발적(Pandemic)
　　ⓓ 시간적 양상 : 추세변화(10년~수십 년), 주기적 변화(순환변화, 수년~단기간), 계절적 변화(1년), 불규칙변화(돌발적 유행)

10 유치원생 200명 중 40명에게 질병이 발생했다. 그런데 70명은 예방접종을 하였고 30명은 이미 질병에 걸린 적이 있는 경우 발생률은? (단, 불현성 감염환자는 없으며 예방주사는 100% 효과가 있다고 가정한다)

① 30/100
② 40/100
③ 40/200
④ 70/200

....

TIP 발생률은 특정한 기간 동안에 일정한 인구집단 중에서 새롭게 질병 또는 사건이 발생한 비율이고, 발병률은 어떤 집단이 한정된 기간에 한해서만 어떤 질병에 걸릴 위험에 놓여 있을 때 기간 중 주어진 집단 내에 새로 발병한 총수의 비율이다.

$$ⓐ\ 발생률 = \frac{어느\ 기간의\ 환자\ 발생수}{그\ 지역의\ 인구} \times 1,000 = \frac{40}{200} \times 1,000 = 200$$

$$ⓑ\ 발병률 = \frac{연간\ 발생자\ 수}{위험에\ 폭로된\ 인구} \times 1,000 = \frac{40}{100} \times 1,000 = 400$$

11 역학적 분석에서 귀속위험도의 산출방식이 옳은 것은?

① 폭로군의 발병률 ÷ 비폭로군의 발병률
② 비폭로군의 발병률 ÷ 폭로군의 발병률
③ 폭로군의 발병률 – 비폭로군의 발병률
④ 비폭로군의 발병률 – 폭로군의 발병률

....

TIP 귀속위험도 = 폭로군의 발병률 – 비폭로군의 발병률

Answer 9.④ 10.③ 11.③

12 질병발생의 역학적 인자에 대한 설명으로 옳은 것은?

① 삼각형 모형설   ② 수레바퀴 모형설

③ 거미줄 모형설   ④ 원인망 모형설

TIP 삼각형 모형설 … 질병발생의 역학적 인자를 병인적 인자, 숙주적 인자, 환경적 인자의 3가지로 나누고 이들 3대 인자의 작용이 질병발생 여부를 좌우한다고 보는 이론이다.

13 다음 중 코호트 연구의 장점이 아닌 것은?

① 질병자연사의 파악이 가능하다.

② 수집된 정보의 편견이 적다.

③ 발병확률을 산출할 수 있다.

④ 발생률이 낮은 질병에 적합하다.

TIP ④ 희소질환에 적합한 것은 후향적 조사(환자 – 대조군 조사)이다.

14 급성감염병 역학에서 가장 먼저 해야 할 것은?

① 병원체 확인

② 환자의 치료방법 개발

③ 환자발생 분포 확인

④ 전염원 확인

TIP ④ 전염원을 확인한 후 전파양식과 전염 정도를 파악해야 한다.

Answer　12.①　13.④　14.④

15 다음 중 전향성 조사는 무엇인가?

① 환자 – 대조군   ② 건강자 대상

③ 환자 대상   ④ 위험도의 산출

....

TIP 전향성(적) 조사 … 건강한 사람을 대상으로 특성별로 소집단을 구성해 시간경과에 따른 발병률을 비교 · 조사하는 방법으로, 코호트 조사(폭로 – 비폭로군 조사)가 대표적이다.

16 다음 중 기술역학을 바르게 설명한 것은?

① 질병발생의 분포, 경향 등을 인구, 지역, 시간 등의 요인에 따라 사실적으로 기술한다.

② 2차 단계의 역학에 해당된다.

③ 환자 – 대조군 조사이다.

④ 질병발생과 유행현상을 수학적으로 분석하는 3단계 역학이다.

....

TIP 기술역학은 질병의 분포와 결정인구를 연구하는 1단계적 역학이다.

Answer 15.② 16.①

17 감염병의 발생기간이 20~30년에 거쳐 변화하는 것을 무엇이라 하는가?

① 추세변화

② 순환변화

③ 계절적 변화

④ 불시유행

TIP 시간별 질병발생의 양상

구분	정의	예
추세변화 (장기변화)	수십년을 주기로 하는 질병의 유행현상을 말한다.	• 장티푸스(30~40년) • 디프테리아(10~24년) • 이질, 인플루엔자(30년 정도) 등
계절적 변화	1년을 주기로 질병이 반복되는 현상으로, 넓은 의미의 주기변화에 속한다.	• 여름철(6월 말)의 소화기계 감염병 • 겨울철(11월 말)의 호흡기계 질병 • 유행성 출혈열 등
순환변화 (주기변화)	수년을 주기로 질병이 반복되는 현상으로 자연면역에 의한 저항력 변화, 병원체의 독력 및 균형의 변천, 기상변화, 인구이동 등을 원인으로 한다.	• 백일해(2~4년) • 홍역(2~3년) • 뇌염, 인플루엔자A(2~3년) • 인플루엔자B(4~6년) 등
단기변화	시간별, 날짜별로 질병이 발생하는 현상이다.	급성 감염병의 집단발생
불규칙변화	돌발적인 질병의 유행, 즉 외래 감염병의 국내 침입시 돌발적으로 유행하는 현상이다.	콜레라, 사스 등

18 다음은 만성질환의 관리방법들이다. 다음 중에서 발생률을 줄일 수 있는 방법을 모두 고르면?

㉠ 예방접종	㉡ 집단검진
㉢ 재활치료	㉣ 약물치료
㉤ 금연교육	

① ㉠㉢

② ㉢㉣㉤

③ ㉠㉡㉢

④ ㉠㉡㉤

TIP ㉢㉣은 발병 후 치료방법이므로 발생률의 감소와는 상관이 없다.

Answer 17.① 18.④

19 역학의 목적에 해당하지 않는 것은?

① 개인을 상대로 질병연구
② 질병의 발생원인 규명
③ 자연사 연구
④ 보건의료 서비스의 기획 및 평가

TIP 역학은 ②③④ 외에 유행양상(질병)을 파악하는 데 목적이 있다.

20 질병발생 중요인자는?

① 병인인자, 숙주인자, 환경인자
② 병인인자, 숙주인자, 물리적인자
③ 병인인자, 생물학적인자, 화학적인자
④ 생물학적인자, 환경적인자, 물리적인자

TIP 질병발생 3요소 … 병인인자, 숙주인자, 환경인자

Answer 19.① 20.①

◯➋ 감염병

01 감염병의 개요

➊ 질병의 발생

(1) 질병발생의 3요소

① **병인** ⋯ 병원체를 포함한 물리 · 화학적 성분이다.

② **숙주** ⋯ 연령, 성, 인종 등이다.

③ **환경** ⋯ 자연 및 사회 · 경제적 환경(기후, 지형, 직업, 주거, 사회구조) 등이다.

(2) 감염병 발생의 변천사

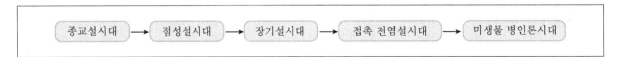

➋ 감염병의 생성과정(6단계)

(1) 병원체

① **바이러스** ⋯ 0.01~0.3 μm 정도로 전자 현미경으로만 관찰이 가능하고 세포 내에 기생한다. 홍역, 폴리오, 유행성 간염, 일본뇌염, 공수병, 유행성 이하선염, 에이즈 등이 있다.

② **세균** ⋯ 디프테리아, 결핵, 장티푸스, 콜레라, 세균성 이질, 페스트, 파라티푸스, 성홍열, 백일해, 매독, 임질, 한센병 등이 있다.

③ **리케차** ⋯ 발진열, 발진티푸스, 양충병(쯔쯔가무시), 로키산 홍반열, 큐열 등이 있다.

④ **원충성** … 아메바성 이질, 말라리아, 간·페디스토마, 회충 등이 있다.

⑤ **진균 또는 사상균** … 무좀 등 각종 피부질환의 원인균이다.

(2) 병원소

병원체가 생활, 증식하고 생존하여 질병을 전파할 수 있는 상태로 저장되는 장소를 말한다.

① **인간 병원소**

   ㉠ 환자(현성 감염자)

   ㉡ 무증상 감염자(불현성 감염자)

   ㉢ 보균자

     • 잠복기 보균자 : 홍역, 백일해, 디프테리아, 유행성 이하선염

     • 회복기 보균자 : 장티푸스, 세균성 이질, 디프테리아

     • 건강 보균자 : 일본뇌염, 폴리오, 디프테리아(감염병 관리가 가장 어렵다)

② **동물 병원소**

   ㉠ 쥐 : 페스트, 발진열, 살모넬라증, 와일씨병, 서교증, 쯔쯔가무시병

   ㉡ 소 : 결핵, 탄저, 파상열, 살모넬라증, 보튤리즘

   ㉢ 돼지 : 살모넬라증, 파상열

   ㉣ 개 : 광견병, 톡소플라즈마

   ㉤ 양 : 탄저, 파상열, 보튤리즘

   ㉥ 새 : 유행성 일본뇌염, 살모넬라증

   ㉦ 고양이 : 서교증, 톡소플라즈마, 살모넬라증

③ **토양** … 파상풍, 보튤리즘, 구충증 등 아포형성균이 주를 이룬다.

④ **곤충매개 질병**

   ㉠ 파리 : 장티푸스, 콜레라, 파라티푸스, 세균성 이질, 폴리오

   ㉡ 모기 : 뇌염, 말라리아, 사상충, 뎅기열, 황열 등

   ㉢ 이 : 발진티푸스, 재귀열

   ㉣ 벼룩 : 발진열, 페스트

   ㉤ 진드기 : 재귀열, 유행성 출혈열, 양충병(쯔쯔가무시)

    TIP **인축**(인수)**공통 감염병** … 결핵, 탄저, 일본뇌염, 공수병, 브루셀라증, 큐열, 장출혈성대장균감염증, 동물인플루엔자, 인체감염증, 중증급성호흡기증후군(SARS) 변종크로이츠펠트-야콥병(vCJD), 중증열성혈소판감소증후군(SFTS)

(3) 병원소로부터 병원체의 탈출

① 호흡기 계통
    ㉠ 비말감염(재채기, 담화, 기침 등)과 호흡, 콧물
    ㉡ 백일해, 디프테리아, 발진티푸스, 폐렴, 폐결핵, 수두, 천연두, 홍역

② 소화기 계통 … 분변, 토물

③ 비뇨기 계통 … 소변, 여자의 냉

④ 개방병소 … 피부의 상처, 눈·코·귀 등 신체 각부, 한센병

⑤ 기계적 탈출 … 절족동물 흡혈, 주사기 등

⑥ 모체 감염(태반) … 매독, 풍진, B형 간염, 에이즈(AIDS), 두창 등

⑦ 병원체에 의한 감염병의 분류
    ㉠ 세균성 질환 : 콜레라, 장티푸스, 백일해, 결핵, 한센병 등
    ㉡ 리케차성 질환 : 발진티푸스, 발진열, 양충병(쯔쯔가무시) 등
    ㉢ 바이러스성 질환 : 소아마비, 홍역, 공수병, 황열 등

(4) 전파

전파경로를 거쳐 새로운 숙주에 전파한다.

① 직접전파 … 중간매개물 없이(육체적 접촉) 전파, 호기전파 등이다.

② 간접전파 … 중간매개물을 통해서 전파한다.
    ㉠ 간접전파의 조건
      • 병원체 탈출 후 일정기간 생존이 가능해야 한다.
      • 생존한 병원체를 옮길 수 있는 매개체가 필요하다.
    ㉡ 전파체
      • 활성 전파체 : 매개역할을 하는 생물(절족동물, 무척추동물)
      • 비활성 전파체 : 오염된 무생물체, 음료수, 우유, 식품

③ 개달물
    ㉠ 환자가 쓰던 모든 기구가 여기에 포함되는데, 물·우유·식품·공기·토양 등을 제외한 모든 비활성 전파체가 개달물에 속한다.
    ㉡ 의복, 침구, 완구, 서적, 수건 등이 있다.

④ 매개절족동물에 의한 감염병의 전파기전(곤충)
    ㉠ 기계적 전파 : 곤충의 체표면에 병원체가 단순히 묻어 옮기는 것이다.

ⓛ **생물학적 전파** : 곤충 내에 병원체가 들어가 일정기간 동안 발육증식을 거쳐 숙주에게 옮겨주는 것을 말하며 증식형, 발육형, 발육증식형, 경란형, 배설형 등으로 나눈다.
- **증식형** : 곤충체 내에서 병원체가 단순히 증식한 후 자교(刺咬)시에 구부를 통하여 전파된다.
- **발육형** : 병원체가 곤충체 내에서 증식치 않고 단지 그의 생활환의 일부를 경과 후 숙주에 전파된다.
- **발육증식형** : 곤충체 내에서 병원체가 그의 생활환의 일부를 경과하는 동시에 증식하면서 전파된다.
- **배설형** : 병원체가 곤충체 내에서 증식한 후 대변으로 배설되어 숙주의 피부 및 점막에 있는 미세한 창상을 통해서 전파된다.
- **경란형** : 병원체가 충란을 통해서 전파 제2세대가 병원균을 가지고 계속 전파된다.

⑸ 새로운 숙주의 침입(신숙주에 침입)

① **호흡기계** … 분진, 비말핵 등

② **소화기계**(장관) … 물, 우유, 음식물 등

③ **피부점막 경피감염** … 상처, 피부점막

④ **감염의 형태**
- ㉠ **잠복기간** : 균이 침입해서 임상적인 증상이 나타날 때까지의 기간이다.
- ㉡ **세대기간** : 균이 침입하여 인체 내에서 증식한 후 다시 배출되어 다른 사람에게 전염시키는 기간이다.
- ㉢ **전염기간** : 균이 인체 내에서 탈출을 시작하여 탈출이 끝날 때까지의 기간이다.

⑹ 감수성과 면역

병원체가 신숙주에 침입되면 반드시 발병되는 것이 아니고 독력과 신체의 저항력의 균형의 파괴에 따라 발병과 면역이 형성된다.

① **저항력** … 병원체가 숙주에 침입시 방어하는 작용이다.

② **면역** … 저항력이 충분하여 절대적 방어능력이 있는 것이다.

③ **감수성** … 방어력이 침입한 병원체에 대항하여 감염 또는 발병을 막을 수 있는 능력에 못 미치는 상태이다.

④ **감수성 지수**(접촉감염지수) … 감수성 보유자가 감염되어 발병하는 비율이다.

02 감염병의 예방

① 면역

(1) 선천적 면역(자연면역)

인체 내의 전염에 대해 방어하는 능력으로 출생할 때부터 자연적으로 가지는 면역이다.

> **TIP** Aycock는 선천적 면역을 '자기방어력'이라 했다.

① **종 특이적 면역** … 장티푸스균이 감염되면 쥐 등에 발생치 않고 사람에게는 발생한다.

② **종족 특이적 면역** … 탄저균이 양에 감염되나, 암제리아 양에는 감염되지 않는다.

③ **개체 특이적 면역** … 백일해가 유아기엔 발생하나, 성인에게는 발생하지 않는다.

[면역의 종류]

구분	종류		내용
선천적 면역	종 특이적 면역		인종에 따라 병원성을 달리하는 면역
	종족 특이적 면역		종족에 따라 절대적 차이를 보이는 면역
	개체 특이적 면역		유전적 체질에 따른 면역
후천적 면역	능동면역	자연능동면역	과거에 현성 또는 불현성 감염에 의해서 획득한 면역
		인공능동면역	접종에 의하여 획득한 면역
	수동면역	자연수동면역	태반 또는 모유에 의한 면역
		인공수동면역	회복기환자 혈청주사 후 면역

(2) 후천적 면역(획득면역)

① **능동면역**
  ○ **인공능동면역** : 생균백신, 사균백신, 순환독소의 예방접종 후 생기는 면역(파상풍, 디프테리아→순환독소를 이용)
  ○ **자연능동면역** : 질병이환 후 면역(장티푸스, 소아마비)

② **수동(피동)면역**
  ○ **자연수동면역** : 자기의 힘으로 생긴 면역이 아니고 다른 사람(모체, 모유)이나 동물에서 만든 항체를 얻어서 생긴 면역이다.
  ○ **인공수동면역**
   • 회복기 혈청 항독소를 환자 또는 위험에 처해 있는 사람에게 주는 방법이다.

- γ-글로블린, Anti-toxin 등의 면역혈청을 사람 또는 동물에게서 얻어 질병을 예방 내지 경감, 치료하는 면역이다.

[능동면역과 수동면역의 장·단점 비교]

구분	능동면역	수동면역
장점	• 장기간 지속된다. • 비교적 강력한 면역을 얻을 수 있다. • 한 번 주사로 동시에 여러 질병에 대한 면역을 얻는다.	• 효과가 빠르다. • 치료용, 응급처치용으로 사용이 가능하다.
단점	• 효과가 늦게 나타난다. • 부작용이 있을 수 있다.	• 지속시간이 짧다(2~3주, 1개월). • 비교적 저항력이 약하다.

❷ 백신

(1) 개념

감염병의 예방목적으로 사람이나 동물을 자동적으로 면역시키기 위하여 사용되는 면역원(항원)이다.

(2) 유형

① 생균(약독백신)

 ㉠ 개념 : 병원미생물의 독력을 약하게 만들어 투여한다.

 ㉡ 특징 : 면역 지속시간이 길고, 효과가 좋다.

  예 결핵, 두창, 풍진, BCG, 황열, 탄저병, 천연두 백신 등이 있다.

② 사균 … 항원성을 가진 사균(물리화학적 방법으로 죽인 균)을 이용한 예방약이다.

 예 페스트, Salk, 콜레라, 파라티푸스, 장티푸스, 일본뇌염, 폴리오 백신 등이 있다.

③ 독소 … 독소를 포르말린 처리 후 독성을 약하게 만든 균이다.

 ㉠ 외독소 : 세균의 불투과성 막을 통해 확산되는 것이다.

  예 디프테리아

 ㉡ 내독소 : 균체를 싸고 있는 막이 불투과성이어서 생산독소가 확산되지 않는 것이다.

  예 장티푸스, 폐렴, 간염, 살모넬라 등

④ 예방접종약

 ㉠ BCG : 결핵

 ㉡ DPT : 디프테리아, 백일해, 파상풍

 ㉢ Salk 백신 : 경피용 폴리오

 ㉣ Sabin 백신 : 경구투여용 폴리오

[법정 감염병의 종류]

구분	정의 및 종류
제1급감염병	• 생물테러감염병 또는 치명률이 높거나 집단 발생의 우려가 커서 발생 또는 유행 즉시 신고하여야 하고, 음압격리와 같은 높은 수준의 격리가 필요한 감염병으로서 다음의 감염병을 말한다. 다만, 갑작스러운 국내 유입 또는 유행이 예견되어 긴급한 예방·관리가 필요하여 질병관리청장이 보건복지부장관과 협의하여 지정하는 감염병을 포함한다. • 에볼라바이러스병, 마버그열, 라싸열, 크리미안콩고출혈열, 남아메리카출혈열, 리프트밸리열, 두창, 페스트, 탄저, 보툴리눔독소증, 야토병, 신종감염병증후군, 중증급성호흡기증후군(SARS), 중동호흡기증후군(MERS), 동물인플루엔자 인체감염증, 신종인플루엔자, 디프테리아
제2급감염병	• 전파가능성을 고려하여 발생 또는 유행 시 24시간 이내에 신고하여야 하고, 격리가 필요한 다음의 감염병을 말한다. 다만, 갑작스러운 국내 유입 또는 유행이 예견되어 긴급한 예방·관리가 필요하여 질병관리청장이 보건복지부장관과 협의하여 지정하는 감염병을 포함한다. • 결핵, 수두, 홍역, 콜레라, 장티푸스, 파라티푸스, 세균성이질, 장출혈성대장균감염증, A형간염, 백일해, 유행성이하선염, 풍진, 폴리오, 수막구균 감염증, b형헤모필루스인플루엔자, 폐렴구균 감염증, 한센병, 성홍열, 반코마이신내성황색포도알균(VRSA) 감염증, 카바페넴내성장내세균속균종(CRE) 감염증, E형간염
제3급감염병	• 발생을 계속 감시할 필요가 있어 발생 또는 유행 시 24시간 이내에 신고하여야 하는 다음의 감염병을 말한다. 다만, 갑작스러운 국내 유입 또는 유행이 예견되어 긴급한 예방·관리가 필요하여 질병관리청장이 보건복지부장관과 협의하여 지정하는 감염병을 포함한다. • 파상풍, B형간염, 일본뇌염, C형간염, 말라리아, 레지오넬라증, 비브리오패혈증, 발진티푸스, 발진열, 쯔쯔가무시증, 렙토스피라증, 브루셀라증, 공수병, 신증후군출혈열, 후천성면역결핍증(AIDS), 크로이츠펠트-야콥병(CJD) 및 변종크로이츠펠트-야콥병(vCJD), 황열, 뎅기열, 큐열, 웨스트나일열, 라임병, 진드기매개뇌염, 유비저, 치쿤구니야열, 중증열성혈소판감소증후군(SFTS), 지카바이러스 감염증
제4급감염병	• 제1급감염병부터 제3급감염병까지의 감염병 외에 유행 여부를 조사하기 위하여 표본감시 활동이 필요한 다음의 감염병을 말한다. • 인플루엔자, 매독, 회충증, 편충증, 요충증, 간흡충증, 폐흡충증, 장흡충증, 수족구병, 임질, 클라미디아감염증, 연성하감, 성기단순포진, 첨규콘딜롬, 반코마이신내성장알균(VRE) 감염증, 메티실린내성황색포도알균(MRSA) 감염증, 다제내성녹농균(MRPA) 감염증, 다제내성아시네토박터바우마니균(MRAB) 감염증, 장관감염증, 급성호흡기감염증, 해외유입기생충감염증, 엔테로바이러스감염증, 사람유두종바이러스 감염증
기생충감염병	• 기생충에 감염되어 발생하는 감염병 중 질병관리청장이 고시하는 감염병을 말한다. • 회충증, 편충증, 요충증, 간흡충증, 폐흡충증, 장흡충증, 해외유입기생충감염증

03 감염병의 종류

① 호흡기계 감염병

(1) 디프테리아

상피조직에 국소 염증을 나타내고 체외 독소로 인해 독혈증을 일으켜 심근, 신경조직 및 장기조직에 장애를 주는 급성 감염병으로 제1급감염병이다. 온대와 아열대 지방에 존재하는 질병이며 어린이에게 특히 무서운 질병이다. 더불어 인공능동면역으로서 순화독소를 이용한다.

① **병원체** ··· *Corynebacterium Diphtheriac*(세균), Gram(+)

② **병원소** ··· 환자 및 보균자, 특히 보균자의 전파가 중요하다.

③ **잠복기** ··· 2~5일이다.

④ **전파방식** ··· 환자의 비강 및 인후 분비물, 기침 등으로 직접 전파된다.

⑤ **치명률** ··· 일반적으로 5~7%이다.

⑥ **예방법** ··· 환자격리 및 소독에 의한 예방법도 있지만 예방접종을 실시하는 것이 가장 효과적이다.

(2) 두창(천연두)

인류에게 가장 큰 피해를 주었던 급성 감염병이었으나, 예방접종 등에 의해 세계적으로 박멸되었다고 1980년 WHO 사무총장이 선언하였다. 제1급감염병이다.

① **병원체** ··· 바이러스

② **병원소** ··· 사람이 유일한 숙주이다.

③ **증상** ··· 고열, 두통, 심한 요통, 심한 무력증, 복통, 반점이 출현하고 얼굴과 온몸에 흉터를 남긴다.

④ **잠복기** ··· 7~17일이다.

⑤ **전파방식** ··· 비말감염, 직접 접촉하였을 때 또는 오염된 개달물 등에 의해 감염된다.

⑥ **치명률** ··· 심한 경우 약 25%이다.

⑦ **예방법** ··· 예방접종, 과거에는 검역대상 질병이었으나 현재는 아니다.

(3) 홍역

2~3년마다 주기적으로 유행하는 급성 호흡기계 감염병으로 우리나라 감염병예방법에 제2급감염병으로 지정되어 있다. 옛날부터 존재하였으며 감염력과 발병력은 아주 높으나 합병증만 조심하면 치명률은 높지 않으며, 누구에게나 상수성이 있다.

① **병원체** ··· 바이러스

② **병원소** ··· 환자, 보균자

③ **증상** ··· 열이 나고 전신발진이 생기며 이염, 폐렴의 2차 감염이 더 큰 문제이다.

④ **잠복기** ··· 8~13일이다.

⑤ **전파방식** ··· 주로 환자의 객담, 비인후 분비물 또는 오줌과 직접 접촉할 때 감염된다(개달물에 의한 감염도 가능하다).

⑥ **치명률** ··· 어린이에게는 5~10%의 높은 사망률을 보인다.

⑦ **예방법** ··· 예방접종을 실시한다.

(4) 유행성이하선염

항아리 손님 또는 볼거리로 불리어지기도 했으며, 소아기에 겪어야 하는 질병으로 법정 제2급감염병이다.

① **병원체** ··· 바이러스

② **병원소** ··· 환자, 보균자

③ **증상** ··· 고열, 타액선에 부종 및 연화가 일어나 정소염(남자)이나 난소염(여자)이 발생하기도 한다.

④ **잠복기간** ··· 12~26일이다.

⑤ **전파방식** ··· 감염자의 타액과 직접 접촉하거나 비말핵(오염공기)에 의하여 또는 오염된 개달물에 접촉할 때 감염된다.

⑥ **치명률** ··· 아주 낮으나 합병증으로 남성의 불임증이 발생할 수 있다.

⑦ **예방법** ··· 예방접종을 실시한다.

(5) 풍진

비교적 경미한 질병으로 어린이에게는 무증상 감염이 많으나, 여성의 임신 초기에 감염되면 선천성 기형아를 출산할 위험이 있는 호흡기계 감염병이다. 감염병예방법에 제2급감염병으로 지정되었다.

① **병원체** ⋯ 바이러스

② **병원소** ⋯ 환자, 보균자

③ **증상** ⋯ 홍역이나 성홍열과 비슷한 반점을 보이는 경미한 감염병으로 미열, 두통, 불쾌감, 코감기, 결막염 등의 증상을 보인다.

④ **잠복기** ⋯ 14~21일이다.

⑤ **전파방식**
  ㉠ 환자와 직접 접촉하거나 비말핵(오염공기)에 의하여 감염된다.
  ㉡ 감염자의 비인두분비물, 오염된 개달물에 의한 전파도 추측할 수 있다.

⑥ **치명률** ⋯ 아주 낮다.

⑦ **예방** ⋯ 예방접종을 실시한다.

(6) 성홍열

온대지역에서 많이 유행하며 아직도 우리나라에서 발생하고 있는 제2급감염병으로 급성 호흡기계 질병이다. 용혈성 연쇄상구균에 의하여 발생되며 가용성 독소가 혈류를 따라 전신에 퍼져 열과 발진을 일으킨다.

① **병원체** ⋯ *Streptococcus Pyogenes*(세균) → 발적 독소를 배출한다.

② **병원소** ⋯ 환자, 보균자

③ **증상** ⋯ 고열, 편도선염, 목, 가슴과 안쪽 허벅지에 반점이 발생한다.

④ **잠복기** ⋯ 1~3일이다.

⑤ **전파방식** ⋯ 주로 환자나 보균자와 직접 접촉할 때 호흡기로 감염된다(오염된 개달물에 의한 전파는 드물다).

⑥ **치명률** ⋯ 약 3% 정도이다.

⑦ **예방법** ⋯ 보건교육, 환자격리, 소독을 실시하고, 특히 보균자의 색출과 치료가 중요하다.

(7) 수막구균성수막염(→ 수막구균감염증)

급성 세균질환이며 감염병예방법에 지정된 제2급감염병이다. 치명률이 50%를 넘는 무서운 감염병이었으나, 항생제의 사용 등 현대의료의 발달로 사망률이 5% 이하로 낮아졌다. 또한 과거 소아기 감염병이었던 것이 근래에는 성년기에서도 발생한다.

① **병원체** ··· *Neisseria Meningitidis*(세균)

② **병원소** ··· 환자, 보균자

③ **증상** ··· 돌발성으로 발열, 심한 두통, 오심, 구토, 목의 경직, 홍반점 출현에 이어 쇼크, 기력상실, 섬망, 혼수상태로 이어진다.

④ **잠복기** ··· 3~4일이다.

⑤ **전파방식** ··· 감염자의 비인두 분비액과 직접 접촉하거나 비말 오염공기에 의하여 감염된다.

⑥ **전염기간** ··· 입과 코의 분비물에서 병원체가 검출되는 기간이 위험하다.

⑦ **치명률** ··· 50% 이상이었으나, 근래에는 아주 낮아졌다.

⑧ **관리방법**
　　㉠ **예방** : 개인위생에 관한 보건교육을 실시하고 격리 및 소독을 실시한다.
　　㉡ **치료** : 즉시 신고하여 전문의의 치료를 받는다(항생제 사용).

(8) 백일해

급성 세균성 질병으로 영유아(생후 6개월 전후)에 주로 발생하는 제2급감염병이다. DPT의 접종으로 많이 감소하였으나, 아직도 매년 산발적으로 발생되고 있다.

① **병원체** ··· *Bordetella Pertussis*(세균), Gram(−)균

② **병원소** ··· 환자, 보균자

③ **증상** ··· 발작성의 극심한 기침이 1~2개월 지속된다.

④ **잠복기** ··· 보통 7일이다.

⑤ **전파방식** ··· 직접 접촉하거나 비말핵(오염공기) 또는 개달물과 접촉할 때 감염된다.

⑥ **치명률**
　　㉠ 선진국에서는 1% 이하이나 개발도상국의 경우는 아직도 15%의 높은 사망률을 보인다.
　　㉡ 9세 이하에서 많이 발생하는데, 특히 5세 이하에 다발하고 사망률은 어릴수록 높다.

⑦ **예방법** ··· 예방접종을 실시하는 것이 제일 좋은 방법이다.

2 소화기계 감염병

(1) 장티푸스

세계적으로 가장 오래된 급성 소화기계 감염병이며 우리나라에서는 매년 산발적으로 발생을 하고 있는 제2급 감염병이다.

① **병원체** … *Salmonella Typhi*(세균)

② **병원소** … 환자, 보균자(회복기 보균자가 많다)

③ **증상** … 발열, 두통, 복부에 붉은 반점이 생기고, 합병증으로 복부 출혈에 이은 복막염이 있다.

④ **잠복기** … 1~3주이다.

⑤ **전파방식** … 환자나 보균자의 분변이나 집파리에 의한 전파도 가능하며, 균의 주생성장소는 담낭이다.

⑥ **치명률** … 1% 미만이다.

⑦ **예방법**
　　㉠ 예방접종을 실시한다.
　　㉡ 음료수 소독을 철저히 한다.
　　㉢ 보균자에 대한 보건교육을 실시한다.
　　㉣ 집파리를 구제하고 환자나 보균자의 분변관리와 위생을 철저히 한다.

(2) 파라티푸스

① **병원체** … *Salmonella Paratyphi*(세균)

② **병원소** … 환자, 보균자

③ **증상** … 지속적인 고열, 비장확장과 설사 등의 증상을 보이나 장티푸스에 비해 경미한 제2급감염병이다.

④ **잠복기** … 1~3주이다.

⑤ **전파방식** … 환자나 보균자의 분변을 직접 또는 간접으로 접촉할 때 감염된다.

⑥ **치명률** … 장티푸스보다 낮다.

⑦ **예방법**
　　㉠ 유행시 예방접종을 실시한다.
　　㉡ 음료수 소독을 철저히 한다.
　　㉢ 보균자를 찾아내어 보건교육을 실시한다.
　　㉣ 집파리를 구제한다.

(3) 콜레라

설사와 탈수증을 일으키는 급성소화기계 질환으로 제2급감염병이며 검역대상 질병이다.

① **병원체** … *Vibrio Cholerae*(세균)

② **병원소** … 감염자

③ **증상** … 설사, 심한 구토증, 탈수증, 전신쇠약 등이다.

④ **잠복기** … 2~3일이다.

⑤ **전파방식** … 분변에 의하여 오염된 식품이나 음료수를 섭취할 때 감염되지만, 집파리가 병원체를 전파하는 경우도 있다.

⑥ **치명률** … 5% 미만이다.

⑦ **예방법**
    ㉠ 유행시 예방접종을 실시한다.
    ㉡ 음료수 소독을 철저히 한다.
    ㉢ 보균자를 찾아내어 보건교육을 실시한다.
    ㉣ 집파리를 구제한다.

(4) 세균성이질

최근 엘리뇨 현상으로 발생이 증가하고 있고, 우리나라에서 산발적으로 발생하는 급성소화기계 질병이며 제2급감염병이다.

① **병원체** … *Shigella Dysenteriae*(세균)

② **병원소** … 감염자

③ **증상** … 발열, 오심, 구토, 복통, 위경련, 설사 등이며 혈변을 배출하기도 한다.

④ **잠복기** … 1~7일(보통 4일)이다.

⑤ **전파방식**
    ㉠ 오염된 식품과 음료수를 섭취할 때 감염된다.
    ㉡ 집파리가 병원체를 전파하는 경우도 있다.

⑥ **치명률** … 위생상태가 나쁜 개발도상국에서는 입원환자 10~20%의 높은 사망률을 보인다.

⑦ **예방법**
    ㉠ 식품과 음료수가 분변에 오염되지 않도록 한다.
    ㉡ 개인위생(손 씻기)을 철저히 한다.
    ㉢ 식품취급자(가정주부 등)는 개인위생 및 주방위생에 철저를 기한다.

(5) 아메바성이질

병원체가 대장의 점막 하부조직에 침입하여 발생하는 질병으로 무증상 감염이 많다.

① **병원체** ··· *Entamoeba Histolytica*(아메바)

② **병원소** ··· 환자 또는 무증상 보균자

③ **증상** ··· 복통, 피와 점액이 섞인 심한 설사 등이다.

④ **잠복기** ··· 보통 3~4주이다.

⑤ **전파방식** ··· 환자의 분변에 오염된 음료수나 식품, 파리 등에 의하여 전파된다.

⑥ **치명률** ··· 아주 낮다.

⑦ **예방법**
  ㉠ 분뇨의 위생적 처리, 음료수 소독, 보건교육을 통한 개인위생을 철저히 한다.
  ㉡ 파리의 방제와 식품업소 종업원에 대한 검진 및 감독을 실시한다.

(6) 폴리오

소아마비 또는 급성 회백수염으로 불리는 법정 제2급감염병이다. 이 병은 감염자 중에서 증상을 나타내는 사람(환자)의 비율이 아주 낮은(약 1,000 대 1) 질병이나 발병하면 대단히 위험하고 후유증을 남기는 등 예후가 좋지 않은 무서운 질병이다.

① **병원체** ··· 바이러스

② **병원소** ··· 주로 불현성 감염자이다.

③ **증상** ··· 발열, 두통, 소화불량, 불쾌감, 중추신경장애와 운동장애 등이다.

④ **잠복기** ··· 7~12일이다.

⑤ **전파방식**
  ㉠ 주로 인두 분비액과 직접 접촉하였을 때 감염된다.
  ㉡ 파리, 음료수, 식품에 의한 전파도 가능하다.

⑥ **치명률** ··· 2~10% 정도이고, 연령이 높을수록 치명률도 높다.

⑦ **예방법** ··· 예방접종이 최선의 방법이다.

(7) 유행성 간염

비위생적인 환경에서 발생하는 급성소화기계 감염병이며, 병원체는 열과 염소에 저항력이 높다.

① **병원체** ⋯ 바이러스

② **병원소** ⋯ 사람, 침팬지

③ **증상** ⋯ 돌발성 발열, 식욕감퇴, 오심, 복통, 황달 등이다.

④ **잠복기** ⋯ 30~35일이다.

⑤ **전파방식** ⋯ 사람과 사람의 직접 접촉, 오염된 식품과 우유, 생선(어패류) 등을 통하여 감염된다.

⑥ **치명률** ⋯ 치명률은 1% 이하로서 아주 낮다.

⑦ **예방법** ⋯ 식품위생에 관한 보건교육을 실시한다.

(8) 여시니아증

갑자기 설사증을 일으키는 급성 질환이다.

① **병원체** ⋯ *Yersinia Pseudotuberculosis*(세균)

② **병원소** ⋯ 가축, 야생조수

③ **증상** ⋯ 급성설사, 열, 두통, 인후염, 구토, 홍반, 관절염, 패혈증 등이다.

④ **잠복기** ⋯ 3~7일이다.

⑤ **전파방식** ⋯ 감염자 또는 동물과 접촉할 때, 감염자의 대변에 오염된 식품과 음료수를 섭취할 때 감염된다.

⑥ **치명률** ⋯ 면역결핍상태에 있는 사람이 감염되면 치명률이 높다.

⑦ **예방법** ⋯ 사람과 가축의 분변을 위생적으로 처리한다. 개인위생(식사 전 손씻기 등)에 관한 보건교육을 실시한다.

❸ 점막 및 피부접촉에 의한 감염병

(1) 임질

전 세계적인 분포를 이루고 있고 우리나라에서도 가장 흔한 성병이며, 제4급감염병이다.

① **병원체** ⋯ *Neisseria Gonorrheae*(세균)

② **병원소** ⋯ 사람이 유일한 병원소이다.

③ 증상

ㄱ 남성 : 배뇨시 화끈거리며 따갑고 고름 섞인 오줌이 나온다.

ㄴ 여성

- 배뇨시 통증을 느끼며 질에서 분비물이 많이 나온다.
- 여성감염자는 증상이 없는 경우가 많아 성병퇴치에 지장이 많다.
- 임질은 즉시 치료하지 않으면 수막염, 관절염, 심내막염 등의 합병증을 유발할 수도 있으며 불임의 원인이 될 수도 있다.
- 면역이 되지 않으므로 반복감염이 된다.

④ 잠복기 ⋯ 3~4일이다.

⑤ 전파방식 ⋯ 성적 접촉에 의하여 감염된다.

⑥ 예방법 ⋯ 성병에 관한 보건교육을 실시한다.

(2) 매독

매독은 성병으로만 인식되고 있지만 태반을 통하여 감염되면 유산이나 사산의 경우가 있으며 신체의 모든 부위를 침범할 수 있는 무서운 질병이다. 제4급감염병이다.

① 병원체 ⋯ *Treponema Pallidium*(세균)

② 병원소 ⋯ 감염자

③ 증상 ⋯ 초기 증상으로는 입과 음부에 발진이 생기지만 치료하지 않으면 수막염, 보행불능, 실명, 심장병 등 치명적인 증상이 나타날 수도 있다.

④ 잠복기 ⋯ 약 3주이다.

⑤ 전파방식

ㄱ 주로 성적 접촉에 의하여 감염되지만 환부 참출물과 타액, 정액, 혈액, 질분비액을 통하여 간접적으로 감염되기도 한다.

ㄴ 임산부가 감염되면 태아감염을 일으킨다.

⑥ 예방법 ⋯ 매독에 관한 보건교육을 실시한다.

(3) 연성하감

임질, 매독과 함께 3대 성병이지만, 증세는 비교적 경미한 편이다. 제4급감염병이다.

① 병원체 ⋯ *Haemophilus Ducreyi*(세균)

② 병원소 ⋯ 사람

③ 증상

    ㉠ 국소 임파선 염증 및 화농이 일어나고 감염부위가 아프고 궤양이 생긴다.

    ㉡ 여성에는 불현성 감염인 경우도 있다.

④ **잠복기** ⋯ 3~5일이다.

⑤ **전파방식** ⋯ 직접적인 성 접촉에 의하여 감염된다.

⑥ 예방법

    ㉠ 성병에 관한 보건교육을 실시한다.

    ㉡ 성교 후에는 철저히 세척(비누와 물)한다.

⑷ 전염성 농가진

세균에 의하여 피부에 발생하는 화농성 감염병이다.

① **병원체** ⋯ *Streptococcus Pyogenes*(세균)

② **병원소** ⋯ 환자 또는 보균자

③ **증상** ⋯ 얼굴, 팔뚝 등 피부표면에 부스럼이 생겨 외모가 손상되고 불쾌감을 준다.

④ **잠복기** ⋯ 2~5일이다.

⑤ **전파방식** ⋯ 감염자의 환부와 직접 접촉하거나 오염된 물건과 접촉할 때 감염된다.

⑥ **예방법** ⋯ 환부와 접촉된 물건에 접촉하지 않는다.

⑸ 트라코마

① **병원체** ⋯ 바이러스

② **병원소** ⋯ 사람

③ **증상** ⋯ 결막염과 각막염을 유발하고, 치료하지 않으면 장기간 또는 일생 동안 지속되며 실명을 초래할 수도 있는 만성병이다.

④ **잠복기** ⋯ 5~12일이다.

⑤ **전파방식** ⋯ 눈과 코의 분비물과 직접 접촉하였을 때 또는 이들과 오염된 물건이 접촉했을 때 감염된다.

⑥ 예방법

    ㉠ 개인위생에 대한 보건교육을 실시한다.

    ㉡ 공동세면장 등에는 세척시설과 자재를 비치한다.

    ㉢ 오염이 의심되는 물건은 소독한다.

④ 피부상처에 의한 감염병

(1) 광견병

공수병이라 하여 제3급감염병으로 지정되어 있으며 일단 발병하면 거의 전부가 사망하게 되는 무서운 감염병이다.

① **병원체** … 바이러스

② **병원소** … 개, 고양이, 여우, 늑대, 박쥐 등 가축과 야생동물 등이다.

③ **증상** … 발열, 두통, 불안, 심한 불쾌감, 연하곤란, 경련, 섬망, 호흡마비 등이다.

④ **잠복기** … 3~6주이다.

⑤ **전파방식** … 감염동물이 물거나 감염동물의 타액(침)이 상처에 묻을 때 감염된다.

⑥ **예방법** … 모든 개에게 광견병 예방접종을 실시한다. 개에 물렸을 경우에는 즉시 비누와 많은 물로 철저히 씻어내고, 공격한 동물(보통 개나 고양이)을 체포하여 감염 여부를 진단한다. 필요에 따라 물린 사람에게는 면역혈청과 예방백신을 주사한다.

(2) 파상풍

예방하지 않으면 사망할 수도 있는 무서운 질병으로 감염병예방법에 제3급감염병으로 지정되어 있다.

① **병원체** … *Clostridium Tetani*(세균)

② **병원소** … 사람과 동물

③ **증상** … 불안, 초조, 근육경화, 연하곤란, 턱 근육의 경련·마비 등이다.

④ **잠복기** … 4~20일이다.

⑤ **전파방식** … 사람이나 가축의 분변에 오염된 토양, 먼지 등에 상처난 피부가 접촉할 때 감염된다. 혐기성 세균인 병원체가 상처속에서 번식을 하게 되고 체외 독소를 생산하여 사람에게 치명적인 신경마비 증세를 일으킨다.

⑥ **치명률** … 35~70%로 아주 높다.

⑦ **예방법**
    ㉠ 예방접종을 실시한다.
    ㉡ 개인위생을 철저히 한다.

(3) 렙토스피라증

감염된 쥐나 가축에 의하여 전파되는 급성 감염병으로 우리나라 감염병예방법에 제3급감염병으로 지정되어 있다.

① **병원체** … *Leptospira* 속의 여러 종(세균)

② **병원소** … 소, 개, 돼지, 쥐 등이다.

③ **증상** … 발열, 두통, 오한, 구토, 근육통, 결막염, 황달, 신부전, 용혈성 빈혈, 발진 등이다.

④ **잠복기** … 4~19일이다.

⑤ **전파방식** … 감염동물과 접촉할 때, 수영장 등에서 감염동물의 분변에 오염된 물이 입으로 들어가거나 피부에 묻을 때, 감염동물의 분변에 오염된 음식이나 물을 먹을 때 감염된다.

⑥ **예방법**
  ㉠ 질병의 전파방식과 관련된 개인위생을 철저히 하고 쥐의 구제에 힘쓴다.
  ㉡ 가축에 예방접종을 하고 분변을 비료로 사용한 논에 들어가 작업을 할 때는 장화와 장갑을 착용한다.
  ㉢ 음식물과 음료수는 가급적 가열한 후 섭취한다.

❺ 절지동물(곤충 등)에 의한 감염병

(1) 일본뇌염

발병하면 치료가 잘 안 되고 예후도 좋지 않은 급성 감염병으로 법정 제3급감염병이다. 총환자의 90% 이상이 14세 이하이고, 5~9세가 50%를 차지한다. 또 불현성 감염률이 아주 높아서 1~500 내지 1,000으로 추정된다.

① **병원체** … 바이러스

② **병원소** … 돼지, 소, 말 등이다.

③ **증상** … 발열, 두통, 구역질, 보행장애, 언어장애, 혼수상태, 마비 등이다.

④ **잠복기** … 5~15일이다.

⑤ **전파방식** … 감염된 뇌염모기에 물릴 때 감염된다.

⑥ **치명률** … 60%로 높다.

⑦ **예방법**
  ㉠ 예방접종을 실시한다.

   ⓛ 모기를 구제하고, 모기가 옥내에 들어오지 않도록 방충망을 설치한다.

   ⓒ 밤에 옥외활동을 할 때는 긴 소매로 된 헐거운 방충복을 착용하며 기피제를 바른다.

(2) 샌 루이스 뇌염

미국, 중남미, 자마이카 등지에서 뇌염모기가 매개하는 질병이다.

① **병원체** … 바이러스

② **병원소** … 야생동물

③ **증상** … 고열, 두통, 복통, 근육통, 구토, 정신혼란, 떨림, 언어장애 등이다.

④ **잠복기** … 5~15일이다.

⑤ **전파방식** … 감염된 모기에 물릴 때 감염된다.

⑥ **예방법** … 일본 B형 뇌염의 예방과 동일하다.

(3) 말라리아(학질)

말라리아는 아직도 세계적으로 가장 중요한 법정 제3급감염병이다. 매년 1억 정도의 환자가 발생하고 그중 약 100만 명이 사망하는 것으로 추정된다. Plasmodium 속의 4종이 인체를 통해 감염되는데, 이 중 악성 3일열말라리아는 약 10%의 치명률을 보이고, 우리나라에 존재하는 양성 3일열말라리아는 치사율은 거의 없으나 장기간 재발된다.

① **병원체** … 아메바

② **병원소** … 감염자

③ **증상**

   ㉠ 고열, 오한, 두통, 오심, 발한 등이 매일 한번 또는 2~3일에 한번씩 반복된다.

   ㉡ 치료하지 않으면 1개월 이상 지속되며 보통 몇 년간 불규칙하게 재발하는 경우가 많다.

④ **잠복기** … 3~6일이다.

⑤ **전파방식** … 학질 모기가 물었을 때 감염된다.

⑥ **예방법**

   ㉠ 예방접종을 실시한다.

   ㉡ 모기를 구제하고, 방충망을 설치한다.

(4) 뎅기열

인도, 파키스탄, 인도네시아, 필리핀 등 동남아시아와 서남태평양의 제군도 및 남미 등에서 발생되는 급성 질병으로 숲 모기가 매개한다. 제3급감염병이다.

① **병원체** … 바이러스

② **병원소** … 사람(모기와 관련)

③ **증상** … 발열, 심한 두통, 근육통, 관절통, 발진 등이다.

④ **잠복기** … 5~6일이다.

⑤ **전파방식** … 감염된 모기에 물렸을 때 감염된다.

⑥ **예방법**
　㉠ 모기를 구제한다.
　㉡ 방호복을 착용하고, 기피제를 사용한다.

❻ 포유동물에 의한 감염병

(1) 신증후군출혈열(유행성출혈열)

농민, 군인, 산악인 등 야외활동이 많은 사람 중에서 많이 발생하는 법정 제3급감염병이다.

① **병원체** … 한탄(*Hantan*) 바이러스

② **병원소** … 들쥐(등줄쥐)

③ **증상** … 발열, 식욕저하, 구토, 출혈, 저혈압, 단백뇨 배설, 신장기능 상실, 쇼크 등이다.

④ **잠복기** … 12~16일이다.

⑤ **전파방식** … 야생 들쥐의 배설물이 입으로 들어가거나 호흡기도로 흡입될 때 감염되는 것으로 추정된다.

⑥ **치명률** … 6%이다.

⑦ **예방법**
　㉠ 농가나 병영주변에 들쥐가 서식할 수 없도록 청결을 유지한다.
　㉡ 야외활동 중에 입었던 의복, 신발 등을 즉시 세탁한다.
　㉢ 야외에서 활동할 때는 마스크를 착용하여 오염된 분진을 흡입하지 않도록 한다.

(2) 브루셀라증

농민, 도살장 근로자, 식용육 취급자에게 많이 발생하는 법정 제3급감염병이다.

① **병원체** … *Brucella Abortus*(세균)

② **병원소** … 소, 양, 염소, 말, 돼지 등이다.

③ **증상** … 발열, 두통, 쇠약, 심한 땀, 오한, 관절통, 전신통 등이다.

④ **잠복기** … 5~21일이다.

⑤ **전파방식** … 감염동물의 조직, 혈액, 소변, 유산 폐기물, 우유 등을 접촉하거나 섭취할 때 감염된다.

⑥ **치명률** … 2%이다.

⑦ **예방법**
    ㉠ 농민, 도살장 근로자, 식육 판매자 등에 보건교육을 실시한다.
    ㉡ 감염된 가축을 적발하여 폐기하고, 식육검사를 철저히 실시한다.
    ㉢ 우유소독을 철저히 실시한다.

(3) 탄저병

감염된 가축에 의하여 전파되는 아주 무서운 급성 세균성 질병으로 제1급감염병으로 지정되었다.

① **병원체** … *Bacillus Anthracis*(세균)

② **병원소** … 소, 양, 염소, 말 등이다.

③ **증상**
    ㉠ 피부접촉 부위에 움푹 패인 흑색가피가 생기며 주위에는 조그마한 부종이 생긴다.
    ㉡ 치료하지 않으면 임파절과 혈관으로 들어가 패혈증을 일으키고 사망을 초래할 수도 있다.
    ㉢ 호흡기로 흡입되었을 때도 심하면 고열과 쇼크가 오고 24시간 내에 사망한다.

④ **잠복기** … 2~5일이다.

⑤ **전파방식**
    ㉠ 탄저병으로 죽은 동물의 가죽, 털, 조직 등을 접촉할 때
    ㉡ 병원체의 포자를 흡입할 때
    ㉢ 이 병으로 죽은 동물의 고기를 날로 먹을 때

⑥ **치명률** … 치료하지 않은 환자 중 5~20%가 사망한다.

⑦ 예방법

    ㉠ 예방접종을 실시한다.

    ㉡ 수의과학적 조치를 취한다.

    ㉢ 오염된 물건은 소독과 격리가 필요하다.

❼ 주사기 등에 의한 감염병

(1) B형 간염

간세포성 암과 연관이 있는 아주 무서운 만성질환으로 우리나라 감염병예방법에도 제3급감염병으로 지정되어 있다. 선진국의 경우는 양성률이 대개 0.3%인데 반하여 아프리카 등 후진국은 양성률이 15%를 넘기도 한다. 우리나라의 양성률은 약 8%로 추정된다.

① **병원체** … 바이러스

② **병원소** … 감염자의 혈액, 타액, 점액, 질 분비액이다.

③ **증상** … 식욕감퇴, 복부불안, 오심, 구토, 황달 등이다.

④ **잠복기** … 80~100일이다.

⑤ **전파방식** … 성 접촉 등 밀접한 접촉, 칫솔이나 면도칼을 혼용할 때, 또는 감염자의 혈액 또는 혈액제제를 받을 때나 오염된 주사기, 침, 기타 의료기구에 의하여 감염된다.

⑥ 예방법

    ㉠ 예방접종을 실시한다.

    ㉡ 혈액관리를 철저히 한다.

    ㉢ 주사기 등 의료기구와 오염가능성이 있는 물건은 철저히 소독한다.

(2) 후천성 면역결핍증(AIDS)

1980년대 초부터 유행하기 시작한 무서운 감염병으로 감염되면 효과적인 치료방법이 없고, 우리나라에도 감염자의 수가 매년 증가되고 있다. 감염병예방법에 제3급감염병으로 지정되어 있다.

① **병원체** … HIV 바이러스

② **병원소** … 사람(감염자)

③ **증상** … 미열, 전신피로, 식은 땀, 불쾌감, 체중감소, 임파선 비대, 손, 입, 항문이 가렵고 부스럼 발생, 만성 기침, 호흡곤란, 기억력 감퇴, 성격변화 또는 발작, 식도염, 폐렴, 피부암 등이다.

④ **잠복기** … 수개월~6년이다.

⑤ 전파방식

　　㉠ 성적 접촉시

　　㉡ 수혈 및 혈액제품 사용시

　　㉢ 오염된 주사기, 침, 칫솔, 면도칼 사용시

　　㉣ 모성이 감염된 경우 태아로 수직감염

⑥ 예방법

　　㉠ 혼외 성교를 금하고 콘돔을 사용한다.

　　㉡ 주사기, 침 등은 매회 가열소독해서 사용한다.

　　㉢ 면도칼, 칫솔은 자신의 것만을 사용한다.

　　㉣ 혈액 공여자나 매혈자의 혈액은 채취하기 전에 철저한 검사를 실시한다.

　　㉤ 에이즈의 위험성과 전파경로에 관하여 보건교육을 실시한다.

≡ 최근 기출문제 분석 ≡

2022. 2. 26. 제1회 서울특별시 시행

1 법정감염병 중 제3급감염병으로 분류되어 있는 브루셀라증에 대한 설명으로 가장 옳지 않은 것은?

① 주요 병원소는 소, 돼지, 개, 염소 등 가축이다.

② '파상열'이라고도 하며, 인수공통감염병이다.

③ 야외에서 풀밭에 눕는 일을 삼가고 2 ~ 3년마다 백신 접종을 하는 것이 좋다.

④ 감염경로는 주로 오염된 음식이며, 브루셀라균으로 오염된 먼지에 의해서도 감염이 가능하다.

> **TIP** ③ 신증후군출혈열(유행성출혈열)에 대한 설명이다.
> ※ 브루셀라증 … 농민, 도살장 근로자, 식용육 취급자에게 많이 발생하는 법정 제3급 감염병이다.
> ㉠ 병원소 : 소, 양, 염소, 말, 돼지 등이다.
> ㉡ 증상 : 발열, 두통, 쇠약, 심한 땀, 오한, 관절통 등이다.
> ㉢ 잠복기 : 5 ~ 21일이다.
> ㉣ 전파방식 : 감염동물의 조직, 혈액, 소변, 유산 폐기물, 우유 등을 접촉하거나 섭취할 때 감염된다.
> ㉤ 치명률 : 2%이다.
> ㉥ 예방법 : 농민, 도살장 근로자, 식육 판매자에게 보건교육을 실시하고, 감염된 가축을 적발하여 폐기하고 식육검사를 철저히 한다. 또한 우유소독을 철저히 한다.

2022. 2. 26. 제1회 서울특별시 시행

2 「감염병의 예방 및 관리에 관한 법률」상 감염병의 신고규정에 대한 설명으로 가장 옳지 않은 것은?

① 제2급감염병 및 제3급감염병의 경우에는 24시간 이내에 신고하여야 한다.

② 감염병 발생 보고를 받은 의료기관의 장은 보건복지부장관 또는 관할 보건소장에게 신고하여야 한다.

③ 감염병 발생 보고를 받은 소속 부대장은 관할 보건소장에게 신고하여야 한다.

④ 의료기관에 소속되지 아니한 의사는 감염병 발생 사실을 관할 보건소장에게 신고하여야 한다.

> **TIP** ② 감염병 발생 보고를 받은 의료기관의 장은 질병관리청장 또는 관할 보건소장에게 신고하여야 한다.
> ※ 의사 등의 신고 … 의사, 치과의사 또는 한의사는 다음의 어느 하나에 해당하는 사실이 있으면 소속 의료기관의 장에게 보고하여야 하고, 해당 환자와 그 동거인에게 질병관리청장이 정하는 감염 방지 방법 등을 지도하여야 한다. 다만, 의료기관에 소속되지 아니한 의사, 치과의사 또는 한의사는 그 사실을 관할 보건소장에게 신고하여야 한다(감염병의 예방 및 관리에 관한 법률 제11조 제1항).

Answer 1.③ 2.②

   ⊙ 감염병 환자 등을 진단하거나 그 사체를 검안한 경우

   ○ 예방접종 후 이상반응자를 진단하거나 그 사체를 검안한 경우

   ◎ 감염병 환자등이 제1급 감염병부터 제3급 감염병까지에 해당하는 감염병으로 사망한 경우

   ◎ 감염병 환자로 의심되는 사람이 감염병병원체 검사를 거부하는 경우

  ※ 제1항 및 제2항에 따라 보고를 받은 의료기관의 장 및 제16조의2에 따른 감염병병원체 확인기관의 장은 제1급감염병의 경우에는 즉시, 제2급감염병 및 제3급감염병의 경우에는 24시간 이내에, 제4급감염병의 경우에는 7일 이내에 질병관리청장 또는 관할 보건소장에게 신고하여야 한다〈감염병의 예방 및 관리에 관한 법률 제11조 제3항〉.

  ※ 육군, 해군, 공군 또는 국방부 직할 부대에 소속된 군의관은 제1항 각 호의 어느 하나에 해당하는 사실이 있으면 소속 부대장에게 보고하여야 하고, 보고를 받은 소속 부대장은 제1급감염병의 경우에는 즉시, 제2급감염병 및 제3급감염병의 경우에는 24시간 이내에 관할 보건소장에게 신고하여야 한다〈감염병의 예방 및 관리에 관한 법률 제11조 제4항〉.

2021. 6. 5. 서울특별시 시행

3 병원체와 숙주 간 상호작용 지표에 대한 설명으로 가장 옳지 않은 것은?

① 감염력은 병원체가 숙주 내에 침입·증식하여 숙주에 면역반응을 일으키게 하는 능력이다.

② 독력은 현성 감염자 중에서 매우 심각한 임상증상이나 장애가 초래된 사람의 비율로 계산한다.

③ 이차발병률은 감염된 사람들 중에서 발병자의 비율로 계산한다.

④ 병원력은 병원체가 감염된 숙주에게 현성감염을 일으키는 능력이다.

> **TIP** ③ 이차발병률은 병원체의 최장잠복기 내 질병 발병자수 ÷ 환자와 접촉한 감수성 있는 사람들의 수(발달환자와 면역자 제외) × 100으로 사람 간에 2차 전파 가능한 전염병 유행에서 감염성을 판단하기 위해 산출한다. 감수성이 있다는 것은 해당 병원체에 특이항체(저항력)을 가지지 못한 사람들을 말한다. 해당 병명에 대한 과거력이 있거나 일차발병자 및 예방 접종자는 제외된다.
> ① 감염력은 병원체가 감염을 일으키는 능력을 말한다.
> ② 독력은 병원성과 동일한 의미로 사용되고 병을 발생시키는 병원균의 능력, 광의적 의미로는 병이 심각해지는 정도를 말한다.
> ④ 병원력이란 병원균이 현성감염을 일으키는 능력을 말하며 감염된 사람들 중에 현성감염자의 비율을 뜻한다.

2021. 6. 5. 서울특별시 시행

4 인위적으로 항체를 주사하여 얻는 면역은?

① 자연능동면역   ② 자연수동면역

③ 인공능동면역   ④ 인공수동면역

> **TIP** 능동면역이란 항원에 적극적으로 반응하여 특이 항체를 생성하는 것이며, 자연 능동면역은 질병을 앓고 난후 획득하는 것을 말한다(수두, 홍역, 몰거리). 인공 능동면역은 예방접종을 통해 질병을 피할 수 있게 된 것을 말한다.(소아마비, 홍역, 풍진, 장티푸스, 콜레라, 결핵 등). 수동면역이란 다른 사람이나 동물에 의해 만들어진 항체를 체내에 주입하는 것을 말하며, 자연 수동면역은 태아가 모체로부터 받는 면역을 말한다. 인공 수동면역이란 다른 사람이나 동물에 의해 만들어진 항체를 주입하는 것(광견병, 파상풍, 독사에 물린 경우 인체 감마 글로블린 주사를 맞는 것)이 해당된다.

Answer 3.③ 4.④

5 〈보기〉에서 설명하는 것은?

보기

인위적으로 항원을 체내에 투입하여 항체가 생성되도록 하는 방법으로 생균백신, 사균백신, 순화독소
등을 사용하는 예방접종으로 얻어지는 면역을 말한다.

① 수동면역(passive immunity)

② 선천면역(natural immunity)

③ 자연능동면역(natural active immunity)

④ 인공능동면역(artificial active immunity)

TIP 능동면역과 수동면역
　　⊙ 능동면역 : 체내의 조직세포에서 항체가 만들어지는 면역으로 비교적 장기간 지속된다.
　　　• 자연능동면역 : 질병을 앓고 난 후 생기는 면역
　　　　예 홍역, 수두 등을 앓고 난 뒤
　　　• 인공능동면역 : 인공적으로 항원을 투여해서 얻는 면역 = 예방접종
　　　　예 볼거리, 풍진, 결핵, 소아마비, 일본뇌염 등의 예방주사
　　⊙ 수동면역 : 이미 형성된 면역원을 주입하는 것으로, 능동면역보다 효과가 빠르지만 빨리 사라진다.
　　　• 자연수동면역 : 모체의 태반을 통해 얻는 면역
　　　• 인공수동면역 : 면역혈청 등을 통해 얻는 면역

6 모유수유를 한 영아가 모유수유를 하지 않은 영아에 비해 감염균에 대한 면역력이 높았다. 이에 해당하
는 면역(immunity)의 종류는?

① 자연능동면역　　　　　　　　　　② 자연수동면역

③ 인공능동면역　　　　　　　　　　④ 인공수동면역

TIP 태반 또는 모유에 의한 면역은 자연수동면역에 해당한다.

Answer 5.④ 6.②

7 감염병 관리방법 중 전파과정의 차단에 대한 설명으로 가장 옳은 것은?

① 홍보를 통해 손씻기와 마스크 착용을 강조하였다.

② 조류 인플루엔자 감염 오리를 모두 살처분하였다.

③ 노인인구에서 신종인플루엔자 예방접종을 무료로 실시하였다.

④ 결핵환자 조기발견을 위한 감시체계를 강화하였다.

TIP 감염병의 예방관리 방법

㉠ 병원체와 병원소 관리 : 감염병 관리의 가장 확실한 방법은 병원체나 병원소를 제거하는 것이다.

㉡ 전파과정 관리 : 전파과정의 차단에는 검역과 격리, 매개곤충관리, 환경위생과 식품위생,개인위생 등이 포함된다.

㉢ 숙주 관리 : 숙주의 면역력을 증강시키는 방법으로 예방접종과 톡소이드 혹은 면역글로불린 접종 등의 방법이 있다. 이미 감염된 환자나 보균자는 조기발견 및 조기치료를 시행함으로써 합병증을 막고 필요한 격리를 시행하여 다른 사람에게 전파되는 것을 막을 수 있다.

※ 감염병의 생성과 전파 … 병원체가 숙주에 기생하면서 면역반응이나 질병을 일으키는 것이 감염병의 본질이기 때문에 감염병이 생성되기 위해서는 병원체로부터 숙주의 저항에 이르기까지 다음과 같은 단계를 거친다.

병원체	병원소	병원체 탈출	전파	침입	숙주의 저항
• 바이러스 • 세균 • 진균 • 원충생물 • 기생충 등	• 인간(환자, 보균자) • 동물 • 흙 • 물 등	• 호흡기 • 소화기 • 비뇨생식기 • 피부(상처) • 태반 등	• 직접전파 • 간접전파	• 호흡기 • 소화기 • 비뇨생식기 • 피부(상처) • 태반 등	• 면역(선천, 후천) • 영양 • 건강 등

8 다음 〈보기〉에서 설명하는 수인성 감염질환으로 가장 옳은 것은?

──────── 보기 ────────

• 적은 수의 세균으로 감염이 가능하여 음식 내 증식 과정 없이 집단 발병이 가능하다.

• 최근 HACCP(위해요소 중점 관리기준) 도입 등 급식위생 개선으로 감소하고 있다.

① 콜레라　　　　　　　　　　　② 장티푸스

③ 세균성이질　　　　　　　　　④ 장출혈성대장균감염증

TIP 세균성이질 … 시겔라(Shigella) 균에 의한 장관계 급성 감염성 질환으로 제1군 감염병이다. 환자 또는 보균자가 배출한 대변을 통해 구강으로 감염되며, 매우 적은 양(10~100개)의 세균으로도 감염을 일으킨다.

Answer 7.① 8.③

9 다음은 감염병의 중증도에 따른 분류이다. 이때, 수식 '[(B+C+D+E) / (A+B+C+D+E)]×100'에 의해 산출되는 지표는?

				총 감수성자(N)
	감염(A+B+C+D+E)			
불현성감염(A)	현성감염(B+C+D+E)			
	경미한 증상(B)	중증도 증상(C)	심각한 증상(D)	사망(E)

① 감염력(infectivity)

② 이차발병률(secondary attack rate)

③ 병원력(pathogenicity)

④ 치명률(case fatality rate)

> **TIP** 병원력(pathogenicity) … 숙주에게 감염되어 알아볼 수 있는 질병을 일으키는 능력으로 병원체의 증식속도, 증식하면서 나타난 숙주세포의 영향, 독소생성의 정도 등이다. 전체 감염자 중 현성감염자의 비율로 구한다.

10 다음 중 신생아가 모유 수유를 통해서 얻을 수 있는 면역의 형태로 옳은 것은?

① 자연능동면역

② 인공능동면역

③ 자연수동면역

④ 인공수동면역

> **TIP** 면역
>
> | 구분 | | | 내용 |
> |---|---|---|---|
> | 선천적 면역 | | | 종속 면역, 인종 면역, 개인 특이성 |
> | 후천적 면역 | 능동 면역 | 자연동 | 질병 감염 후 얻은 면역(병후면역 : 홍역, 천연두 등) |
> | | | 인공능동 | 예방접종으로 얻어지는 면역(결핵, B형 간염 등) |
> | | 수동 면역 | 자연수동 | 모체로부터 태반이나 유즙을 통해 얻은 면역 |
> | | | 인공수동 | 동물 면역 혈청 및 성인 혈청 등 인공제제를 접종하여 얻은 면역 |

Answer 9.③ 10.③

11 다음 감염병 중 모기를 매개체로 한 감염병으로 옳지 않은 것은?

① 뎅기열　　　　　　　　　　　　② 황열

③ 웨스트나일열　　　　　　　　　④ 발진열

　　TIP　④ 발진열은 동양쥐벼룩을 통해 전염되며 리케치아균이 섞인 벼룩의 분변이 벼룩이 물어서 생긴 병변을 오염시켜 감염되는 리케치아 감염병의 일종이다.

12 법정감염병에 관한 사항으로 가장 옳은 것은? [기출변형]

① 군의관은 소속 의무부대장에게 보고하며, 소속 의무부대 장은 국방부에 신고한다.

② 의사, 한의사는 소속 의료기관장에게 보고하며, 의료기관의 장은 관할 보건소장에게 신고한다.

③ 발생 시 지체 없이 신고해야 하는 감염병은 제1급부터 제3급까지의 감염병이다.

④ 제4급감염병의 종류에는 임질, 수족구병, 큐열 등이 있다.

　　TIP　① 육군, 해군, 공군 또는 국방부 직할 부대에 소속된 군의관은 소속 부대장에게 보고하여야 하고, 보고를 받은 소속 부대장은 관할 보건소장에게 신고하여야 한다.
　　　　　③ 제1급감염병은 발생 또는 유행 즉시, 제2급 및 제3급감염병은 발생 또는 유행 시 24시간 이내에 신고하여야 한다.
　　　　　④ 큐열은 제3급감염병에 해당한다.

13 다음 중 감마 글로불린(γ -globulin) 또는 항독소(antitoxin) 등의 인공제제를 주입하여 생긴 면역은?

① 인공피동면역(artificial passive immunity)

② 인공능동면역(artificial active immunity)

③ 자연피동면역(natural passive immunity)

④ 자연능동면역(natural active immunity)

　　TIP　면역의 종류
　　　　　㉠ 선천적 면역 : 선천적으로 체내에 그 병에 대한 저항성을 가지고 있는 상태
　　　　　㉡ 인공능동면역 : 예방접종을 통해 항체를 형성하는 것(백신, 톡소이드)
　　　　　㉢ 인공수동(피동)면역 : 이물질에 노출 없이 감마글로블린 주사로 항체를 공급받는 것
　　　　　㉣ 자연능동면역 : 질병을 앓고 난 후 면역을 획득하는 것
　　　　　㉤ 자연수동(피동)면역 : 태아가 태반을 통해 모체로부터 항체를 획득하는 것

Answer　11.④　12.②　13.①

출제 예상 문제

1 인공수동면역에 해당하는 것은?

① 파상풍 항독소

② BCG 백신

③ 디프테리아 백신

④ 예방적 항결핵제

TIP ① 수동면역이란 다른 생체가 만든 항체가 받아들여 면역을 얻는 것으로 태아가 태반을 통하여 모체로부터 면역체를 받는 자연적 수동면역과 파상풍 항독소와 같은 인공적 수동면역의 방법이 있다. 만일 파상풍균에 감염되었다면 다량의 항체가 발생하는데 이를 다른 감염되지 않은 개체에게 투여함으로서 이 병원균에 대한 수동면역이 발생하게 된다.
주사 등을 통한 수동면역은 주사와 동시에 면역을 얻을 수 있지만, 일반적으로 지속기간이 짧고 면역의 정도도 약하다.

※ 후천적 면역 … 질병이환 후나 예방접종 등으로 얻는 면역으로 획득면역이라고도 한다.
ㄱ 능동면역

구분	내용
인공능동면역	생균백신, 사균백신, 순환독소의 예방접종 후 생기는 면역
자연능동면역	질병이환 후 면역(장티푸스, 소아마비)

ㄴ 수동면역

구분	내용
자연수동면역	자기의 힘으로 생긴 면역이 아니고 다른 사람(모체)나 동물에서 만든 항체를 얻어서 생긴 면역
인공수동면역	회복기 혈청 항독소를 환자 또는 위험에 처해 있는 사람에게 주어 면역을 얻는 방법

ㄷ 능동면역과 수동면역의 비교

구분	능동면역	수동면역
장점	• 장기간 지속 • 비교적 강력한 면역력 획득 • 한 번 주사로 여러 질병 면역 획득	• 효과가 빠름 • 치료용, 응급처치용으로 사용 가능
단점	• 늦게 나타나는 효과 • 부작용 가능성	• 짧은 지속 시간 • 비교적 약한 저항력

Answer 1.①

2 병원체가 생존하고 증식하면서 감수성 있는 숙주에 전파 시킬 수 있는 생태적 지위에 해당하는 사람, 동물, 곤충, 흙, 물 등을 말하는 것은 무엇인가?

① 감염원
② 오염원
③ 병원소
④ 개달물

TIP ③ 병원소란 감염병을 일으키는 병원체가 서식하는 장소를 말한다. 2014년 아프리카를 휩쓴 에볼라 바이러스의 자연계 병원소는 박쥐로 알려져 있으며, 레지오넬라증의 경우 물이 가장 중요한 병원소(감염원)라 알려져 있다.

※ 병원소 ··· 병원체가 생활, 증식하고 생존하여 질병을 전파할 수 있는 상태로 저장되는 장소를 말한다. 병원소는 인간병원소, 동물병원소, 토양, 곤충 등으로 구분된다.

㉠ 인간 병원소

구분	내용
환자	현성 감염자
무증상 감염자	불현성 감염자
보균자	잠복기, 보균자, 회복기 보균자, 건강 보균자

㉡ 동물 병원소

구분	질병
쥐	페스트, 발진열, 살모넬라증, 와일씨병, 서교증 등
소	결핵, 탄저, 파상열, 살모넬라증
돼지	살모넬라증, 파상열
양	탄저, 파상열, 보튤리즘
새	유행성 일본뇌염, 살모넬라증

㉢ 토양 : 파상풍, 보튤리즘, 구충증 등 아포형성균이 다수

㉣ 곤충

구분	질병
파리	장티푸스, 콜레라, 파라티푸스, 세균성 이질, 폴리오
모기	노염, 말라리아, 사상충, 뎅구열, 황열 등
이	발진티푸스, 재귀열
벼룩	발진열, 페스트

Answer 2.③

3 감염병예방법에 규정된 법정감염병 중 제3급감염병이 아닌 것은?

① 유행성 이하선염　　　　　　　　② 레지오넬라증

③ 발진티푸스　　　　　　　　　　　④ 라임병

TIP ① 제2급감염병이다.

4 어린이에게 투베르쿨린 검사시 결핵에 대한 양성판정 기준을 10mm에서 5mm로 낮출 때 결과는?

① 민감도와 특이도가 증가한다.　　　② 민감도와 특이도가 감소한다.

③ 민감도는 증가하고 특이도는 감소한다.　④ 민감도는 감소하고 특이도는 증가한다.

TIP ③ 민감도는 결핵감염일 경우 양성을 나타낼 확률(병이 있는 사람을 병이 있다고 판정할 수 있는 능력)을 말하고, 특이도는 병이 없는 사람을 병이 없다고 판정할 수 있는 능력을 말하므로 양성판정의 기준을 낮추면 민감도는 증가하고 특이도는 감소한다.

5 1회 접촉으로 후천성 면역결핍증에 걸릴 수 있는 가능성이 가장 높은 것은?

① 환자와의 성 접촉　　　　　　　　② 수혈

③ 주사기 공동사용　　　　　　　　　④ 보균자와의 성 접촉

TIP ② 혈액을 통한 감염이 빠르고 확실하므로 가장 위험하다.

6 들에서 일하던 농부가 들쥐에게 물려 질병에 감염된 경우 이와 관련깊은 감염병은?

① 쯔쯔가무시병　　　　　　　　　　② 유행성 출혈열

③ 탄저병　　　　　　　　　　　　　④ 브루셀라증

TIP ① 들쥐나 진드기에 물려 감염되는 질병이다.

Answer　3.①　4.③　5.②　6.①

7 DPT접종을 통해 예방할 수 있는 질병은?

① 결핵, 백일해, 파상풍
② 디프테리아, 장티푸스, 파상풍
③ 결핵, 홍역, 백일해
④ 디프테리아, 백일해, 파상풍

TIP DPT … 디프테리아(Diphtheria), 백일해(Pertussis), 파상풍(Tetanus)의 예방혼합백신을 말한다. 디프테리아, 백일해, 파상풍은 모두 세균이 일으키는 전신성 질병으로, 특히 어린이가 감염되면 생명이 위험할 정도로 무서운 질병이다. 따라서 철저한 예방접종의 실시가 우선되어야 한다.

8 다음 중 순환독소(Toxoid)를 이용한 면역은?

① 자연능동면역
② 인공능동면역
③ 자연수동면역
④ 인공수동면역

TIP 인공능동면역 … 생균백신, 사균백신, 순환독소를 예방접종하여 생기는 면역으로 파상풍, 디프테리아 등이 있다.

9 다음 중 개달물에 해당하는 것은?

① 우유
② 주사바늘
③ 수건
④ 파리

TIP 개달물 … 병원체를 전파하는 비활성 전파체로 물, 우유, 식품, 공기, 토양을 제외한 모든 무생물을 말한다. 의복, 침구, 책, 완구 등이 있다.

10 중간숙주의 연결이 잘못된 것은?

① 렙토스피라증 - 쥐, 가축
② 광절열두조충 - 연어, 광어
③ 선모충 - 돼지
④ 재귀열 - 파리

TIP ④ 재귀열의 중간숙주는 진드기나 이이다.

Answer 7.④ 8.② 9.③ 10.④

11 다음 중 톡소이드가 예방 및 치료제로 쓰이는 질병은?

① 디프테리아

② 렙토스피라증

③ 매독

④ 콜레라

TIP 톡소이드(Toxoid) … 병원균 독소의 독성을 제거하고 면역발생력을 유보한 액으로 변성독소, 아나톡신이라고도 한다. 주로 디프테리아나 파상풍의 예방에 응용된다. 즉, 인체에 디프테리아균이 침입하면 그 균체외 독소 때문에 디프테리아에 걸리는데, 동시에 이 독소의 작용에 의하여 독소를 중화하는 항독소가 체내에 자연적으로 발생하여 그것이 충분히 발생하면 질병은 자연히 치유된다. 그러나 부족할 때에는 항독소를 주사하면 질병을 고칠 수 있다.

12 다음 중 바이러스 감염병에 속하는 것은?

① 장티푸스

② 발진열

③ 백일해

④ 일본뇌염

TIP 병원체 유형별 감염병의 분류

㉠ 바이러스성 감염병 : 0.01~0.3㎛ 정도로 전자 현미경으로만 관찰이 가능하고 세포 내에 기생한다. 홍역, 폴리오, 유행성 간염, 일본뇌염, 공수병, 유행성 이하선염, 에이즈 등이 있다.

㉡ 세균성 감염병 : 디프테리아, 결핵, 장티푸스, 콜레라, 세균성 이질, 페스트, 파라티푸스, 성홍열, 백일해, 매독, 임질, 한센병 등이 있다.

㉢ 리케차성 감염병 : 발진열, 발진티푸스, 양충병, 록키산 홍반열, 큐열 등이 있다.

㉣ 원충성 감염병 : 아메바성 이질, 말라리아, 간·폐디스토마, 회충 등이 있다.

㉤ 진균 또는 사상균 : 무좀 등 각종 피부질환의 원인균이다.

13 신경계의 급성 중독을 일으키는 신경독소는?

① 살모넬라

② 비브리오

③ 보툴리누스

④ 여시니아

TIP 보툴리누스

㉠ 편성혐기성, 그람 양성의 아포 형성균인 보툴리누스균(*Clostridium Botulinum*)이 생산한 균체외 독소(신경독)에 의하여 보툴리누스 중독 또는 보툴리누스증(Botulism)이 일어난다.

㉡ 일반적인 보툴리누스 중독은 식품 내에서 보툴리누스균이 증식하였을 때에 생산된 독소를 식품과 함께 섭취하여 발병한다.

Answer 11.① 12.④ 13.③

14 조류독감의 예방온도로 옳은 것은?

① 75℃에서 5분간 살균한다.　　　② 80℃에서 5분간 살균한다.

③ 100℃에서 5분간 살균한다.　　　④ 방법이 없다.

TIP 조류독감

ⓖ 증상 : 일반 독감과 같이 고열, 기침, 목 따가움, 근육통 등의 증상을 보이며 눈이 충혈되는 결막염이 나타날 수도 있다.

ⓛ 감염경로 : 조류독감 바이러스는 감염된 조류와 직접 접촉하거나 이들의 배설물에서 감염된다.

ⓒ 예방법 : 일단 감염된 조류와 접촉하지 말고, 독감에 걸리지 않도록 한다.

ⓔ 치료법 : 항바이러스 제제를 복용하면 바이러스 증식을 억제할 수 있는데, 아직 확실한 백신제는 없는 상황이다.

ⓜ 조류독감 바이러스의 사멸 : 조류독감 바이러스를 예방하기 위해서는 음식물 조리시 60~70℃에서는 30분, 75℃에서는 5분, 80℃ 에서는 1분간 조리한다. 100℃에서는 즉시 사멸한다.

15 감염병 전파의 6가지 요인 중 환경요소에 속하는 것은?

① 전파　　　　　　　　　　　② 병원체

③ 병원소　　　　　　　　　　④ 감수성

TIP 질병발생의 3요소와 감염병 생성과정(6단계)

ⓖ 병인

• 병원체

• 병원소

ⓛ 환경

• 병원소로부터 병원체 탈출

• 전파

• 병원체의 새로운 숙주로의 침입

ⓒ 숙주 : 숙주의 감수성

Answer 14.① 15.①

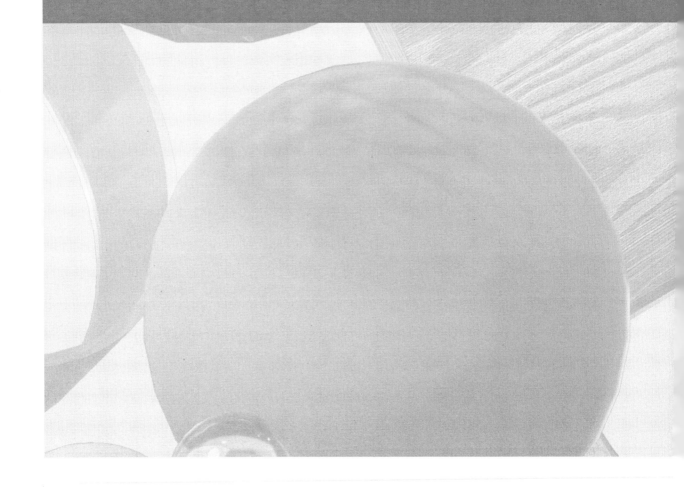

PART

01 공중보건

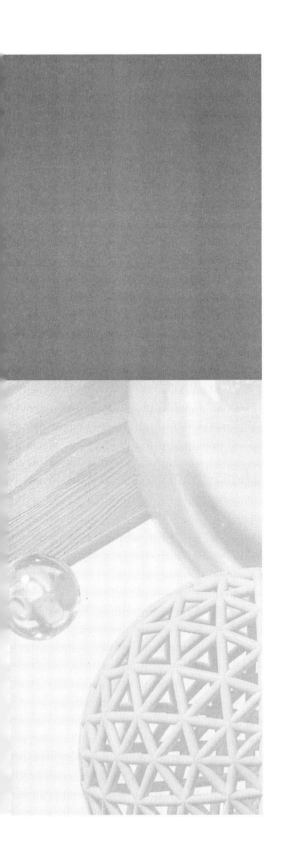

CHAPTER

05

식품위생과 위생해충

01 식품위생

01 식품위생의 개요

❶ 식품위생의 정의

(1) WHO(환경위생 전문회의)의 정의

식품위생은 식품의 생육, 생산, 제조에서 최종적으로 사람에게 섭취되기까지의 모든 단계에서 안전성, 건전성, 완전무결성을 확보하기 위한 모든 수단이다.

(2) 우리나라의 정의

식품위생이란 식품, 식품첨가물, 기구 및 용기·포장 등을 대상으로 하는 음식에 관한 위생을 말한다〈식품위생법 제2조 제11호〉.

❷ 식품에 의한 감염병

(1) 특징
① 폭발적으로 발생한다.
② 기온이 높은 여름철에 주로 발생한다. 여름철은 미생물이 성장·생육하기 좋은 조건이고, 장관의 수분과다로 내성이 저하되어 있기 때문에 감염병이 많이 발생한다.

(2) 식품취급 시 유의점
① 원료보관실, 제조가공실, 포장실 등의 내부는 항상 청결해야 한다.
② 원료 및 제품 중 부패·변질이 되기 쉬운 것은 냉장·냉동 보관한다.
③ 제조, 가공 또는 포장에 직접 종사하는 자는 위생모를 착용해야 한다.

④ 우유와 산양유는 같은 제조실에서 처리·가공하거나 섞어 넣지 말아야 한다.

⑤ 제조, 가공, 조리에 상용되는 기계, 기구 및 음식기는 사용 후에 세척, 살균 등 항상 청결하게 유지·관리해야 한다.

⑥ 식품접객업소의 경우 냉면육수, 칼, 도마, 행주 등은 식품 등의 기준 및 규격이 정하는 미생물 권장규격에 적합하도록 관리해야 한다.

⑦ 식품 저장고에 해충구제 및 방서를 실시하고 동물사육을 금한다.

⑧ 야채는 흐르는 물에 5회 이상 씻는다.

⑨ 유지식품은 일광을 차단하고 라면은 빛을 차단하여 보관한다.

02 식품의 관리

(1) 소독법

① 가열

    ㉠ **고압증기멸균** : 115.5℃에서 30분간 가열, 121.5℃에서 20분간 가열, 126.5℃에서 15분간 가열한다.

    ㉡ **저온멸균** : 63℃에서 30분간 가열하는 방법으로, 우유소독 시 사용된다.

    ㉢ **간헐멸균** : 저온상태에서 포자살균한다.

    ㉣ **화염멸균** : 금속·유리·자기제품 소독 시 이용된다.

    ㉤ **유통증기멸균** : 100℃에서 30~60분 가열한다.

    ㉥ **건열멸균법** : 150~160℃ 정도의 건조상태에서 멸균하는 방법으로, 주로 유리기구에 사용된다.

② 자외선 조사

    ㉠ 처리 후 성분변화가 거의 없지만 침투력이 없다.

    ㉡ Dorno−ray(2,400~3,200 Å)가 살균효과가 크다.

    ㉢ 내성이 생기지 않고 피조사물에 변화를 주지 않는다.

    ㉣ 사용법이 간단하고 모든 균종에 효과적이며 살균효과가 크다.

    ㉤ 장시간 사용 시 지방류를 산패시킨다.

    ㉥ 피부조사 시 붉은 반점이 생기고 눈에 결막염과 각막염을 유발한다.

③ **화학적 소독** … 화학적 소독제는 살균력이 강하고 인체에 독성이 없으며 냄새가 없어야 한다. 또 수용성이고 값이 저렴해야 한다.

    ㉠ **수은** : 0.1% 승홍수와 25% Mercurochrome수를 사용한다. 피부점막 소독에 이용된다.

    ㉡ **염소** : 상수도와 음료수 소독에 이용된다.

    ㉢ **3% 과산화수소** : 상처소독용으로, 주로 구강소독에 이용된다.

② 방향족 : 손소독 및 기구, 용기 소독에 이용된다.

⑩ 표백분 : 우물물, 풀장 소독에 이용된다.

⑭ 요오드 : 물에 녹지 않는다.

⑭ 오존 : 목욕탕 소독에 이용된다.

⑯ 역성비누 : 손소독, 기구나 용기소독에 이용된다.

(2) 변질방지법

① 건조 … 수분함량 15% 이하는 생육 불능, 곰팡이는 수분함량 13% 이하로 건조시킨다.

② 냉장 · 냉동법 … 10℃ 이하에서는 번식이 억제되고, −5℃ 이하에서는 번식이 정지된다.

　　㉠ 냉장법 : 1~10℃ 사이에서 저장하는 방법이다.

　　㉡ 냉동법 : 0℃ 이하에서 저장하는 방법이다.

③ 가열법

　　㉠ 식품 중의 효소를 파괴해 자기소화작용을 억제하므로 변질을 막는 방법이다.

　　㉡ 120℃에서 20분 가열로 미생물이 완전멸균된다.

　　㉢ 향미와 비타민 등의 영양소가 파괴되는 단점이 있다.

④ 염장법 · 당장법 … 탈수작용과 염소이온의 직접적 작용 등에 의한 보존법이다. 염장은 10~20%, 당장은 40~50% 절임법이 일반적이다.

⑤ 산저장법 … pH 5.0 이하의 초산이나 젖산을 이용한다.

⑥ 가스법 … CO_2, N_2 가스를 이용한다.

⑦ 방부제

　　㉠ 허용된 첨가물만 사용한다.

　　㉡ 사용 허용량을 지킨다.

　　㉢ 독성이 없어야 한다.

　　㉣ 미량으로도 효과가 있어야 한다.

　　㉤ 무미 · 무취이어야 한다.

⑧ 밀봉법

⑨ 훈증, 훈연법

 TIP 식품 변질의 종류
　　㉠ 부패 : 단백질과 질소 화합물을 함유한 식품이 자가소화 또는 미생물 및 부패세균 등의 효소작용으로 인해 분해되어 아민류와 같은 독성물질과 악취가 발생하는 현상
　　㉡ 산패 : 지방이 미생물이나 산소, 햇빛, 금속 등에 의하여 산화 분해되어 불쾌한 냄새나 맛을 형성하는 것
　　㉢ 변패 : 탄수화물(당질)과 지질이 산화에 의하여 변성되어 비정상적인 맛과 냄새가 나는 현상
　　㉣ 발효 : 탄수화물이 미생물의 작용을 받아 유기산이나 알코올 등을 생성하는 것

03 식중독

❶ 세균성 식중독

(1) 분류

설사가 주증세이고, 감염형과 독소형으로 나뉜다.

① **감염형** ··· 살모넬라균, 장염 비브리오균, 병원성 대장균 등이 있다.

② **독소형** ··· 포도상구균과 보툴리누스균, 바실러스 세레우스균, 알레르기균 등이 있다.

③ **중간형** ··· 웰치균, NAG 비브리오균 등이 있다.

(2) 감염형 식중독

① 살모넬라균에 의한 식중독
- ㉠ **외부형태** : Gram 음성, 무포자, 간균, 주모균으로 역사상 가장 오래된 식중독균이다.
- ㉡ **원인균의 특징** : 생육 최적온도는 37℃이고, pH 7~8이다.
- ㉢ **증세** : 치사율은 낮으나 38~40℃의 심한 고열이 특징이다.
- ㉣ **원인식품** : 감염된 동물, 어육제품, 샐러드, 마요네즈, 유제품, 난류 등이다.
- ㉤ **예방** : 60℃에서 20분간 가열로 예방할 수 있다.
- ㉥ **잠복기** : 20시간이다.

② 장염 비브리오균에 의한 식중독
- ㉠ **외부형태** : Gram 음성, 간균
- ㉡ **원인균** : *Vibrio Parahaemolyticus*(호염균)로, 3~4%의 식염농도에서 잘 자라는 중온균이다.
- ㉢ **원인식품** : 어패류, 생선 등이다.
- ㉣ **특징**
  - 콜레라균과 유사한 형태이다.
  - 균의 분열시간이 짧다(10분 이내).
  - 열에 약한 것이 특징이다.
- ㉤ **주요 증상** : 설사, 위장장애
- ㉥ **잠복기** : 평균 10~18시간이다.

③ 병원성 대장균에 의한 식중독

    ㉠ **외부형태** : Gram 음성, 주모균, 간균, 무아포성

    ㉡ **원인균** : *Escherichia Coli*

    ㉢ **증세** : 유아에게 전염성 설사, 성인에게는 급성 장염을 유발한다.

(3) 독소형 식중독

① 포도상구균에 의한 식중독

    ㉠ **외부형태** : Gram 양성, 구균, 무아포성, 무편모로 비운동성이다.

    ㉡ **원인균** : *Staphylococcus Aureus*로, 장독소인 엔테로톡신을 생성한다.

    ㉢ **원인식품** : 우유 및 유제품 등

    ㉣ **감염원** : 화농성 질환자

    ㉤ **주요 증상** : 복통, 구토, 설사, 구역질

    ㉥ **예방** : 화농성 환자의 식품취급을 금함으로써 예방을 할 수 있다.

    ㉦ **잠복기** : 1~6시간, 평균 3시간으로 짧다.

② 보툴리누스균에 의한 식중독(Botulism : 소시지의 중독)

    ㉠ **외부형태** : Gram 양성, 간균, 주모균, 아포 형성, 혐기성균이다.

    • 아포를 형성하며 내열성이 강하다.

    • 120℃에서 4분 이상 가열하여야 사멸한다.

    • 주모성 편모를 가지며 활발한 운동성이 있다.

    ㉡ **원인균** : *Clostridium Botulinum*로, 신경독소인 Neurotoxin을 생성하는 혐기성균이며 체외독소이다.

    ㉢ **원인식품** : 밀봉상태의 통조림, 햄, 소시지

    ㉣ **증세** : 신경마비 증세, 치명률(30~80%)이 높고 호흡곤란, 연하곤란, 복통, 구토, 설사 등의 현상이 일어나나 발열은 없다.

    ㉤ **잠복기** : 12~36시간이다.

③ **바실러스 세레우스 식중독** … Enterotoxin을 원인독소로 하는 설사형 식중독과 구토독소에 의한 구토형 식중독의 2가지 형태가 있다.

    ㉠ **원인균** : *Bacillus Cereus*균은 Gram 음성의 간균, 주모성 편모, 아포 형성, 호기성균

    ㉡ **잠복기** : 설사형은 8~20시간(평균 12시간), 구토형은 1~6시간(평균 3시간)이다.

    ㉢ **증상** : 설사형은 강한 복통과 수양성 설사가 특징이며 Welchii균에 의한 식중독과 유사하고, 구토형은 메스꺼움과 구토, 설사, 복통이 나타나며, 포도상구균 식중독과 유사하다.

    ㉣ **원인식품** : 토양 등 자연계에 널리 분포되어 있으므로 식품의 오염기회가 많다. 설사형은 향신료를 사용한 식품이나 요리, 구토형은 주로 쌀밥, 볶은밥을 통해 감염된다.

⑷ 세균성 식중독의 특징

① 면역이 생기지 않는다.

② 많은 양의 세균이나 독소에 의해 발생한다.

③ 식품에서 사람으로 최종 감염된다.

④ 잠복기가 경구감염병보다 짧다.

⑤ 식중독균의 적온은 25~37℃이다.

⑥ 원인식품에 기인한다.

⑦ 감염형 식중독
  ㉠ 세균 자체에 의한 것으로, 대부분 급성 위장증세가 많다.
  ㉡ 균량이 발병에 영향을 준다.

❷ 화학적 식중독

⑴ 의의

구토가 주증세이고 유해첨가물, 유해금속, 농약 중독이 있다.

⑵ 화학적 식중독의 발생요인

① 제조, 가공, 보관 시에 유해물질의 혼입으로 발생한다.

② 용기, 포장재료에서 유해물질의 혼입으로 발생한다.

③ 유해첨가물의 혼입으로 발생한다.

④ 식품첨가물의 다량 사용시 발생한다.

⑤ 고의 또는 오인으로 발생한다.

⑥ 공해 또는 방사능 오염물질에 의해 발생한다.

❸ 자연독 식중독

(1) 의의

신경증상을 수반하고, 식물성과 동물성, 곰팡이로 구분할 수 있다.

(2) 식물성 식중독

① 독버섯

  ㉠ 종류 : 광대버섯, 미치광이 버섯, 무당버섯 등이 있다.

  ㉡ 독성분 : 무스카린, 무스카리딘, 뉴린, 팔린, 필즈톡신 등이다.

  • 무스카린(Muscarine) : 붉은 광대버섯에 함유되어 있고, 독성이 매우 강하다. 호흡곤란과 위장장애를 일으킨다.

  • 무스카리딘(Muscaridine) : 많은 독버섯에 함유되어 있고 동공확대, 뇌증상 등이 생긴다.

  • 팔린(Phaline) : 알광대버섯에 함유되어 있고, 용혈작용과 콜레라 증상을 일으킨다.

  • 필즈톡신(Pilztoxin) : 균독소로 건조와 열에 약하고, 현기증과 뇌증상을 일으킨다.

② **감자** ⋯ 싹튼 부위에 솔라닌(Solanine)이라는 독성분이 있어 복통, 위장장애, 현기증 등의 증상을 보인다.

③ **두류, 인삼, 팥** ⋯ 사포닌(Saponin)의 독성분이 설사를 일으킨다.

④ **독 미나리** ⋯ 독성분은 씨큐톡신(Cicutoxin)이다.

⑤ **면실유** ⋯ 고시풀(Gossypol)이 독성분이다.

(3) 곰팡이 식중독

누룩곰팡이(Aspergillus), 푸른곰팡이(Penicillium) 등의 곰팡이는 대사과정에서 Mycotoxin을 생산하고 이는 급성·만성 장애를 일으킨다.

① 아플라톡신

  ㉠ 진균독이며 간장, 된장을 담글 때 발생한다. 탄수화물이 많이 함유된 곡물류 등에서 주로 생성되며 간암을 유발시킨다.

  📢**TIP** Aspergillus Flavus는 아플라톡신을 생성한다.

  ㉡ **최적온도** : 25~30℃이다.

  ㉢ **기질수분** : 16% 이상

  ㉣ **최적 pH** : pH 4

  ㉤ **최적습도** : 80~85%(80% 이상)

② 황변미 … 수분 14~15% 이상이 함유된 저장미에서 발생한다. 황변미 독에는 Cirinin, Islanditoxin, Citreoviridin 등이 있다.

ㄱ Cirinin : 위장독을 유발하는 독소이다.

ㄴ Islanditoxin : 간장독으로서 간암, 간경변증을 유발하는 독소이다.

ㄷ Citreoviridin : 신경독소이다.

③ 맥각독

ㄱ Ergotoxin은 보리, 밀 등을 기질로 번식하는 곰팡이가 분비하며 소화관 증상과 신경증상을 보인다.

ㄴ 임산부에게 유산 또는 조산을 가져온다.

(4) 동물성 식중독

① 복어

ㄱ 독력이 가장 강한 시기는 5~7월이며, 독소는 테트로도톡신(Tetrodotoxin)이다.

> **TIP** Tetrodotoxin … 복어의 생식기(고환, 난소), 창자, 간, 피부 등에 들어 있으며 독성분이 제일 강한 곳은 난소이다.

ㄴ 식중독 야기시 Cyanosis현상을 나타내며, 치사율이 60%로 높다.

ㄷ 주요 증상 : 운동마비, 언어장애, 지각이상, 호흡마비, 고열과 오한, 구순 및 혀의 지각 마비 등을 일으킨다.

ㄹ 대책 : 독성이 있는 부분을 먹은 경우 구토, 위 세척, 설사를 하여 위장 내의 독소를 제거한다.

② 모시조개(바지락), 굴 … 모시조개의 독소는 베네루핀(Venerupin)이다.

③ 대합조개, 섭조개 … 독소는 삭시톡신(Saxitoxin)이며 마비성 패독이다.

04 감염병 및 기생충 감염

❶ 감염병의 분류

(1) 경구감염병

① 장티푸스

ㄱ 특징 : 장의 임파조직, 담낭, 신장에 발생된다. 8~9월에 다발하고 발열이 특징이다.

ㄴ 병원균 : *Salmonella Typhi*

ㄷ 잠복기 : 1~3주이다.

② **파라티푸스** … 장티푸스와 비슷하다.

③ **콜레라**
  ㉠ **증상** : 심한 위장장애와 전신장애의 급성 감염병이다.
  ㉡ **특징** : 해수, 어패류, 음료수의 오염섭취시 발생하고, 빈민가에서 주로 발생된다.
  ㉢ **병원균** : *Vibrio Cholera*
  ㉣ **잠복기** : 2~3일이다.

④ **세균성 이질**
  ㉠ **증상** : 대장점막 궤양성 병변으로 점액성 혈변증상이 나타난다.
  ㉡ **병원균** : *Shigella Dysenteriae*
  ㉢ **잠복기** : 1~7일이다.

⑤ **소아마비**
  ㉠ **증상** : 중추신경계 손상으로 5세 이하 소아에게 감염되어 마비증상을 보인다.
  ㉡ **병원균** : *Poli Virus*
  ㉢ **잠복기** : 1~3주이다.
  ㉣ **예방** : Salk Vaccine으로 예방접종한다.

⑥ **유행성 간염** … 황달과 간 장애를 유발한다.

(2) 인수공통 감염병

① **탄저병** … 포유동물로 주로 소, 말, 양

② **야토병** … 산토끼, 양

③ **결핵** … 소, 산양

④ **살모넬라** … 온혈동물

⑤ **파상풍** … 소, 돼지, 산양, 말, 산토끼, 개, 닭

⑥ **큐열** … 쥐, 소, 양

⑦ **돈단독** … 돼지

❷ 기생충 감염

(1) 개요

① **토양매개형 기생충** … 중간숙주를 필요로 하지 않으며, 야채 등을 통하여 인체에 유입되며, 예방법으로는 야채를 익혀서 먹거나 깨끗이 씻어 먹는 방법이 있다.

② **수륙매개형 기생충** … 1개의 중간숙주를 필요로 하는 돼지고기와 쇠고기, 2개의 숙주를 필요로 하는 어패류가 있으며, 예방법으로는 생식하지 말고 익혀서 먹는 방법이 최선이다.

(2) 기생충 감염경로

① **회충**
   ㉠ 채소를 통해 경구에 침입하여 장내 군거생활을 한다.
   ㉡ 일광에 사멸하고 70℃로 가열시 사멸한다.
   ㉢ 채소류를 먹을 때 흐르는 물에 5회 이상 씻어서 충란을 제거한 뒤 먹는다.

② **요충**
   ㉠ 집단생활하는 곳에서 많이 발생하고 경구침입하여 항문 주위에 산란한다.
   ㉡ 검사법으로는 스카치 테이프 검출법이 있다.

③ **십이지장충(구충)**
   ㉠ 경피를 통해 감염되어 소장에 기생한다.
   ㉡ 옥외에선 꼭 신발을 신도록 한다.

❸ 식품위생검사

(1) 식품위생검사의 개념

① 식품에 의한 위해를 방지하기 위해 행하는 식품, 식품첨가물, 물, 기구 및 용기, 포장 등에 대한 검사를 말한다.

② 식품의 위생적인 적부와 변질상태, 이물 등의 혼입여부를 감별한다.

(2) 식품위생검사의 목적

① 식품으로 인해 발생하는 위해를 예방하고, 안전성을 확보한다.

② 식품에 의한 식중독이나 감염병 발생시 원인식품 등을 규명하고 감염경로를 추측한다.

③ 식품의 위생상태를 파악하여 식품위생에 관한 지도와 식품위생대책을 수립한다.

(3) 식품위생검사의 종류

① **생물학적 검사** … 세균수를 측정하여 오염의 정도나 식중독, 감염병의 원인균을 측정한다.

    ㉠ 일반세균수의 검사(표준평판법)

- 검체를 표준한천배지에 35℃에서 48시간(또는 24시간) 배양하여 측정한다.
- 표준평판수(일반세균수)는 표준한천배지에서 발육한 식품 1g당 중온균의 수이다.

    ㉡ 대장균군의 검사

- 정성시험(대장균군의 유무 검사)

단계		내용
1단계	추정시험	• 액체는 그대로 또는 멸균생리적 식염수로 10진법으로 희석하고 고형시료는 10g을 멸균생리적 식염수 90mL에 넣고 Homogenizer 등으로 세척한다. • 이것을 원액으로 10배 희석액을 만들어 그 일정량을 BTB를 첨가한 유당 Bouillon 발효관에 이식하여 35 ± 0.5℃에서 24~48시간 배양한 후 가스가 발생하면 양성으로 한다. • 유당부(젖당부 ; Bouillon) 이온배지, LB(Lactose Broth) 발효관 배지나 고형배지를 사용한다.
2단계	확정시험	추정시험 결과가 양성인 것은 BGLB 발효관으로 이식하여 35 ± 0.5℃에서 24~ 48시간 배양한 후 가스가 발생하면 다시 EMB 한천배지나 Endo 평판배지에 옮겨 전형적인 대장균집락 형성 유무를 조사한다.
3단계	완전시험	• 확정시험 양성 집락에 대해 Gram 음성간균, 유당분해, 가스발생 등을 재확인한다. • Endo 평판배지, EMB 한천배지를 사용한다.

- 최확수(MPN)법 : 검체 100mL(g) 중의 대장균군의 최확수(MPN ; Most Probable Number)를 구하는 시험이다.
- Membrane Filter Method(MF법) : 다공성원형 피막인 Membrane Filter로 일정량의 검수를 여과하여 세균이 막면 위에 남게 되므로 그것을 엔도배지나 Mac Conkey 배지로 만든 한천평판에 올려놓거나 이들 배지를 스며들게 한 여지에 배양하여 막면위희집락 성상과 수로 대장균군의 검사 100mL 중의 균수를 산정한다.
- Paper Strip Method : 우유나 물 중의 대장균군 검사의 간이검사법으로 이용되는 방법이다.

    ㉢ **장구균 검사** : 공정법의 미확립으로 검사법이나 사용배지가 검색자에 따라 다소 차이가 있다.

    ㉣ **세균성 식중독의 검사** : 식중독이 발생하였을 경우 일반 세균수의 측정, 대장균군의 측정, 직접배양 등을 통하여 병원성 세균으로 추정되는 세균을 검출한다.

    ㉤ **감염병균의 검사** : 식품을 통하여 감염을 일으키는 감염병균을 세균성 식중독균이나 용혈성 연쇄상구균의 각각의 검사법에 따라 계통적으로 검사한다.

    ㉥ **곰팡이균과 효모의 검사** : Haward법을 이용하여 곰팡이나 효모의 수를 세어 검체 중의 세포수를 측정한다. EH 곰팡이용 배지를 이용하여 곰팡이의 형태를 관찰한다.

② **이화학적 검사** ··· 식품의 pH, 아민, 과산화물가, 카르보닐가 등을 측정하고, 어육의 단백질 침전반응 등을 검사한다.

③ **물리학적 검사** ··· 식품의 경도, 탁도, 점도, 탄성, 중량, 부피, 크기, 비중, 응고, 빙점, 융점 등을 검사한다.

④ **독성검사** ··· 동물 실험을 통하여 식품의 독성을 검사한다.

　㉠ **급성 독성시험** : 시험동물에 시험물질을 1회 투여하여 그 결과를 관찰하는 것으로 맨 먼저 실시하는 독성시험이다. 독성은 보통 시험동물의 50%가 사망하는 것으로 추정되는 시험물질의 1회 투여량으로 체중 kg당 mg수 또는 g수로 표시하는 LD50으로 나타낸다.

　㉡ **아급성 독성시험** : 시험동물에 시험물질을 치사량 이하의 용량을 여러 단계로 나누어 단기간(1~3개월 정도) 투여하여 그 결과를 관찰하는 것으로 투여량에 따른 영향과 체내 축적성 여부를 알아보는 시험이다.

　㉢ **만성 독성시험** : 약 2년 정도의 기간 동안 소량의 시험물질을 계속하여 투여하면서 독성여부에 따른 영향을 관찰하는 것으로 물질의 잔류성과 축적성을 알아보는 시험이다.

⑤ **관능 검사** ··· 오감을 이용하여 식품의 성상, 맛, 포장상태, 냄새 등을 검사한다.

⑥ **식기구, 용기 및 포장의 검사**

　㉠ **식기구류의 검사** : 전분성 잔류물 및 지방성의 잔류물 시험법 등을 이용하여 식기구류의 세정이 잘 되었는지 검사한다.

　㉡ **합성수지 제품의 검사** : 착색료시험법에 의한 착색된 침출액의 검사와 자외선 등으로 형광료의 유무를 검사하고, 납, 카드뮴, 주석, 기타 중금속류의 화합물을 사용하는 것에 대한 검사도 한다.

　㉢ **종이제품** : 착색료, 형광염료 등의 검사를 한다.

　㉣ **통조림** : 내용물의 화학시험과 세균시험을 한다.

≡ 최근 기출문제 분석 ≡

2022. 6. 18. 제1회 지방직 시행

1 캠필로박터 식중독에 대한 설명으로 옳지 않은 것은?

① 피가 섞인 설사를 할 수 있다.

② 원인균은 호기적 조건에서 잘 증식한다.

③ 닭고기에서 주로 발견된다.

④ Guillain-Barre syndrome을 일으킬 수 있다.

> **TIP** ② 정상보다 낮은 산소분압하에 증식하는 미호기성균이다.
> ※ 캠필로박터 식중독 … 주로 육류에 의해 감염되며 열에 약해 가열 조리과정에서 쉽게 사멸하지만 손질 시 조리도구에 오염되어 감염된다. 주로 설사증상이 나타나며 길랑-바레 증후군을 유발한다.

2022. 6. 18. 제1회 지방직 시행

2 자연독에 의한 식중독의 원인식품과 독소의 연결이 옳지 않은 것은?

① 바지락 - venerupin

② 감자 - solanine

③ 홍합 - tetrodotoxin

④ 버섯 - muscarine

> **TIP** 홍합, 섭조개, 대합조개는 Saxitoxin에 의해 식중독이 발생하며 특히 5 ~ 9월에 독성이 강해진다.

Answer 1.② 2.③

3 식중독에 대한 설명으로 가장 옳지 않은 것은?

① 세균성 식중독은 크게 감염형과 독소형으로 분류된다.

② 대부분의 세균성 식중독은 2차 감염이 거의 없다.

③ 노로바이러스는 온도, 습도, 영양성분 등이 적정하면 음식물에서 자체 증식이 가능하다.

④ 살모넬라, 장염비브리오는 감염형 식중독 원인균에 해당한다.

> **TIP** ③ 노로바이러스는 주로 물을 통해 전염되며 자체 증식은 불가능하다. 식중독이란 식품의 섭취로 인하여 인체에 유해한 미생물 또는 유독물질에 의하여 발생하였거나 발생한 것으로 판단되는 감염성 또는 독소형 질환(「식품위생법」제2조 제14호)이다. 식중독은 크게 미생물(세균성, 바이러스성)과 화학물질(자연독, 인공화합물)로 나눌수 있다.
> ① 세균성 식중독은 크게 독소형과 감염형으로 구분할 수 있다.
> ② 세균성 식중독 중 감영형에 해당되는 노로바이러스의 경우 2차 감염이 흔하게 일어나기 때문에 집단적인 발병 양상을 보인다.
> ④ 세균성 식중독 중 감염형에는 살모넬라, 장염비브리오균, 병원성 대장균 등이 있다.

4 자연독에 의한 식중독의 원인이 되는 독성분이 아닌 것은?

① 테트로도톡신(tetrodotoxin)

② 엔테로톡신(enterotoxin)

③ 베네루핀(venerupin)

④ 무스카린(muscarine)

> **TIP** ② 병원성 포도상 구균이 만들어 내는 내열성 독소로 오심, 복통, 구토, 설사 따위를 일으킨다.
> ① 복어독 ③ 바지락독 ④ 버섯독

Answer 3.③ 4.②

2020. 6. 13. 제2회 서울특별시

5 식품의 보존방법 중 화학적 보존방법에 해당하는 것은?

① 절임법   ② 가열법

③ 건조법   ④ 조사살균법

> **TIP** ① 식품에 소금, 설탕, 식초를 넣어 삼투압 또는 pH를 조절함으로써 부패미생물의 발육을 억제하는 방법이며 김치, 젓갈, 잼, 가당연유, 마늘절임, 피클 등에 이용된다.
> ② 끓이거나 삶는 방법으로 식품에 부착된 미생물을 사멸시키고, 조직 중의 각종 효소를 불활성화시켜 자기소화작용을 저지함으로써 식품의 변질을 막는 방법이다.
> ③ 식품의 수분 함량을 낮춤으로써 미생물의 발육과 성분변화를 억제하는 방법이다. 천일건조는 햇볕이나 응달에서 말리는 방법으로 건포도, 곶감, 건어물, 산채 등에 사용되어왔고, 인공건조는 열풍, 분무, 피막, 냉동을 이용하는 방법으로 분유, 분말커피, 인스턴트 수프, 건조과일 등의 고급식품에 사용된다.
> ④ 방사선조사 살균방법은 식품에 열이 거의 발생되지 않고 물리적·화학적 변화 없이 원래 상태를 그대로 유지하면서 살균하는 기술로, 주로 식품의 식중독균 살균 및 유해 해충을 죽이는 데 이용된다.
> ※ 식품 보존의 방법
>   ⊙ 물리적 방법 : 냉장, 냉동, 가열, 건조, 공기조절
>   ⓒ 화학적 방법 : 염장, 당장, 산첨가, 보존료, 훈연, 천연물 첨가

2019. 6. 15 제2회 서울특별시

6 식품 변질에 대한 설명으로 가장 옳은 것은?

① 부패 : 탄수화물이나 지질이 산화에 의하여 변성되어 맛이나 냄새가 변하는 것
② 산패 : 단백질 성분이 미생물의 작용으로 분해되어 아민류와 같은 유해물질이 생성되는 것
③ 발효 : 탄수화물이 미생물의 작용을 받아 유기산이나 알코올 등을 생성하는 것
④ 변패 : 유지의 산화현상으로 불쾌한 냄새나 맛을 형성하는 것

> **TIP** ① 부패 : 단백질과 질소 화합물을 함유한 식품이 자가소화 또는 미생물 및 부패세균 등의 효소작용으로 인해 분해되어 아민류와 같은 독성물질과 악취가 발생하는 현상
> ② 산패 : 지방이 미생물이나 산소, 햇빛, 금속 등에 의하여 산화 분해되어 불쾌한 냄새나 맛을 형성하는 것
> ④ 변패 : 탄수화물(당질)과 지질이 산화에 의하여 변성되어 비정상적인 맛과 냄새가 나는 현상

Answer   5.①   6.③

7 〈보기〉에서 설명하는 대표적인 식중독 원인 바이러스는?

보기

- 우리나라 질병관리본부에서 1999년부터 검사를 시작하였다.
- 저온에 강하여 겨울철에도 발생한다.

① 장출혈성 대장균　　　　　　　　② 살모넬라

③ 비브리오　　　　　　　　　　　　④ 노로바이러스

> **TIP** 노로바이러스는 계절적으로 겨울철에 많이 발생하는데, 이는 기존 식중독 바이러스들과는 달리 기온이 낮을수록 더 활발하게 움직이기 때문이다. 주로 굴, 조개, 생선 같은 수산물을 익히지 않고 먹을 경우에 주로 발생한다.

8 우리나라에서 가장 많이 발생하는 포도상구균식중독에 대한 설명으로 가장 옳은 것은?

① 신경계 주 증상을 일으키며 사망률이 높다.

② 다른 식중독에 비해 발열증상이 거의 없는 것이 특징이다.

③ 원인물질은 장독소로 120℃에 20분간 처리하면 파괴된다.

④ 원인식품은 밀봉된 식품, 즉 통조림, 소시지 등이다.

> **TIP** ① 포도상구균식중독에 감염된 경우 복통, 설사, 구토 등의 증상을 보이며, 경미한 감염 및 식중독의 경우 일반적으로 2~3일 정도에 회복된다.
> ③ 원인물질인 장독소는 열에 강한 성질이 있어 120℃에 20분간 처리하여도 파괴되지 않고, 일단 섭취하게 되면 위 속과 같은 산성 환경에 강하고 단백분해효소에도 안정적이어서 위장관에서 잘 파괴되지 않는다.
> ④ 주로 우유, 고기, 계란과 샐러드와 같은 음식의 섭취로부터 야기된다.

Answer 7.④ 8.②

9 다음은 어떤 식중독에 대한 설명인가?

> • 통조림, 소시지 등이 혐기성 상태에서 A, B, C, D, E형이 분비하는 신경독소
> • 잠복기 12~36시간이나 2~4시간 이내 신경증상이 나타날 수 있음
> • 증상으로 약시, 복시, 연하곤란, 변비, 설사, 호흡곤란
> • 감염원은 토양, 동물의 변, 연안의 어패류 등

① 살모넬라 식중독　　　　　　　　② 포도알균(포도상구균) 식중독
③ 보툴리누스 식중독　　　　　　　　④ 독버섯 중독

TIP 제시된 내용은 보툴리누스 식중독에 대한 설명이다. 보툴리누스 식중독은 독소형 식중독의 하나로 Clostridium botulinum 균이 증식하면서 생산한 단백질계의 독소물질을 섭취하여 일어나는 식중독이다.
① 살모넬라 식중독 : 쥐티프스균(Salmonella typhimurium), 장염균(S. enteritidis) 등의 살모넬라 속에 의한 감염형 식중독으로 급성위장염의 증상을 보인다.
② 포도알균 식중독 : Staphylococcus aureus가 식품 속에서 증식하여 산생하는 enterotoxin을 사람이 섭취함으로써 발생하는 전형적인 독소형 식중독으로 발증까지의 잠복시간은 2~6시간으로 짧고 복통, 구역질, 구토, 설사 등을 주증상으로 한다.
④ 독버섯 중독 : 독버섯을 먹었을 때 일으키는 중독 증상으로 보통 독버섯을 먹은 뒤 30분~3시간 사이에 발생한다.

10 식품의 변질 방지를 위하여 사용하는 저장법 중 가열법과 가장 거리가 먼 것은?

① 저온 살균법　　　　　　　　　　② 고온 단시간 살균법
③ 초 고온법　　　　　　　　　　　　④ 훈연법

TIP ④ 훈연법 : 식품에 훈연을 하여 특유의 풍미와 보존성을 주는 가공법
① 저온 살균법 : 60℃의 가열온도에서 30분간 열처리하는 재래적인 저온 장시간 살균법
② 고온 단시간 살균법(순간 고온 살균법) : 72~75℃에서 15~20초 가열처리하여 병원성균을 사멸시키는 방법
③ 초 고온 살균법 : 130~135℃에서 수 초 동안 가열하여 미생물을 사멸시키는 방법

Answer　9.③　10.④

출제 예상 문제

1 다음 중 식중독을 일으키는 식품과 원인물질이 맞게 짝지어진 것은?

① 고사리 – 아미그달린

② 청매 – 솔라닌

③ 목화 – 프타퀼로시드

④ 독미나리 – 시쿠톡신

TIP ① 아미그달린은 살구씨와 복숭아씨 속에 들어 있는 성분이다.
② 솔라닌은 감자에 함유된 독성물질이다.
③ 프타퀼로사이드는 고사리에 들어 있는 성분이다.

2 포도상구균성 식중독에 대한 설명 중 옳지 않은 것은?

① 원인균은 Staphylococcus Aureus이다.

② 그람 양성의 무아포 구균이다.

③ 신경독소를 생성해 복통, 구토, 설사 등을 일으킨다.

④ 잠복기간이 3시간 정도로 짧은 것이 특징이다.

TIP 장독소인 엔테로톡신(Enterotoxin)을 생성한다.

Answer 1.④ 2.③

3 복어중독에 관한 설명으로 옳은 것은?

① 원인독소는 일광이나 열에 약하다.

② 난소, 고환 등에 들어 있다.

③ Tetrodotoxin은 신경독소로 독력이 강하다.

④ 구토, 설사, 복통 등의 증상을 보인다.

TIP ① 원인독소인 Tetrodotoxin은 일광이나 열에 강하여 106℃로 가열해도 파괴되지 않는다.
③ Tetrodotoxin은 신경독의 증상과 비슷하나 신경독소는 아니며 산란기인 5~7월에 독성이 가장 강하다.
④ 지각이상, 호흡장애, 운동장애, 언어장애 등의 증상을 보인다.
⑤ 산에는 강하나 알칼리에는 약하며, 치사율이 보통 60% 정도로 높은 편이다.

4 다음 중 식품과 독성의 연결이 옳지 않은 것은?

① Cicutoxin − 굴　　　　　　　　② Solanine − 감자

③ Tetrodotoxin − 복어　　　　　　④ Muscarine − 독버섯

TIP Cicutoxin − 독미나리
※ 굴 · 모시조개의 독성분은 베네루핀(Venelupin)이다.

5 여름철 결혼식장에서 하객들이 오후 1시에 점심식사를 하고 오후 6시에 식중독에 감염되었다. 이후 심한 오심과 구토를 한 경우 이들이 감염된 식중독은?

① 포도상구균 식중독　　　　　　② 비브리오 식중독

③ 보툴리누스 식중독　　　　　　④ 살모넬라 식중독

TIP 잠복기가 5시간으로 짧고 복통과 구역의 증상을 나타내는 것은 포도상구균에 의한 식중독이다. ①을 제외한 식중독의 잠복기는
② 10~18시간, ③ 12~36시간, ④ 20시간으로 모두 길다.

Answer　3.②　4.①　5.①

6 다음 중 감염형 식중독균은 어느 것인가?

① *Vibrio Parahaemolyticus*

② *Clostridium Welchii*

③ *Costridium Botulinum*

④ *Staphylococcus Aureus*

TIP ① 장염 비브리오 식중독의 원인균으로 살모넬라(*Salmonella*) 식중독, 병원성 대장균(*Escherichia Coli*) 식중독과 함께 세균성 감염형 식중
독에 해당된다.
② 웰치균에 의한 식중독은 감염형과 독소형의 중간형태이다.
③④ 각각 보툴리누스균 식중독과 포도상구균 식중독의 원인균으로 대표적인 세균성 독소형 식중독이다.

7 다음 중 감염형 식중독이 아닌 것은?

① 병원성 대장균   ② 장염 비브리오균

③ 살모넬라균   ④ 포도상구균

TIP ④ 세균성 식중독에는 감염형과 독소형이 있는데 살모넬라균, 장염 비브리오균, 병원성 대장균, 애리조나균 등이 감염형이고, 포도상구
균, 보툴리누스균, 바실러스 세레우스, 알레르기에 의한 식중독은 독소를 만들어 식중독을 일으키는 독소형 식중독이다.

8 다음 중 신경독소를 배출하고 사망률이 가장 높은 식중독은?

① 보툴리누스 식중독   ② 포도상구균 식중독

③ 알레르기성 식중독   ④ 살모넬라 식중독

TIP 보툴리누스 식중독 … *Botulinus*균이 혐기성 조건하에서 증식할 때 생산되는 신경독소(Neurotoxin)에 의하여 일어나는 것으로 치명률이
가장 높은 대표적인 독소형 식중독이다.
㉠ 잠복기 : 일반적으로 12~36시간이다.
㉡ 증상 : 복시, 동공 확대, 실성, 연하곤란, 호흡곤란 등 신경계 증상이 나타나며, 신경증상 전에 구역, 구토, 복통, 설사 등의 소화계 증
상이 나타나는 경우도 있다.
㉢ 사망률 : 30~80%로 세균성 식중독 중에서 가장 높다.

Answer   6.①   7.④   8.①

9 가을철 식당에서 음식을 먹은 학생들이 24시간 내에 구토와 설사·복통을 일으킨다면 무엇을 의심할 수 있겠는가?

① 포도상구균

② 살모넬라

③ 비브리오

④ 보툴리누스균

TIP 잠복기 … 포도상구균 – 3시간, 살모넬라 – 20시간, 비브리오 – 10~18시간, 보툴리누스균 – 12~36시간

※ 보툴리누스균에 의한 식중독(Botulism : 소시지의 중독)
  ㉠ 외부형태 : Gram 양성, 간균, 주모균, 아포 형성, 혐기성균이다.
  ㉡ 원인균 : *Clostridium Botulinum*으로, 신경독소인 Neurotoxin을 생성하는 혐기성균이며 체외독소이다.
  ㉢ 원인식품 : 밀봉상태의 통조림, 햄, 소시지
  ㉣ 증세 : 신경마비 증세, 치명률(30~80%)이 높고 호흡곤란, 연하곤란, 복통, 구토, 설사 등의 현상이 일어나나 발열은 없다.
  ㉤ 잠복기 : 12~36시간이다.

10 다음 세균성 식중독 중 잠복기가 짧은 것은?

① 포도상구균

② 장염 비브리오균

③ 살모넬라균

④ 보툴리누스균

TIP 잠복기
  ㉠ 살모넬라균 : 20시간
  ㉡ 장염 비브리오균 : 10~18시간
  ㉢ 포도상구균 : 1~6시간
  ㉣ 보툴리누스균 : 12~36시간

11 다음 중 산패와 관련된 것이 아닌 것은?

① 산소

② 세균

③ 효소

④ 이산화탄소

TIP 산패(변패) … 유지나 탄수화물이 공기 중의 산소, 물, 광선, 열, 효소 등의 물리·화학적 요인이나 세균 등의 미생물학적 요인에 의해 변질되는 것을 말한다.

Answer 9.④ 10.① 11.④

12 다음 중 식중독의 발생빈도가 가장 높은 것은?

① 살모넬라

② 장염 비브리오

③ 황색 포도상구균

④ 보툴리누스

TIP 포도상구균 식중독

㉠ 1884년 Vaughn에 의해 최초로 보고된 이래 세계 각국에서 발생빈도가 가장 높은 식중독균이다.

㉡ 포도상구균 수십종이 있지만 그 중에서도 황색의 색소를 생산하는 황색 포도상구균이 식중독을 일으킨다.

㉢ 황색 포도상구균은 비교적 열에 강한 세균이나 80℃에서 30분 가열로 사멸된다. 그러나 황색 포도상구균이 생산한 장독소 (Enterotoxin)는 100℃에서 30분간 가열하여도 파괴되지 않는다.

㉣ 포도상구균은 살모넬라 등과 달리 7% 정도의 소금농도, 10~45℃ 온도영역에서 발육할 뿐만 아니라 다른 세균에 비해 산성 이나 알칼리성에서 생존력이 강한 세균이다.

※ 우리나라의 식중독 발생원인 … 살모넬라(46.5%) > 장염 비브리오(21%) > 황색 포도상구균(19.2%) > 자연독(2.4%)신경독 증상 을 나타낸다.

13 대장균에 대하여 바르게 설명한 것은?

① 부패 여부의 판정기준

② 자체의 특이성

③ 병원성균의 오염지표

④ 감염병 유발

TIP 대장균은 병원성 세균의 오염지표이다.

14 자극성이 적고 무포자균에 대한 소독력이 강하여 구내염의 소독에 적당한 것은?

① 승홍수 – 0.1%

② 과산화수소 – 3%

③ 석탄산 – 3%

④ 크레졸 – 3%

TIP ② 상처 소독용으로 널리 쓰이며 구강 소독에도 효과적이다.

Answer 12.③ 13.③ 14.②

15 다음 중 식품위생에서 사용 가능한 보존료는?

① Formaldehyde

② Benzoic Acid

③ Phenol

④ Methanol

....

TIP Benzoic Acid(안식향산)는 가장 널리 사용되는 식품첨가제이다.

16 다음 중 중독에 의한 사망률을 말하는 것은?

① 치명률

② 발병률

③ 유병률

④ 병원력

....

TIP 치명률 … 어떤 질병에 감염된 사람 중에서 그 질병으로 사망하는 사람이 차지하는 비율이다.

17 다음 중 식물성 식중독의 연결이 잘못된 것은?

① 감자 – Solanin

② 버섯 – Temuline

③ 바지락 – Venerupin

④ 복어 – Tetrodotoxin

....

TIP ② Temuline은 보리의 독이고 버섯의 독소는 무스카린, 무스카라딘, 뉴린, 팔린, 필즈톡신 등이다.
    ※ 식중독의 독소
      ㉠ 미나리 – Cicutoxin
      ㉡ 면실유 – Gossypol
      ㉢ 대합조개, 섭조개 – Saxitoxin
      ㉣ 황변미 – Cirinin, Islanditoxin, Citreoviridin 등

Answer 15.② 16.① 17.②

18 다음의 용어설명 중 잘못된 것은?

① 병원소 : 사람(환자, 보균자), 동물, 토양, 식품
② 발병률 : 위험에 놓인 사람(접촉된 사람) 중에서 발병한 사람의 수
③ 발생률 : 일정 기간의 인구 중 새로이 발생한 특정 질병의 발생 건수(환자 수)
④ 유병률 : 일정 시점에서 인구 중 어떤 질병의 환자 수

TIP 병원소 … 병원체가 생활하고 증식하면서 다른 숙주에게 전파될 수 있는 상태로 저장되는 장소이다. 식품은 매개전파체이지 병원소는 아니다.

19 농약으로부터 식품을 오염시킬 수 있는 물질은?

① 납
② 염소
③ 카드뮴
④ 비소

TIP 비소 … 분유의 제2인산나트륨이나 두부의 소석회 등에 불순물로 들어 있는 화학물질로 식중독을 일으킨다. 또한, 농약으로부터 식품에 오염될 수 있는 물질이다.

20 포도상구균에 의한 세균성 식중독과 관계가 없는 것은?

① 신경독 증상을 나타낸다.
② 독소는 내열성이다.
③ 원인식품은 우유, 전분질 식품이다.
④ 독소는 Enterotoxin이다.

TIP ① 장독소인 엔테로톡신을 생성한다.

Answer 18.① 19.④ 20.①

02 위생해충과 기생충

01 위생해충

❶ 위생해충의 개요

(1) 개념

위생해충이란 인간에게 직·간접적으로 피해를 주거나 질병의 매개가 되는 모든 곤충을 말한다.

① **직접적 피해**
- ㉠ 피부외상
- ㉡ 2차 감염
- ㉢ 흡혈 및 영양물질 탈취
- ㉣ 체내의 기생에 의한 피해
- ㉤ 알레르기
- ㉥ 수면 방해

② **간접적 피해** … 질병의 기계적·생물학적 전파와 정신적·경제적 피해 등이 있다.

(2) 위생해충의 발달사

① 1857년 … 체체파리의 나가다병 전파

② 1898년 … 얼룩날개모기의 말라리아 전파

③ 1900년 … 이집트 숲모기의 황열 전파

④ 1903년 … 체체파리의 수면병 전파

⑤ 1905년 … 진드기의 재귀열 전파

⑥ 1916년 … Aedes모기의 뎅기열 전파

⑦ 1948년 … 모기의 말라리아, 황열 전파

⑧ 1957년 … 질병과 곤충의 관계정립

　　예 파리의 흑사병 전파

⑨ 1987년 … 파리의 종기독이 흡취, 건강한 사람의 피부에 전파

(3) 매개 곤충의 구제

① 구제원칙

　　㉠ 발생 초기에 구제를 실시한다.

　　㉡ 발생원인 및 서식처를 제거한다.

　　㉢ 생태 · 습성에 따라 실시한다.

　　㉣ 동시에 광범위하게 실시한다.

② 구제법

　　㉠ 물리적 방법 : 환경관리(각종 트랩과 끈끈이 등을 사용하여 곤충의 서식, 휴식장소를 제거)

　　㉡ 화학적 방법 : 속효성 및 잔효성을 가진 살충제를 사용하여 해충을 구제한다.

　　㉢ 생물학적 방법 : 천적을 이용한다.

　　㉣ 통합적 방법 : 2가지 이상의 방법이 있어야 한다.

　　• 살충제

　　－독성의 종류 : 경구독성, 경피독성

　　－중독량 : 급성중독, 만성중독

　　－독성도 : 고도독성, 저도독성

　　• 살충제 적용시 가열연무 살포방법

　　－휴대용 연무기 : 보행속도 1km/h, 살포폭 10m/h

　　－차량 연무기 : 차량속도 8km, 30~90m/h

❷ 위생해충의 특성

(1) 바퀴

① 습성

　　㉠ 잡식성

　　㉡ 가주성

　　㉢ 야간 활동성 : 24시간 일주성

　　㉣ 군서습성 : 바퀴의 분

② 구제(살충제)

    ㉠ 독이법(Poison Baits)

    ㉡ **연무 및 훈증법** : 효과가 빠르다.

    ㉢ **잔류분무** : 완전구제가 가능하고 장시간 효과가 지속되며, 가장 경제적이다.

    ㉣ 분제 살포

③ **질병** … 장티푸스, 콜레라, 세균성 이질, 살모넬라, 소아마비, 유행성 간염, 페스트, 파상풍, 결핵 등을 유발한다.

(2) 파리

① **특성**

    ㉠ 2회 탈피하고 3령기를 거친다.

    ㉡ 천적은 기생벌이다.

    ㉢ 구제용으로는 피라디크로벤젠을 사용한다.

    ㉣ 장티푸스, 파라티푸스, 이질, 결막염, 콜레라, 결핵, 뇌수막염, 수면병 등 질병의 매개이다.

    ㉤ 주간활동성을 지닌다.

② **종류**

    ㉠ **쉬파리** : 난태성으로 자충이 모두 유성생식이고, 생선을 즐긴다.

    ㉡ **쇠파리** : 흡혈한다.

    ㉢ **체체파리** : 수면병을 매개하면서 자궁에서 부화한다.

    ㉣ **집파리** : 음식물을 즐기며 변소, 쓰레기장, 퇴비장에 잘 발생한다.

③ **구제**

    ㉠ 환경위생을 철저히 한다.

    ㉡ 살충제 및 생석회 등을 이용하여 유충을 구제한다.

    ㉢ 파리통, 파리채, 끈끈이, 살충제 등을 사용하여 성충을 구제한다.

(3) 쥐

① **분류**

    ㉠ **시궁쥐(집쥐)** : 몸은 뚱뚱하며, 눈과 귀는 작고 전국적으로 분포한다. 하수구 주변이나 쓰레기장에 서식하며 땅 속에 구멍을 뚫고 살기도 한다.

    ㉡ **지붕쥐(곰쥐)** : 도시의 고층건물에 서식하고, 꼬리가 몸통보다 길며 집쥐보다 약간 작다.

    ㉢ **생쥐** : 주로 도시, 농작물 보관소, 농경지에 서식한다.

    ㉣ **들쥐(등줄쥐)** : 황무지, 농경지, 산 밑에 서식하고 렙토스피라증을 매개한다.

    TIP 렙토스피라증 … 9~10월에 많이 발병되며 들쥐의 소변이 피부상처를 통해 감염되는 감염병이다.

② 습성

　　㉠ 두 쌍의 문치가 계속 자라기 때문에 갉는 습성이 있다.

　　㉡ 색맹과 근시로 시각이 빈약하나 청각은 잘 발달되어 있다.

　　㉢ 후각이 미약해 하수구나 쓰레기장에 서식한다.

　　㉣ 잡식성이다.

　　㉤ 토하지 못한다.

　　㉥ 개체 밀도가 봄에 높고 겨울에 낮다.

③ **질병** … 흑사병(페스트), 리케차성 질병으로 발진열, 쯔쯔가무시병, 살모넬라, 수면병, 유행성 출혈열, 선모충증 서교열, 와일씨병, 아메바성 이질 등이 있다.

④ **구제**

　　㉠ 급성 살서제 : ANTU, 인화아연, 레드스킬(인화아연이 가장 널리 사용됨) 등이 있다.

　　㉡ 만성 살서제 : Famarrin, Warfarin(0.05%로 희석하여 사용한다) 등이 있다.

　　㉢ 기피제 : 메칠브로마이드, 나프탈렌, Endrin, Thiram 등이 있다.

02 기생충

1 기생충의 개요

(1) 의의

① **개념** … 기생충은 인체 내에 기생하면서 영양분을 빨아먹는 등의 피해를 주는 해충으로 토양 매개성 기생충의 감염률은 전반적으로 현저히 감소하는 데 반해, 외국여행의 기회가 증가되면서 수입육류의 증가로 기생충 수입이 증가되고 있다.

② **피해**

　　㉠ 영양물질의 탈취 · 흡혈

　　㉡ 기계적 장애

　　　• 폐포손상과 인과성 폐렴

　　　• 회충의 군거생활에 의한 장 폐쇄

　　　• 구충의 표피침입에 의한 작열감과 소양감 등

　　㉢ 유독물질 분비에 의한 장애

　　㉣ 유구낭충에 의한 뇌 · 피하 · 안부 등의 낭충증 장애

　　㉤ 심리적 장애

(2) 분류

① **선충류** … 회충, 편충, 요충, 십이지장충, 선모충, 아니사키스, 동양모양선충

② **흡충류** … 간흡충, 폐흡충, 요코가와흡충, 일본주혈흡충

③ **조충류** … 유구조충, 무구조충, 광절열두조충

④ **원충류** … 아메바성 이질, 람불 편모충, 말라리아 원충 등

❷ 기생충의 종류

(1) 토양매개 기생충

① 회충

　㉠ 인간 병원소이며, 소화장애, 복통, 불안, 구토, 수면불안 등의 증상이 있다.

　㉡ 생야채를 먹음으로써 토양 중의 충란이 직·간접적으로 감염된다.

　㉢ 잠복기는 2개월이며, 분뇨의 위생적 처리와 식사 전 손 씻기 등으로 예방할 수 있다.

② **십이지장충**(구충) … 채독증의 원인이 되며, 빈혈과 체력손실로 어린이의 육체적·정신적 발달에 장애를 가져온다. 피부를 통해 감염되므로 옥외에선 꼭 신발을 신도록 한다.

③ **편충** … 빈혈, 혈변, 체중감소, 변비, 복부 팽창, 구토 등의 증상을 나타낸다. 대변에 오염된 토양이 입으로 들어갈 때 감염된다. 개인위생을 철저히 하고 대변을 위생적으로 처리한다.

(2) 직접 접촉성 기생충(요충)

① 자기감염과 집단감염의 가능성이 큰 기생충으로서, 맹장 부위에 기생해 국부적 염증을 일으키며 항문 부위에 소양증을 일으킨다.

② 항문 부위의 충란이 손에 의해 입으로 직접 들어가거나 오염된 식품, 의복, 침구를 통해 감염된다.

③ 목욕을 자주 하고 내의, 잠옷, 침구의 세탁을 자주하는 등 개인위생을 철저히 한다.

(3) 육류 매개 기생충

① 무구조충

　㉠ 쇠고기의 생식으로 감염된다.

　㉡ 식욕부진, 허기증, 소화불량, 구토 등의 증상이 있다.

　㉢ 분변에 오염된 물을 소에게 주지 말고, 쇠고기를 생으로 먹지 않음으로써 예방할 수 있다.

② 유구조충

  ㉠ 돼지고기의 생식으로 감염되고 식욕부진, 소화불량, 경빈혈, 설사 등의 증상을 보인다.

  ㉡ 인분에 오염된 흙과 물을 피하고 돼지고기를 완전히 익혀서 먹는다.

③ 선모충

  ㉠ 근육에 기생하여 열이 나게 한다.

  ㉡ 사람 사이에 감염은 없으나 돼지고기를 생식했을 때 나타난다.

  ㉢ 발열, 설사, 근육통, 폐렴 등의 증세를 나타낸다.

(4) 어패류 매개 기생충

① 간디스토마

  ㉠ 담도(담관)에 기생하며 민물생선을 생식했을 때 나타난다.

  ㉡ 설사, 복부 압박감, 황달, 담도 장애(담관 폐쇄), 간경변을 일으킨다.

  ㉢ 분뇨의 위생적 처리와 소독, 모든 민물생선의 생식을 금함으로써 예방할 수 있다.

② 폐디스토마

  ㉠ 폐에 기생하며 X-선상에 폐결핵처럼 보인다.

  ㉡ 오염된 가재나 민물 게 등을 생식했을 때 감염되며, 기침과 각혈의 증세를 보인다.

③ 아니사키스

  ㉠ 바다생선(고래, 돌고래 등 바다포유류)을 생식할 때 감염되며 소화관 궤양, 종양을 일으킨다.

  ㉡ 바다생선을 생식하지 말고 20일 냉장한 다음 생식한다.

(5) 기생충의 중간숙주

① 간디스토마 ⋯ 제1중간숙주(왜우렁이) → 제2중간숙주(민물고기)

② 폐디스토마 ⋯ 제1중간숙주(다슬기) → 제2중간숙주(가재, 게)

③ 광절열두조충 ⋯ 제1중간숙주(물벼룩) → 제2중간숙주[민물고기(농어, 연어, 송어)]

④ 무구조충(민촌충) ⋯ 소

⑤ 유구조충(갈고리촌충) ⋯ 돼지

⑥ 선모충 ⋯ 돼지

⑦ 요코가와흡충 ⋯ 은어, 숭어

≣ 최근 기출문제 분석 ≣

2022. 2. 26. 제1회 서울특별시 시행

1 매개물에 의한 기생충 분류와 그 예시를 잘못 짝지은 것은?

① 토양매개성 기생충 – 회충, 편충, 십이지장충

② 어패류매개성 기생충 – 간흡충, 폐흡충, 요꼬가와흡충

③ 모기매개성 기생충 – 말라리아원충

④ 물·채소매개성 기생충 – 유구조충, 선모충

> **TIP** ④ 유구조충과 선모충은 육류 매개 기생충에 해당한다.
> ※ 육류 매개 기생충
> ⊙ 무구조충: 쇠고기 생식으로 감염되고 식욕부진, 허기증, 소화불량, 구토 등의 증상을 보인다.
> ⓒ 유구조충: 돼지고기 생식으로 감염되고 식욕부진, 소화불량, 경빈혈, 설사 등의 증상을 보인다.
> ⓔ 선모충: 근육에 기생하여 열이 나게 한다. 돼지고기의 생식으로 감염되고 발열, 설사, 근육통, 폐렴 등의 증상을 보인다.

2018. 6. 23 제2회 서울특별시

2 질병과 매개체의 연결이 가장 옳은 것은?

① 발진티푸스 – 벼룩

② 신증후군출혈열 – 소, 양, 산양, 말

③ 쯔쯔가무시병 – 파리

④ 지카바이러스 감염증 – 모기

> **TIP** ① 발진티푸스 – 리케치아
> ② 신증후군출혈열 – 들쥐
> ③ 쯔쯔가무스병 – 진드기 유충

Answer 1.④ 2.②

3 다음 중 기생충의 분류와 이에 해당하는 기생충들의 연결이 바르지 않은 것은?

① 흡충류 – 요코가와 흡충, 만손주혈충

② 선충류 – 고래회충, 트리코모나스

③ 조충류 – 광절열두조충, 왜소조충

④ 원충류 – 말라리아 원충, 리슈마니아

> **TIP** ② 트리코모나스는 편모충류에 해당한다.

출제 예상 문제

1 채독증의 원인이고, 피부감염이 가능한 기생충은?

① 조충 ② 회충

③ 요충 ④ 십이지장충(구충)

TIP ④ 채독증을 일으키며 경피감염되므로 옥외에서는 꼭 신발을 신는다.

2 감염병 매개체 중 발육형 전파방식을 취하는 것은?

① 말라리아 ② 샤가스

③ 일본뇌염 ④ 사상충

TIP ① 발육증식형 ② 배설형 ③ 증식형

3 다음 중 해충구제의 원칙에 해당하지 않는 것은?

① 전국적으로 동시에 광범위하게 실시해야 한다.

② 성충구제가 가장 효과적이다.

③ 발생원인 및 서식처를 제거해야 한다.

④ 발생 초기에 실시하는 것이 좋다.

TIP 해충의 구제원칙
ⓐ 발생 초기에 구제를 실시한다.
ⓑ 발생원인 및 서식처를 제거한다.
ⓒ 생태 · 습성에 따라 실시한다.
ⓓ 동시에 광범위하게 실시한다.

Answer 1.④ 2.④ 3.②

4 다음 중 매개동물을 잘못 연결한 것은?

① 이 – 발진티푸스

② 벼룩 – 페스트

③ 모기 – 말라리아

④ 파리 – 황열

TIP ④ 모기가 황열을 매개하고 파리는 결핵, 콜레라, 장티푸스, 파라티푸스, 이질 등을 매개한다.

5 다음 중 연결이 잘못된 것은?

① 중국얼룩무늬모기 – 말라리아

② 작은빨간집모기 – 일본뇌염

③ 토고숲모기 – 뎅기열

④ 진드기 – 재귀열

TIP 토고숲모기 – 말레이 사상충, 이집트숲모기 – 뎅기열

6 다음 중 위생해충의 질병 전파방식과 유발질병의 연결이 잘못된 것은?

① 증식형 – 재귀열

② 발육형 – 발진티푸스

③ 발육증식형 – 말라리아

④ 경란형 – 쯔쯔가무시병

TIP ② 발진티푸스는 배설형에 속한다.

※ 위생해충을 통한 질병의 생물학적 전파 … 곤충 내에 병원체가 들어가 일정기간 동안 발육증식을 거쳐 숙주에게 옮겨 주는 것을 말한다.

㉠ 증식형 : 곤충체 내에서 병원체가 단순히 증식한 후 자교시에 구부를 통하여 전파된다.

예 이 – 재귀열, 모기 – 일본뇌염, 황열, 뎅기열, 벼룩 – 페스트

㉡ 발육형 : 병원체가 곤충체 내에서 증식하지 않고 단지 그의 생활환의 일부를 경과 후 숙주에 전파된다.

예 모기 – 사상충증

㉢ 발육증식형 : 곤충체 내에서 병원체가 그의 생활환의 일부를 경과하는 동시에 증식하면서 전파된다.

예 모기 – 말라리아, 체체파리 – 수면병

㉣ 배설형 : 병원체가 곤충체 내에서 증식한 후 대변으로 배설되어 숙주의 피부 및 점막에 있는 미세한 창상을 통해서 전파된다.

예 발진티푸스 – 이, 발진열 – 쥐벼룩, 샤가스병 – 노린재

㉤ 경란형 : 병원체가 충란을 통해서 전파 제2세대가 병원균을 가지고 계속 전파된다.

예 참진드기 – 록키산 홍반열, 털진드기 – 양충병(쯔쯔가무시병)

Answer 4.④ 5.③ 6.②

7 다음 중 야채류의 경구섭취 후 잘 생기며 갈고리 모양으로 생긴 기생충균은?

① 회충　　　　　　　　　　　② 요충

③ 구충　　　　　　　　　　　④ 편충

....

TIP 십이지장충(구충)

　　㉠ 회충, 동양모양선충, 편충 등과 함께 야채류를 중간숙주로 한다.

　　㉡ 경구감염뿐만 아니라 경피감염도 가능하다.

　　㉢ 십이지장, 소장에 기생하며 심한 빈혈, 전신권태, 심계항진, 현기증, 두통, 식욕부진, 구역질, 구토, 복통 등을 일으킨다.

　　㉣ 농촌에 많으며 회충보다 건강장해가 심하다.

　　㉤ 70℃에서 1초간 가열 또는 직사광선에서 단시간 내에 사멸된다.

　　㉥ 분변을 완전처리하고 청정채소를 섭취하며, 경피감염이 가능하므로 오염지구에서 맨발로 다니지 않는다.

8 가족 중에서 한 사람에게 발병함으로써 집단감염되는 것은?

① 회충　　　　　　　　　　　② 요충

③ 구충　　　　　　　　　　　④ 십이지장충

....

TIP 요충

　　㉠ 항문 주위에서 많이 발견된다.

　　㉡ 산란과 동시에 감염능력이 있다.

　　㉢ 편충이 요충과 인체생활사가 비슷하다.

　　㉣ 집단감염이 잘 되고 소아에게 많이 감염된다.

Answer　7.③　8.②

9 매개곤충과 질병의 연결이 옳은 것은?

① 진드기 – 재귀열

② 모기 – 발진열

③ 파리 – 발진티푸스

④ 벼룩 – 황열

TIP ② 모기 : 사상충병, 황열, 뎅기열, 말라리아, 일본뇌염 등

③ 파리 : 장티푸스, 파라티푸스, 이질, 결막염, 콜레라, 결핵, 뇌수막염, 수면병 등

④ 벼룩 : 흑사병, 발진열, 조충 등

10 다음 중 자가감염과 집단감염의 가능성이 큰 기생충은?

① 십이지장충

② 요충

③ 회충

④ 편충

TIP 자가감염과 집단감염이 큰 기생충으로서 오염된 식품, 의복, 침구를 통해서 감염되는 기생충은 요충이다.

11 기생충과 중간숙주의 연결이 서로 틀리게 연결된 것은?

① 폐흡충 – 다슬기, 가재

② 광절열두조충 – 송어, 전어

③ 민촌충 – 돼지, 개

④ 유극악구충 – 메기, 가물치

TIP 민촌충의 중간숙주는 소이다. 돼지는 유구조충의 중간숙주이다.

Answer 9.① 10.② 11.③

12 가을철 풍토병으로 일컬어지며, 들쥐 등의 소변으로 균이 배출되어 피부상처를 통해 감염되는 감염병은?

① 렙토스피라증

② 재귀열

③ 페스트

④ 발진열

··

TIP 렙토스피라증 … 9~10월에 많이 발병되며 들쥐에 의해 전염된다.

13 파리가 매개하여 발생하는 질병은?

① 사상충

② 살모넬라

③ 학질

④ 파라티푸스

··

TIP 파리가 매개하는 질병 … 콜레라, 이질, 장티푸스, 파라티푸스, 결핵, 수면병 등이 있다. .

14 잉어, 붕어 등 민물고기를 날 것으로 먹는 습관을 가진 지역주민에게 많이 감염되는 기생충은?

① 유구조충

② 무구조충

③ 사상충증

④ 간디스토마

··

TIP 간디스토마 … 제1중간숙주(왜우렁이) → 제2중간숙주(민물고기)

Answer 12.① 13.④ 14.④

15 다음 중 회충에 관한 설명이 잘못된 것은?

① 장내 군거생활

② 유충은 심장, 폐포, 기관지를 통과

③ 충란은 산란과 동시 감염

④ 충란은 70℃의 가열로 사멸

TIP 회충
　㉠ 장내 군거생활을 한다.
　㉡ 인체에 감염 후 75일이면 성충이 된다.
　㉢ 유충은 심장, 폐포, 기관지를 통과한다.
　㉣ 충란은 70℃의 가열로 사멸한다.
　㉤ 일광에 약하다.
　㉥ 성충은 암수 구별이 가능하지만 충란은 불가능하다.

Answer 15.③

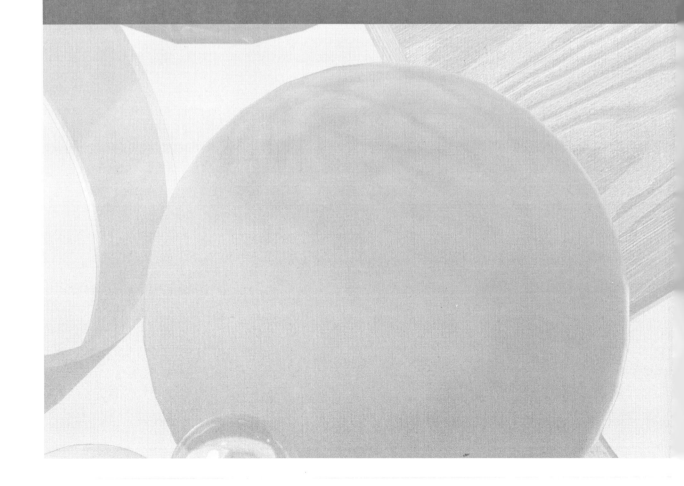

PART

01 공중보건

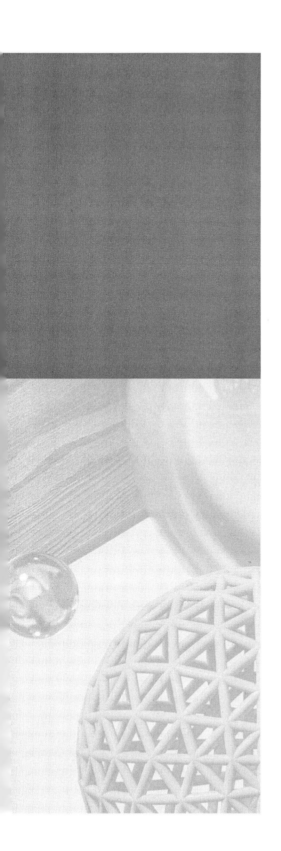

CHAPTER

06

보건영양과
보건관리

01 보건영양

01 영양과 건강

① 영양소

(1) 기능

① **5대 영양소** ··· 3대 영양소(탄수화물, 단백질, 지방)와 무기질, 비타민이다.

② **영양소의 작용** ··· 영양소는 신체에 열량을 보급하고 신체조직을 구성하며 생활기능을 조절해 준다. 이를 영양소의 3대 작용이라 한다.

③ **열량소** ··· 열량소는 탄수화물, 단백질, 지방이며 단위(g)당 탄수화물 : 단백질 : 지방 = 4 : 4 : 9 (kcal)를 생산한다.

④ **신체조직 구성원** ··· 탄수화물 · 단백질 · 지방 · 무기질이며, 6대 영양소인 물이 65%를 차지한다.

⑤ **조절소** ··· 무기질, 비타민, 물이 있으며 산화작용, 신경운동, 심장운동, 각종 분비선의 기능조절을 한다.

(2) 종류

① **탄수화물**

　㉠ 대부분이 열량공급원으로 이용되며 체내 글리코겐의 형태로 간에 저장되어 감염병에 대한 저항력을 가지지만 과다섭취는 비만을 초래한다.

　㉡ 성인 1일 열량(영양) 권장량은 남자 2,500kcal, 여자 2,000kcal이다. 여자의 경우 임신한 경우에는 전반 150kcal를, 후반 350kcal를 추가하고 수유기에는 400kcal를 추가한다.

　　　TIP 비만의 5D's ··· Disfigurement, Disability, Discomfort, Disease, Death

② **단백질**

　㉠ 신체 구성성분이며 열량원으로, 효소와 호르몬의 주성분이다.

　㉡ 면역체계와 항독물질을 구성성분으로 한다.

　㉢ 일일 권장량은 체중 1kg당 1g이다.

③ 지방

    ㉠ 주된 에너지원이다.

    ㉡ 탄수화물이나 단백질에 비해 2배의 열량을 낸다.

    ㉢ 지용성 비타민 A, D, E, K를 함유한다.

    ㉣ 체온유지와 피부를 부드럽게 한다.

(3) 2대 영양실조

① Kwashioker(단백질 부족) ··· 단백질 섭취가 부족할 때 나타나는 질병으로 감염이 잘 되고 주로 어린이에게 감염된다.

② Marasmus ··· 영양공급의 부족으로 근육이 소진되고, 뼈만 남게 되는 현상으로 기아상태에서 발생한다.

    TIP 포도당은 간세포에서 8%, 근육세포에서 1%가 저장되고, 뇌세포에는 극소량이 저장된다.

❷ 영양소의 결핍증상

(1) 영양소의 1일 필요량

① 식염 ··· 15g

② Ca ··· 성인 1g, 임산부와 청소년 1.2g

③ 인(P) ··· 1.5g

④ Fe ··· 남자 10~12mg, 여자 20mg

⑤ Vt.A ··· 2,000~2,500IU

    ㉠ D : 400IU

    ㉡ B_1 : 1.3~15mg

    ㉢ B_2 : 1.1~1.7mg

    ㉣ C : 50~60mg

(2) 비타민A 결핍

① 야맹증, 안구건조 등을 일으킨다.

② 감염병에 대한 저항력을 감퇴시킨다.

③ 간, 낙농식품, 녹황색 채소류에 많이 들어 있다.

(3) 비타민B₁ 결핍

① 결핍시 각기병, 식욕감퇴, 피로감을 일으키며 현미, 잡곡에 많이 함유되어 있다.

② 120℃에서 1시간 내에 파괴되며 탄수화물을 산화시키는 데 필요하다.

(4) 비타민B₂ 결핍

① 성장인자로서 세포 내의 단백질과 결합해 황색산화효소가 되어 산화 · 환원의 역할을 한다.

② 결핍시 안 충혈, 결막염, 각막염, 구강염, 설염, 구순염 등을 일으키며 동 · 식물성 식품에 광범위하게 함유되어 있다.

③ Vt. B₁, B₂, B₆는 알레르기에 대한 작용이 있는데, B₂는 항체를 다량 생산한다.

(5) 비타민B₆ 결핍

① 피부, 눈, 입, 혀 등에 경미한 증상이 일어난다.

② 비타민이 고루 포함된 우유 등을 먹는다. 다만, 결핵, 고혈압 치료제 복용자는 특히 주의해서 섭취해야 한다.

(6) 비타민B₁₂ 결핍

① 성장장애 및 거대적 아세포성 빈혈(악성 빈혈) 등을 일으킨다.

② 우유와 동물성 식품(특히 간), 어패류에 많이 함유되어 있다.

(7) 비타민C 결핍

① 괴혈병, 반상출혈, 모세혈관 파괴 등의 증상을 유발한다.

② Vt.A와 함께 결핍시 감염병에 대한 저항력이 감퇴된다.

③ 채소와 과일에 많이 함유되어 있다.

④ 고열에 파괴되고, 조직 내 산화작용을 돕는다.

(8) 비타민D 결핍

① Ca와 P대사에 관여하므로 결핍시 구루병, 골연화, 충치 등을 일으킨다.

② 우유에 많이 함유되어 있고 일광욕에 의해서도 생성된다.

③ 과다하면 만성 신부전을 유발할 수 있다.

④ 골 조직의 생성에 관여하는 항구루병 비타민이다.

(9) 비타민E 결핍

① 뇌와 골 근육기능 이상, 용혈성 빈혈, 불임 등을 유발한다.

② 대부분의 음식물에 충분히 함유되어 있다.

(10) 비타민K 결핍

① 혈액응고 장애, 혈뇨, 장출혈 등을 유발한다.

② 대부분의 음식에 포함되어 있다.

③ 장내 세균 이상, 장의 지방 흡수능력 부족시 문제가 된다.

(11) 나이아신 결핍

① 펠라그라, 소화기 점막염, 설사, 치매 등을 유발한다.

② 곡류, 육류, 채소 등 식품에 충분히 함유되어 문제가 되지 않는다.

(12) 철 결핍

① 빈혈을 일으키나 과다한 경우 혈색소 침착증을 일으킨다.

② 철은 체내 저장이 불가능하므로 각종 식품을 충분히 섭취한다.

(13) 요오드 결핍

① 갑상선 비대증이 발생한다.

② 해초류에 많이 함유되어 있다.

(14) 불소 결핍

① 충치가 발생하며, 과다한 경우 치아의 상아질에 반점이 생긴다.

② 치약이나 음료수에 불소를 첨가한다.

(15) 칼슘 결핍

① 칼슘은 질병의 저항력을 증가시키고 혈액응고에 작용하며 효소의 부활 등의 기능을 가진다.

② 부갑상선 질환이나 구루병을 일으킨다.

③ 멸치 등의 생선섭취로 예방한다.

(16) 인 결핍

① 칼슘과 같이 구루병이나 부갑상선 질환이 올 수 있는데 낙농식품과 멸치 등의 섭취로 예방한다.

② 골, 뇌신경의 주성분이며, 전신의 1%를 차지한다.

(17) 마그네슘 결핍

경련증을 일으키는데 영양부족이나 이뇨요법 시술 등이 원인이 될 수 있다.

(18) 아연 결핍

① 성장지연, 빈혈, 설사, 상처회복 장애 등을 일으킨다.

② 피틴산을 함유한 곡류의 과잉섭취가 문제가 된다.

(19) 셀레늄 결핍

① 심근질환을 일으킨다.

② 균형잡힌 식사로 예방한다.

(20) 탄수화물 부족

산혈증, 단백질 소모를 가져온다.

(21) 단백질 부족

발육지연, 지능발달 장애, 면역결핍, 빈혈 등을 유발한다.

(22) 지방 부족

피부가 거칠어지고 빈혈과 허약증이 온다.

02 열량 및 영양판정

① 열량

(1) 기초 대사량(BMR)

① 생명유지에 필요한 최소의 열량을 말하며, 체면적과 비례한다.

② 정신적·육체적으로 아무 일도 하지 않고 실온에서 누운 상태로 30분간 측정한다.

③ 성인 1일 1,200~1,800kcal가 필요하다.

(2) 에너지 대사율(RMR)

① 계산식

$$RMR = \frac{활동대사량}{기초대사량}$$
$$= \frac{활동시\ 칼로리\ 소비량 - 안정시\ 칼로리\ 소비량}{기초대사량}$$

② RMR 단계
- ㉠ 0~1 : 경노동
- ㉡ 1~2 : 중등노동
- ㉢ 2~4 : 강노동
- ㉣ 4~7 : 중노동
- ㉤ 7 이상 : 격노동

(3) 특이동적 작용(SDA)

① 식품의 소화, 흡수, 대사과정에서 소비되는 에너지를 말한다.

② 단백질은 16~30%, 당류는 4~9%, 지방은 3~4%가 대사과정에서 소비된다.

(4) 에너지 소요량

총소요 에너지=기초 대사량 + 생활활동에 따른 증가 에너지 + 특이동적 작용에 필요한 에너지

② 객관적인 영양판정

(1) Kaup 지수

영·유아, 즉 출생 후 3개월부터 6세까지의 학령 전 어린이에게 주로 사용되는 지수로 15 이하는 허약, 15~19는 정상, 19~22는 체중과다, 22 이상은 비만을 나타낸다.

$$\text{Kaup 지수} = \frac{\text{체중(kg)}}{\text{신장(cm)}^2} \times 10^4$$

(2) Rohrer 지수

학동기 이후 소아에 사용하며, 160 이상은 비만이다.

$$\text{Rohrer 지수} = \frac{\text{체중(kg)}}{\text{신장(cm)}^3} \times 10^7$$

(3) Broca 지수

성인의 비만판정에 이용되며, 90~110이 정상, 89 이하는 체중부족, 111~119는 체중과다, 120 이상은 비만이다.

$$\text{Broca 지수} = \frac{\text{체중}}{(\text{신장} - 100)} \times 100$$

(4) 비만도

$$\text{비만도(\%)} = \frac{\text{실측체중} - \text{표준체중}}{\text{표준체중}} \times 100$$

(5) BMI(Body Mass Index, 체질량 지수)

10 이하는 고도의 영양실조, 10~13은 영양실조, 20 미만은 저체중, 20~24가 정상, 25~29는 과체중, 30 이상은 비만이다.

$$\text{BMI} = \frac{\text{체중(kg)}}{\text{신장(m)}^2}$$

최근 기출문제 분석

2019. 6. 15 제2회 서울특별시

1 **학령기 이후의 소아에 대한 영양상태 판정 기준으로 신장이 150cm 이상인 경우 160 이상이면 비만으로 판정하는 지수는?**

① 로렐지수(Rohrer index)

② 카우프지수(Kaup index)

③ 베르벡지수(Vervaek index)

④ 체질량지수(Body mass index)

> **TIP** ① 로렐지수(Röhrer index) : 학령기 이후 소아에 대한 영양상태 판정 기준으로 충실지수라고도 한다.
> $\dfrac{체중}{신장^3} \times 10^7$으로 구하며 신장이 150cm 이상인 경우 로렐지수가 160 이상이면 비만으로 판정한다.
>
> ② 카우프지수(Kaup index) : 영·유아에 대한 균형 체격을 나타내는 지수로, $\dfrac{체중}{신장^2} \times 10^4$으로 구하며 22 이상을 비만으로 판정한다.
>
> ③ 베르벡지수(Vervaek index) : 체격·영양지수로 $\dfrac{체중+흉위}{신장} \times 100$으로 구하며 92 이상을 비만으로 판정한다.
>
> ④ 체질량지수(Body mass index) : 성인의 비만을 측정하는 일반적인 방법으로, $\dfrac{체중}{신장(\text{m}^2)}$으로 구한다. 한국인 기준 25 이상을 과체중 ~ 비만으로 판정한다.

2017. 6. 24 제2회 서울특별시

2 **영양상태의 평가방법 중 간접적 방법에 해당하는 것은?**

① 임상적 검사   ② 식품섭취조사

③ 신체계측조사   ④ 생화학적 검사

> **TIP** ② 간접적 방법
> ①③④ 직접적 방법

Answer 1.① 2.②

출제 예상 문제

1 다음 중 효소와 호르몬을 생성하는 영양소는?

① 탄수화물　　　　　　　　　　② 단백질

③ 무기질　　　　　　　　　　　④ 지방

....

TIP 단백질 … 신체 구성성분이며 열량원으로, 효소와 호르몬의 주성분이다. 면역체계와 항독물질을 구성성분으로 하고, 1일 권장량은 체중 1kg당 1g이다.

2 다음 식으로 계산하는 것은 무엇인가?

$$\frac{체중(\text{kg})}{신장(\text{cm})^2} \times 10^4$$

① Kaup 지수　　　　　　　　　② Rohrer 지수

③ Broca 지수　　　　　　　　　④ 비만도

....

TIP Kaup 지수 … 출생 후 3개월부터 6세까지의 학령 전 어린이에게 사용되는 영양판정 지수로 13 이하는 고도수척, 13~15는 수척, 15~19는 정상, 19~22는 체중과다, 22 이상은 비만을 나타낸다.

3 다음 중 영양소와 그 결핍증의 연결이 잘못된 것은?

① 비타민A − 야맹증　　　　　　② 비타민B$_1$ − 각기병

③ 비타민B$_2$ − 구순염　　　　　④ 비타민B$_{12}$ − 불임증

....

TIP ④ 비타민B$_{12}$가 부족하면 성장장애, 악성 빈혈 등을 일으킨다.

Answer　1.② 2.① 3.④

4 다음 중 구루병의 원인에 해당되는 것은?

① 자외선의 증가

② 비타민D의 결핍

③ 비타민A의 결핍

④ 칼슘의 결핍

···

TIP ② 구루병은 골 조직의 생성에 관여하는 항구루병 비타민인 비타민D의 결핍시 나타나는 질병이다.

5 어떤 남자의 키가 2m, 몸무게가 116kg일 때 BMI를 측정한 경우, 그 결과를 통해 알 수 있는 것은?

① 저체중

② 정상

③ 과체중

④ 비만

···

TIP BMI(체질량 지수)$= \dfrac{체중(kg)}{신장(m)^2} = \dfrac{116}{2^2} = 29(과체중)$

※ BMI 측정결과의 판정 … 10 이하는 고도의 영양실조, 10~13은 영양실조, 20 미만은 저체중, 20~24는 정상, 25~29는 과체중, 30 이상은 비만이다.

6 다음 영양소 중 결핍될 경우 각기병을 유발하는 것은?

① 티아민(비타민B₁)

② 비타민C

③ 칼슘

④ 비타민D

···

TIP 티아민(Thiamin ; 비타민B₁) … 항각기성 비타민 또는 항신경성 비타민이며, 인체에 흡수된 탄수화물을 에너지화시키는 대사촉진기능을 하며 심장기능 정상화, 뇌의 중추신경, 수족 등의 말초신경에 작용한다. 결핍되면 각기병, 식욕부진, 신경계 불균형 등을 유발한다.

Answer 4.② 5.③ 6.①

7 치아우식증일 때 가정에서 가장 손쉽게 할 수 있는 방법은?

① 불소도포법　　　　　　　　　　② 세치법

③ 수소불소화작업　　　　　　　　④ 식이조절

TIP 치아우식증(충치) … 입 안에 남아있는 음식물 찌꺼기와 입안의 세균이 작용하여 시간이 경과함에 따라 치아를 파괴하는 과정으로서, 가정에서는 식사 후에 잇솔질을 해야 하고, 자기 전에는 반드시 잇솔질한 깨끗한 상태로 자야 한다.

8 지용성 비타민 결핍증상이 아닌 것은?

① 괴혈병　　　　　　　　　　　　② 생식선 이상

③ 야맹증　　　　　　　　　　　　④ 구루병

TIP ① 비타민C의 결핍증상이다. 지용성 비타민에는 비타민 A, D, E, K, F가 있다.

9 몸에서 재생되지 않기 때문에 식품으로만 섭취해야 하며 부족시 빈혈을 일으키는 것은?

① 칼슘　　　　　　　　　　　　　② 철분

③ 요오드　　　　　　　　　　　　④ 인

TIP 철은 체내 저장이 불가능하므로 각종 식품을 충분히 섭취한다.

10 다음 중 단백질, 지방, 탄수화물의 열량(Kcal)은?

① 4 : 4 : 6　　　　　　　　　　　② 9 : 4 : 3

③ 4 : 9 : 4　　　　　　　　　　　④ 9 : 4 : 4

TIP 탄수화물 : 단백질 : 지방 = 4 : 4 : 9

Answer　7.②　8.①　9.②　10.③

11 다음 중 비타민K의 결핍증상은?

① 빈혈이 생긴다.　　　　　　　　② 밤눈이 어둡다.

③ 피부염이 생긴다.　　　　　　　④ 지혈이 안 된다.

TIP 비타민K는 혈액응고 작용을 돕는다. 부족시 혈액응고 장애, 혈뇨, 장출혈 등을 유발한다.

12 다음 중 국민영양상태에 대한 간접적인 평가방법은?

① 식량생산과 분배자료

② 섭취영양 분석

③ 발육 및 발육 평가

④ 생화학적 측정

TIP 식량생산과 분배자료를 연구하는 것이 간접적인 평가방법이다.
　※ 직접적인 평가방법
　　㉠ 주관적 방법 : 임상증상에 의한 판정 등
　　㉡ 객관적 방법 : 신체측정, 생화학적 검사 등

13 다음 중 5대 영양소가 아닌 것은?

① 탄수화물　　　　　　　　　　② 단백질

③ 칼슘　　　　　　　　　　　　④ 비타민

TIP 5대 영양소 … 3대 영양소(탄수화물, 단백질, 지방) + 비타민, 무기질

Answer 11.④ 12.① 13.③

14 우리나라 사람들이 상대적으로 풍부하게 섭취하고 있는 영양소는?

① 탄수화물   ② 지방

③ 단백질   ④ 비타민

TIP 우리나라는 주식이 쌀(탄수화물)이다.

15 다음 중 피부염과 관계있는 비타민은?

① 비타민A   ② 비타민B

③ 비타민C   ④ Niacin(나이아신)

TIP 나이아신은 결핍시에 펠라그라증(피부염, 설사, 지능 저하), 소화기 점막염 등을 유발한다.
       ※ 결핍시 피부염을 유발하는 비타민 … 비타민H, 비타민F, 나이아신 등이 있다.

16 다음 영양소 중 열량소로만 묶인 것은?

㉠ 단백질	㉡ 지방
㉢ 탄수화물	㉣ 무기질
㉤ 비타민	㉥ 물

① ㉠㉡㉢   ② ㉡㉢㉣

③ ㉢㉣㉤   ④ ㉣㉤㉥

TIP 열량소에는 탄수화물, 단백질, 지방이 있다.

Answer 14.① 15.④ 16.①

17 다음 중 포도당 저장이 가장 많이 되는 장기는?

① 뇌세포   ② 근세포

③ 간세포   ④ 신경세포

> **TIP** ① 극히 소량 ② 1% ③ 8%
> ※ 포도당의 저장 … 일정한 농도의 포도당을 갖고 있는 생명체는 음식물 섭취 뒤에는 포도당 수치가 증가하지만, 포도당은 저장할 수가 없다. 따라서 간에서 글리코겐으로 바꾸어 저장하고, 언제든지 글리코겐을 포도당으로 바꿀 수 있다. 잠재적인 에너지역할을 하는 이들은 근육과 간, 그리고 뇌세포에 극히 소량 저장된다.

18 성인 남성의 1일 영양 권장량은?

① 1,500kcal   ② 1,800kcal

③ 2,000kcal   ④ 2,500kcal

> **TIP** 성인 1일 기초 대사량은 1,200~1,800kcal이며, 영양 권장량은 성인 남성은 2,500kcal, 성인 여성은 2,000kcal이다. 다만, 임산부는 전후반 총 500kcal를, 수유부인 경우에는 400kcal를 추가한다.

Answer   17.③   18.④

02 보건관리

01 모자보건

❶ 개요

(1) 대상

넓은 의미의 모자보건은 가임여성과 6세 미만의 영·유아를 말하며, 일반적으로 임신, 분만, 산욕기, 수유기 여성과 영·유아를 말한다. 그러므로 모자보건은 모성보건과 영·유아 보건으로 나눌 수 있다.

① **임산부** … 임신 중이거나 분만 후 6개월 미만인 여성을 말한다.

② **모성** … 임산부와 가임기(可姙期) 여성을 말한다.

③ **영유아** … 출생 후 6년 미만인 사람을 말한다.

④ **신생아** … 출생 후 28일 이내의 영유아를 말한다.

⑤ **미숙아** … 신체의 발육이 미숙한 채로 출생한 영유아로서 대통령령으로 정하는 기준에 해당하는 영유아를 말한다.

⑥ **선천성이상아** … 선천성 기형 또는 변형이 있거나 염색체에 이상이 있는 영유아로서 대통령령으로 정하는 기준에 해당하는 영유아를 말한다.

⑦ **인공임신중절수술** … 태아가 모체 밖에서는 생명을 유지할 수 없는 시기에 태아와 그 부속물을 인공적으로 모체 밖으로 배출시키는 수술을 말한다.

⑧ **난임** … 부부(사실상의 혼인관계에 있는 경우를 포함)가 피임을 하지 아니한 상태에서 부부간 정상적인 성생활을 하고 있음에도 불구하고 1년이 지나도 임신이 되지 아니하는 상태를 말한다.

⑨ **보조생식술** … 임신을 목적으로 자연적인 생식과정에 인위적으로 개입하는 의료행위로서 인간의 정자와 난자의 채취 등 보건복지부령으로 정하는 시술을 말한다.

(2) 모자보건의 중요성

① 전 인구의 60~70%를 차지한다.

② 영·유아 건강은 차세대 인구자질 문제이다.

③ 면역력이 약하여 질병 이환율이 높고 영·유아에게는 영구적인 장애가 될 수 있다.

④ 예방이 가능하다.

❷ 모성보건

(1) 내용

① **산전관리** ··· 이상 임신, 임신 합병증의 조기진단, 영양 등 관리

② **분만관리** ··· 안전분만과 건강관리

③ **산후관리** ··· 신생아와 산모의 건강, 수유와 섭생관리

(2) 모성 질병

① **임신중독증** ··· 단백질, 티아민(비타민B_1) 부족과 빈혈이 원인이며 부종, 단백뇨, 고혈압 등이 주요 증상이다.

   TIP **임산부에게 필요한 5대 영양소** ··· 단백질, 비타민, 철분, 칼슘, 탄수화물

② **출혈** ··· 임신 전반·후반·산욕기 출혈로 나뉜다.

③ **산욕열 및 감염** ··· 자궁 내 염증이나 산도의 국소적 염증 등에 의한 발열현상이다.

④ **자궁 외 임신** ··· 대부분이 난관임신이고 난소나 복강 내 임신도 있다. 결핵성 난관염, 인공유산 후 세균감염으로 발생한다.

⑤ **유산·조산·사산** ··· 임신 7개월 내의 분만을 유산이라 하고, 8~9개월의 분만을 조산이라 한다. 임신중독, 결핵, 비타민 부족, 전치 태반, 양수 과다증, 제대강락 등의 여러 가지 원인이 있다.

   TIP **모성사망의 주요 요인** ··· 임신중독증, 출산 전후의 출혈, 자궁 외 임신 및 유산, 산욕열 등이 있다.

(3) 모성보건지표

① 모성 사망률 $= \dfrac{1년간\ 모성\ 사망수}{1년간\ 출생수} \times 1,000$

② 사산율 $= \dfrac{1년간의\ 사산수}{1년간\ 출산수(사산수 + 출생수)} \times 1,000$

③ 조출생률 $= \dfrac{\text{연간 출생아 수}}{\text{인구}} \times 1{,}000$

④ 일반출산율 $= \dfrac{\text{연간 출생아 수}}{\text{임신가능 여자인구수}} \times 1{,}000$

⑤ 배우 출생률 $= \dfrac{\text{연간출생아 수}}{\text{가임연령의 유배우 여자인구 수}} \times 1{,}000$

⑥ 연령별출산율 $= \dfrac{\text{그 연도 } x \text{세 여자가 낳은 출생아수}}{\text{어떤 연도의 } x \text{세 여자인구}} \times 1{,}000$

⑦ 비례사망지수 $= \dfrac{\text{연간 50세 이상 사망자 수}}{\text{연간 총 사망자 수}} \times 100$

⑧ 조사망률 $= \dfrac{\text{연간 사망자 수}}{\text{그 해의 인구}} \times 1{,}000$

⑨ 영아 사망률 $= \dfrac{\text{1년간의 생후 1년 미만의 사망자수}}{\text{그 해의 출생아 수}} \times 1{,}000$

⑩ 보정영아 사망률 $= \dfrac{\text{어떤 기간 내 출생한 자 중 1년미만의 사망자 수}}{\text{동일 기간의 출생아 수}} \times 1{,}000$

⑪ 신생아사망률 $= \dfrac{\text{1년간의 생후 28일 미만의 사망자 수}}{\text{그 해의 출생아 수}} \times 1{,}000$

⑫ 주산기 사망률 $= \dfrac{\text{임신 28주 이후 사산아 수}+\text{초생아(출생 1주 이내) 사망수}}{\text{연간 출생아 수(28주이상)}} \times 1{,}000$

⑬ 후기 신생아 사망률 $= \dfrac{\text{연간 생후 28일부터 1년 미만의 사망수}}{\text{연간 출생아 수}} \times 1{,}000$

⑭ 유아사망률 $= \dfrac{\text{1}\sim\text{4세 유아의 사망자 수}}{\text{그 해 중앙시점의 1}\sim\text{4세 인구수}} \times 1{,}000$

⑮ 출생 사망비 $= \dfrac{\text{연간 출생수}}{\text{연간 사망수}} \times 100$

⑯ 사망 성비 $= \dfrac{\text{남자 사망수}}{\text{여자 사망수}} \times 100$

⑰ 재생산율
  ㉠ 총재생산율 = 합계출산율 × 여아출생 구성비
  ㉡ 순재생산율 = 총재생산율 × 출생여아의 생잔율

(4) 인공임신중절 수술의 허용한계

의사는 다음에 해당되는 경우에 한하여 본인과 배우자(사실상의 혼인관계에 있는 자를 포함)의 동의를 얻어 인공임신중절 수술을 할 수 있다〈모자보건법 제14조 제1항〉.

① 본인 또는 배우자가 대통령령이 정하는 우생학적 또는 유전학적 정신장애나 신체질환이 있는 경우

② 본인 또는 배우자가 대통령령이 정하는 전염성 질환이 있는 경우

③ 강간 또는 준강간에 의하여 임신된 경우

④ 법률상 혼인할 수 없는 혈족 또는 인척 간에 임신된 경우

⑤ 임신의 지속이 보건의학적 이유로 모체의 건강을 심히 해하고 있거나 해할 우려가 있는 경우

❸ 영·유아 보건

(1) 구분

① 초생아 ··· 생후 1주일 이내

② 신생아 ··· 생후 4주 이내

③ 영아 ··· 생후 1년 미만

④ 유아 ··· 만 1년 이상부터 학령기까지

(2) 질병

① 조산아 ··· 임신 7개월에서 9개월 반 이내에 태어난 체중 2.5kg 이하의 아기를 말하며, 조산아의 4대 관리로 체온보호, 감염방지, 영양보급, 호흡관리를 들 수 있다.

② 선천 기형 ··· 방사능에 과다 노출되거나 화학약품의 복용 등에 의해 발생된다.

③ 선천성 대사 이상 ··· 근친 결혼, 악성 유전인자에 의해 발생된다.

④ 과숙아 ··· 임신 43주 이상 경과 후의 분만이나 체중 4kg 이상아를 과숙아라 하고, 산소 부족증이나 난산을 초래한다.

(3) 영 · 유아의 사망원인

① **신생아의 사망원인** … 신생아 기간의 영아 사망률이 영 · 유아 사망률의 대부분을 차지한다. 주로 신생아 질환인 선천성 기형, 분만시 손상, 조산아 등이 원인이 되며, 이런 것들은 예방이 불가능한 것이 대부분이다.

② **영아의 사망원인** … 출생아의 고유질환, 폐렴, 기관지염, 출생시 손상, 장염, 조산아의 결함 등이 영아의 사망을 일으킨다.

③ **유아의 사망원인** … 소화기나 호흡기 질환은 물론 낙상, 화상, 익사 등 불의의 사고로 인한 경우가 대부분이다.

(4) 보건지표

① 영아 사망률과 신생아 사망률은 중요한 보건수준지표이며 1에 가까울수록 좋다.

$$
ⓐ \text{ 영아사망률(IMR)} = \frac{\text{영아 사망수(1년간 생후 1년 미만의 사망수)}}{\text{1년간의 출생수}} \times 1{,}000
$$

$$
ⓑ \text{ 신생아사망률(NMR)} = \frac{\text{1년간 생후 28일 미만의 사망수}}{\text{1년간의 출생수}} \times 1{,}000
$$

② α −index 값은 클수록 신생아기 이후 사망수가 커지므로 환경상태가 불량하다는 증거가 된다.

$$
\alpha - \mathrm{index} = \frac{\text{영아 사망수}}{\text{신생아 사망수}}
$$

[표준예방접종일정(2022)]

	대상 감염병	백신종류 및 방법	횟수	출생~1개월 이내	1개월	2개월	4개월	6개월	12개월	15개월	18개월	19~23개월	24~35개월	만4세	만6세	만11세	만12세
국가예방접종	결핵	BCG(피내용)	1	BCG 1회													
	B형간염	HepB	3	HepB 1차	HepB 2차			HepB 3차									
	디프테리아 파상풍 백일해	DTaP	5			DTaP 1차	DTaP 2차	DTaP 3차		DTaP 4차				DTaP 5차			
		Tdap/Td	1														Tdap/Td 6차
	폴리오	IPV	4			IPV 1차	IPV 2차	IPV 3차						IPV 4차			
	b형헤모필루스 인플루엔자	Hib	4			Hib 1차	Hib 2차	Hib 3차	Hib 4차								
	폐렴구균	PCV(단백결합)	4			PCV 1차	PCV 2차	PCV 3차	PCV 4차								
		PPSV(다당질)	–									고위험군에 한하여 접종					
	홍역 유행성이하선염 풍진	MMR	2						MMR 1차					MMR 2차			
	수두	VAR	1						VAR 1차								
	A형간염	HepA	2						HepA 1~2차								
	일본뇌염	IJEV(사백신)	5						IJEV 1~2차				IJEV 3차	IJEV 4차			IJEV 5차
		LJEV(생백신)	2						LJEV 1차				IJEV 2차				
	사람유두종 바이러스 감염증	HPV	2														HPV 1~2차
	인플루엔자	IIV(사백신)	–						IIV매년 접종								
기타예방접종	로타바이러스	RV1	2			RV 1차	RV 2차										
		RV5	3			RV 1차	RV 2차	RV 3차									

02 학교보건

① 보건관리

(1) 보건교사

① 학교(「고등교육법」 제2조 각 호에 따른 학교 제외)에 보건교육과 학생들의 건강관리를 담당하는 보건교사를 두어야 한다. 다만, 대통령령으로 정하는 일정 규모 이하의 학교에는 순회 보건교사를 둘 수 있다. 보건교사를 두는 경우 36학급 이상의 학교에는 2명 이상의 보건교사를 두어야 한다〈학교보건법 제15조 제2항, 제3항 및 동법 시행령 제23조 제3항〉.

② 보건교사의 직무〈학교보건법 시행령 제23조 제4항 제3호〉
  ㉠ 학교보건계획의 수립
  ㉡ 학교 환경위생의 유지 · 관리 및 개선에 관한 사항
  ㉢ 학생 및 교직원에 대한 건강진단의 준비와 실시에 관한 협조
  ㉣ 각종 질병의 예방처치 및 보건지도
  ㉤ 학생 및 교직원의 건강관찰과 학교의사의 건강상담 · 건강평가 등의 실시에 관한 협조
  ㉥ 신체허약 학생에 대한 보건지도
  ㉦ 보건지도를 위한 학생가정 방문
  ㉧ 교사의 보건교육에 관한 협조와 필요시의 보건교육
  ㉨ 보건실의 시설 · 설비 및 약품 등의 관리
  ㉩ 보건교육자료의 수집 · 관리
  ㉪ 학생건강기록부의 관리
  ㉫ 다음의 의료행위(간호사 면허를 가진 자에 한함)
    • 외상 등 흔히 볼 수 있는 환자의 치료
    • 응급을 요하는 자에 대한 응급처치
    • 부상과 질병의 악화 방지를 위한 처치
    • 건강진단결과 발견된 질병자의 요양지도 및 관리
    • 위의 의료행위에 따르는 의약품 투여
  ㉬ 기타 학교의 보건관리

(2) 학교보건교육

① 전직원의 책임하에 학생을 참여시켜 지역사회의 전체 보건사업계획의 일부분으로 학교보건교육이 이루어져야 한다.

② 지역사회의 협조를 얻고, 주도적 역할자가 계속 실시하여 반드시 결과를 가져와야 한다.

❷ 교육환경

(1) 교육환경보호구역의 설정 등〈교육환경 보호에 관한 법률 제8조〉

교육감은 학교경계 또는 학교설립예정지 경계로부터 직선거리 200미터의 범위 안의 지역을 다음의 구분에 따라 교육환경보호구역으로 설정 · 고시하여야 한다.

① **절대보호구역** … 학교출입문으로부터 직선거리로 50미터까지인 지역(학교설립예정지의 경우 학교경계로부터 직선거리 50미터까지인 지역)

② **상대보호구역** … 학교경계등으로부터 직선거리로 200미터까지인 지역 중 절대보호구역을 제외한 지역

(2) 교육환경보호구역에서의 금지행위 등〈교육환경 보호에 관한 법률 제9조〉

누구든지 학생의 보건 · 위생, 안전, 학습과 교육환경 보호를 위하여 교육환경보호구역에서는 다음의 어느 하나에 해당하는 행위 및 시설을 하여서는 아니 된다. 다만, 상대보호구역에서는 ⑭부터 ㉗ 및 ㉙까지에 규정된 행위 및 시설 중 교육감이나 교육감이 위임한 자가 지역위원회의 심의를 거쳐 학습과 교육환경에 나쁜 영향을 주지 아니한다고 인정하는 행위 및 시설은 제외한다.

① 「대기환경보전법」에 따른 배출허용기준을 초과하여 대기오염물질을 배출하는 시설

② 「물환경보전법」에 따른 배출허용기준을 초과하여 수질오염물질을 배출하는 시설과 폐수종말처리시설

③ 「가축분뇨의 관리 및 이용에 관한 법률」에 따른 배출시설, 처리시설 및 공공처리시설

④ 「하수도법」에 따른 분뇨처리시설

⑤ 「악취방지법」에 따른 배출허용기준을 초과하여 악취를 배출하는 시설

⑥ 「소음 · 진동관리법」에 따른 배출허용기준을 초과하여 소음 · 진동을 배출하는 시설

⑦ 「폐기물관리법」에 따른 폐기물처리시설

⑧ 「가축전염병 예방법」에 따른 가축 사체, 오염물건 및 수입금지 물건의 소각 · 매몰지

⑨ 「장사 등에 관한 법률」에 따른 화장시설 · 봉안시설 및 자연장지

⑩ 「축산물 위생관리법」에 따른 도축업 시설

⑪ 「축산법」에 따른 가축시장

⑫ 「영화 및 비디오물의 진흥에 관한 법률」의 제한상영관

⑬ 「청소년 보호법」에 따른 ㉠ 전기통신설비를 갖추고 불특정한 사람들 사이의 음성대화 또는 화상대화를 매개하는 것을 주된 목적으로 하는 영업에 해당하는 업소와 ㉡ 불특정한 사람 사이의 신체적인 접촉 또는 은밀한 부분의 노출 등 성적 행위가 이루어지거나 이와 유사한 행위가 이루어질 우려가 있는 서비스를 제공하는 영업 ㉢ 청소년유해매체물 및 청소년유해약물등을 제작·생산·유통하는 영업 등 청소년의 출입과 고용이 청소년에게 유해하다고 인정되는 영업 및 ㉣ 청소년유해매체물 및 청소년유해약물등을 제작·생산·유통하는 영업 등 청소년의 고용이 청소년에게 유해하다고 인정되는 영업으로서 대통령령으로 정하는 기준에 따라 청소년보호위원회가 결정하고 여성가족부장관이 고시한 영업에 해당하는 업소

⑭ 「고압가스 안전관리법」에 따른 고압가스, 「도시가스사업법」에 따른 도시가스 또는 「액화석유가스의 안전관리 및 사업법」에 따른 액화석유가스의 제조, 충전 및 저장하는 시설

⑮ 「폐기물관리법」에 따른 폐기물을 수집·보관·처분하는 장소

⑯ 「총포·도검·화약류 등의 안전관리에 관한 법률」에 따른 총포 또는 화약류의 제조소 및 저장소

⑰ 「감염병의 예방 및 관리에 관한 법률」에 따른 격리소·요양소 또는 진료소

⑱ 「담배사업법」에 의한 지정소매인, 그 밖에 담배를 판매하는 자가 설치하는 담배자동판매기

⑲ 「게임산업진흥에 관한 법률」에 따른 게임제공업, 인터넷컴퓨터게임시설제공업 및 복합유통게임제공업

⑳ 「게임산업진흥에 관한 법률」에 따라 제공되는 게임물 시설

㉑ 「체육시설의 설치·이용에 관한 법률」에 따른 체육시설 중 무도학원 및 무도장

㉒ 「한국마사회법」에 따른 경마장 및 장외발매소, 「경륜·경정법」에 따른 경주장 및 장외매장

㉓ 「사행행위 등 규제 및 처벌 특례법」에 따른 사행행위영업

㉔ 「음악산업진흥에 관한 법률」에 따른 노래연습장업

㉕ 「영화 및 비디오물의 진흥에 관한 법률」에 따른 비디오물감상실업 및 복합영상물제공업의 시설

㉖ 「식품위생법」에 따른 식품접객업 중 단란주점영업 및 유흥주점영업

㉗ 「공중위생관리법」에 따른 숙박업 및 「관광진흥법」에 따른 호텔업

㉘ 삭제(2021. 9. 24.)

㉙ 「화학물질관리법」에 따른 사고대비물질의 취급시설 중 대통령령으로 정하는 수량 이상으로 취급하는 시설

03 성인보건과 노인보건

① 성인보건

(1) 성인병

① 후유증으로 불구, 무능력상태를 가져온다.

② 질병 자체가 영구적이다.

③ 장기간 동안 지도, 관찰, 관리가 필요하다.

④ 재활에 특수한 훈련이 필요하다.

(2) 성인병의 종류

① 고혈압증
   ㉠ 본태성 고혈압 : 유전, 신경과민, 고염식, 내분비 장애, 신부전 등이 있다.
   ㉡ 2차성 고혈압 : 동맥경화, 신장질환, 신혈행 장애 등이 있다.
   ㉢ 치료 : 혈관 이완제, 교감신경 차단제 등의 약물요법과 저칼로리식, 당질과 지방섭취 제한식, 자극성 식
        품 제한식을 하고 칼륨의 충분한 섭취를 위해 바나나, 과일, 야채를 많이 먹는다.

② 동맥경화증 … 콜레스테롤을 낮추고 비만을 피한다.

③ 당뇨병 … 인슐린 양의 감소나 기능장애로 서서히 발병하는데, 효과적인 치료방법을 찾기가 어려우므로 체
   중조절, 적당한 운동, 식생활 개선 등으로 유의한다.

④ 뇌졸중 … 고혈압, 영양불균형, 과로 등이 원인이 되어 발생하며, 노인의 사인으로 1위이다. 치매의 주요 원
   인이므로 생활환경 및 영양상태를 개선하여 예방하는 것이 최선책이다.

⑤ 심장병 … 젊은층보다 노년층에서 많이 나타나고 있는데, 노화 자체에 의한 면도 있기에 노인에게 심질환의
   발생은 어느 정도 불가항력적일 수도 있다.

⑥ 암 … 인체의 정상조직 내에 이상 발육하는 조직을 종양이라 하며, 다른 부위에 전이하는 경우를 악성종양,
   즉 암이라고 한다.

(3) 대사증후군

① 대사증후군은 복부 비만, 인슐린 저항성, 이상지혈증, 고혈압을 포함하는 징후 또는 질환의 집합체로 영양과다, 지방과다 상태를 반영한다.

② **진단 기준** … 다음 5가지의 건강 지표 중 3가지 이상의 소견을 보이는 경우 대사증후군이라고 진단한다.
  ㉠ **복부비만** : 허리둘레 남성 ≥ 90cm, 여성 ≥ 85cm / BMI ≥ 25
  ㉡ **혈압** : 수축기/이완기 ≥ 130/85mmHg
  ㉢ **혈당** : 공복혈당 ≥ 100mg/dl
  ㉣ **중성지방**(TG) ≥ 150mg/dl
  ㉤ **HDL 콜레스테롤** : 남성 < 40mg/dl, 여성 < 50mg/dl

  TIP 만성질환과 생활습관병
    ㉠ 만성질환 : 만성질환은 오랜 기간을 통해 발병해 계속 재발하는 질환이다. 보건복지부에 따르면 만성질환 발생의 원인으로는 유전, 흡연, 운동, 나쁜 식습관, 지속적인 스트레스와 같은 생활 속의 변인과 환경 오염 같은 환경적인 원인, 신체의 생리적 기전의 변화 등이 서로 복합적으로 얽혀 있다.
    ㉡ 생활습관병 : 만성질환과 유사한 개념으로 질병의 발생과 진행에 식습관, 운동습관, 흡연, 음주 등의 생활습관이 미치는 영향을 받는 질환군을 말한다. 감염성 질환 이외의 거의 모든 질환이 이에 해당한다고 하여 비감염성 질환(Non-communicable disease)이라고 부르기도 한다.
    ㉢ 종류 : 비만, 고혈압, 당뇨병, 고지혈증, 동맥경화증, 협심증, 심근경색증, 뇌졸중, 만성폐쇄성폐질환, 천식, 알코올성 간질환, 퇴행성관절염, 악성종양 등

2 노인보건

(1) 노화의 기본현상

체력 저하, 반응의 둔화, 회복 지연, 재생능력의 감퇴 등이 있다.

(2) 노인인구의 비율

① **고령화사회** … 전체 국민 중 노인인구가 7% 이상인 사회를 말한다.

② **고령사회** … 전체 국민 중 노인인구가 14% 이상인 사회를 말한다.

③ **초고령사회**(후기 고령사회) … 전체 국민 중 노인인구가 20% 이상인 사회를 말한다.

(3) 노인보건의 대책

① J. Kaplane의 노인보건의 7가지 대책

    ㉠ 의료 및 정신과적 치료

    ㉡ 생계보장

    ㉢ 정서적 보장

    ㉣ 사회적 소외대책

    ㉤ 노동의 기회 부여

    ㉥ 만성질환에 대한 시설 보장

    ㉦ 휴양소에서 창조적 활동의 기회 부여

② Beshenfield의 5가지 대책 ⋯ 직업, 연금, 주택, 의료, 복지사업

(4) 노령화의 지표

① 인구 노령화 지표

    ㉠ 연소인구 지수 $= \dfrac{\text{연소 인구}(0 \sim 14\text{세})}{\text{생산 연령 인구}(15 \sim 64\text{세})} \times 100$

    ㉡ 노년인구 지수(노년부양비) $= \dfrac{\text{노년 인구}(65\text{세 이상})}{\text{생산 연령 인구}} \times 100$

    ㉢ 부양인구 지수 $= \dfrac{\text{연소 인구} + \text{노년 인구}}{\text{생산 연령 인구}} \times 100$

    ㉣ 노령화 지수 $= \dfrac{\text{노년 인구}}{\text{연소 인구}} \times 100$

② 평균여명 ⋯ '평균수명 − 각각의 나이'로 계산한다.

04 정신보건

(1) 정신보건의 목적

① 발생한 정신질환을 치료한다.

② 치료 후의 사회복귀를 돕는다.

③ 정신장애의 예방을 도모한다.

④ 건전한 정신기능의 유지, 증진을 위해 노력한다.

(2) **Maslow의 인간의 기본욕구**

① **생리적 욕구** ··· 가장 원초적인 욕구로서 수면, 배고픔 등의 해결욕구나 성적욕구

② **애정의 욕구** ··· 사랑, 소속감, 타인과의 관계를 맺으려는 욕구

③ **자기존중의 욕구** ··· 존중, 존경, 명예, 타인에게 인정받고 싶은 욕구

④ **안전의 욕구** ··· 충족된 욕구를 안전하게 유지하고자 하는 욕구

⑤ **사회적 욕구** ··· 최상위의 욕구로서, 자신의 능력과 소질을 사회로부터 승인받고자 하는 욕구

(3) **정신질환**

① **정신질환의 원인**
  ㉠ **유전적 요인** : 유전이 정신장애를 일으킨다.
  ㉡ **심리적 요인** : 심리적 위축감 및 부적절한 대인관계가 원인이다.
  ㉢ **사회적 요인** : 욕구불만, 적응력의 부족이 원인이다.
  ㉣ **신체적 요인** : 뇌조직의 기질적 · 기능적 이상 등이 정신질환의 원인이다.

② **정신질환의 종류** ··· 정신분열증, 조울증, 정신박약, 망상증, 인격장애(편집증, 반사회성, 피동공격성, 자기애), 정신 생리성 장애, 뇌기능 장애, 노이로제와 정신 신경증(불안, 해리장애 등), 각종 중독 등이 있다.

≣ 최근 기출문제 분석 ≣

2022. 6. 18. 제1회 지방직 시행

1 우리나라 국민건강보험제도의 유형으로 옳은 것은?

① 변이형

② 현금배상형

③ 관리의료형

④ 제3자 지불제형

> **TIP** ④ 진료비를 부담하지 않거나 일부만 부담하고 의료기관이 나머지 진료비를 보험자에게 청구할 때 보험자가 지불하는 유형이다.
>
> ① 변이형 : 보험자가 의료기관을 소유하거나 계약에 의해 포괄적인 의료서비스를 제공하는 것을 말한다. 대표적으로 프랑스의 건강보험제도이다.
>
> ② 현금배상형 : 상환제라고도 한다. 병원에 지불하고 이후에 진료비를 상환받는 것을 말한다.
>
> ③ 관리의료형 : 민간의료보험제도이다.
>
> ※ 국민건강보험 특징
> - ㉠ 법률에 의한 강제가입 및 납부의 의무
> - ㉡ 능력에 따른 차등 부과 및
> - ㉢ 균등한 혜택
> - ㉣ 보험료의 분담(직장 가입자의 경우 사용자와 근로자의 반반 부담)
> - ㉤ 제3자 지불제형

2022. 6. 18. 제1회 지방직 시행

2 지역사회보건사업평가 중 특정 보건사업을 수행하기 위해 투입된 인력, 조직, 시설, 장비, 재정 등이 적합한지를 판단하는 것은?

① 과정평가

② 구조평가

③ 결과평가

④ 영향평가

> **TIP** 도나베디안의 사업 과정 평가유형
>
> | 구분 | 내용 |
> |------|------|
> | 구조평가 | • 시작 시기에 시행
• 인력, 시설, 장비, 재정 등의 적절성 판단 |
> | 과정평가 | • 중간 시기에 시행
• 지역사회 자원 활용 및 사업진행 현황
• 업무 수행 능력 판단 |
> | 결과평가 | • 종료 시기에 시행
• 목표 달성 정도 및 효과성
• 장기적인 효과 및 지역사회 환경의 변화 |

Answer 1.④ 2.②

3 일정한 지역 내 인구의 연령과 성별 구성을 나타내는 인구피라미드에 대한 설명으로 옳지 않은 것은?

① 남자의 인구수는 왼쪽에, 여자의 인구수는 오른쪽에 표시한다.

② 종형은 출생률과 사망률이 모두 낮은 인구정지형이다.

③ 항아리형은 19세 이하 인구가 65세 이상 인구의 2배 이하인 인구구조이다.

④ 호로형은 생산연령 인구가 많이 유출되는 농촌형이다.

> **TIP** ③ 항아리형은 0 ~ 14세 인구가 50세 이상 인구의 2배 이하인 소산소사형 인구구조이다.
> ※ 인구 피라미드

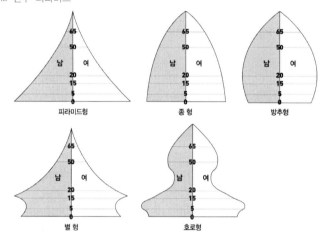

ⓐ 남자는 왼쪽, 여자는 오른쪽에 표시한다.

ⓑ 피라미드형 : 0 ~ 14세 인구가 50세 이상 인구의 2배를 초과하고 출생률보다 사망률이 낮은 다산다사형이다.

ⓒ 종형 : 0 ~ 14세 인구가 50세 이상 인구의 2배이며 출생률과 사망률 둘 다 낮은 이상적인 인구형이다.

ⓓ 항아리형 : 0 ~ 14세 인구가 50세 이상 인구의 2배 이하이며 출생률이 사망률보다 더 낮은 소산소사형이다. 주로 선진
국에서 볼 수 있다.

ⓔ 별형 : 15 ~ 49세 인구가 50%를 초과하며 생산연령 인구가 많이 유입되는 도시형이다.

ⓕ 호로형 : 15 ~ 19세 인구가 전 인구의 절반 미만으로 생산연령 인구가 많이 유출되는 농촌형이다.

Answer 3.③

2022. 6. 18. 제1회 지방직 시행

4 국민의 70%가 코로나19 예방접종으로 집단면역이 형성된다면 나머지 30%는 접종하지 않아도 코로나19 감염으로부터 안전할 수 있다는 보건의료서비스의 특성으로 옳은 것은?

① 정보의 비대칭성 ② 수요의 불확실성

③ 치료의 불확실성 ④ 외부효과성

> **TIP** ④ 외부효과성 : 한 사람의 행위로 인해 타인에게 일방적인 이익 혹은 불이익을 제공하는 경우이다.
> ① 정보의 비대칭성 : 질병의 원인이나 치료방법 등에 관한 지식과 정보는 전문적인 내용이므로 의료 인력을 제외하면 일반 소비자는 대부분 알지 못한다.
> ② 수요의 불확실성 : 의료에 관한 수요는 질병이 발생해야 알 수 있으므로 수요를 예측하기 어렵다.
> ③ 치료의 불확실성 : 질병이 다양하여 정확한 결과를 측정하기에는 어려움이 있다.

2022. 2. 26. 제1회 서울특별시 시행

5 제5차 국민건강증진종합계획(Health Plan 2030, 2021~2030)에서 제시한 기본원칙에 해당하지 않는 것은?

① 건강친화적인 환경 구축

② 전문가와 공무원 주도의 건강 책무성 제고

③ 보편적인 건강수준 향상과 건강 형평성 제고

④ 국가와 지역사회의 모든 정책 수립에 건강을 우선적으로 반영

> **TIP** ② 전문가, 공무원뿐만 아니라 일반 국민의 건강정책 의견을 수렴하고 주도적 역할을 부여한다.
> ※ 제5차 국민건강증진종합계획의 기본원칙
> ㉠ 국가와 지역사회의 모든 정책 수립에 건강을 우선으로 반영한다.
> ㉡ 보편적인 건강수준의 향상과 건강형평성 제고를 함께 추진한다.
> ㉢ 모든 생애과정과 생활터에 적용한다.
> ㉣ 건강 친화적인 환경을 구축한다.
> ㉤ 누구나 참여하여 함께 만들고 누릴 수 있도록 한다.
> ㉥ 관련된 모든 부문이 연계하고 협력한다.

Answer 4.④ 5.②

6 한 여성이 가임기간 동안 몇 명의 여아를 낳는지를 나타내는 지표로 사망률까지 고려한 출산력 지표는?

① 합계출산율
② 총재생산율
③ 순재생산율
④ 일반출생률

TIP ① 합계출산율 : 여성 1명이 평생 동안 낳을 수 있는 평균 자녀 수를 말한다.
② 총재생산율 : 여성 1명이 가임기간(15 ~ 49세) 동안 낳을 수 있는 평균 여아 수를 말한다.
④ 일반출산율 : 총 출생아 수를 해당 연도의 가임기 여성 인구(15 ~ 49세)로 나눈 수치다.

7 〈보기〉에서 설명하는 교육기법은?

─── 보기 ───

지역사회 노인들의 치매 예방 및 관리를 위해 건강증진 전문가, 신경과 전문의, 정신과 전문의 등 3명의 전문가가 발표를 한 후, 청중이 공개토론 형식으로 참여하였다.

① 집단토론
② 심포지엄
③ 버즈세션
④ 패널토의

TIP ② 심포지엄 : 특정한 테마를 놓고 2명 또는 그 이상의 사람들이 각자 견해를 발표하는 토론이다.
※ 보건교육방법
　㉠ 패널토의(panel discussion) : 공동으로 문제의 해결을 모색하기 위해 수명의 구성원이 토의에 직접 참여하는 방식이다.
　㉡ 버즈세션(buzz session) : 전체 구성원을 4 ~ 6명의 소그룹으로 나누고 각각의 소그룹이 개별토의를 진행한 뒤 각 그룹의 결론을 패널형식으로 토론하고 최후의 리더가 전체적인 결론을 내리는 토의방법이다.
　㉢ 세미나(seminar) : 교수의 지도하에 학생들이 공동으로 토론하는 방법이다.

Answer 6.③ 7.②

8 인두제에 대한 설명으로 가장 옳은 것은?

① 의료진의 과잉진료가 증가한다.

② 진료의 지속성이 증대된다.

③ 신의료기술 및 신약개발 등에 집중한다.

④ 의료진의 재량권이 확대되어 의료의 질적 수준이 높다.

TIP ② 인두제에 대한 설명이다.

①③④ 행위별 수가제에 대한 내용이다. 의사의 재량권이 크고 서비스의 질적 수준이 높을 수 있지만, 과잉진료와 의료비 상승을 유도할 수 있다.

※ 보험료 보수지불방식

㉠ 행위별 수가제 : 입원한 환자를 대상으로 환자가 병원에 입원해 있는 동안 제공된 의료서비스들을 하나하나 그 사용량과 가격에 의해 진료비를 계산, 지급하는 방식이다.

㉡ 포괄수가제 : 환자 종류당 총괄보수단가를 설정하여 보상하는 방식으로, 어떤 질병에 대해 미리 정해진 금액의 치료비 또는 수술비를 내도록 하는 진료비 정액제이다.

㉢ 인두제 : 등록된 환자 또는 사람 수에 따라서 일정액을 보상받는 방식이다.

㉣ 봉급제 : 일정한 진료비를 지급하는 방식이다.

㉤ 총액계약제 : 지불자 측과 진료자 측이 진료보수총액의 계약에 대해 사전에 체결하는 방식이다.

보수지불 방식	장점	단점
행위별 수가제	• 의사의 재량권이 크다. • 서비스의 양과 질이 최대화된다.	• 행정적으로 복잡하다. • 의료비 상승을 유도한다. • 과잉진료 및 의료서비스가 남용될 수 있다. • 의료인과 보험자 간의 마찰이 생긴다.
포괄수가제	• 경제적인 진료가 가능하다. • 의료기관의 생산성이 증대된다. • 행정적으로 간편하다.	• 서비스가 최소화·규격화된다 • 행정적인 간섭요인이 증대된다.
인두제	• 진료의 계속성이 보장된다. • 비용이 저렴하다. • 행정업무절차가 간편해진다. • 질병예방에 관심이 증대된다.	• 환자의 선택권이 제한된다. • 서비스량이 최소화된다. • 환자후송 의뢰가 증가한다.
봉급제	• 의사의 수입이 안정되고 직장이 보장된다. • 불필요한 경쟁심이 억제된다.	• 진료가 형식화·관료화된다.
총괄계약제	• 총의료비를 억제할 수 있다. • 의료인단체에 의한 과잉진료의 자율적 억제가 가능하다.	• 첨단 의료서비스의 도입동기가 상실된다. • 진료비 계약을 둘러싼 교섭에 어려움이 있다.

Answer 8.②

9 「국민건강보험법」상 요양급여비용의 산정에서 요양급여비용을 계약하는 사람을 옳게 짝지은 것은?

① 보건복지부장관과 시 · 도지사

② 대통령과 의약계를 대표하는 사람들

③ 보건복지부장관과 국민건강보험공단의 이사장

④ 국민건강보험공단의 이사장과 의약계를 대표하는 사람들

> **TIP** ④ 요양급여비용은 공단의 이사장과 의약계를 대표하는 사람들의 계약으로 정한다.
> ※ 요양급여비용의 산정 등 … 요양급여비용은 공단의 이사장과 대통령령으로 정하는 의약계를 대표하는 사람들의 계약으로 정한다. 이 경우 계약 기간은 1년으로 한다(국민건강보험법 제45조 제1항).

10 우리나라 국민건강보험의 특성에 해당하지 않는 것은?

① 강제 적용   ② 보험료 차등 부담

③ 차등 보험 급여   ④ 단기 보험

> **TIP** 우리나라의 국민건강보험의 특성은 강제가입(법률에 의해 국내에 거주하는 모든 국민, 외국인, 재외국민은 강제 가입하여야 함), 강제징수(소득과 자산의 따라 정해진 보험료를 의무적으로 지불), 균등기여(보험료는 부담능력에 따라 부과), 균일 급여 (지불한 보험료에 상관없이 동일한 의료서비스 제공), 단기보험(1년 단위로 재정수지 상계), 건강의 사회적 보장, 소득 재분 배기능, 사회 연대성 재고의 특성이 있다. 차등보험급여는 사보험에서 보험료 부담수준에 따른 차등급여를 적용하고 있다.

11 정신건강과 관련된 내용에 대한 설명으로 가장 옳지 않은 것은?

① 세계보건기구는 정신건강증진을 긍정적 정서를 함양하고 질병을 예방하며 역경을 이겨내는 회복력(resilience)을 향상시키는 것이라고 정의하였다.

② 「정신건강증진 및 정신질환자 복지서비스 지원에 관한 법률」에서 정신건강증진사업을 규정하고 있다.

③ 정부는 정신건강을 위한 다양한 정책, 제도, 법률 서비스 개발을 강화하고 실행하여야 한다.

④ 지역사회 기반의 정신건강 서비스는 입원을 강화하도록 하고, 병원이 중심이 되어야 한다.

> **TIP** 지역사회 기반의 정신건강서비스는 지역사회의 생활을 향상시키고, 입원이나 입소를 최소한으로 하여 환자 중심적인 치료가 우선적으로 고려되어야 한다.

Answer 9.④ 10.③ 11.④

12 Myers(1969)는 지역사회 또는 사회적 수준에서 요구되는 바람직한 보건의료의 조건으로 4가지를 제시하였는데, 이 중 치료과정에서 최소의 자원을 투입하여 건강을 빨리 회복시키는 것을 의미하는 것은?

① 형평성   ② 접근성
③ 효과성   ④ 효율성

> **TIP** Myers는 양질의 보건의료 요건 구성요소로서의 4가지
> ⊙ 접근용이성(accessibility) : 사용자들이 필요하면 언제 어디서든 쉽게 이용할 수 있도록 재정적, 지리적, 사회, 문화적인 측면에서 보건의료서비스가 송급되어야 함을 말한다.
> ⓒ 질적 적정성(quality) : 보건의료와 관련하여 의학적 적정성과 사회적 적정성이 질적으로 동시에 달성될 수 있어야 함을 의미한다.
> ⓒ 지속성(continuity) : 보건의료는 시간적, 지리적으로 상관성을 가져야하고 보건의료 기관들 간에 유기적으로 협동하여 보건의료서비스를 수행해야한다.
> ⓔ 효율성(efficiency) : 보건의료 목적을 달성하는 데 투입되는 자원의 양을 최소화하거나 일정한 자원의 투입으로 최대의 목적을 달성할 수 있어야 함을 의미한다.

13 〈보기〉에서 설명하는 인구구조로 가장 옳은 것은?

> 감소형 인구구조로서 출생률이 사망률보다 낮은 인구구조를 말한다. 주로 평균수명이 높은 선진국에 나타나는 모형이다.

① 종형(bell form)
② 항아리형(pot form)
③ 피라미드형(pyramid form)
④ 별형(star form)

> **TIP** ② 항아리형(pot form, 감퇴형) : 출생률과 사망률이 모두 낮으면서 출생률이 사망률보다 낮아 인구가 감소하는 특징이 있으며, 주로 평균수명이 높은 선진국에서 나타난다.
> ① 종형(bell form, 선진국형) : 출생률이 낮아 유소년층 인구가 낮고 평균수명이 연장되어 노년층의 비율이 높다. 선진국에서 나타난다.
> ③ 피드미드형(pyramid form, 후진국형) : 유소년층이 큰 비중을 차지하며 다산다사의 미개발국가나 다산소사의 개발도상국에서 나타난다.
> ④ 별형(star form, 도시형) : 인구전입으로 청장년층의 비율이 높은 도시나 신개발지역에서 나타나는 유형으로써 노년인구나 유소년인구에 비해 생산연령인구가 많다는 특징이 있다.

Answer 12.④ 13.②

14 우리나라 보건행정조직에 대한 설명으로 가장 옳지 않은 것은?

① 「지역보건법」에 기반하여 보건소와 보건지소가 설치되어 있다.

② 「보건소법」은 1995년 「지역보건법」으로 개정되었다.

③ 보건진료소는 보건의료 취약지역에 설치되며, 보건진료소장은 보건진료 전담공무원이 맡는다.

④ 건강생활지원센터는 시·군·구 단위로 설치되고 감염병 관리 및 치료 기능을 담당하고 있다.

> **TIP** 건강생활지원센터는 지역주민의 건강 형평성제고를 위해 운영되고 있으며 지역보건사업의 원활한 추진을 위한 지원을 한다. 우리나라의 보건행정조직은 이원화된 구조로 되어있다. 보건복지부는 보건정책을 결정 기술지도와 감독을 담당하며 행정안전부는 예산을 집행하고 인사권을 가지고 있다. 「지역보건법」 10조에 의거하여 대통령령이 정하는 기준에 따라 지방자치단체의 조례로 보건소를 설치하는데 시, 군, 구별로 1개소씩 설치한다. 보건소법은 1995년 지역보건법으로 개정되었으며, 보건소 등 지역보건의료기관의 설치·운영 및 지역보건의료사업의 연계성 확보에 필요한 사항을 규정하고 있는 법률(1995. 12. 29, 법률 5101호)이다.

15 인구구조 지표에 대한 설명으로 가장 옳은 것은?

① 부양비는 경제활동연령 인구에 대한 비경제활동연령 인구의 비율로 표시된다.

② 노년부양비는 0 ~ 14세 인구에 대한 65세 이상 인구의 비율로 표시된다.

③ 노령화지수는 15 ~ 64세 인구에 대한 65세 이상 인구의 비율로 표시된다.

④ 1차 성비는 출생 시 여자 100명에 대한 남자 수로 표시된다.

> **TIP** ① 부양비(Dependency ratio)는 생산가능인구(45 ~ 64세)에 대한 유소년인구(0 ~ 14세)와 고령인구(65세 이상)의 합의 백분비로 인구의 연령구조를 나타내는 지표이다.
> ② 노년부양비란 생산연령인구(15 ~ 64세)100명에 대한 고령(65세 이상)인구의 비를 뜻한다.
> ③ 노령화지수는 유소년(14세 이하)인구 100명에 대한 고령(65세 이상) 인구의 비이다.
> ④ 1차 성비는 수정될 때의 성비, 2차 성비는 출생성비, 3차 성비는 생식연령의 성비, 4차 성비는 생식연령 이후의 성비로 나뉜다.

Answer 14.④ 15.①

16 「교육환경 보호에 관한 법률」상 교육환경보호구역 중 절대보호구역의 기준으로 가장 옳은 것은?

① 학교 출입문으로부터 직선거리로 50미터까지인 지역

② 학교 출입문으로부터 직선거리로 100미터까지인 지역

③ 학교 출입문으로부터 직선거리로 150미터까지인 지역

④ 학교 출입문으로부터 직선거리로 200미터까지인 지역

> **TIP** 교육환경보호구역의 설정 등〈교육환경 보호에 관한 법률 제8조〉
> 교육감은 학교경계 또는 학교설립예정지 경계로부터 직선거리 200미터의 범위 안의 지역을 다음의 구분에 따라 교육환경 보호구역으로 설정·고시하여야 한다.
> ㉠ 절대보호구역: 학교출입문으로부터 직선거리로 50미터까지인 지역(학교설립예정지의 경우 학교경계로부터 직선거리 50미터까지인 지역)
> ㉡ 상대보호구역: 학교경계 등으로부터 직선거리로 200미터까지인 지역 중 절대보호구역을 제외한 지역

17 〈보기〉와 같은 인구구조를 가진 지역사회의 노년부양비는?

보기	
연령(세)	인구(명)
0~14	200
15~44	600
45~64	400
65~79	110
80 이상	40

① 11.1%   ② 13.3%

③ 15%   ④ 25%

> **TIP** 노년부양비는 생산가능인구(15~64세) 100명에 대한 고령인구(65세 이상)의 비이므로,
> $$\frac{110+40}{600+400} \times 100 = \frac{150}{1,000} \times 100 = 15\%이다.$$

Answer 16.① 17.③

18 만성질환의 역학적 특성으로 가장 옳지 않은 것은?

① 악화와 호전을 반복하며 결과적으로 나쁜 방향으로 진행한다.

② 원인이 대체로 명확하지 않고, 다요인 질병이다.

③ 완치가 어려우며 단계적으로 기능이 저하된다.

④ 위험요인에 노출되면, 빠른 시일 내에 발병한다.

> **TIP** ④ 위험요인에 노출되었을 때 빠른 시일 내에 발병하는 것은 감염성 질환의 특성이다. 만성질환은 비감염성 질환이다.
>
> ① 만성질환은 호전과 악화를 반복하며 결과적으로 점점 나빠지는 방향으로 진행된다. 악화가 거듭될 때마다 병리적 변화는 커지고 생리적 상태로의 복귀는 적어진다.
>
> ② 대부분의 만성질환은 감염성 병원체가 알려진 결핵, 백혈병 등 몇몇 질환군을 제외하면 그 원인이 명확하게 밝혀진 것은 드물다.
>
> ③ 일단 발병하면 최소 3개월 이상 오랜 기간의 경과를 취하며 완치가 어렵다. 만성질환은 퇴행성의 특성을 보이는데 대부분의 만성질환이 연령이 증가함에 따라 신체의 신체적 기능 저하와 맞물려 증가하기 때문이다.

19 「정신건강증진 및 정신질환자 복지서비스 지원에 관한 법률」상 정신건강증진의 기본이념으로 가장 옳지 않은 것은?

① 모든 정신질환자는 인간으로서의 존엄과 가치를 보장받고, 최적의 치료를 받을 권리를 가진다.

② 정신질환자의 입원 또는 입소가 최소화되도록 지역 사회 중심의 치료가 우선적으로 고려되어야 한다.

③ 정신질환자는 원칙적으로 자신의 신체와 재산에 관한 사항에 대하여 보호자의 동의가 필요하다.

④ 정신질환자는 자신과 관련된 정책의 결정과정에 참여할 권리를 가진다.

> **TIP** 정신건강증진의 기본이념〈정신건강증진 및 정신질환자 복지서비스 지원에 관한 법률 제2조〉
>
> ㉠ 모든 국민은 정신질환으로부터 보호받을 권리를 가진다.
>
> ㉡ 모든 정신질환자는 인간으로서의 존엄과 가치를 보장받고, 최적의 치료를 받을 권리를 가진다.
>
> ㉢ 모든 정신질환자는 정신질환이 있다는 이유로 부당한 차별대우를 받지 아니한다.
>
> ㉣ 미성년자인 정신질환자는 특별히 치료, 보호 및 교육을 받을 권리를 가진다.
>
> ㉤ 정신질환자에 대해서는 입원 또는 입소가 최소화되도록 지역 사회 중심의 치료가 우선적으로 고려되어야 하며, 정신건강증진시설에 자신의 의지에 따른 입원 또는 입소가 권장되어야 한다.
>
> ㉥ 정신건강증진시설에 입원등을 하고 있는 모든 사람은 가능한 한 자유로운 환경을 누릴 권리와 다른 사람들과 자유로이 의견교환을 할 수 있는 권리를 가진다.
>
> ㉦ 정신질환자는 원칙적으로 자신의 신체와 재산에 관한 사항에 대하여 스스로 판단하고 결정할 권리를 가진다. 특히 주거지, 의료행위에 대한 동의나 거부, 타인과의 교류, 복지서비스의 이용 여부와 복지서비스 종류의 선택 등을 스스로 결정할 수 있도록 자기결정권을 존중받는다.
>
> ㉧ 정신질환자는 자신에게 법률적·사실적 영향을 미치는 사안에 대하여 스스로 이해하여 자신의 자유로운 의사를 표현할 수 있도록 필요한 도움을 받을 권리를 가진다.
>
> ㉨ 정신질환자는 자신과 관련된 정책의 결정과정에 참여할 권리를 가진다.

Answer 18.④ 19.③

2018. 6. 23 제2회 서울특별시

20 2017년 영아사망자수가 10명이고 신생아 사망자수가 5명일 때 당해연도 α -index 값은?

① 0.2

② 0.5

③ 1

④ 2

> **TIP** α-index는 생후 1년 미만의 사망자수(영아사망자수)를 생후 28일 미만의 사망자수(신생아 사망자수)로 나눈 값이다. 따라
> 서 2017년 영아사망자수가 10명이고 신생아 사망자수가 5명일 때 당해연도 α-index 값은 $\frac{10}{5} = 2$이다.

2018. 6. 23 제2회 서울특별시

21 우리나라 대사증후군의 진단 기준 항목으로 가장 옳은 것은?

① 허리둘레 : 남성 ≥ 90cm, 여성 ≥ 85cm

② 중성지방 : ≥ 100mg/dl

③ 혈압 : 수축기/이완기 ≥ 120/80mmHg

④ 혈당 : 공복혈당 ≥ 90mg/dl

> **TIP** 대사증후군 진단 기준
> ㉠ 복부비만 : 허리둘레 남성 ≥ 90cm, 여성 ≥ 85cm / BMI ≥ 25
> ㉡ 혈압 : 수축기/이완기 ≥ 130/85mmHg
> ㉢ 혈당 : 공복혈당 ≥ 100mg/dl
> ㉣ 중성지방(TG) ≥ 150mg/dl
> ㉤ HDL 콜레스테롤 : 남성 < 40mg/dl, 여성 < 50mg/dl

Answer 20.④ 21.①

22 보건지표(health indicator)에 대한 설명으로 옳지 않은 것은?

① 일반 출산율은 가임여성인구 1,000명당 출산율을 의미한다.

② 주산기 사망률은 생후 4개월까지의 신생아 사망률을 의미한다.

③ 영아 사망률은 한 국가의 보건 수준을 나타내는 가장 대표적인 지표이다.

④ α-index는 1에 가까워질수록 해당 국가의 보건 수준이 높다고 할 수 있다.

> **TIP** ② 주산기 사망률은 임신 제28주 이후의 후기 사산수와 생후 1주 미만의 조기신생아 사망을 각각 출생천대의 비율로 표시한 것의 합이다.

23 다음의 정신장애에 대한 설명에 해당하는 것은?

• 현실에 대한 왜곡된 지각
• 망상, 환각, 비조직적 언어와 행동
• 20~40세 인구에서 호발하며, 만성적으로 진행
• 부모 중 한명이 이환된 경우 자녀의 9~10%에서 발병

---

① 조울병(manic depressive psychosis)

② 신경증(neurosis)

③ 인격장애(personality disorder)

④ 정신분열증(schizophrenia)

> **TIP** 정신분열증은 망상, 환청, 와해된 언어, 정서적 둔감 등의 증상과 더불어 사회적 기능에 장애를 일으킬 수도 있는 정신과 질환으로 조현병이라고도 한다.
> ① 조울병 : 기분 장애의 대표적인 질환 중 하나로 기분이 들뜨는 조증이 나타나기도 하고, 기분이 가라앉는 우울증이 나타나기도 한다는 의미에서 '양극성 장애'라고도 한다.
> ② 신경증 : 내적인 심리적 갈등이 있거나 외부에서 오는 스트레스를 다루는 과정에서 무리가 생겨 심리적 긴장이나 증상이 일어나는 인격 변화를 말한다.
> ③ 인격장애 : 인격이란 일상생활 가운데 드러나는 개인의 정서적이고 행동적인 특징의 집합체인데, 이런 양상이 고정되어 환경에 적응하지 못하고 사회적이나 직업적 기능에서 심각한 장애를 가져오거나 본인 스스로 괴롭게 느낀다면 인격장애로 판단하게 된다.

Answer 22.② 23.④

24 보건교육계획의 수립과정 중 제일 먼저 이루어져야 할 것은?

① 보건교육 평가 계획의 수립

② 보건교육 평가 유형의 결정

③ 보건교육 실시 방법들의 결정

④ 보건교육 요구 및 실상의 파악

> **TIP** 보건교육의 실시는 보건교육 요구 및 실상을 파악하고 보건교육을 실시한 후 보건교육을 평가하는 과정으로 진행된다.

Answer 24.④

출제 예상 문제

1 다음 중 영아사망과 신생아사망 지표에 대한 설명으로 옳은 것은?

① 영아후기사망은 선천적인 문제로, 예방이 불가능하다.

② 영아사망률과 신생아사망률은 저개발국가일수록 차이가 적다.

③ α-index가 1에 가까울수록 영유아 보건 수준이 낮음을 의미한다.

④ 영아사망은 보건관리를 통해 예방 가능하며 영아사망률은 각 국가 보건수준의 대표적 지표이다.

> **TIP** ① 영아후기사망은 환경적 문제의 비중이 더 크므로 어느 정도 예방 가능하다.
> ② 영아사망률과 신생아사망률은 저개발국가일수록 차이가 크다.
> ③ α-index는 생후 1년 미만의 사망수(영아사망수)를 생후 28일 미만의 사망수(신생아사망수)로 나눈 값이다. 유아사망의 원인이 선천적 원인만이라면 값은 1에 가깝다.

2 보건교육 방법 중 참가자가 많을 때 여러 개 분단으로 나누어 토의한 후 다시 전체 회의를 통해 종합하는 방법으로 진행하는 것은?

① 집단토의(group discussion) ② 패널토의(panel discussion)

③ 버즈세션(buzz session) ④ 심포지엄(symposium)

> **TIP** 버즈세션 … 전체구성원을 4~6명의 소그룹으로 나누고 각각의 소그룹이 개별적인 토의를 벌인 뒤 각 그룹의 결론을 패널형식으로 토론하고 최후의 리더가 전체적인 결론을 내리는 토의법이다. 많은 사람이 시간이 별로 걸리지 않는 회의나 토론을 해야 할 때 주로 사용한다.

3 「학교보건법 시행규칙」상 교실 내 환경요건에 적합하지 않은 것은?

① 조도-책상면 기준으로 200Lux ② 1인당 환기량-시간당 25m³

③ 습도-비교습도 50% ④ 온도-난방온도 섭씨 20도

> **TIP** ① 교실의 조명도는 책상면을 기준으로 300Lux 이상이 되도록 해야 한다.

Answer 1.④ 2.③ 3.①

4 「학교보건법 시행령」상 보건교사의 직무내용으로 보기 어려운 것은?

① 학교보건계획의 수립

② 학교 환경위생의 유지, 관리 및 개선에 관한 사항

③ 학교 및 교직원의 건강진단과 건강평가

④ 각종 질병의 예방처치 및 보건지도

TIP 보건교사의 직무〈학교보건법 시행령 제23조 제4항 제3호〉
    ㉠ 학교보건계획의 수립
    ㉡ 학교 환경위생의 유지·관리 및 개선에 관한 사항
    ㉢ 학생과 교직원에 대한 건강진단의 준비와 실시에 관한 협조
    ㉣ 각종 질병의 예방처치 및 보건지도
    ㉤ 학생과 교직원의 건강관찰과 학교의사의 건강상담, 건강평가 등의 실시에 관한 협조
    ㉥ 신체가 허약한 학생에 대한 보건지도
    ㉦ 보건지도를 위한 학생가정 방문
    ㉧ 교사의 보건교육 협조와 필요시의 보건교육
    ㉨ 보건실의 시설·설비 및 약품 등의 관리
    ㉩ 보건교육자료의 수집·관리
    ㉪ 학생건강기록부의 관리
    ㉫ 다음의 의료행위(간호사 면허를 가진 사람만 해당한다)
     • 외상 등 흔히 볼 수 있는 환자의 치료
     • 응급을 요하는 자에 대한 응급처치
     • 부상과 질병의 악화를 방지하기 위한 처치
     • 건강진단결과 발견된 질병자의 요양지도 및 관리
     • 위의 의료행위에 따르는 의약품 투여
    ㉬ 그 밖에 학교의 보건관리

5 제2차 성비의 개념으로 옳은 것은?

① 사망시 성비   ② 출생 전 성비

③ 노인의 성비   ④ 출생시 성비

TIP 성비의 개념
    ㉠ 제1차 성비 : 태아의 성비를 말한다.
    ㉡ 제2차 성비 : 출생시 성비로 보통 여아 100에 대해 남아 105 전후이다.
    ㉢ 제3차 성비 : 현재 인구의 성비를 말한다.

Answer   4.③   5.④

6 다음 중 학교보건의 업무에 포함되지 않는 것은?

① 질병치료   ② 질병예방

③ 보건교육   ④ 식품위생

TIP ① 질병치료는 의료기관의 역할이다. 학교보건에는 환경위생, 식품위생, 보건관리, 질병예방, 감염병 관리, 보건교육, 건강평가, 건강상담 등이 포함된다.

7 다음 중 임산부에게 특히 필요한 영양소는?

① 칼슘, 철분   ② 지방, 탄수화물

③ 단백질, 티아민   ④ 단백질, 탄수화물

TIP 임산부 사망의 40%를 차지하는 임신중독증의 3대 원인은 단백질, 티아민(비타민B₁)의 부족과 빈혈이다. 물론, 모든 영양소가 다 필요하겠지만 단백질과 티아민, 철분은 부족해서는 안 된다.
※ 임산부에게 필요한 5대 영양소 … 칼슘, 비타민, 철분, 단백질, 탄수화물

8 다음 중 인구 노령화 지표에 대한 계산이 잘못된 것은?

① 노령인구 지수 $= \dfrac{\text{노년인구}}{\text{경제활동인구}} \times 100$

② 노령화 지수 $= \dfrac{\text{노년인구}}{\text{성인인구}} \times 100$

③ 유년인구 지수 $= \dfrac{\text{유년인구}}{\text{경제활동인구}} \times 100$

④ 부양비율 $= \dfrac{\text{비생산인구}}{\text{생산인구}} \times 100$

TIP 노령화 지수는 연소(유년)인구에 대한 노인인구의 비율이다.

노령화 지수 $= \dfrac{\text{노년인구}(65세 이상)}{\text{연소인구}(0 \sim 14세)} \times 100$

※ 부양인구, 종속인구는 부양비율과 같은 개념이다.

Answer 6.① 7.③ 8.②

9 노인인구의 비율에 따라 사회를 분류할 때 전체 인구의 14% 이상을 노년층이 차지하는 사회는?

① 고령화사회

② 초고령화사회

③ 초초고령사회

④ 고령사회

TIP 노인인구의 비율

㉠ 고령화사회 : 전체 국민 중 노인인구가 7% 이상인 사회를 말한다.

㉡ 고령사회 : 전체 국민 중 노인인구가 14% 이상인 사회를 말한다.

㉢ 초고령사회(후기 고령사회) : 전체 국민 중 노인인구가 20% 이상인 사회를 말한다.

10 보건교육의 방법 중 여러 사람에게 전달이 가능하고 가장 경제적인 방법은?

① 강의

② 대중매체

③ 심포지엄

④ 가정방문

TIP ① 강의(강연회)는 여러 사람에게 동시에 전달이 가능하므로 집단접촉법 중에서도 가장 경제적이다. 그러나 일방적인 의사의 전달이므로 효과적인 교육방법은 아니다.

11 다음 정신질환 중 부모 둘다 환자일 경우 60% 이상이 발병하고, 한 쪽만 환자일 경우 30%가 발병하는 질환은?

① 정신분열증

② 조울증

③ 신경증

④ 정신박약

TIP 조울증 … 기분이 좋아 뜬 상태인 조상태와 우울한 울상태가 이동하면서, 사고와 행동이 변화하는 것으로 양극성 장애라고도 한다. 부모 중 한 쪽이 환자이면 자식의 약 30%가 발병하고 양쪽이 환자이면 약 60%가 발병한다.

① 정신분열 : 정신 내면계의 분열로서 부모 중 한 쪽이 환자이면 10% 정도, 양친이 환자이면 약 50%가 발병한다. 정신병의 70%를 차지하는 대표적인 질병이다.

④ 정신박약(정신지체) : 정신발달이 어느 시점에 머무는 것을 말하며, 부모 중 한 쪽이 환자라면 50%, 양친이 환자라면 70%가 발병한다.

Answer   9.④ 10.① 11.②

12 다음 중 모자보건법상 인공임신중절 수술을 할 수 있는 경우가 아닌 것은?

① 임산부가 질병에 걸렸을 때

② 강간 또는 준강간에 의한 임신일 때

③ 법률상 혼인할 수 없는 혈족 또는 인척 간의 임신일 때

④ 본인이 대통령령으로 정하는 전염성 질환에 이환되었을 때

....

TIP 인공임신중절 수술의 허용한계 … 의사는 다음에 해당되는 경우에 한하여 본인과 배우자(사실상의 혼인관계에 있는 자를 포함)의
동의를 얻어 인공임신중절 수술을 할 수 있다〈모자보건법 제14조 제1항〉.
ⓐ 본인 또는 배우자가 우생학적 또는 유전학적 정신장애나 신체질환이 있는 경우
ⓑ 본인 또는 배우자가 전염성 질환이 있는 경우
ⓒ 강간 또는 준강간에 의하여 임신된 경우
ⓓ 법률상 혼인할 수 없는 혈족 또는 인척 간에 임신된 경우
ⓔ 임신의 지속이 보건의학적 이유로 모체의 건강을 심히 해하고 있거나 해할 우려가 있는 경우

13 다음 중 성인병에 해당되지 않는 것은?

① 간염   ② 당뇨병

③ 뇌졸중   ④ 고혈압

....

TIP 성인병의 종류 … 고혈압, 당뇨병, 뇌졸중, 동맥경화증, 심장병, 각종 암, 간경변 등이 있다.
※ 간염은 간경변의 숙주요인이 된다.

14 인구 피라미드 유형 중 농촌형에 해당하는 것은?

① 호로형   ② 항아리형

③ 별형   ④ 종형

....

TIP 농촌형은 15~49세 인구가 전체 인구의 50% 미만인 호로형이고 그 반대가 별형(도시형)이다.

Answer   12.① 13.① 14.①

15 다음 보건지표 중 분모가 연간 출생아 수가 아닌 것은?

① 모성 사망률

② 신생아 사망률

③ 유아 사망률

④ 영아 사망률

TIP ③ 유아 사망률 $= \dfrac{1 \sim 4세 유아의 사망자 수}{그 해 중앙시점의 1 \sim 4세 인구수} \times 1,000$

16 다음 절충식 보건교육방법 중 단체를 대상으로 하는 것이 아닌 것은?

① 패널

② 브레인 스토밍

③ 건강상담

④ 버즈세션

TIP 보건교육방법

㉠ 개인접촉법 : 가정방문, 전화, 편지 등을 활용하는 방법으로, 가장 효과적이지만 많은 시간과 인원이 소요된다.

㉡ 집단접촉법 : 동시에 2명 이상의 집단을 대상으로 실시하는 방법으로, 경제적이지만 개별접촉만큼 효과는 없다. 집단토론, 심포지엄, 버즈세션, 롤 플레잉, 강연회, 패널 디스커션 등이 있다.

㉢ 대중접촉법 : 특정 집단이 아닌 대중을 위한 교육방법으로 신문, 라디오, TV, 전시, 팜플렛, 포스터 등의 방법이 이용된다.

17 다음 보기 중 인구동태 통계자료로만 묶인 것은?

㉠ 호적부	㉡ 국세조사	㉢ 전입

① ㉠㉡

② ㉡㉢

③ ㉠㉢

④ ㉠㉡㉢

TIP 인구통계자료

㉠ 인구정태 통계자료 : 일정시점에서의 인구상태에 대한 통계자료로 성별, 연령별, 국적별, 직업별, 학력별, 사업별 자료와 국세조사가 여기에 속한다.

㉡ 인구동태 통계자료 : 일정기간 동안의 인구변동에 대한 통계자료로 출생, 사망, 전입, 전출 등이 여기에 속한다.

Answer 15.③ 16.③ 17.③

18 뇌졸중의 발생원인 중 우리나라에서 가장 큰 비중을 차지하는 것은?

① 혈압   ② 영양 불균형
③ 과로   ④ 당뇨

....

TIP 뇌졸중 … 노인의 사인 중 가장 큰 비중을 차지하는 것으로 고혈압, 영양 불균형, 과로 등이 원인이 되어 발생한다. 이것은 더 나아가 치매의 원인이 되기도 한다.

19 법적으로 임신중절이 가능한 것은 몇 주까지인가?

① 임신 24주   ② 임신 25주
③ 임신 20주   ④ 임신 15주

....

TIP 인공임신중절 수술의 허용한계〈모자보건법 제14조〉
ⓐ 허용사유 : 의사는 다음에 해당되는 경우에 한하여 본인과 배우자(사실상의 혼인관계에 있는 자 포함)의 동의를 얻어(부득이한 경우 본인만의 동의로) 인공임신중절 수술을 할 수 있다.
• 본인 또는 배우자가 우생학적 또는 유전학적 정신장애나 신체질환이 있는 경우
• 본인 또는 배우자가 일정한 전염성 질환이 있는 경우
• 강간 또는 준강간에 의하여 임신된 경우
• 법률상 혼인할 수 없는 혈족 또는 인척 간에 임신된 경우
• 임신의 지속이 보건의학적 이유로 모체의 건강을 심히 해하고 있거나 해할 우려가 있는 경우
ⓑ 허용기한 : 인공임신중절 수술은 임신 24주일 이내에 있는 자에 한하여 할 수 있다〈모자보건법 시행령 제15조〉.

Answer 18.① 19.①

20 다음 중 고혈압의 수치로 옳은 것은?

① 120/80mmHg 이상

② 100/80mmHg 이상

③ 140/90mmHg 이상

④ 130/100mmHg 이상

TIP 고혈압(Hypertension) … 60세 이상층에 가장 유병률이 높고, 여자가 남자보다 많이 발병하는 질병이다.
   ㉠ 정상수치 : 120/80mmHg 이상
   ㉡ 고혈압 수치 : 140/90mmHg 이상
   • 경도 고혈압 : 140~159 / 90~99mmHg
   • 중등도 고혈압 : 160/100mmHg 이상

Answer 20.③

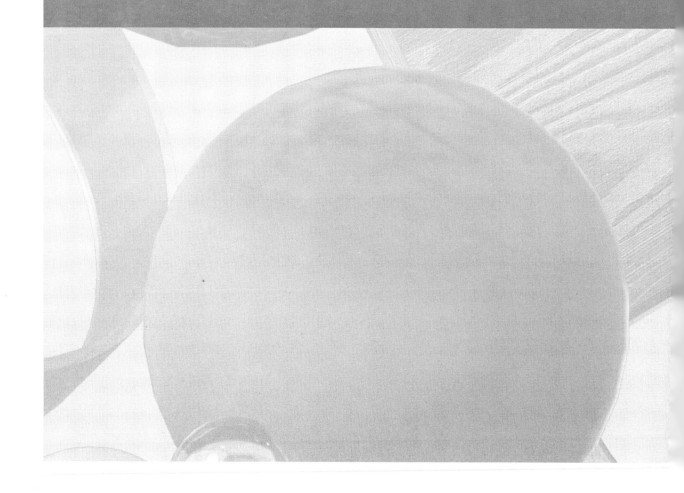

PART
02 보건행정

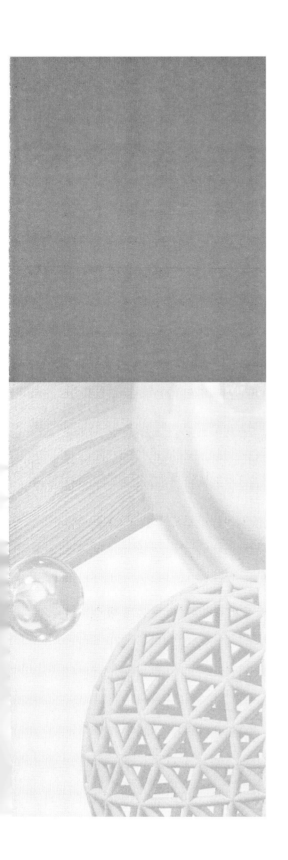

CHAPTER

01

보건행정 관리

◎1 보건행정 영역

01 보건행정의 개관

❶ 보건행정의 정의와 범위

(1) 주요 학자의 정의

① W.G. Smillie … 보건행정은 공적(Official) 또는 사적(Unofficial) 기관이 사회복지를 위하여 공중보건의 원리와 기법을 응용하는 것이다.

② 허정 … "행정법학적 보건행정학의 개념, 행정학적 보건행정의 개념, 보건학적 보건행정학의 개념"을 정의내렸다.

③ 권이혁 … 보건행정은 공중보건의 원리와 기술을 행정조직을 통하여 일반대중의 생활 속으로 도입하는 사회적인 과정(협의)이다.

④ 양재모 … 보건행정은 인구집단의 건강유지와 향상이라는 공동의 목표를 달성하기 위하여 합리적으로 행동하는 과정(광의)이다.

(2) 일반적 정의

보건행정은 "공중보건의 목적을 달성하기 위하여 공중보건의 원리를 적용하여 행정조직을 통하여 행하는 일련의 기술적이며 과학적인 행정과정"이다.

(3) 세계보건기구(WHO)가 규정한 보건행정의 범위

① 보건관련 기록의 보존

② 대중에 의한 보건 교육

③ 환경위생

④ 감염병 관리

⑤ 모자보건

⑥ 의료

⑦ 보건간호

⑧ 재해예방

② 보건행정의 특징

(1) 일반적 특징

① 보건행정의 목적은 지역사회 주민의 건강증진에 있다.

② 지역사회 주민의 욕구와 수요를 반영하며 시대와 환경의 변화에 부응하여야 한다.

③ 국가나 지방자치단체가 주도적으로 업무를 관장한다.

④ 관리적 측면에서 볼 때 보건의료사업을 기획·집행 및 통제함으로써 국민의 건강증진을 달성하는 기능을 수행한다.

⑤ 공행정으로서의 역할을 강화하고 공익성을 확대해 나가야 한다.

(2) 관리적 특징

① **공공성 및 사회성**
　㉠ 보건행정은 국민건강의 유지·증진을 위한 조직화된 지역사회의 노력이므로 공공복지와 집단적 건강을 추구한다. 따라서 이윤추구에 몰두하는 사행정과는 다르다.
　㉡ 행정행위가 사회전체 구성원을 대상으로 한 사회적 건강향상에 있으므로 사회행정적 성격을 띠고 있다.

② **봉사성** … 행정국가의 개념이 과거 보안국가(Police State)로부터 복지국가(Welfare State)의 개념으로 변화됨에 따라 공공행정이 소극적인 질서유지로부터 국민의 행복과 복지를 위해 직접 개입하고 간섭하는 봉사행정으로 바뀌게 되었다. 이러한 대표적 예가 사회보장에 관한 것이며, 보건행정도 넓은 의미에서 국민에게 적극적으로 봉사하는 봉사행정이다.

③ **조장성 및 교육성** … 오늘날의 행정은 자치행정, 조장행정, 지방행정이다. 따라서 보건행정은 지역사회 주민의 자발적인 참여 없이는 그 성과를 기대하기 어려우므로 지역사회 주민을 위한 교육 또는 조장으로 목적을 달성한다. 즉, 보건행정은 교육을 주된 수단으로 사용하고 있다.

④ **과학성 및 기술성**
　㉠ 보건행정은 사람과 관련된 분야이기 때문에 과학과 기술의 확고한 기초 위에만 성립될 수 있다.

ⓒ 보건행정에 이용되는 과학과 기술은 이용도(Availability)와 적용도(Applicability)가 높아야 하기 때문에 비교적 가격이 저렴하고 장치가 간단하며 조작이 용이해야 한다.

❸ 보건의료 서비스

(1) 보건의료 서비스의 개념

① 건강보호 및 증진을 1차적 과제로 삼고, 질병에 대처하여 직접 사람에게 행하여지는 모든 조치를 보건의료 서비스라 한다.

② 보건의료 서비스는 환자의 진료만 의미하는 것이 아니며 진료 내 보건의료 부문의 많은 자원이 투입된다.

③ 개인뿐 아니라 집단이 대상이 될 수 있으며, 건강을 위한 사회의 모든 조치를 포괄하는 것이다.

(2) 보건의료 서비스의 종류

① 질병의 자연사를 고려한 분류…1차 예방(건강증진과 예방), 2차 예방(진료), 3차 예방(재활)이 있다.

② 대상이 되는 건강문제의 종류에 따른 분류…1차 의료(Primary Care), 2차 의료(Secondary Care), 3차 의료(Tertiary Care)로 구분된다.

(3) 양질의 보건의료 서비스 요건(Myers, 1969)

보건의료 서비스는 그 개념과 내용이 복합적 상호작용에 의하여 생산, 공급되므로 상호조화를 이루고 적정화되어야 한다. 적정 보건의료 서비스의 조건으로는 접근용이성, 질적 적정성, 연속성, 경제적 합리성을 들 수 있다.

① **접근용이성**(Accessibility) … 보건의료서비스는 필요하면, 언제 어디서라도 이용할 수 있도록 재정적, 지리적, 사회·문화적인 측면에서 주민이 필요한 보건의료서비스를 이용하는 데 있어서 장애를 받아서는 안 된다.

② **질적 적정성**(Quality) … 보건의료의 의학적 적정성과 보건의료의 사회적 적정성이 동시에 달성될 수 있어야 하며, 질적 우수성이 전제가 된다.

③ **지속성**(Continuity)
  ㉠ **개인에게 제공되는 보건의료** : 시간적·지리적으로 상관성을 갖고 적절히 연결되어야 한다.
  ㉡ **지역사회 수준에서의 보건의료** : 의료기관들이 유기적인 관계를 가지고 협동적으로 보건의료서비스 기능이 수행되어야 한다.
  ㉢ **전인적 보건의료** : 평생 또는 오랫동안 지속되어야 한다.

④ 효율성(Efficiency)

　㉠ 보건의료의 목적을 달성하는 데 투입되는 자원의 양을 최소화하거나 일정한 자원의 투입으로 최대의 목적을 달성할 수 있어야 한다.

　㉡ 경제적인 합리성, 즉 자원의 소모 정도를 의미하며 효과보다 광의의 개념이다.

❹ 의료이용 모형

(1) Suchman 모형

① 증상경험(Symptom Experience)

　㉠ 무엇인가 잘못되었다는 인지이다.

　㉡ 약을 먹거나 민속요법 등을 시행한다.

　㉢ 저절로 해결, 진료 또는 지연으로 심각하게 발전한다.

② 환자역할의 시작(Assumption of The Sick Role)

　㉠ 본인과 주위에서 '아프다'는 것을 인정한다.

　㉡ 가족, 친지, 이웃에 대한 비전문가적 의뢰(Lay Referral)이다.

③ 의료인과의 접촉(Medical Care Contact)

　㉠ 의료전문가의 물색(환자 – 의사 관계의 구성)

　　• 치료자 고르기(Healer Shopping)

　　• 의료 장보기(Medical Shopping)

　㉡ 비전문가적 의뢰체계는 계속 작용한다.

④ 의존적 환자역할(Dependent-Patient Role) … 의존적 환자 – 의사 관계를 구성한다.

⑤ 회복 또는 재활(Recovery or Rehabilitation) … 정상적인 사회생활로 돌아간다.

(2) Parson의 환자역할(Sick Role Behaviour) 모형

① 환자는 정상적인 사회적 역할에서 면제된다.

② 환자의 사회적 일탈(Deviance)상태에 대한 책임이 없다.

③ 환자는 나아지려고 노력할 의무가 있다.

④ 환자는 능력이 있는 자의 도움(Competent Help)을 구해야 하며 의사에게 협조해야 한다.

(3) Andersen 모형

① **소인성 요인(Predisposing Factor)** ··· 질병발생 이전에 존재하는 것이며, 보건의료정책이나 보건사업에 관계없이 개인의 의료이용에 영향을 미치는 변수들로서 성, 연령, 교육수준, 결혼상태 등이 있다.
- ㉠ **인구학적 변수(Demographic)** : 성, 연령, 결혼상태 등이 있다.
- ㉡ **사회구조적 변수(Social Structure)** : 직업, 교육정도, 인종 등이 있다.
- ㉢ **개인의 건강믿음(Health Belief)** : 질병과 보건의료에 대한 태도이다.

② **가능성 요인(Enabling Factor)** ··· 개인의 의료이용을 가능케 하여 의료서비스에 대한 필요를 충족시키는 요인으로서 소득, 의료보상수혜 등의 개인적 변수와 의료기관과의 거리, 의료이용 소요시간 등의 지역변수들이 포함된다.
- ㉠ **가족자원(Family Resources)** : 가구소득, 재산, 의료보험 등
- ㉡ **지역사회자원(Community Resources)** : 의료자원, 의료기관까지의 교통시간 등

③ **필요성 요인(Need Factor)** ··· 개인이 인식하는 요구로 상병의 존재나 상병발생을 인지하는 것을 말하는데, 의료이용의 가장 직접적인 요인이 될 수 있다.
- ㉠ **환자가 느끼는 필요(Perceived Need = Want)**
- ㉡ **의학적 필요(Evaluated Need = Need)**

❺ 질병발생 모형

(1) 삼각형 모형(Triangle Model)

질병발생이 숙주, 환경 및 병인의 3요소로 되어 있어 상호간의 평형이 깨지면 질병발생이 많아진다는 설로, John Gorden은 질병 혹은 유행의 발생기전을 호나경이란 저울받침대의 양쪽 끝에 병원체와 숙주라는 추가 놓인 저울대에 비유하여 설명하였는데, 이를 지렛대이론(Lever Theory)이라고 한다.

(2) 수레바퀴 모형(Wheel Model)

① 수레바퀴 모형은 인간숙주를 중심으로 숙주의 내적 요인인 유전적 소인과 숙주를 둘러싸고 있는 생물학적 환경, 물리화학적 환경 및 사회적 환경과의 상호작용에 의해서 질병이 발생한다는 학설이다.

② 이 모형에서 유전적 요인과 환경이 질병의 발생에 기여하는 비중은 질병에 따라서 다르다. 즉, 유전병들은 유전적 요인이 큰 비중을 차지한다.

③ 수레바퀴 모형은 삼각형 모형이나 거미줄 모형과는 달리 병원체 요인을 제외시켰다.

(3) 거미줄 모형(Web of Causation ; 원인망 모형)

① 질병 혹은 유행은 병원체의 단일 존재에 의한 것이 아니고, 병원체의 존재하에 여러 가지 관련 요인들이 상호작용하여 발생하므로 복합원인에 의한 것으로 본다.

② MacMahon은 제1차 원인이 질병을 유발하도록 여러 관련요인들이 단계적으로 서로 거미줄처럼 얽혀 작용하는 상호관계를 원인망이라 하여 질병발생의 다인설을 주장하고 있다.

02 공중보건학의 이해

❶ 공중보건의 정의

(1) 일반적 정의

① 협의의 개념 … 감염병의 만연을 방지하기 위해 개인위생에 중점을 둔 환경위생학이다.

② 광의의 개념 … 건강과 관련이 있는 제반 사회요인을 다루는 현대의 공중보건학이다.

(2) 학자별 정의

① C.E.A Winslow(미국, 예일대학 교수)
  ㉠ 공중보건의 정의 : 조직적인 지역사회의 노력을 통한 질병예방(Preventing Disease), 생명연장(Prolonging Life), 육체적 · 정신적 효율증진(Promoting Physical and Mental Efficiency)을 위한 활동을 말한다.
  ㉡ 구체적인 노력의 내용
    • 환경위생 관리
    • 감염병 관리
    • 개인위생에 관한 보건교육
    • 질병의 조기발견, 조기진단을 위한 의료 · 간호사업의 체계화
    • 자신의 건강유지에 적합한 생활수준을 보장받도록 사회제도의 개선

② Disraeli(1804 ~ 1881, 영국 수상) … 공중보건을 인간의 행복과 국력의 기본으로 규정짓고, 공중보건에 관한 관심은 정치가로서 제일 중요한 임무라고 보았다.

③ Edwin Chadwick … 근대 유럽 보건사상 가장 중요한 문헌인 「영국 노동 인구의 위생상태에 관한 조사보고서」를 발표해 질병 관리의 중요성을 주창했다. 그는 이 보고서를 통해 노동자의 조기 사망과 나쁜 건강은 그들이 살고 있는 곳의 환경적 요건과 관련 있음을 밝혀내고 공중보건의 중요성을 제기했다. 채드윅의 조사 결과는 공중위생법 제정과 영국 정부 내 보건국 창설로 이어졌다.

❷ 공중보건의 주요 내용

(1) 개요

① **공중보건의 최소단위** … 지역사회 주민이며, 전국민을 대상으로 한다.

② **공중보건학의 목표** … 국민의 건강증진에 필요한 환경위생관리, 질병예방관리, 개인위생관리 등에 관한 지식이나 정보를 습득하여 올바르고 건강한 생활태도를 갖도록 돕는 데 목적이 있다.

(2) 유사개념

위생학, 사회의학, 예방의학, 지역사회 의학, 건설의학, 보건의학, 환경위생학 등이 있다.

① 예방의학과 공중보건학의 비교

구분	예방의학	공중보건학
목적	질병예방, 수명연장, 육체적·정신적 건강과 능률의 증진	
대상	개인 또는 가족	지역사회 집단
내용	질병예방, 건강의 증진에 대해 개인 또는 가족이 직접 책임(일반개업의 중심)	건강의 배경이 되는 사회적 제 요인 추구 (보건·위생 행정기관 중심)

② **지역사회 의학**(Community Medicine)
  ㉠ 공중보건학은 개인의 건강문제를 초월해서 사회·경제·문화적 요인 등 광범위한 사회과학적 접근에 의한 지역사회 주민의 건강을 증진시킬 목적으로 연구하는 학문이다.
  ㉡ 의료제공자와 지역사회 주민의 자발적인 상호작용을 기반으로 하여 모든 주민에게 예방, 진료, 재활을 목적으로 하는 포괄적인 의료를 효율적으로 제공하는 학문이다.

③ **포괄적 보건의료**(Comprehensive Health Care) … Grant가 제창한 것으로 지역사회 인구집단을 대상으로 건강증진, 질병예방, 의료 및 재활의 매개가 유기적으로 종합된 활동을 중심으로 주민의 건강을 향상시키는 데 필요한 다각적인 조치를 통합한 접근이다.

④ **사회의학**(Social Medicine) … 공중보건학은 지역사회 주민들의 조직적인 공동노력에 의해 그 지역사회 인구집단의 건강과 질병을 다루는 학문이며, 질병을 취급하는 경우 단순히 생물학적 요인뿐만 아니라 사회적인 제요인의 제거대책이 필요한 의학의 한 분야이다.

⑤ **건설의학**(Constructive Medicine) … 건강이란 자신이 지켜야 하고, 그 책임 또한 자신에 있음은 당연하나 오늘날처럼 복잡한 사회에서는 사회의 책임도 무시할 수 없다. 따라서 사회 자체에게 주체적 책임이 있음을 인식하고 사회가 앞장서서 지역사회 주민의 건강을 적극적으로 보존, 증진시키도록 연구하는 학문이 건설의학이다.

(3) 질병의 자연사와 예방의 단계(Leavell & Clark)

❈ 질병발생과 예방대책의 단계

구분	제1단계	제2단계	제3단계	제4단계	제5단계
질병의 과정	병인, 숙주, 환경의 상호작용	병인 자극의 형성	숙주의 반응	질병	회복 / 사망
예비적 조치	건강증진	특수예방, 예방접종	조기발견, 조기치료, 집단건강검진	악화 및 장애방지를 위한 치료	재활
예방차원	1차적 예방단계		2차적 예방단계		3차적 예방단계

① 제1단계 ⋯ 숙주와 병인의 상호작용에 있어서 숙주의 저항력이나 환경요인이 숙주에게 유리한 상태이다.

② 제2단계 ⋯ 숙주에 대한 면역성이 강화되어 특수질병에 대한 저항력을 증가시키는 단계이다.

③ 제3단계 ⋯ 숙주에 임상적인 현성증상 이전에 집단검진에 의한 조기진단 및 조기치료 단계이다.

④ 제4단계 ⋯ 임상증상이 나타나는 시기이다.

⑤ 제5단계 ⋯ 재활단계로, 잔존능력을 개발하여 사회에 복귀시키는 단계이다.

03 건강의 기본개념

① 건강의 욕구 및 정의

(1) 건강과 욕구

① 건강의 욕구(의식주 다음의 제4의 기본권) ⋯ 인간이 건강하게 살기 위해서는 생활에 대한 여러 가지 욕구가 필요하고 현대에 와서 이 욕구 이외에 건강에 대한 욕구가 요구된다.

② 인간의 생활욕구
  ㉠ 제1차 욕구 : 본능, 생존 및 동물적인 욕구
  ㉡ 제2차 욕구 : 문화 · 문명적 욕구
  ㉢ 제3차 욕구 : 적극적 만족의 욕구

(2) 건강의 정의

① **생태학적 개념** ··· 환경과 관련하여, 질병과 건강을 연속선상에서 파악하려는 개념이다.

② **Claude Bernard**(1859, 프랑스) ··· 건강은 외부환경의 변동에 대하여 내부환경의 항상성(Homeostasis)이 유지된 상태로, 질병은 이 균형이 붕괴된 상태로 파악하였다.

③ **Talcott Parsons** ··· 건강을 "각 개인이 사회적인 역할과 임무를 효과적으로 수행할 수 있는 최적의 상태"라고 정의내렸다.

④ **WHO(세계보건기구)의 정의**(1948. 4. 7)
　㉠ **고전적 정의**: "건강이란 단순히 질병이 없고 허약하지 않을 뿐 아니라 신체적 · 정신적 및 사회적으로 안녕한 상태"를 말한다.
　㉡ **현대적 추가개념**(1998. 4. 8, WHO 창립 50주년 기념): 과거의 건강은 정적인 상태를 의미했으나, 오늘날은 역동적이고 보다 적극적인 건강개념이 추가되었고 최근에는 마음의 건강이나 영혼의 건강까지 포함하고 있다.

> **TIP** 오타와(Ottawa) 헌장에 명시된 건강증진을 위한 중요원칙
> ㉠ 건강에 이로운 공공정책 수립(Build Healthy Public Policy)
> ㉡ 지원적 환경 창출(Create Supportive Environments)
> ㉢ 지역사회 활동 강화(Strengthen Community Actions)
> ㉣ 개개인의 기술 개발(Develop Personal Skills)
> ㉤ 보건의료서비스 방향의 재설정(Reorient Health Services)

❷ 건강의 지표

(1) WHO의 건강지표의 구분

① 지역주민의 건강상태나 인구에 관한 지표

② 지역주민의 건강상태에 직접 관련된 생활환경에 관한 지표

③ 보건서비스나 보건활동에 관한 지표

(2) 지역주민의 건강수준지표

조사망률, 영아사망률, 유아사망률, 모성사망률, 평균수명, 비례사망지수, 결핵 및 기생충 감염률, 질병이환률 등이 있다.

(3) WHO의 건강수준 3대 비교지표

① 조사망률(Crude Death Rate)

② 평균수명(Expectation of Life)

③ 비례사망지수(Propotional Mortality Indicator)

04 1차 보건의료와 지역사회 보건

❶ 1차 보건의료(Primary Health Care)

(1) 1차 보건의료의 개요

① 의의

　　㉠ 생성계기 : 1978년 9월 소련의 Alma-Ata에서 WHO와 UNICEF 주최로 2000년까지 전 인류가 1차 보건
　　　의료를 제공받도록 각국 정부가 노력할 것을 결의하였다(알마아타 선언).

　　㉡ 대두배경
　　　• 기본권 보장 필요성 : 많은 인구가 적절한 의료혜택을 받지 못한다.
　　　• 불평등한 자원분배 : 의료자원이 불균형하다.
　　　• 포괄적 보건의료의 필요 : 치료 중심의 의료체계는 인류의 건강증진에 효과적이지 못하다.
　　　• 지역사회의 참여의식 : 건강유지를 위해 자신들의 참여가 필수적이다.

② 1차 보건의료의 기본개념

　　㉠ 필수적 보건의료로서 실질적 · 과학적이며 사회적으로 받아들일 수 있는 방법과 기량을 바탕으로 지역사
　　　회 주민의 적극적인 참여하에 개인, 가족단위 모두가 쉽게 이용할 수 있어야 한다.

　　㉡ 국가 보건의료체계의 중추적 기능과 핵심이 되어야 하며, 지역사회 전체 개발정책의 일환으로 유지되어
　　　야 한다.

　　㉢ 지역사회의 최말단까지 개인 또는 가족단위, 더 나아가 지역사회와 최초로 접하는 요소이다.

　　㉣ 지역사회의 최첨단인 마을 단위의 건강보호에 주 목표를 두고, 치료는 물론 예방, 환경위생, 더 나아가
　　　신체적 · 정신적 안녕을 가져오는 건강은 물론 생활의 질적 향상을 가져오는 모든 활동이 포함된다.

③ 1차 보건의료의 특징

　　㉠ 보건의료기관의 활동이다.

　　㉡ 질병예방이 우선이다.

　　㉢ 주로 공공보건 의료기관이 중심이 된다.

ⓔ 인류의 건강실현이 궁극적인 목표이다.

ⓜ 양질의 의료를 저렴하게 제공한다(접근도 향상).

ⓗ 지역주민이 처음 접촉하는 보건의료사업이다.

(2) 1차 보건의료의 원칙과 내용

① 1차 보건의료의 원칙

ⓣ 모든 인간에게 쉽고 평등하게 이용이 가능하여야 한다.

ⓛ 기본적인 건강요구에 기초하여야 한다.

ⓒ 적극적인 참여와 지속성이 요구된다.

ⓔ 지불능력에 맞는 의료수가가 적용되어야 한다.

ⓜ 보편적인 지역의 건강문제가 중심이 된다.

> **TIP** 1차 보건의료의 4A
>
> ⓣ 접근성(Accessible) : 지역적·경계적·사회적으로 지역주민이 이용하는 데 차별이 있어서는 안 되며, 개인이나 가족단위의 모든 주민이 시간·장소적으로 보건의료서비스를 쉽게 이용가능해야 한다.
>
> ⓛ 주민참여가능성(Available) : 지역사회개발정책의 일환으로, 지역 내의 보건의료 발전을 위해 지역주민의 참여가 무엇보다 중요하다.
>
> ⓒ 수용가능성(Acceptable) : 주민이 수용할 수 있는 건강문제 해결을 위한 접근으로 지역사회가 쉽게 받아들일 수 있는 사업을 제공해야 한다.
>
> ⓔ 지불부담능력(Affordable) : 보건의료사업은 국가나 지역사회가 재정적으로 부담할 수 있는 방법으로 지역사회의 지불능력에 맞는 보건의료수가로 제공되어야 한다.

② 1차 보건의료의 내용

ⓣ 지역사회의 건강문제 규명과 관리

ⓛ 식량공급과 영양증진

ⓒ 안전한 물의 공급과 환경위생

ⓔ 모자보건사업

ⓜ 전염병 예방 및 관리

ⓗ 일상적인 질환과 상해에 대한 치료

ⓢ 정신보건 증진

ⓞ 기본 의약품의 제공

> **TIP** WHO가 제시한 일차보건의료의 기본 원칙
>
> ⓣ 균등성 : 기본적인 건강서비스는 누구나 어떤 여건에서든 필요한 만큼의 서비스를 똑같이 받을 수 있어야 한다.
>
> ⓛ 근접성 : 주민이 쉽게 이용하기 위해서는 주거지역에서 근접한 거리에서 사업이 제공되어야 한다.
>
> ⓒ 상호협조성 : 관련부서가 서로 협조함으로써 의뢰체계를 구축하여야 한다.
>
> ⓔ 수용성 : 서비스를 받는 주민이 받아들일 수 있는 방법이어야 하며, 이는 곧 서비스 이용에 따른 비용을 주민이 부담할 수 있어야 한다는 것과도 관계가 있다.

ⓜ 유용성 : 주민들에게 꼭 필요하고 요긴한 서비스여야 한다.
ⓗ 주민참여 : 건강관리 서비스를 주고받는 주민도 보건사업의 동반자로 참여하여야 한다.
ⓢ 지속성 : 기본적인 건강상태를 유지하기 위해 필요한 서비스 제공이 지속적으로 이루어져야 한다.
ⓞ 포괄성 : 기본적인 건강관리 서비스는 모든 사람에게 필요한 서비스를 제공하여야 한다.

❷ 지역사회 보건

(1) 지역사회 보건의 개요

① 개념 … 지역사회라는 집단을 대상으로 보건사업을 전개하는 활동을 말한다.

② 목적 … 보건의료의 적정기능수준을 향상시킴을 목적으로 한다.

(2) 지역사회 보건의 과정

① 지역사회 문제의 평가
　ⓐ 인구수, 자원 및 환경 등을 토대로 지역사회의 건강수준을 평가한다(지역사회 건강진단).
　ⓑ 지역사회 보건수준 및 기준을 확인한다.
　ⓒ 사업의 우선순위를 결정한다.

② 지역사회 문제의 우선순위 결정시 구체적인 고려사항
　ⓐ 다수에게 영향을 주는 문제
　ⓑ 영유아 사망의 원인이 되는 문제
　ⓒ 모성건강에 원인이 되는 문제
　ⓓ 만성질환, 불구질환 문제
　ⓔ 지역사회 개발에 영향을 주는 문제
　ⓕ 학령기, 청소년기에 영향을 주는 문제

③ 우선순위 결정의 기준
　ⓐ 지역사회 주민의 건강문제 인식정도
　ⓑ 문제해결을 위한 지역사회의 동기수준
　ⓒ 문제해결에 필요한 전문가의 유용성
　ⓓ 문제발생 후 결과의 심각성
　ⓔ 문제해결에 걸리는 시간

(3) 지역사회 보건계획의 수립절차

① 문제의 인지 ··· 지역사회의 문제를 우선 인식한다.

② 보건계획의 수립

    ㉠ 목표수립 : 관련성, 실천가능성, 관찰가능성, 측정가능성 등을 고려해 목표를 수집한다.

    ㉡ 방법 및 수단 선택 : 목표에 적정한 방법과 수단을 선택한다.

    ㉢ 집행계획 : "누가, 어디서, 무엇을, 어떻게"에 맞게 구체적인 실천계획을 수립한다.

    ㉣ 평가계획 : 지역사회보건에 필요한 대표성과 유용성을 기준으로 평가기준을 계획한다.

③ 보건사업의 수행 ··· 수립된 보건계획을 바탕으로 적절한 보건사업을 수행한다.

④ 평가 및 재계획 ··· 수행된 보건사업을 평가하고 재시행이 필요한 경우에는 재계획을 수립한다.

(4) 지역사회 보건사업의 기본원리

① 뚜렷한 목적과 목표

② 주민집단의 적절한 활용

③ 가족의 사업단위로서 기능

④ 지역사회에서 이용가능한 수단의 사용

⑤ 적당한 보건교육 및 건강상담

⑥ 지역의 적극적인 참여유도

⑦ 개인, 가족, 지역의 주기적인 평가

⑧ 감독(지역사회 보건관리자)

⑨ 감염병관리의 우선성

⑩ 중요 사업으로서의 성병관리

05 학교보건과 보건교육

❶ 학교보건

(1) 개요

① **학교보건의 중요성** … 학생 및 교직원의 건강권을 보호하기 위하여 스스로 자신의 건강을 관리할 줄 아는 능력을 개발하는 것이다. 이는 1차 보건의료의 궁극적 목적인 지역사회의 자립력 향상과 같은 것이다.

② **학교보건사업의 주요 내용** … 직접적인 건강관리영역인 건강관리, 건강교육활동으로서의 보건교육, 학교 내외의 전반적인 환경관리를 포함한다. 이들 사업은 1차 보건의료의 접근법에 의하여 제공된다.

(2) 학교보건의 역할

① **학부모** … 학생과 함께 학생의 건강에 관한 1차적인 책임이 있으므로 학생의 건강상태 파악과 건강관리능력 향상을 위한 건강관찰을 통해 학교보건활동에 관한 의사결정에 있어 중요한 역할을 담당해야 한다.

② **담임교사** … 각 학생의 일상적인 표정 및 행동을 잘 알고 있기 때문에 신체적 · 정신적 · 정서적 · 사회적인 면에서 건강상태의 이상을 찾아내는 중요한 위치에 있다.

③ **양호교사(보건교사)** … 양호실 운영, 상담 및 면접, 순회, 집단지도, 전문가에 의뢰하거나 매체 등을 활용한 신체검사 및 각종 검사, 예방접종, 흔히 발생하는 증상의 치료 및 투약, 응급처치, 보건교육, 환경위생관리 등을 1차 보건의료 수준에서 담당한다.

④ **교의(의사, 한의사, 치과의사)** … 학생 중 건강이상자는 학교에서 발견 즉시 양호교사에 의해 1차 건강사정을 거쳐서 건강검진의 필요성이 있는 학생에 한하여 교의나 분야별 전문의에게 의뢰한다.

❷ 보건교육

(1) 개요

① 보건교육의 정의와 목적
  ㉠ **정의** : 보건교육은 인간의 신체적 · 정서적 · 정신적 · 영적 · 사회적 건강을 관리하는 데 필요한 지식, 기술, 태도를 습득하는 학습경험 과정이다.
  ㉡ **목적** : 보건교육을 통하여 인간의 건강관리 잠재능력을 개발하고 또한 이를 단련하여 건강한 생활습관을 형성하도록 한다.

② 보건교육의 학습과정에 필요한 요건 ··· 건강의 개념, 신체의 구조와 기능 및 이의 관리, 정신보건, 영양공급, 체력단련, 급성·만성 전염병의 관리, 담배, 술을 비롯한 약물 오용·남용의 관리, 사고와 응급조치 등이 있다.

(2) 보건교육의 방법

① 개인접촉방법

    ㉠ 개념 : 개인적 접촉을 통해서 보건교육을 실시하는 것으로, 저소득층이나 노인층에 적합하다.

    ㉡ 유형 : 의사가 환자나 가족을 진찰하는 경우, 위생감독관이 업주에게 지도하는 경우, 보건요원이 가정방문이나 건강상담을 하는 경우에 개인적 지도를 할 수 있다.

    ㉢ 방법 : 가정방문, 건강상담, 진찰, 전화, 예방접종, 편지 등으로 할 수 있다.

    ㉣ 장·단점 : 효과적이고 필요한 방법이나, 많은 인원과 시간이 소요되는 단점이 있다.

② 집단접촉방법 ··· 집단접촉방법은 동시에 2명 이상의 일정한 수의 집단을 대상으로 교육하는 방법으로 경제적이기는 하지만 개인접촉방법만큼의 효과는 없다.

    ㉠ 강연회 : 일방적인 의사전달방법으로 대부분의 경우 교육내용에 관해 피교육자가 기본적인 지식이 없는 경우에 이용되며, 예로부터 오늘날에 이르기까지 널리 사용되는 평범한 교수법이다.

    ㉡ 집단토론(Group Discussion) : 10 ~ 20명으로 구성되고 각자의 의견을 자유롭게 교환하고 결론을 내리는 방법이다. 사회자가 전체의 의견을 종합할 수 있으므로 효과적이다.

    ㉢ 심포지움(Symposium) : 여러 사람의 전문가를 선정하여 한 가지 문제에 대해서 의견을 교환하고 자신의 의견을 형성하는 방법이다. 청중도 참여할 수 있으므로 청중 역시 어느 정도의 지식이 필요하다.

    ㉣ 패널 디스커션(Panel Discussion) : 몇 명의 전문가가 청중 앞 단상에서 자유롭게 토론하는 형식으로 사회자의 진행으로 이야기를 정리할 수 있다.

    ㉤ 버즈세션(Buss Session ; 6-6법)

      • 교육의 참가자 수가 많을 때 전체를 수 개의 분단으로 나누어서 토의하고 다시 전체회의에서 종합하는 방법이다.

      • 각 분단은 6 ~ 8명이 가장 적당하며 상호의견을 교환한 후에는 전체의견을 종합하여 보고하도록 한다.

    ㉥ 롤 플레잉(Role Playing) : 청중 앞에서 연극을 통하여 건강문제나 어떤 상황을 분석하고 해결방안을 모색하면서 이를 통해서 학습목표에 도달하는 방법이다.

≣ 최근 기출문제 분석 ≣

2022. 6. 18. 제1회 지방직 시행

1 지역사회 보건사업을 시행하기에 앞서 지역사회진단을 실시하는 목적으로 옳지 않은 것은?

① 지역사회의 보건문제와 보건요구도를 파악하여 사업의 우선순위를 결정하기 위해서 실시한다.

② 지역사회의 인구·사회학적 자료를 근거로 해당 지역의 보건상태를 구체적으로 파악하기 위해서 실시한다.

③ 건강과 질병에 영향을 미치는 가정, 지역사회의 제반 요소 및 가용자원 등에 대한 상황을 파악하기 위해서 실시한다.

④ 지역사회에 장기간 거주하고 있는 보건의료 취약계층만을 대상으로 경제 및 보건상태를 파악하기 위해서 실시한다.

> **TIP** ④ 취약계층뿐만 아니라 모두가 대상이 될 수 있으며 장기간뿐만 아니라 단기간 거주 인구도 해당된다.
> ① 요구도 파악 후 우선순위 설정 ② 보건상태 파악
> ③ 가용자원 파악

2022. 2. 26. 제1회 서울특별시 시행

2 〈보기〉의 요인이 질병발생에 영향을 미친다는 건강 접근 모형은?

보기

• 숙주요인 　　　　　　　　　• 외부환경요인 　　　　　　　　　• 개인행태요인

---

① 전인적 모형 　　　　　　　　　② 생태학적 모형

③ 생의학적 모형 　　　　　　　　④ 사회생태학적 모형

> **TIP** ④ 사회생태학적 모형에 대한 설명이다.
> ※ 질병발생모형

생의학적 모형	생태학적 모형	사회생태학적 모형	전인적 모형
• 심신이원성 • 질병은 생물학적 일탈 • 특정병인론 • 질병의 보편성 • 전문가 중심 의료체계	• 숙주, 병인, 환경이 평형을 이룰 때 건강을 유지하고 균형이 깨질 때 불건강해진다는 모형	• 개인의 사회적, 심리학적, 행태적 요인을 중시하는 모형 • 구성소소 : 숙주요인, 외부환경요인, 개인행태요인	• 건강과 질병은 연속선상에 있으며, 질병은 다양한 복합요인에 의해 발생되는 것 • 구성소소 : 생활습관, 환경, 생물학적 특성 보건의료 체계

Answer 1.④ 2.④

3 보건행정을 '공중보건의 목적을 달성하기 위해 행정조직을 통하여 행하는 일련의 과정'이라고 정의할 때 내포된 특징으로 가장 옳지 않은 것은?

① 보건행정은 지역사회 주민의 건강증진에 중점을 둔다.

② 지역사회 주민의 욕구와 수요를 반영하여야 한다.

③ 지역사회 주민이 주도적으로 업무를 관장해야 한다.

④ 보건사업의 기획, 집행 및 통제를 통해 공중보건의 목적을 달성하기 위한 업무를 수행한다.

> **TIP** 보건행정이란 지역사회 주민의 건강을 유지, 증진시키고 정신적 안녕 및 사회적인 효율을 도모할 수 있도록 하기 위한 공적인 행정활동을 말한다. 따라서 국가나 지방자치단체가 주도적으로 수행하는 국민의 건강을 위한 제반활동으로 여겨진다.
> ※ 보건행정 특징
> ㉠ 보건행정의 목적은 지역사회 주민의 건강증진에 중점을 두어야 한다.
> ㉡ 지역사회 주민의 욕구와 수요를 반영하며, 시대와 환경변화에 부응해야 한다.
> ㉢ 국가나 지방자치 단체가 주도적으로 업무를 관장한다.
> ㉣ 관리적 측면에서 볼 때 보건의료사업을 기획하고 집행 및 통제함으로써 국민의 건강증진을 달성하는 기능을 수행한다.
> ㉤ 우리나라 보건행정은 공공행정으로 기능이 미약하지만 앞으로 역할을 강화하고 공익성을 확대해 나가야한다.

4 건강행태 모형 중 건강믿음모형(Health Belief Model)에 대한 설명으로 가장 옳지 않은 것은?

① 사람들은 어떤 질병에 걸릴 감수성을 생각한다.

② 일종의 심리적인 비용-편익 비교 모형이다.

③ 어떤 질병에 걸렸을 때 나타날 수 있는 질병의 심각성을 주관적으로 판단한다.

④ 올바른 지식의 축적을 통해 태도의 변화를 가져올 수 있으며, 이를 통해 바람직한 건강행태가 일어날 수 있다.

> **TIP** ④ 올바른 지식의 축적을 통해 태도의 변화를 가져올 수 있으며 이를 통해 바람직한 건강행태가 일어날 수 있다는 것은 지식 – 태도 – 실천 모형의 관한 설명이다.
> ※ 건강믿음모형(Health belief model) … 건강행동의 실천여부는 개인의 신념(인식)에 따라 결정되며 이러한 인식은 주관적(연령과 성별, 경제수준이나 교육수준)영향을 받는다고 하는 이론이다. 특정 건강행동의 실천에 있어 질병에 대한 가능성과 심각성, 행위의 이익과 실천에 따른 장해요인에 대한 믿음 수준이 행동에 영향을 주는 것을 설명하는 모형이다.

Answer 3.③ 4.④

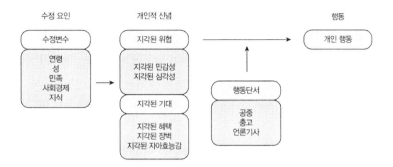

2021. 6. 5. 서울특별시 시행

5 앤더슨(Anderson)의 공중보건사업 수행의 3대 수단에 해당하지 않는 것은?

① 봉사행정

② 보건교육

③ 예방의료

④ 법규에 의한 통제행정

> **TIP** 앤더슨(Anderson)의 공중보건사업 수행 3대 원칙은 보건교육(교육에 의한 조장행정), 법규(법규에 의한 통제행정), 봉사(보건행정, 보건서비스에 의한 봉사행정)이며, 법규는 개발도상국과 후진국에 효과적이라고 했다.

2021. 6. 5. 서울특별시 시행

6 예산이 회계연도 개시 전까지 국회에서 의결되지 못하여 예산이 성립되지 못할 때 활용하는 예산 종류에 해당하지 않는 것은?

① 추가경정예산

② 잠정예산

③ 가예산

④ 준예산

> **TIP** ① 추가경정예산 : 예산이 성립하고 회계연도가 개시된 이후 발생한 사유로 이미 성립된 예산에 변경을 가할 필요가 있을 때 편성되는 예산을 말하며 예산이 확정된 이후에 생긴 사유로 인하여 추가, 변경된 예산을 의미한다.
> ② 잠정예산 : 회계연도 개시 전까지 예산이 국회에서 의결되지 않은 경우 잠정적으로 예산을 편성하여 의회에 제출하여 사전의결 거쳐 사용하도록 한 예산제도이다.
> ③ 가예산 : 부득이한 사유로 예산이 의결되지 못할 때 국회가 1개월 이내 가예산을 의결하도록 하는 제도이다. 사전의결원칙의 예외가 아니다.
> ④ 준예산 : 새로운 회계연도가 개시될 때까지 예산이 성립되지 못한 경우 예산이 확정될 때까지 특정경비에 한해 전년도 예산에 준하여 지출할 수 있도록 만든 제도이다. 사전의결원칙의 예외다.

Answer 5.③ 6.①

7 〈보기〉에서 설명하는 보건의료의 사회경제적 특성으로 가장 옳은 것은?

> 국가는 모든 국민들에게 지불 용의와 능력에 관계없이 기본적인 보건의료를 제공함으로써 국민들의 건강권을 보장해야 한다.

① 정보의 비대칭성   ② 외부효과

③ 공급의 독점성   ④ 가치재

> **TIP** ④ 비배재성, 비경합성, 민간부분의 생산량의 사회요구수준에 미치지 못하여 정부가 개입하므로 가치재의 성격이 있다고 볼 수 있다.
> ① 정보의 비대칭성이란 질병의 원인이나 치료방법, 의약품 등에 관련된 지식과 정보는 매우 전문적이기 때문에 의사나 약사, 간호사 등의 의료인력을 제외하고는 소비자가 거의 알 수 없는 경우가 대부분이며 이러한 현상을 정보의 비대칭성 또는 소비자의 무지라고 한다.
> ② 외부효과는 한사람의 행위가 다른 사람에게 일방적으로 이익을 주거나 손해를 끼치는 경우를 말한다.
> ③ 의사면허제도로 공급의 독점력과 가격의 비탄력성이 있어 공급의 독점성이 있다고 볼 수 있다.

8 공중보건의 의미에 대한 설명으로 가장 옳은 것은?

① 질병을 치료하고 장애의 중증도를 낮추는 것에 중점을 둔다.

② 개인적인 노력이 가장 중요하다.

③ 위생적인 환경을 구축하여 건강행동을 실천한다.

④ 단일 조직의 전문적인 활동이 강조된다.

> **TIP** 공중보건은 조직적인 지역사회의 노력을 통해서 질병을 예방하고 수명을 연장시키며, 신체적·정신적 효율을 증진시키는 기술과 과학이다. 조직화된 지역사회의 노력으로 환경위생, 전염병의 관리, 개인위생에 관한 보건교육, 질병의 조기발견과 예방을 위한 의료 및 간호 서비스의 조직화, 모든 사람이 자기의 건강을 유지하는 데 적합한 생활수준을 보장받도록 사회제도를 발전시키는 것을 포함하고 있다.

Answer 7.④ 8.③

9 일차보건의료의 4A에 대한 설명으로 가장 옳지 않은 것은?

① Accessible : 소외된 지역 없이 보건의료활동이 전달되어야 한다.

② Available : 과학적인 방법으로 접근해 건강문제를 해결해야 한다.

③ Acceptable : 지역사회가 쉽게 받아들일 수 있는 방법으로 제공되어야 한다.

④ Affordable : 재정적으로 부담 가능한 방법으로 이루어져야 한다.

> **TIP** ② 주민참여가능성(Available) : 지역사회개발정책의 일환으로, 지역 내의 보건의료 발전을 위해 지역주민의 참여가 무엇보다 중요하다.
> ① 접근성
> ③ 수용가능성
> ④ 지불부담능력

10 앤더슨 모형(Anderson model)에 따른 개인의 의료이용에 영향을 미치는 요인 중 의료인력과 시설의 분포, 건강보험과 같이 의료서비스를 이용할 수 있도록 하는 요인으로 가장 옳은 것은?

① 소인성 요인(predisposing factor)

② 가능성 요인(enabling factor)

③ 강화 요인(reinforcing factor)

④ 필요 요인(need factor)

> **TIP** 앤더슨의 의료모형
> ⊙ 소인성 요인(Predisposing component) : 질병발생 이전에 존재하는 것이며, 보건의료정책이나 보건산업에 관계없이 개인의 의료이용에 영향을 미치는 변수들로서 성, 연령, 교육수준, 결혼상태 등
> ⓒ 가능성 요인(Enabling component) : 개인의 의료이용을 가능케 하여 의료서비스에 대한 필요를 충족시키는 요인으로서 소득, 의료보장수혜 등의 개인적 변수와 의료기관과의 거리, 의료이용 소요시간 등의 지역변수 등이 포함
> ⓒ 필요성 요인(Enabling component) : 개인의 인식요구로 질병의 존재나 질병발생을 인지하는 것으로 의료이용의 가장 직접적인 요인

Answer 9.② 10.②

11 건강증진에 대한 설명으로 가장 옳은 것은?

① 질병이 없는 완전한 상태이다.

② 스스로 건강을 개선하고 관리하는 과정이다.

③ 최상의 의료서비스를 제공받는 상태이다.

④ 일차, 이차, 삼차 예방으로 나뉜다.

> **TIP** 오타와 헌장에 따르면 건강증진이란 사람들로 하여금 자신들의 건강을 통제하게 해서 개선하게 하는 과정이다. 즉, 건강증진은 건강한 생활습관을 유지해 사전에 질병을 예방하고, 오래도록 건강한 삶을 누리기 위해 스스로 건강을 개선하고 관리하는 적극적인 과정이라고 할 수 있다.

12 지역사회 주민의 자발적 참여 없이는 그 성과를 기대하기 어렵다는 보건행정의 특성은?

① 봉사성

② 공공성 및 사회성

③ 과학성 및 기술성

④ 교육성 및 조장성

> **TIP** 보건행정의 특성
> ㉠ 공공성 및 사회성 : 보건행정은 국민건강의 유지·증진을 위해 조직된 지역사회 노력이다. 따라서 보건행정은 이윤추구에 몰두하는 사행정과는 다르게 공공복지와 집단적 건강을 추구하고, 행정행위가 사회전체 구성원을 대상으로 한 사회적 건강향상에 있으므로 사회·행정적 성격을 띠고 있다.
> ㉡ 봉사성 : 행정국가의 개념이 보안국가에서 복지국가로 변화됨에 따라, 공공행정 또한 소극적인 질서유지가 아닌 국민의 행복과 복지를 위해 직접 개입하고 간섭하는 봉사행정으로 바뀌게 되었다.
> ㉢ 조장성 및 교육성 : 보건행정은 지역사회 주민의 자발적인 참여 없이는 그 성과를 기대하기 어려우므로 지역사회 주민을 위한 교육 또는 조장함으로써 목적을 달성할 수 있다.
> ㉣ 과학성 및 기술성 : 보건행정에서 응용되고 있는 과학적인 지식은 지역사회 건강증진을 위하여 이용되고 실천적이며 실제적인 기술을 제공하고 있다. 따라서 보건행정은 과학행정인 동시에 기술행정이라 할 수 있다. 또한 보건행정에 이용되는 과학과 기술은 이용도(Availability)와 적용도(Applicability)가 높아야 하므로 가격이 비교적 저렴하고 장치가 간단하며 조작이 쉬워야 한다.

Answer 11.② 12.④

13 한정된 보건의료자원으로 최대한의 보건의료서비스를 제공할 수 있도록 유도하는 보건행정의 가치는?

① 능률성(efficiency)

② 대응성(responsiveness)

③ 접근성(accessibility)

④ 효과성(effectiveness)

> **TIP** ① 능률성(efficiency) : 산출 대 투입의 비율로, 제한된 자원과 수단을 사용하여 산출의 극대화를 기하는 것을 의미한다. 설정하는 목표를 최소의 비용을 투입하여 달성한다는 것과 일정한 비용으로 최대의 효과를 획득한다는 것을 포함한다.
> ② 대응성(responsiveness) : 정책수혜자의 요구와 기대 그리고 환경변화에 얼마나 융통성 있게 대처해 나가느냐 하는 능력을 의미하며, 대응성의 기준은 수혜자의 만족도를 평가하는 기준이 된다.
> ③ 접근성(accessibility) : 보건행정의 형평성과 효과성을 높일 수 있는 유용한 수단으로 지리적 접근성, 시간적 접근성, 경제적 접근성을 포괄한다.
> ④ 효과성(effectiveness) : 정책의 목표나 목적에 대한 달성도를 의미한다. 목표의 달성도는 효율성을 측정하는 하나의 기준이 되며, 또한 정책성공 여부를 판단하는 기준이 된다.

14 제1차 건강증진국제대회인 캐나다 오타와(Ottawa) 헌장에 명시된 건강증진을 위한 중요원칙에 해당하지 않는 것은?

① 과학적 근거의 강화(Strengthen the Science and Art of Health Promotion)

② 지지적인 환경조성(Create Supportive Environments)

③ 건강에 좋은 공공정책 수립(Build Healthy Public Policy)

④ 지역사회 행동 강화(Strengthen Community Actions)

> **TIP** 건강증진의 5가지 원칙
> ㉠ 건강에 이로운 공공정책 수립(Build Healthy Public Policy)
> ㉡ 지원적 환경 창출(Create Supportive Environments)
> ㉢ 지역사회 활동 강화(Strengthen Community Actions)
> ㉣ 개개인의 기술 개발(Develop Personal Skills)
> ㉤ 보건의료서비스 방향의 재설정(Reorient Health Services)

Answer 13.① 14.①

출제 예상 문제

1 마이어스(Myers)의 보건의료서비스 요건 중 한 병원에서 진료를 받다가 상급병원으로 이송될 경우 중복된 의료서비스를 배제하고 신속히 다음 단계의 의료서비스를 제공받는 것은 어떤 요건에 해당하는가?

① 접근 용이성　　　　　　　　　　② 질적 적정성
③ 지속성　　　　　　　　　　　　　④ 효율성

TIP ③ 환자의 지속적이고 효과적인 진료를 위하여 각종 의료서비스 간의 상호교류를 통해 보건의료서비스의 지속성이 유지되어야 한다.

2 에머슨(Emerson)의 보건행정 범위에 해당되지 않는 것은?

① 보건시설의 운영　　　　　　　　② 만성병관리
③ 보건검사실 운영　　　　　　　　④ 감염병관리

TIP 에머슨의 보건행정 범위
　ⓐ 보건통계
　ⓑ 보건교육
　ⓒ 환경위생
　ⓓ 감염병관리
　ⓔ 모자보건
　ⓕ 만성병관리
　ⓖ 보건검사실 운영

Answer 1.③ 2.①

3 보건행정의 특성으로 옳은 것을 모두 고르면?

㉠ 통합성	㉡ 조장성
㉢ 정치성	㉣ 봉사성

① ㉠㉡㉢ ② ㉠㉢

③ ㉡㉣ ④ ㉣

TIP 보건행정의 관리적 특징

㉠ 공공성 및 사회성

• 보건행정은 국민건강의 유지·증진을 위한 조직화된 지역사회의 노력이므로 공공복지와 집단적 건강을 추구한다. 따라서 이윤추구에 몰두하는 사행정과는 다르다.

• 행정행위가 사회전체 구성원을 대상으로 한 사회적 건강향상에 있으므로 사회행정적 성격을 띠고 있다.

• WHO헌장 전문에 있는 건강의 정의(건강이란 신체적·정신적으로 질환이 없는 상태뿐만 아니라 사회적·심리적·영적으로 안녕해야 한다)는 건강이 건전한 개인인 동시에 지역사회 또는 국가를 통하여 파악되어야 하는 고도의 공공성과 사회성을 가지고 있음을 보여준다.

㉡ 봉사성: 행정국가의 개념이 과거 보안국가(Police State)로부터 복지국가(Welfare State)의 개념으로 변화됨에 따라 공공행정이 소극적인 질서유지로부터 국민의 행복과 복지를 위해 직접 개입하고 간섭하는 봉사행정으로 바뀌게 되었다. 이러한 대표적 예가 사회보장에 관한 것이며, 보건행정도 넓은 의미에서 국민에게 적극적으로 봉사하는 봉사행정이다.

㉢ 조장성 및 교육성: 오늘날의 행정은 자치행정, 조장행정, 지방행정이다. 따라서 보건행정은 지역사회 주민의 자발적인 참여 없이는 그 성과를 기대하기 어려우므로 지역사회 주민을 위한 교육 또는 조장으로 목적을 달성한다. 즉, 보건행정은 교육을 주된 수단으로 사용하고 있다.

㉣ 과학성 및 기술성

• 보건행정은 사람과 관련된 분야이기 때문에 과학과 기술의 확고한 기초 위에만 성립될 수 있다.

• 보건행정에 이용되는 과학과 기술은 이용도(Availability)와 적용도(Applicability)가 높아야 하기 때문에 비교적 가격이 저렴하고 장치가 간단하며 조작이 용이해야 한다.

Answer 3.③

4 양질의 보건의료서비스 요건에서 Myers가 정의한 요소로 가장 적합한 것은?

① 질적 적정성 – 형평성 – 지속성 – 효율성

② 효율성 – 접근용이성 – 질적 적정성 – 통제성

③ 질적 적정성 – 접근용이성 – 지속성 – 효율성

④ 지속성 – 접근용이성 – 보장성 – 효율성

TIP 양질의 보건의료 서비스 요건(Myers, 1969)
  ㉠ 접근용이성(Accessibility) … 보건의료서비스는 필요하면, 언제 어디서라도 이용할 수 있도록 재정적, 지리적, 사회·문화적인 측면에서 주민이 필요한 보건의료서비스를 이용하는 데 있어서 장애를 받아서는 안 된다.
  ㉡ 질적 적정성(Quality) … 보건의료의 의학적 적정성과 보건의료의 사회적 적정성이 동시에 달성될 수 있어야 하며, 질적 우수성이 전제가 된다.
  ㉢ 지속성(Continuity)
   • 개인에게 제공되는 보건의료 : 시간적·지리적으로 상관성을 갖고 적절히 연결되어야 한다.
   • 지역사회 수준에서의 보건의료 : 의료기관들이 유기적인 관계를 가지고 협동적으로 보건의료서비스 기능이 수행되어야 한다.
   • 전인적 보건의료 : 평생 또는 오랫동안 지속되어야 한다.
  ㉣ 효율성(Efficiency)
   • 보건의료의 목적을 달성하는 데 투입되는 자원의 양을 최소화하거나 일정한 자원의 투입으로 최대의 목적을 달성할 수 있어야 한다.
   • 경제적인 합리성, 즉 자원의 소모 정도를 의미하며 효과보다 광의의 개념이다.

5 다음 중 WHO 국민건강지표를 나타내는 3가지는?

① 비례사망지수, 조사망률, 평균수명

② 비례사망지수, 영아사망률, 평균수명

③ 비례사망지수, 조사망률, 평균여명

④ 비례사망지수, 영아사망률, 평균여명

TIP WHO의 3대 건강지표 … 비례사망지수, 조사망률, 평균수명

6 다음 중 공중보건사업의 적용대상은?

① 지역사회 주민   ② 빈민지역 주민

③ 전염병 환자   ④ 만성 질환자

TIP 공중보건사업의 적용대상 중 최소단위는 지역사회를 대상으로 하는 지역사회의 전체 주민이다.

7 질병예방, 수명연장, 육체적 · 정신적 건강과 능률을 중시한 사람은?

① 윈슬로우   ② 허정

③ 세계보건기구   ④ 펜터

TIP 윈슬로우(C.E.A Winslow)의 공중보건의 정의 … 공중보건이란 조직적인 지역사회의 노력을 통해서 질병을 예방하고 생명을 연장시킴과 동시에 신체적 · 정신적 효율을 증가시키는 기술과 과학이다.

8 보건의료 서비스의 특성이 아닌 것은?

① 불확실성   ② 생산의 독점

③ 공급자의 무지   ④ 비탄력성

TIP ③ 소비자의 무지로 인한 정보 비대칭성이 보건의료 서비스의 특성이다.

9 보건사업의 수행에 있어 주민의 자발적인 참여를 유도하는 것은?

① 과학성   ② 공공성

③ 봉사성   ④ 조장성

TIP 조장성은 지역사회 주민의 보건사업 수행에 있어 스스로 혹은 자발적인 참여를 유도하거나 조장하는 개념이다.

Answer 6.① 7.① 8.③ 9.④

10 세계보건기구에서 규정한 보건행정의 범위가 아닌 것은?

① 환경위생　　　　　　　　　　　② 전염병관리

③ 보건검사실 운영　　　　　　　　④ 대중에 대한 보건교육

TIP 보건행정의 범위

세계보건기구(WHO)의 보건행정 범위	미국 공중보건협회의 보건행정 범위
• 보건관계기록의 보존	• 보건자료의 기록과 분석
• 대중에 대한 보건교육	• 보건교육과 홍보
• 환경위생	• 감독과 통제
• 전염병관리	• 직접적 환경서비스
• 모자보건	• 개인 보건서비스의 실시
• 의료	• 보건시설의 운영
• 보건간호	• 사업과 자원 간의 조정

11 메이어가 주장한 양질의 보건의료 서비스의 요건이 옳게 묶인 것은?

① 효과성, 접근성, 질, 계속성　　　② 효율성, 효과성, 질, 계속성

③ 효율성, 접근성, 질, 계속성　　　④ 접근성, 질, 계속성, 경제성

TIP Myers의 양질의 보건의료 서비스의 요건 … 효율성, 접근성, 질, 계속성

12 선진화된 국가일수록 나타나는 일반적 경향으로 잘못된 것은?

① 출생률 감소　　　　　　　　　　② 인구증가율 증가

③ 사망률 감소　　　　　　　　　　④ 평균수명 증가

TIP 선진화된 국가일수록 인구증가율은 감소하고, 노년부양비는 증가한다.
　※ 후진국일수록 인구증가율과 유년부양비는 증가한다.

Answer　10.③　11.③　12.②

13 다음 중 의료재화의 특징으로 맞는 것은?

① 내부효과

② 정보대칭성

③ 독점성

④ 측정성

TIP 보건의료 서비스의 특징
  ㉠ 질병의 예측불가능
  ㉡ 외부효과
  ㉢ 의료의 생활필수품
  ㉣ 공공재
  ㉤ 정보의 비대칭성
  ㉥ 비영리 추구
  ㉦ 치료의 불확실성
  ㉧ 자본·노동 집약적
  ㉨ 공급자의 독립성

14 다음 중 1차 보건의료의 원리에 해당하지 않는 것은?

㉠ 지역주민의 지불 가능한 의료수가	㉡ 지역주민의 참여유도
㉢ 지역주민의 접근성	㉣ 최상의 의료서비스 제공

① ㉠㉡㉢

② ㉠㉢

③ ㉡㉣

④ ㉣

TIP 1차 보건의료는 필수적인 서비스를 공급하며, 최상이나 최고의 의료서비스는 1차 보건의료의 원리가 아니다.

15 건강에 관한 자기관리의 중요성을 강조하고 있는 것은?

① WHO 전문 ② UN 헌장

③ 오타와 헌장 ④ ILO 헌장

TIP WHO의 캐나다 오타와 헌장 … 1986년 캐나다 오타와에서 열린 제1차 세계보건기구 건강증진회의에서는 건강의 증진을 "스스로의 건강을 관리하고 향상시키는 능력을 증진시키는 과정"이라고 정의하였고 '스스로 돌보기(Self-care)'의 중요성을 강조하였다.

16 개인의 질병상태 판정에 1차적으로 영향을 미치는 사람은?

① 의사 ② 직장 상사

③ 목사 ④ 준거집단

TIP 의료기관에 가서 의사에게 상담하기 전에 비전문가 의뢰체계로서 준거집단과 비의료 전문가가 영향을 미친다.

17 포괄적인 보건의료에 대한 올바른 설명은?

① 의료전달체계의 효율적 수립이다.

② 예방의학과 치료의학, 보건의료를 통합한 종합의료이다.

③ 모든 전문 각과를 포함한 종합병원에서 시행되는 의료이다.

④ 의사와 비의사의 인력을 합동하여 시행하는 의료이다.

TIP 포괄적인 보건의료는 치료, 예방, 재활 및 건강증진을 모두 포함하는 광의의 생애적 보건의료이다.

Answer 15.③ 16.④ 17.②

18 건강과 질병에 대한 판단시 사회적 기준에 대한 설명으로 옳은 것은?

① 사회문화적 기준은 의학적 기준에 의한 진단 후에 적용된다.

② 건강판단의 척도는 절대적이다.

③ 건강판단의 주체는 준거집단이다.

④ 의학적 진료단계로 넘어간 후 사회적 검정이 시작된다.

TIP 준거집단 등 비전문가에 의한 판단으로 의학적 판단 이전에 먼저 수행된다.

19 건강관련 행태에 대한 설명으로 옳지 않은 것은?

> ㉠ 행태는 개인이 통제하고 선택할 수 있는 부분이므로 선택의 책임은 개인에 귀속된다.
> ㉡ 의사는 흔히 환자를 통제할 수 있고 통제해야 한다고 생각하지만 이는 옳지 않은 생각이다.
> ㉢ 환자들은 병·의원에 들어서기 전에 복잡한 의사결정의 과정을 거치나 병·의원에 온 이후에는 대개 의사에게 일방적으로 의지한다.
> ㉣ 건강행태의 상당부분은 생활양식과 중복되어 구분하기 어렵다.

① ㉠㉡㉢   ② ㉠㉢

③ ㉣   ④ ㉡㉣

TIP 공중보건에서는 개인보다는 주로 구조 및 행태에 초점을 맞추고, 병·의원에 온 이후에도 '의료 장보기'나 '치료자 고르기' 현상이 계속 발생한다.

20 건강행태의 결정요인 중 특히 질병상태나 건강상태를 중요 요인으로 생각하는 모형은?

① 건강믿음 모형(Health Belief Model)   ② 지식, 태도, 실천 모형(KAP Model)

③ Suchman 모형   ④ Andersen 모형

TIP Andersen은 의료이용 요소를 소인성 요인, 가능성 요인, 필요성 요인으로 구분하고, 이 중 필요성 요인으로서 건강상태나 질병상태를 중시하였다.

Answer 18.③ 19.② 20.④

02 사회보장

01 사회보장의 개요

1 사회보장의 개념 및 기능

(1) 사회보장의 개념

① 사회보장은 질병, 장애, 노령, 실업, 사망의 사회적 위험요소로부터 국민을 보호하려는 적극적이고 현대적인 복지행정이다.

② ILO 기준에 따라 크게 사회보험, 공공부조, 공공서비스로 분류된다.
  ㉠ 사회보험
    • 의료보장 : 의료보험, 산재보험
    • 소득보장 : 산재보험, 국민연금, 고용보험
  ㉡ 공공부조
    • 의료보호 : 의료급여
    • 생활보호 : 기초생활보장제도
  ㉢ 공공서비스
    • 보건복지 서비스
    • 사회복지 서비스

(2) 사회보장의 기능

① 인간다운 생활 기능

② 국가책임 기능

③ 사회통합 기능

④ 최저 생활보장 기능

⑤ 정치 · 경제 안정화 기능

② 사회보장의 원칙과 유형

(1) 사회보장의 원칙

① **국제노동기구(ILO)의 원칙** ··· 국가의 책임과 피보험자의 권리를 원칙으로 한다.

　㉠ 대상의 보편성 원칙 : 보편적 보호원칙(전체 국민 대상), 내 · 외국인 평등대우 원칙(단, 우리나라는 상호주의) 등이다.

　㉡ 비용부담의 공평성 원칙

　　• 공동부담의 원칙 : 보험료 · 세금을 재원으로 하며, 자산이 적은 자에게 과중한 부담이 되지 않도록 피보험자의 경제적 상태를 고려한다.

　　• 피고용자 부담분의 전체 재원의 50% 초과금지 : 나머지는 사용자 부담, 특별세 수입, 일반재정으로부터 보조금, 자본수입으로 충당한다.

　　• 갹출금에 대한 불가침 원칙 : 직접 보호비용에만 충당한다(관리비 등 충당금지).

　　• 궁극적 국가책임의 원칙

　㉢ 급여수준의 적절성 원칙 : 현금급여의 원칙과 정기적 급여의 원칙 등이다.

　　• 부양수준의 원칙(보험급여 + 자력 = 최저생활, 연동제)

　　• 균일급여의 원칙

　　• 비례급여의 원칙(개인별 급여제도) → 동일급여의 원칙(베버리지의 원칙)

② **세계노동조합(WFTU)의 원칙**

　㉠ 노동자 무갹출

　㉡ 의료의 사회화(전액 무료의료)

　㉢ 사회적 위험의 포괄

　㉣ 적용대상의 포괄성

　㉤ 무차별 적용

③ **베버리지의 원칙(영국)** ··· 국민의 최저 생활수준의 보장을 원칙으로 한다(평등주의).

> 🔖**TIP** 베버리지의 사회보장 6대 핵심 원칙 보고
> ㉠ 균일급여의 원칙 : 소득 중단 사유나 정도에 상관없이 모두 균일한 보험급여를 지급한다.
> ㉡ 균일갹출의 원칙 : 소득의 고하를 불문하고 누구나 동일한 보험금을 낸다.
> ㉢ 행정책임 통합의 원칙 : 경비절감과 제도 간 상호 모순을 방지하기 위해 행정책임을 통합한다.
> ㉣ 충분한 급여의 원칙 : 최저생활보장에 충분한 급여여야 하며 적시에 지급되어야 한다.
> ㉤ 적용범위의 포괄성의 원칙 : 적용대상과 욕구는 포괄적이어야 한다.
> ㉥ 대상의 계층화의 원칙 : 보험을 적용하기 위한 대상은 그 상황이나 차이에 따라 분류되어야 한다.

(2) 사회보장의 유형

① **유형의 변천** ··· 최초의 사회보장은 경제적(물질적)인 지원이 대부분이었으나 오늘날은 경제적인 것 외에 점점 더 다양하게 변화되고 있다.

② 국제노동기구의 분류 … 국제노동기구는 사회보장을 사회보험, 공적부조, 공공서비스로 분류하고 있다.

02 사회보장의 내용

① 사회보험(Social Insurance)

(1) 사회보험의 의의

사회보험은 사회보장과 사회복지의 가장 핵심적 방법이고 국가의 부담이 거의 없이 국가의 강제력에 의해 사회보장(사회복지)을 증진시키는 가장 효율적인 방법이다.

(2) 사회보험의 개념

① 노령, 질병, 장애, 실직, 사고, 사망 등의 사회적 위험으로 인하여 소득이 중단되거나 의료비용의 조달이 어려워지는 경우에 대비한 것이다.

② 국가가 법적 강제성을 갖고 보험원리에 의하여 국민의 소득이나 의료비용을 보장해 주는 제도이다.

(3) 사회보험의 기능

① 경제적 문제의 완화

② 소득 재분배 기능

③ 빈곤의 예방과 노동력 회복

④ 재투자 재원

⑤ 인간의 가치와 존엄의 보장

⑥ 국민의 연대의식 강화

(4) 사회보험의 기원

① 사회보험의 발생과정

    ㉠ 도시화, 산업화, 임금노동의 일반화에 수반하여 노령, 질병, 장애, 실업 등 개인으로서의 불가항력적인 소득중단의 요인이 발생하게 되었다.

    ㉡ 경제적 불안에 대한 대책의 필요성이 절실해진다.

ⓒ 피고용자(피용자), 고용주(사용자) 측에서의 대책이 먼저 개발되었다.
- 개인저축
- 고용주 책임제도
- 민간보험사업 등

② 국가가 민간대책의 불충분성을 인식하고 법적 강제성을 가지고 시간·공간적으로 위험을 분산하는 사회보험제도를 개발하게 되었다.

② **사회보험의 발달**

ⓖ **최초의 사회보험**: 1883년, 독일에서 제정된 질병보험법이 시초가 되었다.
- 독일이 산업화의 부정적 영향, 노동운동의 격화, 사회주의 사상의 확대로 정치적 난제에 봉착했을 때, 1880년대의 재상 Bismarck가 노동자들에 대한 유화정책의 일환으로 사회보험제도를 창안하여 도입하였다.
- 1880년대에 도입된 독일의 3대 사회보험: 질병보험(1883년), 재해보험(1884년), 노령보험(1889년)

ⓛ 사회보험은 독일의 예를 따라 영국, 프랑스, 호주, 미국 등에서도 도입하였다.
- 영국: 1908년에 비기여(무상) 노령연금을 도입하였다.
- 미국: 1935년에 최초로 사회보장법을 제정하여 노령연금, 실업보험을 도입하였다.

(5) 사회보험의 체계

① **의료보험** … 의료, 출산, 장제에 관한 보험이다.

② **연금보험** … 노령, 유족(사망), 폐질 및 장애에 관한 보험이다.

③ **고용보험** … 실업에 관한 보험이다.

④ **산업재해보상보험** … 업무상 재해에 관한 보험이다.

(6) 4대 사회보험의 종류별 특성

① **국민건강보험**(의료보험)
  ⓖ 국민의 생명유지 및 건강유지를 목적으로 한다.
  ⓛ 질병과 장애의 진단과 치료, 출산, 요양, 장제 등에 대해 보험금을 지급한다.

② **국민연금**
  ⓖ 노령으로 인한 퇴직 후의 경제적 보장을 위한 목적의 사회보험이다.
  ⓛ 노령, 폐질(장애), 유족(사망)에 대해 보험금을 지급한다.

③ **고용보험**
  ⓖ 실업기간 중의 생활보장, 직업훈련 및 인력개발 등을 목적으로 보험금을 지급한다.
  ⓛ 실업기간 중의 생활보장을 위해 대체로 6개월 이하의 기간인 경우가 일반적이다.

④ 산업재해보상보험(산재보험)
  ㉠ 피고용자의 업무수행과 관련한 재해에 대한 보상이 목적이다.
  ㉡ 요양, 휴업, 유족(사망), 간병, 상병보상연금 등에 대해 보험금을 지급한다.

❷ 공공부조(Public Assistance)

(1) 공공부조의 개요

① 공공부조의 의의 … 사회보장의 핵심적 방법의 하나로 사회보험방법에 의한 소득보장을 보완하는 제도로, 역사적으로 가장 먼저 발달한 사회보장의 방법이다.

② 공공부조의 개념
  ㉠ 수입이 최저 생활수준 이하인 개인이나 가구에 대하여 국가가 무상으로 금품이나 서비스를 제공하는 것을 말한다.
  ㉡ 다른 이름으로 공적부조, 국가부조(National Assistance – 영국), 사회부조(Social Assistance – 독일, 프랑스)라고도 한다.

(2) 공공부조의 특성

① 국가의 공적인 최저 생활수준 보장의 경제부조

② 사회조직과 제도의 변천에 따른 국가책임에 의한 생활보호대책

③ 현대 산업사회의 경제적 불안에 대한 보완책

④ 민주주의 정신에 입각한 기본권 존중사상에 근거

⑤ 요보호자의 건전한 성장과 생활에 기여

※ 사회보험과 공공부조의 비교

구분	사회보험	공공부조
목적	사회적 사고에 의한 경제적인 불안해소(예방)	당면한 경제적 문제의 해결(치료)
적용 및 선정 대상	자조능력 있는 자	자조능력 없는 자
적용의 강제성	강제적 가입	자발적 신청
적용 대상자의 기여 여부	기여(보험료 납입)	비기여(무상)
재원	가입자의 보험료	조세(국고)
소득보장 수단으로서의 중요성	제1차적 수단	제2차적 수단

(3) 공공부조의 기본원리

① 생존권 보장의 원리

② 국가책임의 원리

③ 자립조장의 원칙

④ 최저 생활보호의 원칙

⑤ 보충성의 원칙

❸ 사회서비스(Social Services)

(1) 사회서비스의 개념

① 사회서비스의 다른 명칭 … 사회적 서비스, 대인 서비스, 사회복지 서비스 등이 있다.

② 사회서비스의 기능
- ㉠ 당면문제 해결 기능 : 개인의 심리적 및 사회적 적응상의 문제해결, 일상생활의 구체적 도움 제공 및 재활 기능
- ㉡ 발달욕구 충족 기능 : 개인의 사회화 및 발달욕구를 충족해 주기 위한 기능
- ㉢ 서비스 접근 촉진 기능 : 제반 사회복지 서비스에 대한 접근, 안내, 조언 등의 기능

(2) 사회서비스의 원칙

① **서비스의 통합화 원칙** … 서비스 조직 및 서비스를 통합한다.

② **보호의 계속성 원칙** … 재가보호, 지역사회보호, 시설보호

③ **서비스의 제도화 원칙** … 국민의 공통적 서비스는 거주지 주위에서 쉽게 이용할 수 있도록 한다.

④ **서비스의 전문화 원칙** … 자격있는 전문가에 의한 서비스를 제공한다. 자원봉사자는 보완적 · 보조적 역할을 수행한다.

⑤ **서비스의 선별화 원칙** … 대상, 재원, 프로그램, 문제영역별 측면에서의 우선순위를 고려한다.

(3) 우리나라의 사회서비스체계

① **서비스 대상** … 아동, 청소년, 장애인, 노인, 모자, 여성, 부랑인 등이다.

② **주요 서비스 대상** … 아동, 장애인, 노인을 말한다.

최근 기출문제 분석

2022. 2. 26. 제1회 서울특별시 시행

1 베버러지(Beveridge)가 정의한 사회보장에 대한 설명으로 가장 옳지 않은 것은?

① 노령으로 인한 퇴직, 타인의 사망으로 인한 부양상실에 대비해야 한다.

② 실업이나 질병, 부상으로 소득이 중단되었을 때를 대처해야 한다.

③ 출생, 사망, 결혼 등과 관련된 특별한 지출을 감당하기 위한 소득보장이다.

④ 모든 국민이 다양한 사회적 위험에서 벗어나 행복하고 인간다운 생활을 할 수 있도록 자립을 지원한다.

> **TIP** ④ 베버리지(Beveridge)가 정의한 사회보장은 실업, 질병 또는 재해에 의하여 수입중단사태에 대처하고, 노령에 의한 퇴직이나 사망에 의한 부양의 상실에 대비하며, 출생, 사망, 결혼 등과 관련된 특별한 지출을 감당하기 위한 소득이다.
> ※ 베버리지의 사회보장 6대 핵심 원칙
>   ㉠ 균일급여의 원칙 : 소득 중단 사유나 정도에 상관없이 모두 균일한 보험급여를 지급한다.
>   ㉡ 균일각출의 원칙 : 소득의 고하를 불문하고 누구나 동일한 보험금을 낸다.
>   ㉢ 행정책임 통합의 원칙 : 경비절감과 제도 간 상호 모순을 방지하기 위해 행정책임을 통합한다.
>   ㉣ 충분한 급여의 원칙 : 최저생활보장에 충분한 급여가 적시에 지급되어야 한다.
>   ㉤ 적용범위의 포괄성의 원칙 : 적용대상과 욕구는 포괄적이어야 한다.
>   ㉥ 대상의 계층화의 원칙 : 보험을 적용하기 위한 대상은 그 상황이나 차이에 따라 분류되어야 한다.

2021. 6. 5. 서울특별시 시행

2 우리나라 사회보장체계에서 사회보험에 해당하는 것은?

① 복지서비스

② 국민연금제도

③ 국민기초생활보장제도

④ 의료급여제도

> **TIP** 사회보험이란 법률적 의미로는 출산과 양육, 실업, 노령, 장애, 빈곤 및 사망 등의 사회적 위험으로부터 모든 국민을 보호하고 국민의 삶의 질을 향상시키는데 필요한 소득 및 서비스를 보장하는 사회보험, 공공부조, 사회서비스를 일컬어 말한다.
> ※ 우리나라의 사회보장 체계도
>   ㉠ 사회보험 : 국민건강보험, 국민연금, 고용보험, 노인장기요양보험, 산업재해보상보험
>   ㉡ 공공부조 : 국민기초생활보장, 의료급여
>   ㉢ 사회서비스 : 노인복지서비스, 장애인복지서비스, 아동복지서비스, 가족복지서비스

Answer 1.④ 2.②

2021. 6. 5. 서울특별시 시행

3 우리나라의 공공부조 재원에 해당하는 것은?

① 보험료　　　　　　　　　　　② 일반조세

③ 기여금　　　　　　　　　　　④ 재정보조금

> **TIP** 공공부조는 생활능력이 없는 국민에게 국가의 책임 하에 직접 금품을 제공하거나 무료혜택을 주는 제도로서 국민의 최저
> 생활을 보장하는 최후의 안전망 기능을 수행하는 제도이다. 공공부조의 기본적인 특징은 조세를 재원으로 하며, 자산조사
> 에 의한 개별적인 욕구의 측정과 확인을 근거로, 빈곤한 사람에게 부족한 만큼의 생계는 보충해 준다는 점에서 생존권의
> 논리에 기초하고 있다.

2020. 6. 13. 제2회 서울특별시

4 베버리지(Beveridge)의 원칙에 대한 설명으로 가장 옳지 않은 것은?

① 베버리지의 원칙에는 정액급여의 원칙, 정액기여의 원칙, 행정책임 분리의 원칙, 급여 적절성의
원칙 등이 있다.

② 포괄성의 원칙은 사회보험 적용 대상이 신분과 수입에 상관없이 전국민이 되어야 한다는 것이다.

③ 대상분류의 원칙은 지역사회의 다양한 삶의 형태를 고려하여 사회보험을 적용해야 한다는 것이다.

④ 급여 적절성의 원칙은 최저생계를 보장해야 한다는 것이다.

> **TIP** 베버리지의 원칙
> ㉠ 생존수준의 정액급여(Flat rate of subsistence benefit)
> ㉡ 정액기여(Flat rate of contribution)
> ㉢ 행정책임의 단일화(Unification of administrative responsibility)
> ㉣ 급여의 적절성(Adequacy of benefit)
> ㉤ 포괄성(Comprehensiveness)
> ㉥ 대상분류(Classification)

Answer 3.② 4.①

2019. 6. 15 제2회 서울특별시

5 베버리지의 사회보장 6대 핵심 원칙에 해당하지 않는 것은?

① 정액급여의 원칙

② 포괄성의 원칙

③ 급여의 적절성 원칙

④ 행정책임의 분권원칙

> **TIP** 베버리지의 사회보장 6대 핵심 원칙 보고
> ⊙ 균일급여의 원칙 : 소득 중단 사유나 정도에 상관없이 모두 균일한 보험급여를 지급한다.
> ⓛ 균일갹출의 원칙 : 소득의 고하를 불문하고 누구나 동일한 보험금을 낸다.
> ⓒ 행정책임 통합의 원칙 : 경비절감과 제도 간 상호 모순을 방지하기 위해 행정책임을 통합한다.
> ⓔ 충분한 급여의 원칙 : 최저생활보장에 충분한 급여여야 하며 적시에 지급되어야 한다.
> ⓜ 적용범위의 포괄성의 원칙 : 적용대상과 욕구는 포괄적이어야 한다.
> ⓑ 대상의 계층화의 원칙 : 보험을 적용하기 위한 대상은 그 상황이나 차이에 따라 분류되어야 한다.

2019. 6. 15 제2회 서울특별시

6 〈보기〉에서 우리나라의 사회보험제도 중 의료보장에 해당하는 것을 모두 고른 것은?

보기

⊙ 건강보험   ⓛ 고용보험

ⓒ 국민연금   ⓔ 산재보험

① ⊙

② ⊙, ⓛ

③ ⊙, ⓔ

④ ⊙, ⓛ, ⓒ, ⓔ

> **TIP** 우리나라의 의료보장에 해당하는 것은 건강보험, 산재보험, 의료급여가 있으며 이중 건강보험과 산재보험은 사회보험이고
> 의료급여는 공공부조에 해당한다.

2016. 6. 25 서울특별시

7 다음 중 우리나라의 의료보장제도에 대한 설명으로 옳지 않은 것은?

① 국민건강보험은 장기보험의 특성을 가지고 있다.

② 의료급여제도의 재원을 충당하기 위해 의료급여기금을 설치·운영한다.

③ 노인장기요양보험의 급여는 재가급여, 시설급여, 특별현금급여로 구성되어 있다.

④ 국민건강보험 가입자는 1단계 요양급여를 받은 후 2단계 요양급여를 받아야 한다.

> **TIP** ① 국민건강보험은 일상생활에서 질병·사고·부상 등이 발생하여 짧은 기간에 고액의 진료비를 지불하게 되면서 가계가
> 어려움에 처하는 것을 막기 위해 마련된 제도다.

Answer 5.④ 6.③ 7.①

출제 예상 문제

1 사회보험의 특징이 아닌 것은?

① 최저생계를 보장한다.
② 보험가입은 강제성을 지닌다.
③ 보험료 부담은 공동 부담이 원칙이다.
④ 보험료 지불능력이 없는 저소득층을 대상으로 한다.

TIP ④ 사회보험은 가능한 한 전체 국민의 복지를 목적으로 하며 보험자는 국가 또는 공공단체, 피보험자는 국민 전체 또는 일부를 대상으로 한다.

2 '요람에서 무덤까지'를 목표로 최고의 사회보장 실현을 국가적 이념으로 채택하고 있는 나라는?

① 독일   ② 스웨덴
③ 미국   ④ 영국

TIP 1942년 영국 Beveridge 보고서에서 사회보장 이념의 실천을 강조하였다 하여 '요람에서 무덤까지'라는 사회보장을 영국에서 실현하였다.

3 사회보장의 수단으로 공적부조제도가 있다. 우리나라에서 공적부조방법으로 운영되는 것은?

① 의료보호   ② 의료보험
③ 사회사업   ④ 의료구제

TIP 공적부조의 의료보장 … 의료보호(의료급여), 국민기초생활보장(생활급여)

Answer 1.④ 2.④ 3.①

4 다음 중 보건의료 서비스의 사회 · 경제적 특성이 아닌 것은?

① 저장이 어렵다.

② 단순 소비재의 성격을 갖는다.

③ 공공재적 성격을 갖는다.

④ 치료의 불확실성을 갖는다.

TIP 소비재와 투자재의 성격을 지닌다.

5 어떤 한 사람의 행동이 제3자에게 의도하지 않은 이익이나 손해를 가져다 주는데, 이에 대한 대가를 받지도 지불하지도 않는 것을 설명하는 용어는?

① 외부효과

② 공공재

③ 준공공재

④ 내부효과

TIP 외부효과(Externalities) … 어떤 경제활동과 관련하여 다른 사람에게 의도하지 않은 혜택이나 손해를 가져다 주면서 이에 대한 대가를 받지도 지불하지도 않는 상태를 말하는 것으로, 이는 보건학에서는 예방접종을 수행하여야 함을 의미한다.

6 국가에 의한 강제가입 방식으로 세계에서 가장 먼저 도입된 사회보험은 무엇인가?

① 영국의 국민보험

② 독일의 질병보험

③ 미국의 실업보험

④ 한국의 산재보험

TIP 근대 최초의 사회보장법은 1601년 영국의 '엘리자베스 구빈법(공적부조법)'이고, 사회보험법은 1883년 독일의 비스마르크에 의한 '질병보험법'이다.

Answer 4.② 5.① 6.②

7 다음 중 최초의 사회보험법은?

① 영국의 엘리자베스 구빈법 ② 영국의 국민보험법
③ 미국의 사회보장법 ④ 독일의 질병보험법

TIP ① 근대 최초의 사회보장법으로 공적부조에 관한 법(1601년)
② 최초의 실업보험법(1911년)
③ 최초의 통일법전으로서의 사회보장법(1935년)
④ 최초의 사회보험법(1883년)

8 '사회보장'이라는 용어를 세계 최초로 사용한 것은?

① 미국의 사회보장법 ② ILO
③ 독일의 사회보장법 ④ 영국의 사회보장법

TIP 1935년 미국의 사회보장법에서 '사회보장'이란 용어를 처음 사용하였다.

9 다음 중 사회보장제도의 창시자는?

① Winslow ② Snow
③ Bismarck ④ Gulick

TIP 독일의 비스마르크가 처음으로 사회보장제도를 체계화하여 시행하였다.

10 세계 최초로 사회보장법은 어느 나라에서, 언제 제정되었는가?

① 영국, 1833년 ② 미국, 1935년
③ 독일, 1834년 ④ 프랑스, 1935년

TIP 미국에서 1935년 세계 최초로 단독 사회보장법이 제정되었다.

Answer 7.④ 8.① 9.③ 10.②

11 독일의 비스마르크 사회보험정책 3가지가 맞게 묶인 것은?

① 공공부조, 산재보험, 의료보험

② 산재보험, 실업보험, 연금보험

③ 연금보험, 의료보험, 실업보험

④ 의료보험, 산재보험, 연금보험

TIP 비스마르크의 사회보험정책 … 질병보험(1883년), 근로자 재해보험(1884년), 노령연금보험(1889년)

12 우리나라의 의료급여에 해당하는 미국의 의료부조제도는?

① NHI   ② Medicaid

③ HMO   ④ Medicare

TIP 우리나라의 사회보험에 해당하는 미국의 의료제도는 Medicare(65세 이상 강제가입)이고, 의료급여에 해당하는 것은 Medicaid (빈곤층 대상)이다.

13 영국의 의료제도 NHS와 관계없는 것은?

① Beveridge   ② 인두제

③ 치료보다 예방중심체계   ④ HMO

TIP NHS는 공공의료를 기반으로 하는 1차 의료가 강화된 체계로 치료보다 예방중심체계이다. HMO는 미국의 영리 사보험을 의미한다.

Answer 11.④ 12.② 13.④

14 의료급여 수급권자로 가장 적합하지 않은 자는?

① 이재민

② 자동차 사고자

③ 의사상자

④ 노숙인

TIP 의료급여 수급권자〈의료급여법 제3조 제1항〉

　　㉠ 「국민기초생활 보장법」에 따른 의료급여 수급자

　　㉡ 「재해구호법」에 따른 이재민으로서 보건복지부장관이 의료급여가 필요하다고 인정한 사람

　　㉢ 「의사상자 등 예우 및 지원에 관한 법률」에 따라 의료급여를 받는 사람

　　㉣ 「입양특례법」에 따라 국내에 입양된 18세 미만의 아동

　　㉤ 「독립유공자예우에 관한 법률」, 「국가유공자 등 예우 및 지원에 관한 법률」 및 「보훈보상대상자 지원에 관한 법률」의 적용을 받고 있는 사람과 그 가족으로서 국가보훈처장이 의료급여가 필요하다고 추천한 사람 중에서 보건복지부장관이 의료급여가 필요하다고 인정한 사람

　　㉥ 「무형문화재 보전 및 진흥에 관한 법률」에 따라 지정된 국가무형문화재의 보유자(명예보유자를 포함)와 그 가족으로서 문화재청장이 의료급여가 필요하다고 추천한 사람 중에서 보건복지부장관이 의료급여가 필요하다고 인정한 사람

　　㉦ 「북한이탈주민의 보호 및 정착지원에 관한 법률」의 적용을 받고 있는 사람과 그 가족으로서 보건복지부장관이 의료급여가 필요하다고 인정한 사람

　　㉧ 「5·18민주화운동 관련자 보상 등에 관한 법률」에 따라 보상금등을 받은 사람과 그 가족으로서 보건복지부장관이 의료급여가 필요하다고 인정한 사람

　　㉨ 「노숙인 등의 복지 및 자립지원에 관한 법률」에 따른 노숙인 등으로서 보건복지부장관이 의료급여가 필요하다고 인정한 사람

　　㉩ 그 밖에 생활유지 능력이 없거나 생활이 어려운 사람으로서 대통령령으로 정하는 사람

---

15 공적부조의 원리 중 자산조사와 가장 가까운 내용은?

① 생존권 보장의 원리

② 기여제도의 원리

③ 보충성의 원리

④ 국가책임의 원리

TIP 자산조사

　　㉠ 급여보장기관은 급여신청이 있는 경우 수급권자·부양의무자의 소득·재산 등 급여결정 및 실시에 필요한 사항에 대하여 조사를 실시하여야 한다.

　　㉡ 급여결정 이후에도 수급자의 수급자격 여부 및 급여의 적정성을 확인하기 위하여 연간조사계획에 따라 매년 1회 이상 수급자 및 부양의무자의 소득·재산 등에 대하여 확인조사를 실시하여야 한다.

　　※ 사회보장의 보충성 … 개인이 자산과 능력을 최대한 발휘하고도 경제적 불안을 해소하지 못할 때 국가 등이 그 부족분을 보충해 주어야 한다는 원칙이다. 이는 개인이 자력으로 사회적 위험에 대처하여야 하며, 개인의 능력으로서는 이러한 위험을 극복할 수 없는 경우에 보충적으로 사회나 국가가 도움을 주어야 한다는 원리이다.

Answer 14.② 15.③

16 다음 중 공적부조의 성격에 관한 설명으로 잘못된 것은?

① 보험적 방법을 사용하지 않는다.

② 재원조달은 조세를 중심으로 하고 있다.

③ 무갹출제도를 채택하고 있다.

④ 급여에는 자산요건이나 소득요건이 요구되지 않는다.

TIP 사회보험 급여는 자산요건이나 소득요건이 요구되지 않으나, 공적부조에서는 이러한 요건이 요구되어 매년 자산조사를 실시한다.

17 다음 중 공적부조의 원리가 아닌 것은?

① 국가책임의 원리　　　　　　　　　② 개인책임의 원리

③ 보충성의 원리　　　　　　　　　　④ 최저생활 보장의 원리

TIP ② 개인책임의 원리는 국가책임의 원리와 상대적인 개념으로 사회보장과는 무관하다.
　　③ 보충성의 원리는 기초생활보장제도에서 지켜져야 할 공공부조의 기본원칙으로, 평가된 수급자의 소득액과 사회적으로 설정된
　　　　빈곤선 만큼의 차액이 지급되어야 한다는 의미이다.

18 우리나라에서 시행되는 공공부조사업이 아닌 것은?

① 생계급여　　　　　　　　　　　　② 의료급여

③ 산재급여　　　　　　　　　　　　④ 장제급여

TIP 국민기초생활보장법상 공공부조의 종류 … 생계급여, 주거급여, 의료급여, 교육급여, 해산급여, 장제급여, 자활급여

Answer　16.④　17.②　18.③

03 병원행정

01 병원행정 개관

❶ 병원(의료기관)의 개념

(1) 세계보건기구(WHO)의 개념규정

① 병원은 사회적인 의료조직 중에서 불가결한 역할을 맡는 곳으로서, 지역사회 주민의 병원치료와 예방을 행하고 완전한 보건활동을 제공하는 기능을 하며, 그 외부의 책임활동은 가정에 있는 가족에까지 미치는 것이다.

② 병원은 보건관계 종사자의 훈련 및 생물사회학적 연구의 중심이기도 하다.

(2) 현행법상 의료기관의 개념정의〈의료법 제3조〉

① **의료기관** … 의료인이 공중 또는 특정 다수인을 위하여 의료 · 조산의 업(의료업)을 행하는 곳을 말한다.

② **의료기관의 구분**

　㉠ **의원급 의료기관** : 의사, 치과의사 또는 한의사가 주로 외래환자를 대상으로 각각 그 의료행위를 하는 의료기관으로서 그 종류는 의원, 치과의원, 한의원이 있다.

　㉡ **조산원** : 조산사가 조산과 임산부 및 신생아를 대상으로 보건활동과 교육 · 상담을 하는 의료기관을 말한다.

　㉢ **병원급 의료기관** : 의사, 치과의사 또는 한의사가 주로 입원환자를 대상으로 의료행위를 하는 의료기관으로서 그 종류는 병원, 치과병원, 한방병원, 요양병원, 정신병원, 종합병원이 있다.

② 의료기관의 개설

(1) 의료인〈의료법 제2조〉

① **의료인의 정의** … 보건복지부장관의 면허를 받은 의사, 치과의사, 한의사, 조산사, 간호사를 말한다.
② **의료인의 유형**

　　㉠ **의사** : 의료와 보건지도를 임무로 한다.
　　㉡ **치과의사** : 치과 의료와 구강 보건지도를 임무로 한다.
　　㉢ **한의사** : 한방 의료와 한방 보건지도를 임무로 한다.
　　㉣ **조산사** : 조산과 임산욕부 및 신생아에 대한 보건과 양호지도를 임무로 한다.
　　㉤ **간호사** : 다음의 업무를 임무로 한다.
　　　• 환자의 간호요구에 대한 관찰, 자료수집, 간호판다나 및 요양을 위한 간호
　　　• 의사, 치과의사, 한의사의 지도하에 시행하는 진료의 보조
　　　• 간호 요구자에 대한 교육 · 상담 및 건강증진을 위한 활동의 기획과 수행, 그 밖의 대통령령으로 정하는 보건
　　　　활동
　　　• 간호조무사가 수행하는 위의 업무보조에 대한 지도

(2) 의료기관의 개설주체〈의료법 제33조〉

① 의사, 치과의사, 한의사 또는 조산사

② 국가 또는 지방자치단체

③ 의료업을 목적으로 설립된 법인(의료법인)

④ 「민법」 또는 특별법에 의하여 설립된 비영리법인

⑤ 「공공기관의 운영에 관한 법률」에 따른 준정부기관, 「지방의료원의 설립 및 운영에 관한 법률」에 따른 지
　방의료원 또는 「한국보훈복지의료공단법」에 의한 한국보훈복지의료공단

③ 의료기관의 분류

(1) 이론적 분류(현행 의료제도에서 존재하지 않음)

① **1차 의료기관** … 의원, 보건소, 조산소 등으로 환자의 초기 접촉을 통해 예방과 치료가 통합된 포괄적인 보
　건의료 서비스를 제공한다.

② **2차 의료기관** … 30병상 이상의 병원, 500병상 미만의 종합병원 등 소속 중진료권 내의 1차 의료기관에서
　후송 의뢰된 환자의 진료 및 응급환자의 진료를 담당한다.

③ 3차 의료기관

　ⓐ 500병상 이상의 의과대학 부속병원 또는 종합병원 소속 대진료권 내의 2차 의료기관에서 후송 의뢰된 환자의 진료와 응급 및 입원환자의 진료를 담당한다.

　ⓑ 특수분야별 전문의 수준의 진료와 의학교육, 의학연구, 의료인력의 훈련기능을 담당하게 된다.

(2) 국민건강보험체계상 분류

① 1단계 요양기관 : 종합전문 요양기관이 아닌 곳에서 진료

② 2단계 요양기관 : 종합전문 요양기관에서 진료

(3) 의료기관 인증제도

① 의료기관으로 하여금 환자안전과 의료의 질 향상을 위한 자발적이고 지속적인 노력을 유도하여 의료소비자에게 양질의 의료 서비스를 제공하기 위한 제도이다.

② 순위를 정하는 상대평가와는 달리, 의료기관의 인증기준 충족 여부를 조사하는 절대평가의 성격을 가진 제도로, 공표된 인증조사 기준의 일정수준을 달성한 의료기관에 대하여 4년간 유효한 인증마크를 부여한다.

③ 인증등급 … 인증, 조건부인증 및 불인증 3가지로 구분되며 인증유효기간은 인증의 경우 4년, 조건부인증은 1년이다.

❹ 병원의 기능과 역할

(1) 병원의 기능

① 의료기능 … 병원이 가지는 고유기능으로 의사, 의료기사, 간호사 및 보조 직종의 협력하에서 이뤄지는 조직의료임과 동시에 입원에 중점을 두는 특성이 있다.

② 기업으로서의 기능 … 이윤극대화을 위한 기업적인 요소가 불가피하므로, 저렴한 의료수가와 양질의 의료시혜를 동시에 만족해야 한다.

③ 지역적 기능 … 지역사회의 의료에 정성을 다하고 의사 및 간호사, 조산사 및 기타의 보건요원에 대한 교육을 담당하고 의학의 연구에 중심지가 되어야 한다.

(2) 병원의 역할 - 의료기관이 추구해야 할 기본적 목표

① 공중이 원하고 필요로 하는 의료서비스를 생산한다.

② 생산성을 극대화한다.

③ 의료서비스를 개선하여 생존과 성장을 위한 노력을 개발하고 유지한다.

④ 이해관계 집단의 개인적인 목표를 달성할 수 있는 기회를 제공한다.

⑤ 공중의 생활의 질(Quality of Life) 향상에 노력하여 질병없는 건강한 사회건설을 이룩한다.

02 병원의 특성 및 관리

❶ 병원의 특성

(1) 조직상 특성

① 경영목적이 상호 상충적인 조직체이다.

② 조직구성원이 다양하다.

③ 과업이 불확실하다.

④ 지배구조가 이원적인 조직체이다.

⑤ 외부세계와 폐쇄적인 조직이다.

(2) 경영상 특성

① 고도로 자본집약적이면서 노동집약적인 경영체이다.

② 다양한 사업목적을 가진 조직체이다.

③ 복잡한 전환과정을 거쳐 서비스를 생산한다.

④ 생산된 서비스의 질 관리나 업적평가가 극히 곤란하다.

(3) 업무상 특성

① 조직구성원이 수행할 직무의 내용과 요건이 명확하게 정의되지 않기 때문에 직원의 채용, 교육, 배치와 업무평가 등 많은 부분의 인사관리가 제대로 수행되지 않는다.

② 교대근로자가 많고 교대근무에 따른 복무관리, 보수관리에 어려움이 따른다(24시간 근무).

③ 직무가 지역별로 전문화되어 있고 근무장소 또는 업무분야별로도 전문화되어 있어 인력의 이동관리가 제한적이다. 따라서 조직 전체의 분위기가 침체되기 쉽다.

④ 전문적 인력이 많기 때문에 직무교육의 필요성이 큰 데 반해서 직무교육을 위해 근무를 쉬게 할 수 있는 여유가 거의 없다.

(4) 환경상 특성

① 병원에서 수행하는 대부분의 직무가 면허를 가진 자에게만 허용되고 있다.

② 전문의가 되기 위한 전공의의 교육을 병원이 맡고 있다.

③ 의료수가가 병원 외부에서 통제된다.

④ 의료기사는 의사의 지도하에 검사를 해야 한다.

❷ 병원관리 모형

(1) 투입 · 과정 · 산출 모형

① **투입** ··· 인력, 재료, 기술, 정보, 자본, 시간 등이 투입된다.

② **과정** ··· 진단, 진료, 처치, 투약 등이 실시된다.

③ **산출** ··· 회복, 만족도, 이환율, 퇴원, 건강증진, 사망 등이 산출된다.

(2) 병원관리 모형의 분류

① NewHouse 모형 ··· 병원서비스의 질과 양의 균형을 주장하는 모형이다.

② **격차최소 모형** ··· 미래의 신규환자 유치를 통한 투자수익예상과 현재 이익을 가져오는 투자결정을 최소화하자는 모형이다.

③ **이익극대 모형** ··· 병원수익이 극대화 되도록 투자하자는 모형이다.

④ **수입극대 모형** ··· 현재 순이익보다는 장기적인 관점에서 전체적인 수입을 증가하여 병원 시장률을 높여 발전을 도모하여야 한다는 모형이다.

3 병원관리의 순서

(1) 계획화

① 장래를 예견하고 행동과정을 예견하는 기능이다.

② 경영활동을 합리적으로 수행하기 위하여 활동목표와 실시과정을 가장 유리하게 도달할 수 있도록 결정짓는 것을 말한다.

(2) 조직화

① 경영의 인적요소와 물적요소를 형성하는 기능이다.

② 여러 직무를 명확하게 하고 일을 유기적으로 결합하여 직무가 능률적으로 달성되도록 사람을 적재적소에 배치하는 활동이다.

(3) 동기화

① 조직구성원의 활동을 유지 · 확보하려는 기능이다.

② 종래의 지휘 · 명령 등의 개념이 타의적 · 일방적으로 강압된 행동을 요구하는 데 반하여, 조직구성원이 자발적 · 적극적으로 책임을 지고 일을 진행하려는 의욕이 생기도록 하는 과정을 말한다.

(4) 조정화

① 이해와 견해가 대립된 여러 활동과 노력을 결합하고 조화를 추구하는 기능이다.

② 공동목적을 달성하기 위하여 조직구성원의 노력을 질서정연하게 정돈하는 활동을 말한다.

(5) 통제화

① 통제는 기준지시에 따라 실시되고 있는가를 확인 · 감독하는 기능이다.

② 집행활동의 실시결과를 계획과 비교하여 설정된 목표와 일치하고 있는가를 다지는 기능을 말한다.

03 병원의 마케팅(홍보)

1 병원마케팅의 의의 및 특성

(1) 병원마케팅의 의의

병원마케팅은 병원이 소재하고 있는 지역사회의 주민들이 병원의 자원을 최대한 이용할 수 있도록 홍보하고 이들에게 양질의 의료를 제공함으로써 의료서비스를 제고시킬 뿐만 아니라 병원장비의 활용도를 높여 병원수익을 보장하려는 활동을 말한다.

(2) 병원마케팅의 특성

① 서비스의 무형성(Intangibility) … 구매하기 전에는 보거나 듣거나 느끼거나 맛보거나 냄새를 맡을 수 없다. 즉, 서비스를 받아보기 전에는 서비스의 질을 미리 판단할 수 없다는 뜻이다.

② 서비스의 불가분성, 비분리성(Inseparability) … 서비스를 제공하는 사람으로부터 분리될 수 없다는 뜻이다.

③ 서비스의 개별성과 동질성(변화성 ; Variability) … 서비스의 질은 서비스를 제공하는 사람, 시간, 장소에 따라 좌우된다.

④ 서비스의 소멸성과 변동적 수요(소멸가능성 ; Perishability) … 서비스는 판매나 사용 후에 보관하거나 저장할 수 없으므로, 어떤 특정시간에 소비되지 않으면 그것의 가치를 상실한다.

❷ 병원마케팅 믹스와 전략

(1) 병원마케팅 믹스(Mix)

① 개념 ··· 일반적으로 통제 가능한 여러 마케팅 요소의 집합을 말한다.

② 4P ··· 제품(Product), 가격(Price), 배급경로(Place) 및 촉진(Promotion)을 일컫는다.

③ SCAP ··· Keith는 4P를 보건의료 서비스의 마케팅 개념에 맞게 SCAP로 규정지었다. SCAP는 서비스(Service), 수가(Consideration), 접근 및 전달(Access), 촉진(Promotion)을 가리킨다.

(2) 병원마케팅 전략

① 신뢰성(Reliability)과 신용성(Credibility)

② 접근성(Access)

③ 능력(Competence)

④ 예의(Courtesy)

⑤ 의사소통(Communication)

⑥ 고객이해(Understanding the Customer)

⑦ 유형성(Tangibles)

≡ 최근 기출문제 분석 ≡

2018. 6. 23 제2회 서울특별시

1 우리나라 의료기관 인증제도에 대한 설명으로 가장 옳지 않은 것은?

① 의료기관 인증제는 모든 의료기관을 대상으로 하고 있으며, 모든 의료기관은 3년마다 의무적으로 인증신청을 하여야 한다.

② 요양병원은 의무적으로 인증신청을 하도록 의료법에 명시되어 있다.

③ 상급종합병원으로 지정받고자 하는 병원급 의료기관은 인증을 받아야 한다.

④ 전문병원으로 지정받고자 하는 병원급 의료기관은 인증을 받아야 한다.

> **TIP** ① 의료기관 인증제도는 모든 의료기관을 대상으로 하고 있다. 따라서 병원급 이상 의료기관은 자율적으로 인증을 신청할 수 있다. 다만, 요양병원은 의료 서비스의 특성 및 환자의 권익 보호 등을 고려하여 2013년부터 의무적으로 인증신청을 하도록 의료법에 명시되어 있다. 인증의 유효기간은 4년이다.

2017. 6. 24 제2회 서울특별시

2 우리나라 의료기관 인증제도에 대한 설명으로 옳은 것은?

① 인증등급은 인증, 조건부인증으로만 구분한다.

② 인증의 유효기간은 4년, 조건부인증의 경우에는 1년이다.

③ 인증은 종합병원급 이상 의료기관이 자율적으로 인증을 신청한다.

④ 인증전담기관의장은 의료기관 인증 신청을 접수한 날부터 15일 내에 해당 의료기관의 장과 협의하여 조사 일정을 정하고 이를 통보해야 한다.

> **TIP** 의료기관 인증제도 … 의료기관으로 하여금 환자안전과 의료의 질 향상을 위한 자발적이고 지속적인 노력을 유도하여 의료소비자에게 양질의 의료 서비스를 제공하기 위한 제도이다. 순위를 정하는 상대평가와는 달리, 의료기관의 인증기준 충족 여부를 조사하는 절대평가의 성격을 가진 제도로, 공표된 인증조사 기준의 일정수준을 달성한 의료기관에 대하여 4년간 유효한 인증마크를 부여한다.
> ①② 인증등급은 인증, 조건부인증 및 불인증 3가지로 구분되며 인증유효기간은 인증의 경우 4년, 조건부인증은 1년이다.
> ③ 의료기관 인증제는 모든 의료기관을 대상으로 하고 있다. 따라서 병원급 이상 의료기관은 자율적으로 인증을 신청할 수 있다. 다만, 요양병원은 의료 서비스의 특성 및 환자의 권익 보호 등을 고려하여 2013년부터 의무적으로 인증신청을 하도록 의료법에 명시되어 있다.
> ④ 의료기관평가인증원은 의료기관에서 신청한 인증 희망 조사일정과 신청 순서를 고려하여 조사일정을 의료기관과 조정한 후 인증신청서 접수일로부터 1개월 이내에 신청 의료기관에게 최종 통보한다.

Answer 1.① 2.②

3 「국민건강보험 요양급여의 기준에 관한 규칙」상 상급종합병원에 요양급여의뢰서를 제출해야만 2단계 요양급여를 받을 수 있는 경우는?

① 분만의 경우
② 치과에서 요양급여를 받는 경우
③ 혈우병 환자가 요양급여를 받는 경우
④ 상급종합병원 근무자의 배우자가 요양급여를 받는 경우

> **TIP** ④ 가입자등이 상급종합병원에서 2단계 요양급여를 받고자 하는 때에는 상급종합병원에서의 요양급여가 필요하다는 의사 소견이 기재된 건강진단 · 건강검진결과서 또는 요양급여의뢰서를 건강보험증 또는 신분증명서(주민등록증, 운전면허증 및 여권)와 함께 제출하여야 한다(국민건강보험 요양급여의 기준에 관한 규칙 제2조 제4항).
>
> ※ 상급종합병원에서 1단계 요양급여를 받을 수 있는 경우(국민건강보험 요양급여의 기준에 관한 규칙 제2조 제3항)
> ㉠ 「응급의료에 관한 법률」에 해당하는 응급환자인 경우
> ㉡ 분만의 경우
> ㉢ 치과에서 요양급여를 받는 경우
> ㉣ 「장애인복지법」에 따른 등록 장애인 또는 단순 물리치료가 아닌 작업치료 · 운동치료 등의 재활치료가 필요하다고 인정되는 자가 재활의학과에서 요양급여를 받는 경우
> ㉤ 가정의학과에서 요양급여를 받는 경우
> ㉥ 당해 요양기관에서 근무하는 가입자가 요양급여를 받는 경우
> ㉦ 혈우병환자가 요양급여를 받는 경우

출제 예상 문제

1 새로운 장비나 기술에 대한 투자결정에 있어서 해당 의료장비나 의료기술이 가져다 줄 이윤에 대한 전망보다는 새로운 고객의 확보, 병원의 명성, 고급기술을 이용한다는 자부심 등을 더 중요하게 고려한다는 병원형태 모형은?

① 이윤극대화모형

② Newhouse 비영리모형

③ 수입극대화모형

④ 격차극소화모형

TIP 격차극소화모형 … 새로운 장비나 기술에 대한 투자결정에 있어서 새로운 고객의 확보, 병원의 명성, 고급기술을 이용한다는 자부심 등을 중요하게 고려하는 병원형태 모형으로, 비슷한 수준의 주변 병원들과 비교하여 시설투자 등에 대한 의사결정을 한다는 특징을 보인다.

2 의료법상 종합병원에서 갖추어야 할 진료과목으로 알맞은 것은?

① 내과, 정형외과, 소아청소년과

② 외과, 흉부외과, 산부인과

③ 정형외과, 소아청소년과, 산부인과

④ 내과, 소아청소년과, 산부인과

TIP 종합병원〈의료법 제3조의3 제1항〉
　㉠ 100개 이상의 병상을 갖출 것
　㉡ 100병상 이상 300병상 이하인 경우에는 내과·외과·소아청소년과·산부인과 중 3개 진료과목, 영상의학과, 마취통증의학과와 진단검사의학과 또는 병리과를 포함한 7개 이상의 진료과목을 갖추고 각 진료과목마다 전속하는 전문의를 둘 것
　㉢ 300병상을 초과하는 경우에는 내과, 외과, 소아청소년과, 산부인과, 영상의학과, 마취통증의학과, 진단검사의학과 또는 병리과, 정신건강의학과 및 치과를 포함한 9개 이상의 진료과목을 갖추고 각 진료과목마다 전속하는 전문의를 둘 것

Answer 1.④ 2.④

3 다음 중 병원조직의 목적이 아닌 것은?

① 양질의 진료서비스   ② 작업환경의 질 향상

③ 설립목적의 달성   ④ 말기 의료서비스

TIP 말기 의료서비스는 병원이 아닌 의료서비스의 중간시설의 하나인 호스피스에서 제공되는 서비스이다.

4 다음 중 의료인이 아닌 사람은?

① 약사   ② 의사

③ 한의사   ④ 간호사

TIP 의료인〈의료법 제2조〉 … 보건복지부장관의 면허를 받은 의사 · 치과의사 · 한의사 · 조산사 및 간호사를 말한다.

5 의료의 특성 중 세계 여러 국가가 의료를 통제하고 있는 가장 중요한 이유는?

① 질병의 예측 불가능성   ② 공공재로서의 의료

③ 의료시장 독점성   ④ 외부효과

TIP 외부효과는 의료의 대표적 특성 중 하나로, 감염효과를 경계해야 하므로 국가적인 통제대상이다.

6 일반적으로 병원관리가 달성하고자 추구하는 것은 효과와 효율이다. 효과와 효율에 대한 설명으로서 적합한 것은?

① 효율은 목표달성 정도이다.

② 효과는 투입과 산출 간의 비율이다.

③ 병원에서는 1차적으로 효율보다는 효과가 중요하다.

④ 효과는 투입자원에 대한 적절한 관리를 의미한다.

TIP 병원에서는 1차적으로 자원의 소모 정도보다는 산출물인 효과가 더욱 중요하다.

Answer   3.④   4.①   5.④   6.③

7 병원관리 모형 중 병원서비스의 질과 양의 균형을 주장하는 모형은?

① NewHouse 모형   ② 격차최소 모형

③ 이익극대 모형   ④ 수입극대 모형

TIP 병원관리 모형

    ㉠ NewHouse 모형 : 병원서비스의 질과 양의 균형을 주장하는 모형
    ㉡ 격차최소 모형 : 미래의 신규환자 유치를 통한 투자수익예상과 현재 이익을 가저오는 투자결정을 최소화 하자는 모형
    ㉢ 이익극대 모형 : 병원수익이 극대화 되도록 투자하자는 모형
    ㉣ 수입극대 모형 : 현재 순이익보다는 장기적인 관점에서 전체적인 수입을 증가하여 병원 시장률을 높여 발전을 도모하여야 한다는 모형

---

8 의료행위의 특성이라 할 수 없는 것은?

① 의료시장의 원리는 일반 시장에서의 원리와 일치한다.

② 예측이 곤란한 경우가 종종 있다.

③ 의사의 자유재량을 인정해야 한다.

④ 일반인이 접근하기 어려우며 의료과정이 공개되지 않는 경우도 많다.

TIP ① 일반시장과 의료시장의 원리는 일치하지 않는 경우가 많은데. 예를 들어 공급자가 많으면 가격이 감소되는 것이 일반적이나 의료시장에서는 이 원리가 적용되지 않는다.

---

9 병원관리 모형에서 산출물에 해당하는 것은?

㉠ 교육	㉡ 만족도
㉢ 진료, 수술 및 투약	㉣ 건강증진

① ㉠㉡㉢   ② ㉠㉢

③ ㉡㉣   ④ ㉣

TIP 병원관리모형 산출물 … 이환율, 만족도, 건강증진, 사망, 회복 등이 있다.

Answer   7.①   8.①   9.③

10 WHO가 규정한 병원의 기능이 아닌 것은?

① 환자교육

② 예방

③ 재활

④ 임상연구

TIP 병원의 기능은 환자를 교육시키는 것이 아닌 의료진에 대한 교육 및 훈련을 말한다.

11 의료법상 종합병원이 갖추어야 할 기본 병상수는?

① 30개 이상

② 50개 이상

③ 70개 이상

④ 100개 이상

TIP 병원은 30병상 이상, 종합병원은 100병상 이상이어야 한다.

12 우리나라 보건의료체계에서 2단계 요양급여의 의미는?

① 1단계 진료 후 3단계 진료 전 요양급여를 말한다.

② 일반 병원급에서 받는 의료제공 서비스를 말한다.

③ 종합전문 요양기관에서 요양급여를 받는 것을 말한다.

④ 2단계 진료인 종합전문요양기관을 제외한 곳에서 요양급여를 받는 것을 말한다.

TIP 요양급여의 단계
ⓐ 1단계 요양급여 : 2단계 진료인 종합전문 요양기관을 제외한 곳에서 요양급여를 받는 것을 말한다.
ⓑ 2단계 요양급여 : 종합전문 요양기관에서 요양급여를 받는 것을 말한다.

Answer 10.① 11.④ 12.③

13 의료기관 중 입원시설의 재활을 받지 않는 것은?

① 병원   ② 한방병원

③ 치과병원   ④ 요양병원

TIP 치과병원은 입원시설의 제한을 받지 아니한다.

14 현재 대학병원에서 요양급여 의뢰서 없이도 진료가 가능한 진료과목은?

㉠ 안과	㉡ 내과
㉢ 외과	㉣ 이비인후과
㉤ 치과	㉥ 피부과
㉦ 가정의학과	

① ㉠㉣   ② ㉠㉣㉥

③ ㉡㉢㉣   ④ ㉤㉦

TIP 요양급여 의뢰서 없이 2단계 진료가 가능한 경우〈국민건강보험 요양급여의 기준에 관한 규칙 제2조〉
㉠ 「응급의료에 관한 법률」 제2조 제1호에 해당하는 응급환자인 경우
㉡ 분만의 경우
㉢ 치과 요양급여를 받는 경우
㉣ 「장애인복지법」 제32조에 따른 등록 장애인 또는 단순 물리치료가 아닌 작업치료·운동치료 등의 재활치료가 필요하다고 인정되는 자가 재활의학과에서 요양급여를 받는 경우
㉤ 가정의학과에서 요양급여를 받는 경우
㉥ 당해 요양기관에서 근무하는 가입자가 요양급여를 받는 경우
㉦ 혈우병 환자가 요양급여를 받는 경우

Answer 13.③ 14.④

15 우리나라 종합병원에서 반드시 설치하지 않아도 가능한 진료과목은?

ㄱ 영상의학과   ㄴ 마취통증의학과
ㄷ 정신건강의학과   ㄹ 정형외과

---

① ㄱㄴㄷ   ② ㄱㄷ
③ ㄴㄹ   ④ ㄹ

TIP 종합병원의 진료과목
ㄱ 100병상 이상 300병상 이하인 경우 : 내과, 외과, 소아청소년과, 산부인과 중 3개 진료과목, 영상의학과, 마취통증의학과와 진단검사의학과 또는 병리과를 포함한 7개 이상의 진료과목
ㄴ 300병상을 초과하는 경우 : 내과, 외과, 소아청소년과, 산부인과, 영상의학과, 마취통증의학과, 진단검사의학과 또는 병리과, 정신건강의학과 및 치과를 포함한 9개 이상의 진료과목

04 보건의료체계

01 개관

① 보건의료체계

(1) 개념

보건의료체계는 의료전달체계의 상위개념으로 국가의 인적·물적 보건의료자원의 이용과 공급의 총체적 제도 및 시설을 의미한다.

(2) 보건의료체계의 구성요소(5가지)

① 보건자원의 개발 ··· 시설, 장비, 물자, 인력, 지식

② 자원의 조직화 ··· 자원의 구성과 배치

③ 보건의료 서비스의 공급 ··· 보건의료 서비스 제공, 의료전달체계

④ 경제적 지원 ··· 외국지원, 정부공공지원

⑤ 관리 ··· 기획, 조직, 조정, 통제, 평가

(3) 우리나라 보건의료체계의 특성

① 민간의료 부분에의 높은 의존도

② 보건행정체계의 이원적 구조

③ 보건의료체계 상호간의 기능적 단절성

④ 공공보건 부분의 취약성 등

❷ 보건의료 자원

(1) 개념
보건의료체계의 투입요소로 행정활동, 진료활동의 근거가 되는 유형·무형의 자원요소이다.

(2) 보건의료 자원의 내용
① 보건의료 인력(Manpower)

② 보건의료 시설(Facilities)

③ 보건의료 장비 및 물자(Equipment and Supplies)

④ 보건의료 지식(Knowledge)

❸ 개방병원제도와 선택진료제도

(1) 개방병원제도
① 개념
   ㉠ 지역사회의 개원의사에게 2·3차 의료기관의 시설과 장비 및 인력을 이용케 하여 개원의가 자신의 환자에게 의료서비스를 지속적으로 제공하는 의료전달체계이다.
   ㉡ 주로 CT와 MRI 등 고가의료장비를 이용한 정밀검사와 수술 또는 입원이 필요할 경우 개방병원의 유휴 수술실과 입원실을 활용해 환자를 치료하는 병원의 형태이다.

② 기대효과
   ㉠ 1·2차 의료기관 중심의 효율적인 의료전달체계 구축이 가능하고 의료기관의 과잉·중복 투자를 막음으로써 국민의료비를 절감할 수 있다.
   ㉡ 의료인의 진료능력 향상으로 의료서비스의 질적 수준제고를 가져온다.

③ 장·단점
   ㉠ 장점
   • 환자의 입장에서 볼 때 검사 및 수술 등에서 신속한 서비스를 제공받을 수 있다.
   • 저렴한 의료비로 양질의 진료혜택을 기대할 수 있다.
   • 동네의원 의사로부터 진단과 수술, 요양에 이르는 포괄적인 의료서비스를 제공받음으로써 체계적인 병력관리와 안정성 확보가 가능하다.
   • 개원의의 입장에서는 개원에 대한 투자부담이 없으면서 진료능력의 지속적인 향상과 단골환자 확보가 가능하다.
   • 개방병원은 유휴시설과 장비를 활용해 수입을 높이면서 진료범위 확대와 의료서비스 개선이 가능하다.

ⓒ 단점
- 전문의의 개원이 용이해짐에 따라 종합병원에서 전속 전문의를 구하기 어려워지는 현상이 발생한다.
- 의료사고 발생시 환자와 개원의 간의 다툼 이외에 개방병원과 개원의 간의 분쟁이 생길 수 있어 분쟁해결이 복잡·장기화될 우려가 있다.

(2) 선택진료제도

① **개념** … 환자 또는 그 보호자가 병원급 이상 의료기관의 특정의사를 선택하여 진료를 요청(변경 또는 해지 포함)하는 제도를 말한다.

② **특징** … 선택진료비 외에 추가비용을 징수하지 않는 것이 원칙이나 예외적인 경우에는 추가비용을 징수할 수 있도록 하여 환자 또는 그 보호자가 전액을 부담하도록 하였다.

02 의료전달체계

❶ 의료전달체계의 개념 및 필요성

(1) 개념

① **의료전달** … 환자가 적절한 시간·장소에서, 적절한 의료인에 의해, 적정한 진료를 받도록 하는 연결작용을 말한다.

② **의료전달체계** … 보건서비스의 전달에 관련되어 배분되는 모든 사회조직과 배분을 의미한다.

③ 의료전달체계는 보건의료체계의 하위개념으로 실제로 의료가 공급자에서 소비자에게 전달되는 과정을 의미한다.

(2) 의료전달체계의 필요성

① 양적·질적으로 팽창하는 보건의료분야의 자원에 대해 이를 좀더 효율적으로 관리할 필요가 있다.

② 의료제공자나 소비자, 국가 모두에게 적당한 전달체계가 요구된다.

② **의료전달체계의 조건**

(1) **바람직한 의료전달이 체계화되기 위해 갖추어야 할 전제조건**

① 국민의료의 목표에 부합하여야 한다.

② 각 나라의 정치 · 경제 · 사회 · 문화 등에 알맞아야 한다.

③ 전달체계를 실시함으로써 얻은 효과와 효율을 감안해야 한다.

④ 시행 가능하고 국민과 의료인이 모두 납득해야 한다.

(2) **효과적인 의료전달체계의 확립을 위한 선결과제**

① 의료기관 간, 인력 간 수준의 차이를 줄여야 한다.

② 병원과 의원, 전문의와 일반의, 민간의료기관과 공공의료기관 간의 기능분담이 이루어져야 한다.

③ 의료기관별 적정한 보상체계가 있어야 한다.

03 의료전달체계의 유형

① **자유방임형 의료체계와 사회보장형 의료체계**

(1) **자유방임형 의료체계**

① **개념** ⋯ 전통적으로 개인의 자유와 능력을 최대한 존중하여 기업정신에 따라 민간주도의 형태로 의료가 전달되는 체계이다.

② **적용국가** ⋯ 우리나라와 미국이 대표적인 예이다.

③ **구조적 특성**
    ㉠ 보건의료의 생산이 경제적 이익이 있을 때 활발하다.
    ㉡ 국민의 의료인이나 의료기관의 선택은 자유롭다.
    ㉢ 정부의 통제는 극히 제한적이어서 의료인도 자유경쟁 속에서 효과적으로 운영이 가능하고, 의료수준의 질도 높다.

(2) 사회보장형 의료체계

① **개념** … 정치적으로 자유민주주의 국가에 해당하여 개인의 자유로운 선택을 존중하면서 사회적으로 소외되는 계층이 없도록 하는 포괄적 의료체계이다. 특히 교육, 의료, 실업문제는 사회보장 차원에서 해결된다.

② **적용국가** … 영국과 유럽의 스칸디나비아제국 등이 이에 속한다.

③ **구조적 특징**
　㉠ 보건의료의 생산이 국가에 의해 계획적으로 이루어진다.
　㉡ 국민 전체에 무료로 의료서비스를 제공한다.
　㉢ 진료보다는 예방이 강조된다.

② 사회주의형 의료체계

(1) 개념

① **개념** … 국가의 기본목표가 의료자원과 의료서비스의 균등한 분포와 균등한 기회제공에 있으므로 개개인의 의료서비스 선택권은 존재하지 않고, 의료는 국가의 전체 프로그램으로 철저하게 기획되며 누구에게나 필요시에 무료로 제공된다.

② **적용국가** … 북한, 러시아 등 사회주의 국가에서 채택하고 있다.

(2) 구조적 특성

① 예방서비스의 비중이 크다.

② 의료전달이 조직적이고 체계적이어서 자원활용도가 높다.

③ 관료조직체계가 갖는 경직성이나 의료인에 대한 인센티브 결여로 의료서비스의 생산성과 질이 감소된다.

04 보건의료 인력과 시설

① 보건의료 인력

(1) 보건의료 인력의 주축
의사, 치과의사, 한의사 등 의료법에 명시된 의료인이 주축이 된다.

(2) 현행법상 보건의료 인력
① 의료법
  ㉠ 의사, 치과의사, 한의사, 간호사, 조산사, 5분야의 의료인을 규정하고 있다.
  ㉡ 간호사를 제외한 의료인은 독자적인 진료업무나 조산업무에 종사하거나 주관할 수 있지만, 간호사는 의사들의 진료업무를 보조하는 업무를 담당한다.

② **의료기사법** … 임상병리사, 방사선사, 물리치료사, 작업치료사, 치과기공사, 치과위생사, 6종의 의료기사를 규정하고 있다.

③ **약사법**
  ㉠ 약사
  ㉡ 약국이나 병원약국에서 의약품을 조제, 투약하거나 각 분야에서 보건활동을 하는 보건인
  ㉢ 약종상, 매약상, 한약업사(의약품을 판매하되 조제, 투약은 할 수 없고 약방을 개설하여 매약행위만을 할 수 있는 약종상과 매약상, 그리고 한약을 판매하는 한약업사도 약사법에 의해 보건활동을 전개하고 있다)

(3) 보건관련 인력
① 접골사, 침(鍼)사, 구(炙)사가 의료 유사업자에 해당한다.

② 무의촌에 배치되어 농어촌지역 주민에게 1차 진료를 담당하는 보건진료원(Community Health Practitioner)도 보건인력의 일익을 담당한다.

③ 간호사의 간호업무를 보조하는 간호조무사(Aid-Nurse)도 보건관련 인력이다.

④ 미국의 Medex(Medical Extender)제도를 도입해 적용하려 하였으나, 지금은 간호사나 조산사에게 특별교육을 실시하여 보건진료원으로 배치하였다.

❷ 보건의료 시설

(1) 보건의료 시설의 개념

① 보건의료 시설은 국민들에게 보건의료 서비스를 제공하는 장소를 말한다.

② 보건의료 시설에는 의료법에 규정된 의료기관과 보건소법에 규정된 보건기관, 농어촌 보건의료를 위한 특별조치법에 의한 보건진료소, 그리고 약사법에 의한 약국 등이 포함된다.

(2) 종류

① 의료기관
　㉠ 종합병원, 병원, 치과병원, 한방병원, 요양병원, 의원, 치과의원, 한의원, 조산소 등 9개의 종류가 있다.
　㉡ 병원 중에는 결핵병원, 나병원, 정신병원 등 특수병원이 국·공립기관으로 설립되어 있다.
　㉢ 의원급에 속하는 공공기관의 부속의원과 진료소가 상당수 설립되어 있다.

② 보건기관
　㉠ 보건소, 보건지소, 보건의료원, 보건진료소 및 모자보건센터 등이 주요 보건기관이다.
　㉡ 보건소는 1962년에 처음 설치·운영되었으며, 1980년에는 보건진료소, 1982년에는 모자보건센터(해외차관으로 설립)가 설립되어 운영되고 있다.

③ 의약품 판매업소
　㉠ 정규약사가 경영할 수 있는 약국
　㉡ 약사가 책임판매하게 되어 있는 도매상
　㉢ 약종상이 경영할 수 있는 약방
　㉣ 한약업사가 개설하는 한약방
　㉤ 매약상 등
　　　　TIP 이들 업소는 모두 약사법에 의해 개설·운영된다.

05 보수지불제도

① 보수지불제도의 개념 및 유형

(1) 개념
의사 또는 병원의 의료행위에 대하여 환자가 대가를 지불하는 제도이다.

(2) 유형
① 보수지불제도(방식)는 사전적 지불방식과 사후적 지불방식으로 구분되고, 그 방식에 따라 서비스 증가, 가수요 유도, 동기부여, 의료의 최소화 등이 달라진다.
② **사전적 지불제도** … 포괄수가제, 봉급제, 인두제, 총괄(액)계약제
③ **사후적 지불제도** … 행위별 수가제

② 보수지불제도의 종류

(1) 행위별 수가제(Fee for Service)
① 의료행위 하나하나에 대해 사전에 수가를 고시해 두고 의료인이 행한 서비스 내용에 따라 진료비총액을 지불하는 방법으로서 의료보험제도에서 가장 전형적인 방법이다.
② 우리나라가 원칙적으로 채택하고 있는 지불방식이기도 하다.
③ 환자가 원하는 서비스를 충분히 제공받고 의료수준의 발전을 가능하게 한다.
④ 의료 제공자의 과잉진료와 의료비 증가를 초래할 수 있다.

(2) 인두제(Capitation)
① 행위별 수가제와 반대되는 제도로서 등록환자수나 이용자수를 기준으로 진료수가가 결정된다.
② 서비스의 내용과 수가가 전혀 무관하며, 지역사회 등 1차 의료기관에 적합하다.
③ 진료행위의 예방 중심과 국민 총의료비의 앙등억제 효과를 기대할 수 있다.
④ 의료의 질이 떨어지며, 의료인의 동기부여가 어렵다.

(3) 포괄수가제(Case Payment)

① **질병군별**(DRG) **포괄수가제도의 도입 및 시행** ⋯ 우리나라에서 현재까지 진료비 지불제도로 적용되어온 행위별 수가제도(개별행위의 가격과 양에 따라 보상하는 제도)의 한계를 극복하고 의료체계를 발전시키기 위한 방안으로 도입되어 2013년 7월부터 전국 모든 의료기관(의원, 병원, 종합병원, 상급종합병원)에서 시행되었다.

② **DRG의 개념정의**
　ⓐ '진단명기준 환자군'이라 번역되는 DRG(Diagnosis Related Group)는 모든 입원환자들을 환자특성 및 진료특성에 의해 임상적인 진료내용과 자원의 소모량이 유사하도록 분류한 입원환자의 질병분류체계이다.
　ⓑ 환자가 분만 등으로 병원에 입원할 경우 퇴원할 때까지의 진료받은 진찰, 검사, 수술, 주사, 투약 등 진료의 종류나 양에 관계없이 요양기관 종별(종합병원, 병원, 의원) 및 입원일수별로 미리 정해진 일정액의 진료비만을 부담하는 제도이다.
　ⓒ DRG분류체계에서는 모든 입원환자들이 주진단명 및 기타 진단명, 수술처치명, 연령, 성별, 진료결과 등에 따라 진료내용이 유사한 질병군으로 분류되는데, 이때 하나의 입원환자 분류군을 DRG라고 부른다.

③ **DRG의 기능**
　ⓐ 질병군별 포괄수가제도는 행위별 수가제도 적용시 환자가 별도로 부담하던 대부분의 비급여 항목을 보험급여 대상으로 포함시켜 환자 본인부담금 수준을 경감시킨다.
　ⓑ 항생제 사용의 감소유도로 국민건강을 보호한다.
　ⓒ 적정진료의 제공으로 국민의료비 상승을 억제한다.

④ **DRG의 적용대상** ⋯ 포괄수가제 적용 질병군은 4개 진료과, 7개 질병군으로 병원에 입원(외래는 제외됨)하여 수술을 받거나 분만한 경우에 적용된다.
　ⓐ 안과 : 수정체 수술(백내장 수술)
　ⓑ 이비인후과 : 편도 및 아데노이드 수술
　ⓒ 일반외과 : 항문수술(치질 등), 탈장 수술(서혜 및 대퇴부), 맹장수술(충수절제술)
　ⓓ 산부인과 : 자궁 및 자궁부속기(난소, 난관 등) 수술(악성종양 제외), 제왕절개분만

(4) 봉급제(Salary)

① **개념** ⋯ 의료인의 능력에 의한 지급방식으로, 모든 공직 의료인과 조직화되어 있는 병원급 의료기관에서 많이 이용된다.

② **장점**
　ⓐ 의사 간 경쟁의 필요성이 없고 상호 간 지식과 기술의 숙련도를 평가할 수 있다.
　ⓑ 동료들이 진료행위를 감시함으로써 의료의 질을 유지·향상시키는 데 도움이 된다.

③ **단점**
　ⓐ 보건의료 서비스가 관료주의화되기 쉽다.
　ⓑ 진료의 계속성 유지가 어렵다.

⑸ 총괄(액)계약제(Collective Payment Based on Negotiation)

① 개념

    ㉠ 독일에서 채택되고 있는 제도로, 행위별 수가제와 인두제를 혼합한 형태이다.

    ㉡ 독일의 경우 보험자측과 의사단체 간에 인두방식 또는 건수방식으로 1년간의 진료비 총액을 추계 협의한 후 그 총액을 지급한다.

② 장점

    ㉠ 총의료비의 상승억제가 가능하다.

    ㉡ 과잉진료에 대해 의료인 단체에 의한 자율적인 억제가 가능하다.

    ㉢ 의료비의 효율화를 기할 수 있다.

③ 단점

    ㉠ 매년 계약하는 데 어려움이 있다.

    ㉡ 신기술과 고난이도 기술의 적용이 어렵다.

    ㉢ 유능한 의사의 확보가 어렵다.

≣ 최근 기출문제 분석 ≣

2022. 6. 18. 제1회 지방직 시행

1 다음에서 설명하는 보건의료자원에 대한 평가요소는?

> 2019년 우리나라 병상수는 인구 1,000명당 12.4병상으로 OECD 회원국 평균 4.4병상에 비해 약 2.8배 많았다.

① 효율성(efficiency)
② 통합성(integration)
③ 양적 공급(quantity)
④ 분포(distribution coverage)

> **TIP** ③ 양적 공급(quantity) : 필요한 의료서비스 제공에 요구되는지에 대한 요소로, 인구당 자원의 양을 표기한다.
> ① 효율성(efficiency) : 개발된 의료자원으로 얼마만큼의 서비스를 산출해낼 수 있는지, 얼마나 많은 자원이 필요한지에 대한 요소이다.
> ② 통합성(integration) : 보건의료자원 개발의 중요한 요소(계획, 실행, 관리 등)가 개발과 얼마나 통합적으로 이루어지는지에 대한 요소이다.
> ④ 분포(distribution coverage) : 인력자원의 경우 지리, 직종, 전문과목별 분포가 주민의료 필요에 상응하도록 분포되었는지, 시설자원의 경우 지리, 종별, 규모별 분포가 상응하게 분포되어 있는지에 대한 요소이다.

2022. 6. 18. 제1회 지방직 시행

2 건강보험재원 구성에 대한 설명으로 옳은 것은?

① 건강보험재원 중 가장 큰 비중을 차지하는 수입원은 국고지원이다.
② 매년 국민건강증진기금에서 당해연도 보험료 예상 수입액의 6%에 상당하는 금액을 국민건강보험공단에 지원한다.
③ 매년 보험료 예상 수입액의 20%에 상당하는 금액을 국고로 지원하여 건강보험의 재정건전성을 확보하고 있다.
④ 건강보험재정의 대부분은 지역가입자가 내는 보험료이다.

> **TIP** ① 가장 큰 비중을 차지하는 수입원은 80%를 차지하는 보험료이다.
> ③ 매년 14%에 상당하는 금액을 국고로 지원한다.
> ④ 지역가입자가 아닌 80%를 차지하는 직장가입자이다.

Answer 1.③ 2.②

3 로머(M. Roemer)의 국가보건의료체계 분류에 따를 때, 북한이 속하는 유형은?

① 복지지향형

② 시장지향형

③ 중앙계획형

④ 개발도상국형

> **TIP** ③ 중앙계획형 : 국가가 보건의료서비스의 모든 책임을 가지고 제공한다. 모든 의료인은 국가에 고용되어 있으며 의료시설은 국유화되어 있다. 소비자에게 선택권이 없어, 생산효율을 낮고 의료서비스의 질이 떨어진다.
> ① 복지지향형 : 사회보험에 의해 재정을 조달한다. 한국과 일본 등이 이와 같은 형태이다.
> ② 시장지향형 : 기업경영처럼 자유롭게 보건의료업을 허용하는 형태이다. 미국의 의료제도가 이에 해당한다.
> ④ 개발도상국형 : 시장지향형과 복지국가형의 혼합으로 보건의식수준이 낮다.

4 진료비 지불방법 중 포괄수가제의 특징만을 모두 고르면?

> ㉠ 진료의 지속성 유도 ㉡ 진료의 표준화 유도
> ㉢ 진료비 산정의 간소화 ㉣ 첨단의학기술의 발전 유도

① ㉠, ㉢

② ㉠, ㉣

③ ㉡, ㉢

④ ㉡, ㉣

> **TIP** 포괄수가제 … 과잉 의료비, 과잉진료, 의료서비스 오남용을 억제할 수 있다. 병원 업무 및 진료의 표준화를 유도하며 진료비 청구 및 지불 심사를 간소화한다. 진료의 지속성을 유도하는 것은 인두제, 첨단의학기술의 발전 유도는 행위별수가제에 해당한다.

Answer 3.③ 4.③

5 다음 내용을 모두 포함하는 진료비 지불방법은?

- 과다한 행정관리비용 초래
- 과잉진료의 우려
- 의료기술 발전 유도

---

① 인두제   ② 봉급제

③ 총액계약제   ④ 행위별수가제

> **TIP** ④ 행위별 수가제 : 진료행위 내역으로 결정되는 진료수가방식이다. 의료의 질이 올라가며 전문화를 유도하여 의료기술 발전을 유도할 수 있다. 의사와 환자의 관계가 양호하나, 과잉진료의 우려가 있으며 항목별로 행위를 점수화하기 때문에 행정관리비용이 과다하게 소요된다.
> ① 인두제 : 의사에게 등록된 환자에 따라 일정 금액을 곱하여 상응하는 보수를 보상받는 방식이다. 주치의 또는 가정의의 1차 진료 후에 후송의뢰가 필요한 경우, 전문의의 진료를 받을 수 있다.
> ② 봉급제 : 의료인의 능력에 따른 지급방식으로, 공직 의료인이나 조직화되어 있는 의료기관에서 이용하고 있는 제도이다.
> ③ 총액계약제 : 행위수가제와 인두제의 혼합형태이다. 보험자와 협회 간 인두 혹은 건수방식으로 1년 동안의 진료비 총액을 협의한 후 범위 내에서 진료하며 지불자는 진료비에 구애받지 않고 의료서비스를 이용한다.

6 「보건의료인력지원법」에서 규정한 보건의료인력에 해당하지 않는 것은?

① 「의료법」에 따른 의료인 및 간호조무사

② 「국민건강증진법」에 따른 보건교육사

③ 「응급의료에 관한 법률」에 따른 응급구조사

④ 「의료기사에 등에 관한 법률」에 따른 의료기사, 보건의료정보관리사 및 안경사

> **TIP** ①③④ 보건의료인력 … "보건의료인력"이란 다음 각 목의 면허·자격 등을 취득한 사람을 말한다〈보건의료인력지원법 제2조 제3항〉.
> ㉠ 「의료법」에 따른 의료인 및 간호조무사
> ㉡ 「약사법」에 따른 약사 및 한약사
> ㉢ 「의료기사 등에 관한 법률」에 따른 의료기사, 보건의료정보관리사 및 안경사
> ㉣ 「응급의료에 관한 법률」에 따른 응급구조사
> ㉤ 「국민영양관리법」에 따른 영양사 등 보건의료 관계 법령에서 정하는 바에 따라 면허·자격 등을 취득한 사람으로서 대통령령으로 정하는 사람
> ② 보건의료인력 … 보건의료인력지원법 제2조 제3항에서 대통령령으로 정하는 사람이란 다음의 면허 또는 자격을 취득한 사람을 말한다〈보건의료인력지원법 시행령 제2조〉.
> ㉠ 「국민영양관리법」에 따른 영양사
> ㉡ 「공중위생관리법」에 따른 위생사
> ㉢ 「국민건강증진법」에 따른 보건교육사

Answer   5.④   6.②

7 세계보건기구 모델(Kleczkowski 등, 1984)에서 국가보건의료체계의 하부구조를 형성하는 주요 구성요소에 해당하지 않는 것은?

① 자원의 조직적 배치

② 의료 이용자 행태

③ 보건의료자원 개발

④ 보건의료서비스의 제공

> **TIP** ② 우리나라 보건의료체계 구성요소에 해당하지 않는다. 우리나라 보건의료체계에서 정부는 국민에게 정보를 제공하고, 보건의료를 제공하며 보건의료공급자를 규제한다. 정부가 소비자 역할을 하지는 않는다.
>
> ※ 우리나라 보건의료체계 5가지
> ㉠ 보건의료 자원개발
> ㉡ 자원의 조직적 배치
> ㉢ 보건의료 제공
> ㉣ 경제적 지원
> ㉤ 보건의료 관리

8 〈보기〉의 특징에 해당하는 진료비 지불제는?

- 지불단위가 가장 크다.
- 보험자와 의사단체 간 계약 체결에 어려움이 있다.
- 의료비 통제의 기능이 있으며, 과소진료의 가능성이 있다.

---

① 행위별 수가제

② 포괄수가제

③ 인두제

④ 총액계약제

> **TIP** ④ 총액계약제 : 보험자와 의사단체간에 미리 진료보수총액을 정하는 계약을 체결하고 이후 그 총액범위 내에서 진료를 담당하고 의료서비스를 제공하는 방식이며 대표적으로 독일에서 시행하고 있다. 장점으로는 진료보수의 배분을 진료하는 측에 위임함으로써 총액을 효율적으로 이용하려는 동기가 발생하고 과잉진료를 억제하여 비용절감 효과를 기대할 수 있다는 것이며, 단점으로는 매년 진료비 계약교섭에 어려움이 있어 의료공급의 혼란을 초래하고 비용절감을 위해 비용이 적게 드는 효과적이지 못한 치료로 대치하는 단점이 있다.
>
> ① 행위별 수가제 : 사후결정방식으로 진단과 치료 투약과 개별행위의 서비스를 총합하여 의료행위를 한 만큼 보상하는 방식이며 서비스 행위에 항목별로 가격을 책정해 진료비를 지급하도록 하는 것이다. 의료인의 자율성이 보장되고 양질의 서비스를 제공할 수 있다는 장점이 있으며, 단점으로는 과잉진료의 위험성, 의료비 상승, 의료행위에 치우치는 경향 및 의료자원의 지역편재 경향초래 등이 있다.

Answer 7.② 8.④

② 포괄수가제 : 환자에게 제공되는 의료서비스의 양과 질에 상관없이 환자요양일수나 질병별로 보수단가를 설정하여 미리 정해진 의료비를 받는 방식이다. 의료지 지불수준이 미리 결정되는 사전결정방식으로 과잉진료 및 진료비억제 효과가 있으며 단점으로는 과소진료로 의료의 질적 저하를 초래할 우려가 있다.

③ 인두제 : 행위별수가제와 반대되는 개념으로 의료인이 담당하는 이용자수를 기준으로 진료보수금액이 결정되는 제도이다. 1차 보건의료에 적합하며 과잉진료를 억제하고 치료보다 예방에 중점을 두어 총진료비 억제효과가 있으나 과소진료의 단점이 있다.

※ 지불보상제도 … 크게 사후결정방식과 사후결정방식으로 나누어지는데 사후결정방식은 진료를 받은 이후 합산된 진료비를 지불하는 제도이며, 사전결정방식은 진료를 받기 전에 병원이나 의료인에게 지불될 총액이나 그 비율이 미리 정해져있어 실제로 받은 의료서비스와는 상관없이 진료비를 지불하는 방식이다.

9 의료비의 상승 원인 중 의료수요를 증가시키는 요인에 해당하지 않는 것은?

① 사회간접시설의 확충　　　　　　② 의료인력 임금의 상승

③ 인구의 노령화　　　　　　　　　④ 건강보험의 확대

TIP 의료수요의 증가요인
　　㉠ 소득의 증대 : 일반적으로 소득증가율에 비해 의료비 증가율이 빠르다.
　　㉡ 의료보장 확대
　　㉢ 고령인구의 증가, 만성질환과 장애보유기간 증가
　　㉣ 의료공급자에 의한 수요 증가
　　㉤ 진단기법 및 질병정의, 기타 대체재의 변화
　　㉥ 선호의 변화

10 〈보기〉에서 의료비 상승 억제 효과가 있는 진료비 지불제도를 모두 고른 것은?

보기

㉠ 인두제	㉡ 포괄수가제
㉢ 총액계약제	㉣ 행위별 수가제

① ㉠, ㉡

② ㉡, ㉢

③ ㉠, ㉡, ㉢

④ ㉠, ㉡, ㉢, ㉣

TIP ㉠ 의사가 맡고 있는 환자수, 즉 자기의 환자가 될 가능성이 있는 일정지역의 주민수에 일정금액을 곱하여 이에 상응하는 보수를 지급 받는 방식이다.
㉡ 분류체계를 이용해 입원환자의 진료비를 보상하는 것으로 입원기간 동안 제공된 진료의 종류나 양에 관계없이 어떤 질병의 진료를 위해 입원했는가에 따라 미리 정해진 일정액을 지불하는 제도다.
㉢ 보험자 측과 의사단체(보험의협회)간에 국민에게 제공되는 의료서비스에 대한 진료비 총액을 추계하고 협의한 후, 사전에 결정된 진료비 총액을 지급하는 방식으로(의사단체는 행위별 수가기준 등에 의하여 각 의사에게 진료비를 배분함) 독일의 보험의에게 적용되는 방식이다.
㉣ 의료서비스 항목 단가 및 제공횟수만큼 진료비가 계산되는 지불제도다. 이는 의료인이 환자를 진료할 때마다 그 횟수에 따라 진료비를 지급하기 때문에 진료 횟수가 늘어날수록 환자가 부담해야 하는 비용이 늘고 의료인의 수입은 증가한다.

11 보건의료자원에 해당하지 않는 것으로 가장 옳은 것은?

① 보건의료인력

② 보건의료시설

③ 보건의료지식

④ 건강보험재정

TIP 보건의료자원 … 보건의료인력, 보건의료시설, 보건의료 장비 및 물자, 보건의료 지식 및 기술

Answer 10.③ 11.④

12 로머(Roemer)가 제시한 보건의료체계 분류에서 의료서비스는 개인의 구매력에 의해 좌우되며 보건의료비가 개인적으로 조달되는 것이 특징인 점을 강조한 유형은?

① 자유기업형

② 복지국가형

③ 저개발국가형

④ 사회주의국가형

TIP 로머의 보건의료체계 유형별 특징

㉠ 자유기업형 : 미국, 의료보험 실시 전의 우리나라
- 정부의 개입을 최소화하고 수요 · 공급 및 가격을 시장에 의존한다.
- 보건의료비에 대해 개인 책임을 강조하는 입장으로 민간보험 시장이 발달하였으며, 시장의 이윤추구를 통해 효율성을 제고한다.
- 의료의 남용 문제가 발생할 수 있다.

㉡ 복지국가형 : 프랑스, 독일, 스웨덴, 스칸디나비아 등
- 사회보험이나 조세를 통해 보건의료서비스의 보편적 수혜를 기본 요건으로 한다.
- 민간에 의해 보건의료서비스를 제공하지만 자유기업형과 다르게 질과 비용 등의 측면에서 정부가 개입 · 통제할 수 있다.
- 보건의료서비스의 형평성이 보장되지만, 보건의료비 상승의 문제가 발생할 수 있다.

㉢ 저개발국가형 : 아시아, 아프리카 등 저개발국
- 전문인력 및 보건의료시설이 부족하여 전통의료나 민간의료에 의존한다.
- 국민의 대다수인 빈곤층의 경우 공적부조 차원에서 보건의료서비스가 이루어진다.

㉣ 개발도상국형 : 남미, 아시아 일부 지역
- 자유기업형 + 복지국가형의 혼합형태 또는 사회주의국형을 보인다.
- 경제개발의 성공으로 국민들의 소득이 증가하여 보건의료서비스에 대한 관심이 증가했다.
- 경제개발 논리에 밀려 보건의료의 우선순위가 낮고, 사회보험이 근로자 중심의 형태를 보인다.

㉤ 사회주의국형 : 구 소련, 북한, 쿠바 등
- 국가가 모든 책임을 지는 사회주의 국가로 보건의료 역시 국유화하여 국가가 관장한다.
- 형평성이 보장되지만 보건의료서비스 수준과 생산성이 떨어진다.
- 넓은 의미에서 볼 때 뉴질랜드, 영국도 이 유형으로 볼 수 있다.

Answer 12.①

13 다음 〈보기〉에 해당하는 진료비 지불방식은?

─────── 보기 ───────

• 예방에 보다 많은 관심을 갖게 한다.
• 환자의 선택권이 제한된다.
• 환자의 후송·의뢰가 증가하는 경향이 있다.

① 총액계약제　　　　　　　　　② 행위별수가제
③ 포괄수가제　　　　　　　　　④ 인두제

> **TIP** 인두제 … 의료의 종류나 질에 관계없이 의사가 맡고 있는 환자 수에 따라 진료비를 지급하는 제도로, 행정업무가 간편하며 의사수입의 평준화로 인해 의료서비스 남용을 줄일 수 있지만 업무량에 비해 보수가 불공평해 질 수 있으며 전문의에게는 적용이 곤란하다는 단점이 있다.

14 진료의 표준화와 진료비 산정의 간소화로 효율적인 행정이 가능하지만, 과소진료와 서비스 최소화 등의 문제점을 가진 진료비 지불 방법으로 옳은 것은?

① 인두제　　　　　　　　　　　② 행위별수가제
③ 포괄수가제　　　　　　　　　④ 총액계약제

> **TIP** 포괄수과제 … 환자에게 제공되는 의료 서비스의 종류나 양에 관계없이 어떤 질병의 진료를 위해 입원했었는가에 따라 미리 책정된 일정액의 진료비를 의료기관에 지급하는 제도이다. 항생제 사용과 같은 불필요한 진료행위와 환자의 진료비 부담이 줄어들고, 진료비 계산을 둘러싸고 병·의원과 이견이 없는 대신, 의료 서비스의 질 저하나 건강보험재정 부담 등이 단점으로 지적된다.

Answer 13.④ 14.③

출제 예상 문제

1 Roemer(1991)에 의한 국가보건의료체계의 유형으로 옳은 것은?

① 자유방임형, 사회보장형, 사회주의형

② 자유기업형, 복지지향형, 보편적 포괄주의형, 사회주의 중앙계획형

③ 사회보험, 공공부조, 공공서비스

④ 공적부조형, 의료보험형, 국민보건서비스

TIP Roemer의 국가보건의료체계 유형

구분		정치적 요인			
		자유기업형	복지지향형	보편적 포괄주의형	사회주의 중앙계획형
경제적 요인	선진국	미국	캐나다, 일본	영국, 뉴질랜드	구소련, 구동구권
	개도국	태국, 필리핀	브라질, 말레이시아	이스라엘	북한
	극빈국	가나, 네팔	인도, 미얀마	스리랑카	베트남
	자원풍요국		리비아	쿠웨이트아	

2 지불측과 진료측이 미리 진료보수총액을 정하는 계약을 체결하고, 진료측의 단체는 그 총액의 범위 내에서 진료를 담당하고, 지불자는 진료비에 구애받지 않고 보건의료서비스를 이용하는 제도는?

① 행위별수가제　　　　　　　② 봉급제

③ 인두제　　　　　　　　　　④ 총액계약제

TIP 총액계약제 … 지불측과 진료측이 미리 진료보수총액을 정하는 계약을 체결하고, 진료측의 단체는 그 총액의 범위 내에서 진료를 담당하고 지불자는 진료비에 구애받지 않고 보건의료서비스를 이용하는 제도로 독일 등의 국가에서 시행하고 있다.

Answer 1.② 2.④

3 우리나라는 일부 의료행위에 대해 질병군별 포괄수가제로 진료비를 보상하고 있다. 다음 중 포괄수가제로 진료비가 보상되는 의료행위가 아닌 것은?

① 백내장수술
② 충수절제술
③ 슬관절치환술
④ 제왕절개분만

TIP 포괄수가제 적용 의료행위
ⓐ 안과 : 백내장수술(수정체수술)
ⓑ 이비인후과 : 편도 및 아데노이드 수술
ⓒ 일반외과 : 항문수술(치질 등), 탈장수술(서혜 및 대퇴부), 맹장수술(충수절제술)
ⓓ 산부인과 : 자궁 및 자궁부속기(난소, 난관) 수술(악성종양 제외), 제왕절개분만

4 다음 중 대부분 국가의 보건의료체계에서 일반적으로 간주되는 5개 구성 요소에 해당하지 않는 것은?

① 보건의료 자원
② 보건의료 조직
③ 보건의료 관리
④ 보건의료 서비스 유형의 개발

TIP 국가보건의료체계 … 지역주민 모두가 수용할 수 있는 지역사회보건의 실천적 원리이며, 새로운 의료질서이고, 전 세계적인 보건의료전략의 핵심으로 전 국민 또는 인류 모두의 건강을 위한 국가보건의료체제의 하부구조를 이루는 5가지 구성요소는 다음과 같다.
ⓐ 보건의료자원의 개발
ⓑ 자원의 조직적 배치
ⓒ 보건의료의 제공
ⓓ 경제적 지원
ⓔ 관리

Answer 3.③ 4.④

5 진료보수 지불제도에 대한 설명으로 옳지 않은 것은?

① 행위별수가제 – 서비스의 양과 질을 최대화하는 경향이 있다.

② 인두제 – 등록된 환자 또는 사람 수에 따라 일정액을 보상받는다.

③ 봉급제 – 서비스가 관료적인 형태로 제공된다.

④ 총액계약제 – 의료소비자의 자율적 규제가 가능하다.

TIP 총액계약제 … 지불자(보험자) 측과 진료자(의사단체) 측이 미리 진료보수 총액을 정하는 계약을 체결하고, 그 총액범위 내에서 진료를 담당하고 의료서비스를 이용하는 제도를 말한다.

6 의료전달체계의 정의로 옳은 것은?

① 국민의료비의 증가를 억제하기 위한 대책을 수립하는 것

② 보건의료 수요자에게 적절한 의료를 효율적으로 제공하는 것

③ 의료기관의 효율적 이용 및 지역의료기관의 균형적 발전

④ 지역적 의료균형을 위한 발전 모형

TIP 의료전달체계의 정의
　㉠ 국민 모두에게 동등한 접근도를 유지하면서 제공하려는 노력이며, 이는 제한된 자원을 가장 효율적으로 활용하여 국민건강의 증진을 도모하는 제도이다.
　㉡ 의료의 목표를 성취하기 위하여 의료자원을 효율적으로 운영함으로써 의료서비스를 적시에, 적정인에 의하여, 적소에서, 적정한 진료를 필요로 하는 국민 모두가 이용할 수 있도록 마련된 제도이다.

7 보건의료체계 중 보수지불방식에 대한 설명 중 잘못된 것은?

① 인두제 – 상급 진료기관으로의 후송 가능성이 크다.

② 포괄수가제 – 표준화 진료로 의료비 상승억제가 가능하다.

③ 행위별 수가제 – 과다진료로 의료비 증가 가능성이 있다.

④ 총괄계약제 – 새로운 첨단의료기기 도입이 유리하다.

TIP 총괄계약제 … 새로운 첨단의료기기 도입이 불리한 단점이 있다.

Answer 5.④ 6.③ 7.④

8 다음 중 보건의료 자원에 포함되지 않는 것은?

① 보건의료 지식   ② 제도

③ 장비   ④ 인력

TIP 보건의료 자원의 내용 … 보건의료 인력, 보건의료 시설, 보건의료 장비 및 물자, 보건의료 지식 및 기술

9 진단명기준 환자분류체계에 의거한 진료비 산정방법은?

① DRG   ② 시술점수제

③ 총액계약제   ④ 인두제

TIP DRG(Diagnosis Related Group) … 입원환자를 대상으로 한 포괄수가제도로서 환자가 어떤 질병의 진료를 위해 입원했었는가에 따라 환자에게 제공되는 의료서비스의 양에 관계없이 DRG별로 미리 책정된 일정액의 진료비를 지급하는 제도이다.

10 다음 중 행위별 수가제의 단점은?

① 예방에 치중   ② 의료서비스의 질 향상

③ 진료비 상승   ④ 서비스의 증가억제 효과

TIP 행위별 수가제의 장 · 단점
    ㉠ 장점 : 의사의 재량권이 크고 서비스의 양과 질의 최대화 도모 가능
    ㉡ 단점
      • 행정적인 복잡성
      • 의료비의 상승유도
      • 과잉진료 및 의료서비스의 남용
      • 의료인과 보험자 간의 마찰

Answer 8.② 9.① 10.③

11 의료전달체계가 대두된 가장 큰 이유는?

① 의사와 의료기관의 요구로
② 세계 보건계의 흐름이므로
③ 의료기관 간의 경쟁을 억제하기 위하여
④ 보건의료 자원의 효율적 활용을 위하여

TIP 보건의료 자원의 효율적 활용이 의료전달체계의 목적이다.

12 보건복지부는 국가보건 의료체계를 구성하는 보건의료 자원을 개발한다. 다음 중 보건의료 자원은?

㉠ 보건의사 인력	㉡ 보건의료 시설
㉢ 보건의료 장비	㉣ 보건의료 지식

① ㉠㉡㉢
② ㉠㉢
③ ㉡㉣
④ ㉠㉡㉢㉣

TIP 보건의료 자원 … 인력, 시설, 장비 및 물자, 지식 등을 말한다.

13 국가보건 의료체계의 하부구조에는 5가지 주요 요소가 있다. 이들 중 보건의료 자원의 범위에서 제외되는 것은?

㉠ 재정	㉡ 보건의료에 관한 지식
㉢ 병원	㉣ 의료보험

① ㉠㉡㉢
② ㉠㉢
③ ㉡㉣
④ ㉣

TIP ㉣ 의료보험은 자원의 조직화에 해당한다.

Answer 11.④ 12.④ 13.④

14 의료전달제도를 가장 잘 설명한 것은?

① 의료요원들 간의 의사전달을 위한 제도이다.

② 제한되어 있는 가용자원을 최대한 활용하여 효과적이며 효율적으로 의료를 전달하려는 제도를 말한다.

③ 의사가 없는 무의지역에 이동 진료차를 보내는 것을 말한다.

④ 의료란 의사가 환자의 질병을 치료해 주는 것이므로 이를 학술적으로 표현한 것이다.

TIP 보건의료제도(의료전달체계)는 복합적이고 다양하며 의료공급체계 또는 의료제공체계로도 표현되는데, 자원의 효율화가 주요 목적이다.

15 사회주의형 보건의료 전달체계의 가장 큰 장점은 무엇인가?

① 의료자원의 분포 및 배치가 가장 효율적이다.

② 의료인의 열의가 상대적으로 높다.

③ 행정체계의 단순성으로 인하여 의료의 제공에 있어서 효과적이다.

④ 개개인의 선택의 자유가 어느 정도 인정된다.

TIP ① 국가기획으로 의료의 지역화와 단계화가 제공되므로 의료의 균점이 가장 큰 장점이다.

05 의료보장제도

01 개관

❶ 의료보장의 개념 및 배경

(1) 개념

① 의료보장은 사회보장의 하나로 국민의 기본권이다.

② 의료에 대한 국민의 권리를 말하며 헌법 제34조, 제35조, 제36조에 명시되어 있다.

(2) 대두배경

현대 생활 속의 사회적 위험요소 증가와 각종 성인병의 증가, 기본권의 대두가 가장 큰 요인이다.

❷ 의료보장의 필요성 및 종류

(1) 필요성

① 생활수준과 교육수준이 높아지면서 건강을 하나의 권리로 인식하는 의식이 높아지고 의료비가 앙등됨에 따라 의료보험에 대한 필요성이 커졌다.

② 기본권으로서 건강을 누리기 위해서는 막대한 비용이 드는 의료비에 대한 재정지원이 확고해야 하므로 의료보험에 대한 의존도 역시 커지게 되었다.

(2) 종류

① **산재보험** … 산업장에서의 각종 재해발생이 증가하게 되어 근로자를 위험인자로부터 보호하게 되었다.

② **국민건강보험**(의료보험) … 전 국민의 강제가입으로 의료이용의 접근성이 증대되었다.

③ **의료보호**(의료급여) … 공적부조의 하나로서 빈민들의 의료요구를 해결해 주기 위한 제도이다.

(3) 재원조달

① **공공 재원조달** … 기여금, 세수입, 보험료 등이 있다.

② **개인적 재원조달** … 이용자 직접지불, 사의료보험, 기부금 등이 있다.

02 우리나라의 의료보험급여

❶ 보험급여의 분류

(1) 현물급여 및 현금급여

① **현물급여** … 요양급여, 건강진단, 예방접종 등이다.

② **현금급여** … 요양비, 분만비, 장제비, 본인부담금 보상금 등이다.

(2) 법정급여 및 부가급여

① **법정급여** … 법으로 정한 급여로 요양급여, 건강진단비, 분만비 등이 있다.

② **부가급여** … 공단정에 따라 임의적으로 제공되는 급여로 장제비, 본인부담금 보상금 등이 있다.

② 급여방법

(1) 현금상환형

① 진료비를 현금으로 환불하는 방식이다.

② 소득수준이 낮은 이용자에게는 불편하며, 의료체계의 개선효과가 없다.

(2) 제3자 지불형

① 가장 보편적인 지불방법이다.

② 의료수요를 증가시키고, 의료체계에 대한 통제를 가능하게 한다.

(3) 직접 진료형

진료비 심사가 필요없고, 행정절차가 간편하다.

(4) 변이형

의료보험자가 직접 의료기관을 소유하고 제공하는 형태이다.

03 국민의료비

① 국민의료비의 증가원인

(1) 수요 측면

① **전국민 의료보험** ⋯ 의료보험 도입(도입 이전보다 싼 가격으로 의료서비스를 받으므로)으로 수요자가 급증하였다.

② **인구구조의 변화** ⋯ 노령인구의 비율이 높아짐으로써 노령층에서 발생하는 장기치료가 필요한 만성질환이 증가하였다.

③ **상병구조의 변화** ⋯ 고혈압, 뇌혈관 질환, 당뇨병, 암 질환 등의 성인병은 장기치료를 요하는 난치병이다.

④ **소득의 증가**(삶의 질 중시) ⋯ 소득수준 향상으로 보건의료 측면을 중시하는 소비패턴으로 이행되었다.

(2) 공급 측면

① **의료공급의 증가** … 의료인력, 시설(의사수, 병상수, 보조인력)의 증가 촉진 → 유휴인력 → 질병 점유율의 하락 → 의료의 양 상승

② **의료수가의 지속적 인상** … 일반물가와 달리 수요의 과다에 상관없이 거의 매년 인상되는 경향이다.

③ **진료의 고급화** … 대부분 산업의 경우 기술발전은 비용절감 효과를 가져오나 의료산업의 경우 생명연장, 건강증진의 효과때문에 비용에 관계없이 도입, 사용되어 오히려 비용증대 효과(Cost Increasing Effect)를 유발하였다.

④ **시설과 장비의 현대화** … 의료시설(입원실)이 고급화되고, 진단 및 검사 장비가 현대화, 고가화되었다.

⑤ **의료서비스 생산 재료의 가격상승** … 의료요원의 임금인상이 의료수가에 반영된다. 의료산업은 고급인력이 요구되는 노동집약적 특수산업으로 인건비의 상승이 다른 분야의 상승보다 큰 비중을 차지한다.

⑥ **전문의의 증가** … 우리나라는 일반의에 비해 전문의가 많고, 전문의가 개업하는 경향이 있다.

❷ 의료비 증가에 대한 대책

(1) 소비자 측면

① 본인부담의 폭을 넓힌다.

② 노령화에 따른 수요증가는 전문병원의 확대를 통한 수요의 분산이 효과적이다.

③ 공공의료 및 1차 의료를 강화한다.

(2) 의료제공자(공급자) 측면

① 수가지불체계에 변화를 준다.

② 무절제한 고가 의료장비의 도입을 억제한다.

③ 적정성 평가 및 병원 표준화 심사를 강화한다.

04 의료보장제도

1 의료보장제도의 형태(OECD 국가의 3가지 형태)

(1) 사회보험방식(NHI ; National Health Insurance)

① 최초의 의료보장제도는 사회보험방식으로 실시되었다. 이 방식은 사회적으로 어떤 동질성을 갖는 국민이 보험집단을 형성하여 보험료를 갹출함으로써 질병으로 인한 경제적 손실을 방지하는 데 목적이 있었다.

② 처음에는 노동자를 중심으로 보험집단이 형성되었으나 제도가 성숙되면서 점차 그 적용이 국민 전체로 확대되었다.

③ 독일은 수공업, 광산, 공장의 노동자를 대상으로 사회보험방식의 공제제도가 19세기 후반에 성립되었고, 2차 세계대전 후에는 노동자를 비롯한 국민 각계각층을 대상으로 한 사회보장제도의 일환으로서 의료보장제도가 정비되어 오늘날에 이르고 있다.

(2) 국민보건 서비스방식(NHS ; National Health Services)

① 1948년 세계 최초의 국가보건 서비스방식이다.

② 의료이용의 균점과 형평성을 강조하였다.

③ 건강권의 개념이 보편화되어 있는 영국과 스웨덴 등의 국가에서 채택하고 있는 유형이다.

④ 보건의료서비스 수혜자는 전체 국민이다.

⑤ 모든 보건의료서비스는 무료이며 재원은 조세에서 조달된다.

(3) 민간보험방식(Consumer Sovereignty Model)

① 민간보험의 상업적 방식이다.

② 의료의 질이 높으나 비효율성과 비형평성이 문제가 된다.

> 예 미국의 사회보장제도 … 전국민 의료보험을 채택하지 않았으므로 원칙적으로 65세 이상의 고령자 등을 대상으로 하는 Medicare제도 밖에 없고, 정부의 예산으로 운영되는 빈곤자를 대상으로 한 부조방식의 Medicaid제도가 있다.

❷ NHI와 NHS의 특징

(1) 사회보험방식(NHI)

① 각 보험집단별로 보험료를 갹출하여 재원을 마련하고 이에 따라 피보험자에게 직접 또는 계약을 체결하는 의료기관을 통해 보험급여를 실시한다.

② 국가는 보험제도의 전반적인 체계를 결정하지만 실제 운영은 각 집단의 자율에 맡기고 있다.

(2) 국민보건 서비스방식(NHS)

① 재원의 대부분이 국세 및 지방세로 조달되고, 의료공급체계도 국가의 책임하에 조직화되어 있다.

② 전국민이 동등하게 이 제도의 혜택을 받고 있다.

③ 영국은 베버리지 보고서에 근거하여 1948년 제정된 국민보건서비스법에 의해 대부분의 병원을 국유화하였고 이를 통해 의료의 사회화를 이룩하였다.

④ 국가가 직접 관리·운영을 전담(주로 사회보장청 또는 사회보험청 등)한다.

⑤ 의료의 사회화를 전제로 국립의료기관에서 직접 보험급여를 제공하며 부분적으로 사유화(개원의 중심)를 인정·병행하는 예도 많으나, 이 경우에도 병원급 이상은 대부분 공공화된 것이 일반적이다.

⑥ 정부의 일반재정에서 의료비를 부담하므로 국가의 막대한 재원이 소요된다.

05 보건의료산업

❶ 보건의료산업의 특성

(1) 소비자의 정보부족

① 보건서비스 산업에서만큼 소비자들이 구매하는 상품의 질에 대한 정보를 그 공급자에게 의존해서 얻는 산업은 거의 없다. 보건서비스 이용자들은 그 서비스의 질에 대하여 공급자의 조언에 크게 의존한다.

② 의사와 약사들의 광고에 대한 규제완화조치가 대중들에게 더욱 많은 정보를 제공해 주는지, 따라서 가격경쟁을 유도하는지의 여부는 중요한 연구과제이다.

(2) 자격제한

① 의료서비스 시장에서의 경쟁을 막는 가장 중요한 요인은 강제적인 의사면허제도에 의한 자격의 제한이다.

② 의사의 면허가 도입된 근본원인은 의료서비스 수요자들이 의료의 질을 잘 평가할 수 없기 때문에 의료행위를 하려는 사람들의 자격을 규제할 필요가 있다고 보기 때문이다.

(3) 필수품으로서의 의료

① 보건의료 서비스는 의식주 다음 제4의 필수품이 되었다.

② 건강권으로서의 공공재적 성격을 가지고 있다.

(4) 외부효과

① 개인이 전염병에 대한 예방주사를 맞거나 전염병을 치료받기로 했을 때 사회에 대한 편익을 들 수 있다. 충분히 많은 사람들이 예방주사를 맞게 되면 전염병 전파의 고리를 끊을 수 있다.

② 예방접종 프로그램과 같은 외부효과를 갖는 보건 프로그램은 개별적으로 수요자들이 느끼는 사적 한계편익보다 사회적 한계편익이 더 크다.

③ 외부효과를 갖는 서비스는 민간기업에게 맡겨 생산할 경우 수요자가 기꺼이 지불하려 하지 않아 과소생산이 초래될 것이기 때문에 정부가 직접 공급해야 한다.

④ 의학연구 역시 큰 외부효과를 가지는 활동의 좋은 예인데, 정부의 지원이 없는 경우 민간부문에서는 적정수준의 의학연구가 수행되지 않을 것이다. 충분한 의학연구가 이루어지기 위해서는 정부의 보조가 필요하다.

(5) 만성적인 불균형

① 의료시장의 부정적인 특성 중의 하나는 만성적인 가격불균형 현상이다.

② 불균형 상태가 지속된다는 것은 그 시장이 본질적으로 불완전경쟁 상태에 있다는 것을 의미한다.

③ 의사들은 초과수요가 있을 때 일종의 서비스 할당제(Service Rationing)를 도입하는데, 소비자의 입장에서 보면 그 의료서비스의 화폐적 비용 이외에 기다리는 심리적 비용이 추가되어 총의료서비스의 비용이 결정된다.

(6) 소비겸 투자

불안이나 고통경감을 위한 의료비 지출은 소비지출로 간주되지만, 보건서비스에 대한 지출을 함으로써(알코올 중독자 치료) 생산이 증대되는 것은 투자에 대한 수익으로 볼 수 있다. 이러한 지출은 인적자본에 대한 투자지출로 간주된다. 그러나 보건비 지출을 투자지출과 소비지출로 명백히 구분하기는 어렵다.

(7) 포괄적 의료대상

① **의료의 개념** … 진료, 재활, 예방, 보건(유지 · 증진)을 포함하는 개념이다.
　　㉠ **협의의 의료** : 소극적 의료로써, 진료와 의학적 재활이 포함된다.
　　㉡ **광의의 의료** : 적극적 의료로써, 협의의 의료에 예방(미연에 방지)과 보건(최상의 건강실현 목적)까지 포함된다.

② **의료의 내용** … 의료는 의과, 치과, 한방의과 진료가 포함된다.

❷ 의료수요

(1) 의료수요의 특징

① 인구의 고령화에 따른 노인성 만성질환의 증가로 이에 대한 장기간 간호 및 재활처치가 요구된다.

② 국민의 생활양식의 변화, 산업사회의 발전에 따른 환경오염 등에 의한 만성퇴행성 질환(암, 뇌혈관 질환, 심장 질환, 간 질환 등)의 증가로 의학기술의 발전 및 장기의 요양시설이 필요하다.

③ 국민의 생활수준이 향상되면서 건강에 대한 국민적 관심이 높아지고 건강검진과 건강상담, 영양관리, 운동처방과 지도 등 고가의 의료를 선호하는 경향이 강하다.

(2) 의료수요의 결정요인

① **의학적 요인**(Medical Factors)
　　㉠ **건강상태** : 비합리적 행동(자각→선고→치료)
　　㉡ **의료의 질**
　　　• 의료의 질이 높아지면 치료기간은 줄어든다.
　　　• 치료율이 높아지면 의료수요는 감소한다.
　　　• 의료의 질을 평가하는 척도나 기준설정이 곤란하다.
　　㉢ **의료의 특징** : 의료기술은 비약적으로 발전하였지만 의료수요를 크게 감소시키지 못하고 있다.

② 예방과 보건
- 예방접종에 의한 기초적 면역조치는 그 이후의 의료수요를 감소시킨다.
- 예방에 의한 의료수요가 증가하더라도 국민의료비는 감소할 수도 있다.

② **경제적 요인(Economic Factors)**
- ㉠ 욕구의 강도에 따라 주어진 소득을 할당하여 지출한다.
- ㉡ 의료수요의 가격탄력성은 작으나 질병의 위험한 상태를 지나면 비교적 크게 된다. 또한 의학적 치료보다는 치과적 진료와 재활에 의한 예방과 보건, 차액병실의 경우 탄력성은 크다.
- ㉢ 의료는 대체성이 없고, 따라서 다른 재화의 가격변동에 의한 영향은 기본적으로 무시된다.
- ㉣ 의료에 따른 가격인 의료수가는 개별적으로 의사와 환자 사이에서 결정되는 것이라고 볼 수 있어 이것은 마치 쌍방독점과 같이 보이나, 사실은 의사가 환자의 지불능력 등을 감안하여 결정하는 병합독점이라고 볼 수 있다.

③ **지리적 요인(Geographic Factors)**
- ㉠ **지대**: 고산병(Altitude Disease)
- ㉡ **온도**: 열사, 동사
- ㉢ **기상, 기후**: 계절병(Seasonal Disease), 기상병(Meteorotropism)
- ㉣ **환경**: 공해병(Pollution Disease)
- ㉤ **풍토**: 유행성 출혈열(한국) 등 풍토병

④ **사회적 요인(Social Factors)**
- ㉠ **결혼상태**: 결혼, 독신, 임신 등
- ㉡ **가족규모(주거밀도)**: 상호부조관계
- ㉢ **소속집단**: 종교집단, 씨족집단
- ㉣ **교육수준**: 일반적으로 교육수준이 높으면 의료이용률도 증가
- ㉤ **주거상태**: 입지조건, 구조, 규모, 지역

⑤ **인구학적 요인(Demographic Factors)**
- ㉠ 인구증가
- ㉡ 성별(특정 질병 이환확률의 차이)
- ㉢ 연령별 차이

❸ 의료공급

(1) 의료공급의 특징

① **즉시성** … 의료용역은 즉시재로서 수요와 동시에 생산·공급되며, 생산·공급 즉시 수요·소비된다(시간간격이 개입되지 않는 사람 대 사람 간의 용역이다).

② **불확실성** … 의료수요의 불확실성이 의료의 공급에도 그대로 반영된다.

③ **비영리성** … 절대적으로 정확·공평해야 하는 의료의 공급은 이윤추구를 해서는 안 되며 부실을 허용해서도 안 된다. 의료의 생산·공급에는 비영리성에 대하여 대외적으로 신뢰를 받아야 한다.

④ **전문성** … 고도의 지식과 기술이 기초가 되는 의료공급이므로 장기간의 의학교육 이수 후 국가면허를 취득하고 전문의 자격증을 받은 자가 공급에 참여한다.

⑤ **독점성** … 법제적 독점이라고도 하며, 의료인들에 의한 생산·공급은 배타적 특권을 향유할 수 있는 독점이 인정된다.

⑥ **완결성** … 일단 공급이 시작되면 치료가 끝날 때까지 중단할 수 없는 완결성을 지니며, 소비자의 비용부담능력에 기초하여 공급이 이루어진다.

⑦ **공공성** … 의료는 준공공재의 성격을 가지므로 공급에 있어서도 영리성을 떠나 수요가 요청될 때 즉각 공급되어야 한다.

⑧ **정확성** … 의료는 인간생명과 직결되는 용역서비스이므로 생산·공급에 있어서 정확성을 기해야 한다. 정확성은 즉시성과 전문성보다 더 중요시되어야 할 특징이다.

(2) 의료공급의 결정요인

① **전문가적 판단**
　　㉠ 의료공급은 전문가인 의사의 판단에 따르게 되므로 공급이 수요를 창출하는 원칙이 지배한다. 따라서 의사는 의료수요를 요구하는 환자에게 최선을 다하는 자부심을 갖게 된다.
　　㉡ 의료의 소비에 따르는 교통비, 가사, 자기 일을 대리하기 위해 임시로 고용한 정부, 고용인 등의 임금, 상실된 소득(의료소비기간 중 노동력 상실에 의한) 등 소위 시간비용이 의료수요에 대하여 가격적인 작용을 하게 된다.

② **의료생산비** … 공공의료기관에서의 공급은 반드시 비용의 규제가 있게 마련이므로, 비용-가격(수익)관계를 무시할 수 없다. 의료의 가격과 비용이 일치하는 수익분기점까지 공급한다.

③ **의료설비** … 의과학, 생물학, 물리학, 화학 등 인접학문의 진보에 따라 의료설비도 다양화, 정밀화, 대형화, 고급화되었다. 의료설비에는 의약품과 기구, 기계, 장치, 건물의 설비 등이 포함된다.

④ **의료기술** … 의과학의 진보, 기술의 혁신, 새로운 질병의 발견, 상병에 대한 새로운 치료법의 발견과 개발, 이환율의 감소, 의료공급의 증대는 의료기술에 큰 영향을 받는다.

⑤ **의료가격** … 의료보장제도에 있어서 의료가격은 고시된 공정가격이다.

≣ 최근 기출문제 분석 ≣

2022. 2. 26. 제1회 서울특별시 시행

1 국가보건서비스(NHS) 방식의 단점으로 가장 옳지 않은 것은?

① 정부의 과다한 복지비용 부담

② 장기간 진료대기문제

③ 단일 보험료 부과기준 적용의 어려움

④ 의료수요자 측의 비용의식부족

> **TIP** ③ 사회보험방식(NHI)에 대한 설명이다.
>
> ※ NHI와 NHS의 장·단점

구분	NHI(사회보험 방식)	NHS(국민보건서비스 방식)
기본철학	• 의료비에 대한 국민의 1차적 자기책임의식 견지 (국민의 정부의존 최소화)	• 국민의료비에 대한 국가책임의식 견지, 전국민의 보편적 적용(국민의 정부의존 심화)
국민의료비	• 의료비 억제기능 취약	• 의료비 통제효과 강함
보험료 형평성	• 보험자간 보험료 부과의 형평성 부족 • 보험자간 재정 불균형 파생	• 조세에 의한 재원조달로 소득재분배 효과(선진국)
의료서비스	• 상대적으로 양질의 의료 제공 • 첨단 의료기술 발전에 긍정적 영향	• 의료의 질 저하 • 입원 대기환자 급증 • 민간 사보험의 가입경향 증가
관리운영	• 조합 중심의 자율운영으로 상대적으로 관리운영 비가 많이 소요	• 정부기관의 직접 관리 • 관리운영비 절감

2022. 2. 26. 제1회 서울특별시 시행

2 이용자에게 의료비용의 일부를 부담하게 함으로써 의료소비자에게 비용을 인식시켜 수진 남용을 방지하고, 의료비 상승을 억제하여 건강보험재정의 안정성을 도모하기 위한 것은?

① 준비금

② 상환금

③ 대지급금

④ 본인일부부담금

> **TIP** ④ 본인일부부담금은 진료비 중 환자가 부담해야 하는 금액으로 의료비 상승을 억제하는 효과가 있다.

Answer 1.③ 2.④

2022. 2. 26. 제1회 서울특별시 시행

3 우리나라 건강보험제도의 특징으로 가장 옳은 것은?

① 제한된 영역의 현물급여를 제외하면 대부분 현금급여이다.

② 일정한 조건을 갖추면 국민이 판단하여 가입할 수 있는 임의 가입 방식이다.

③ 소득수준이나 재산의 정도 등 부담능력에 따라 보험료가 책정된다.

④ 건강보험심사평가원은 가입자 및 피부양자의 자격관리, 보험료의 부과·징수 업무를 담당하고 있다.

> **TIP** ③ 우리나라 건강보험제도는 능력비례 차등부과로, 소득수준이나 재산의 정도에 따라 보험료가 책정된다.
>
> ※ 우리나라 건강보험제도 … 우리나라 국민건강보험제도의 특징은 다음과 같다.
> ㉠ 강제가입
> ㉡ 능력비례 차등부과, 균등급여동
> ㉢ 보험료 부과방식 이원화(직장가입자, 지역가입자)
> ㉣ 모든 의료기관을 요양기관으로 지정
> ㉤ 행위별 수가제, 제3자 지불방식
> ㉥ 단기보험
> ㉦ 치료중심 급여제도

Answer 3.③

4 〈보기〉에서 설명하는 보건의료체계로 가장 옳은 것은?

───────── 보기 ─────────

- 건강권의 개념이 보편화되어 있는 국가에서 채택하고 있는 유형이다.
- 보건의료서비스 수혜자는 전체 국민이다.
- 모든 보건의료서비스는 무료이며 재원은 조세에서 조달된다.

① 공적부조형   ② 복지국가형

③ 의료보험형   ④ 국민보건서비스형

> **TIP** ④ 일명 조세방식, 베버리지(Beveridge)형 의료제도라고 하며, 국민의 의료문제는 국가가 책임져야 한다는 관점에서 조세를 재원으로 모든 국민에게 국가가 직접 의료를 제공하는 의료보장방식이다. 사회계층간 의료수혜의 불평등이 심화되고, 의료이용도의 소득계층별, 지역별, 성별, 직업별, 연령별차이가 사회적 불만의 한 원인으로 대두되고 보건의료서비스가 의, 식, 주 다음 제4의 기본적 수요로 인식됨에 따라 의료보장제도의 필요성이 나날이 높아지고 있다. 부담의 형평이라는 측면에서는 사회 보험형 보다 우수하지만, 의료의 질 저하 및 관리 운영상의 비효율이 나타날 수 있다.
> ① 한 사회의 빈곤선이하 저소득계층에게 국가가 기본적인 생계유지를 위하여 생계보호, 의료보호, 교육보호, 주택보호 등의 급여를 지급하는 사회보장제도의 하나이다. 공적부조는 개인의 근로소득이나 사회보험제도에 의해 소득보장이 충족되지 못하는 국민에 대한 가장 기초적인 사회적 보호장치라고 할 수 있다. 공공부조, 사회부조, 혹은 국민부조라고도 불린다.
> ② 대다수의 국민이 사회보험이나 조세 방식에 의한 의료보장을 받고 있는 국가들이 취하는 형태이다. 사회보험방식에서는 진료비가 제3자 지불방식에 의해 보험자인 국가로부터 의료기관에게 보상한다. 진료비가 중앙정부나 지방정부의 책임 하에서 지불한다. 전 국민 의료보험을 실시하고 기타의 의료보장이 비교적 잘 되어 있어 일본과 우리나라 또한 복지국가형에 가깝다.
> ③ 일명 비스마르크(Bismarck)형 의료제도라고 하는데, 개인의 기여를 기반으로 한 보험료를 주재원으로 하는 제도이다. 사회보험의 낭비를 줄이기 위하여 수진 시에 본인 일부 부담금을 부과하는 것이 특징이라 할 수 있다.

5 의료보장제도 중 사회보험방식(NHI)과 국가보건서비스방식(NHS)에 대한 설명으로 가장 옳지 않은 것은?

① 영국, 스웨덴 등은 국가보건서비스방식을 채택하고 있다.

② 국가보건서비스방식은 첨단 의료기술 발전에 긍정적이며 양질의 의료제공이 가능하다.

③ 사회보험방식의 재원조달은 보험료를 기본으로 하며 일부 국고에서 지원한다.

④ 우리나라에서는 사회보험방식을 채택하고 있다.

> **TIP** ② 사회보험방식(NHI)에 대한 설명이다.

Answer 4.④ 5.②

2017. 6. 24 제2회 서울특별시

6 우리나라의 의료급여제도에 관한 설명으로 옳지 않은 것은?

① 보건지소는 1차의료급여기관에 해당한다.

② 진료비 심사기관은 건강보험심사평가원이다.

③ 의료급여사업의 보장기관은 보건복지부이다.

④ 국민기초생활보장법에 의한 의료급여 수급권자는 1종과 2종으로 구분한다.

> **TIP** ③ 이 법에 따른 의료급여에 관한 업무는 수급권자의 거주지를 관할하는 특별시장·광역시장·도지사와 시장·군수·구청장이 한다〈의료급여법 제5조(보장기관) 제1항〉.

2016. 6. 25 서울특별시

7 우리나라는 보건의료자원이 공공부문보다는 민간부문에 집중되어 있다. 이에 따른 문제점에 대한 설명으로 가장 옳지 않은 것은?

① 의료기관의 도시지역 편중

② 국민의료비의 과도한 상승

③ 예방 중심의 보건의료서비스

④ 보건정책 추진의 어려움

> **TIP** ③ 보건의료자원이 민간부문에 집중되어 있을 경우 예방이 아닌 치료 중심의 보건의료서비스가 된다.

Answer 6.③ 7.③

출제 예상 문제

1 우리나라 민영보험에서 운영되는 실손형 급여 보상 방법은?

① 국민보건서비스   ② 지방보건서비스

③ 제3자 지불제도   ④ 상환제

> **TIP** ④ 상환제는 민영보험에서 흔히 사용하는 방법으로 가입자가 의료기관을 이용하고 진료비를 지불한 후 영수증을 보험회사에 제출하여 약정한 비율의 보험급여를 상환 받는 방식이다.

2 우리나라에 전국민 의료보험이 도입된 시기는?

① 1963년   ② 1977년

③ 1987년   ④ 1989년

> **TIP** 우리나라 의료보장제도의 발달
> ㉠ 1963년 : 의료보험법 제정
> ㉡ 1977년 : 의료보험제도 실시
> ㉢ 1989년 : 전국민 의료보험제도 실시

3 현재 우리나라의 건강보험제도에서 가벼운 질병을 1차 진료기관에서 치료할 수 있도록 유도하여 바람직한 의료전달체계 수립을 위한 장치로서 전국적 규모로 시행되는 제도는?

① 본인부담금(정액제)   ② 본인부담금률 의료기관별 차등적용제

③ 환자의 의뢰제도   ④ 원격지 피부양제도

> **TIP** 본인부담금률 의료기관별 차등적용제로 의료기관의 단계적 이용을 유도한다.

Answer 1.④ 2.④ 3.②

4 우리나라 건강보험의 특징만으로 조합된 것은?

> ⊙ 강제가입 원칙 ⊙ 보험료와 무관한 균등한 급여
> ⓒ 소득에 무관한 보험료율 ⓔ 장기적 성격의 보험

① ⊙ⓛ ② ⓛⓒ
③ ⊙ⓔ ④ ⊙ⓛⓒⓔ

TIP 우리나라 건강보험의 특징 … 강제가입, 균등급여, 소득비례 부과, 단기적 성격의 보험 등이다.

5 의료비의 증가요인으로 옳지 않은 것은?

① 고령 사회화 ② 첨단 의료장비의 도입
③ 의료보험의 가입 ④ 보험자의 심사기능과 지급기능의 분리

TIP 건강보험심사평가원이 국민건강보험공단으로부터 분리되었으며 이는 곧 보험자의 심사기능과 지급기능을 분리하여 전문성을 살려 의료비를 억제하자는 취지이다.

6 건강보험의 사회보험적 특징으로 옳게 묶인 것은?

> ⊙ 보험료의 균등성 ⊙ 급여의 균등성
> ⓒ 가입의 강제성 ⓔ 가입의 자율성

① ⓛⓒ ② ⊙ⓒ
③ ⊙ⓔ ④ ⊙ⓛⓒ

TIP 우리나라의 건강보험은 보험료의 차등성, 급여의 균등성, 가입의 강제성 등을 특징으로 한다.

Answer 4.① 5.④ 6.①

7 NHS를 통해 보건사업을 실시하는 나라는?

① 미국　　　　　　　　　　　　② 러시아

③ 한국　　　　　　　　　　　　④ 영국

TIP 영국은 1948년에 NHS를 세계 최초로 실시한 국가이다.

8 국민의료비의 증가원인에 해당하지 않는 것은?

① 인구증가 및 노령화　　　　　② 국민소득의 증가

③ 건강검진 실시　　　　　　　④ 의료의 생산비용 상승

TIP 장기적 관점에서 건강검진 실시는 성인병의 조기진단과 조기발견으로 만성퇴행성 질환 등의 발병을 사전에 예방할 수 있으므로 국민의료비 억제방안에 해당한다.

9 우리나라의 보건의료 서비스는 어디에 속하는가?

㉠ NHS	㉡ NHI
㉢ 조합주의	㉣ 통합주의

① ㉠㉡㉢　　　　　　　　　　② ㉠㉢

③ ㉡㉣　　　　　　　　　　　④ ㉣

TIP 우리나라의 건강보험제도는 통합주의, NHI 방식이다.

Answer 7.④ 8.③ 9.③

10 의료보장의 구체적 목표라고 하기 어려운 것은?

① 예기치 못한 의료비 부담으로부터 국민에 대한 재정적 보호
② 계층 간 보건의료 서비스의 공평한 분배
③ 보건의료 자원의 효율적 활용
④ 보건의료비의 적정수준 유지

TIP 보건의료 자원의 효율적 활용은 의료보장의 목표가 아닌 의료전달체계의 목표이다.

11 영국의 의료제도에 대한 내용으로 옳지 않은 것은?

① 영국은 1948년에 국가보건 서비스제도를 채택하여 정부가 직접 병원의료 서비스를 제공하는 의료제도를 운영하고 있다.
② 전문의가 많아서 일반의의 강화가 요구된다.
③ 전국민에게 정부가 직접 제공하는 서비스이나 조세저항이 강하다.
④ 정부의 재정통제로 국민의 욕구에 부응하지 못하는 의료서비스, 특히 비응급수술의 경우 대기시간이 길어 1년을 넘는 경우가 많다.

TIP 영국의 의료제도는 1차 의료의 강국으로 일반의가 압도적으로 많다.

12 우리나라의 의료보장 범위에 대한 설명이다. 이 중 옳지 않은 것은?

① 사회보험 형태의 의료보험을 포함한다.
② 공적부조 형태의 의료보호를 포함한다.
③ 산업재해에 대한 산업재해 보상보험을 포함한다.
④ 보건복지 서비스를 포함한다.

TIP ④ 보건복지 서비스는 의료보장이 아닌 공공서비스에 해당한다.

Answer 10.③ 11.② 12.④

13 우리나라의 의료보장제도 중 건강보험과 의료급여 대상의 적용비율은?

건강보험 : 의료급여

① 96 : 4 ② 80 : 20

③ 50 : 50 ④ 20 : 80

TIP 건강보험적용 대상인구(약 4,600만명) : 의료급여적용 대상인구(약 180만명) = 96 : 4

14 국민건강보험법과 국민기초생활보장법이 제정된 시기로 알맞은 것은?

① 1989년, 1999년 ② 1999년, 1999년

③ 1979년, 1989년 ④ 1989년, 1989년

TIP 국민건강보험법은 1999년 2월에 제정되었고, 국민기초생활보장법은 1999년 9월에 제정되었다.

15 건강보험이 사회보험의 성격을 나타낼 경우의 특성으로 옳지 않은 것은?

① 강제성을 갖는다.

② 보험료를 분담한다.

③ 포괄적인 보건의료 서비스가 된다.

④ 의료문제는 개인이 담당하고 책임진다.

TIP ④ 의료문제를 개인이 담당하고 책임지는 것은 사보험이다. 건강보험은 국가가 관리하므로 국가책임이다.

Answer 15.④

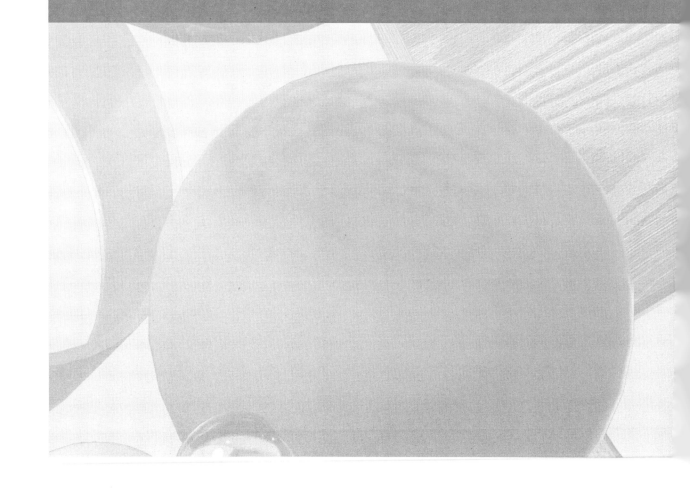

PART

02 보건행정

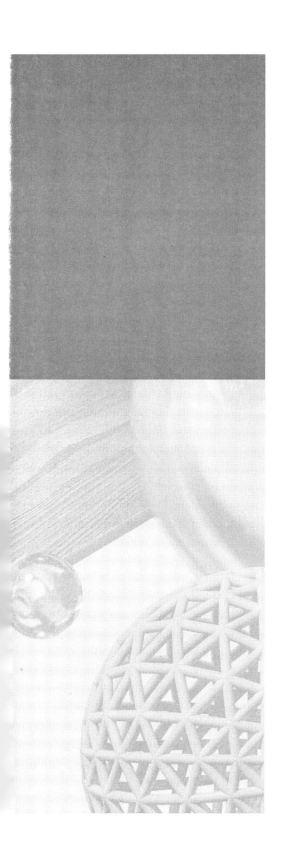

CHAPTER

02

보건행정의
구성요소

01 보건기구

01 중앙보건기구

① 보건복지부

(1) 주요 업무

① 정부조직법에 따라 보건위생, 방역, 의정, 약정, 구호, 자활지도, 부녀아동, 가족계획 등의 업무를 관장하여 국민보건의 향상과 사회복지의 증진을 꾀하는 정부의 중앙보건행정조직이다.

② 지방자치단체와 보건소에 대한 사업감독기능을 한다.

(2) 보건복지부 소속기관 및 관련기관

① 소속기관 ⋯ 국립정신건강센터, 국립나주병원, 국립부곡병원, 국립춘천병원, 국립공주병원, 국립소록도병원, 국립재활원, 국립장기조직혈액관리원, 오송생명과학단지지원센터, 국립망향의동산관리원, 건강보험분쟁조정위원회사무국, 첨단재생의료및첨단바이오의약품심의위원회사무국

② 관련기관 ⋯ 국민건강보험공단, 국민연금공단, 건강보험심사평가원, 한국보건산업진흥원, 한국노인인력개발원, 한국사회보장정보원, 한국보건복지인재원, 국립암센터, 대한적십자사, 한국보건의료인국가시험원, 한국장애인개발원, 한국국제보건의료재단, 한국사회복지협의회, 국립중앙의료원, 한국보육진흥원, 한국건강증진개발원, 한국의료분쟁조정중재원, 한국보건의료연구원, 오송첨단의료산업진흥재단, 대구경북첨단의료산업진흥재단, 한국장기조직기증원, 한국한의약진흥원, 의료기관평가인증원, 국가생명윤리정책원, 한국공공조직은행, 아동권리보장원, 한국자활복지개발원, (재)한국보건의료정보원

> **TIP** **보건복지부 소관 기금** ⋯ 국민연금기금, 국민건강증진기금, 응급의료기금

② 기타 중앙보건기구

(1) 의의
① 우리나라 보건행정조직은 다양성이 존재한다.
② 기타 중앙보건기구간의 연계기능이 미흡하다.

(2) 종류
① **교육부** … 학교보건, 국립대학교 의과대학병원을 담당한다.
② **고용노동부** … 근로보건, 산업보건, 직업병 등을 담당한다.
③ **환경부** … 환경보건, 폐 · 하수 처리, 대기 · 수질오염 등을 담당한다.
④ **국토교통부** … 상 · 하수 및 폐수처리 시설을 건설한다.

③ 기타 지방보건기구

(1) 시 · 도 보건복지국(지방자치단체 보건기구)
특별시, 광역시, 각 도에 보건복지국이 있어서 의약과 혹은 보건과에서 보건간호 업무를 관장한다.

(2) 보건환경연구원
① 전염성 질환 등의 진단 · 방역에 필요한 검사 및 그 평가에 관한 사항
② 의약품의 품질검사 및 그 평가에 관한 사항
③ 식품 및 식품첨가물 등의 품질검사 및 그 평가에 관한 사항
④ 환경위생개선 및 공해방지를 위한 보건검사 및 그 평가에 관한 사항
⑤ 관할지역 내 보건소의 검사업무에 대한 기술적인 지도에 관한 사항
⑥ 관할지역 내 보건검사 요원의 훈련에 관한 사항
⑦ 기타 공중보건의 향상을 위하여 필요한 검사 및 연구에 관한 사항

(3) 보건소

① 일선에서 보건행정을 담당하는 것으로 서울특별시, 부산광역시 및 구가 설치되어 있는 시에는 구마다 1개소, 시·군에는 1개소가 설치된다.

② 보건소의 기능〈지역보건법 제11조 제1항〉
　ㄱ 건강 친화적인 지역사회 여건의 조성
　ㄴ 지역보건의료정책의 기획, 조사·연구 및 평가
　ㄷ 보건의료인 및 「보건의료기본법」 제3조 제4호에 따른 보건의료기관 등에 대한 지도·관리·육성과 국민보건 향상을 위한 지도·관리
　ㄹ 보건의료 관련기관·단체, 학교, 직장 등과의 협력체계 구축
　ㅁ 지역주민의 건강증진 및 질병예방·관리를 위한 다음 각 목의 지역보건의료서비스의 제공
　　• 국민건강증진·구강건강·영양관리사업 및 보건교육
　　• 감염병의 예방 및 관리
　　• 모성과 영유아의 건강유지·증진
　　• 여성·노인·장애인 등 보건의료 취약계층의 건강유지·증진
　　• 정신건강증진 및 생명존중에 관한 사항
　　• 지역주민에 대한 진료, 건강검진 및 만성질환 등의 질병관리에 관한 사항
　　• 가정 및 사회복지시설 등을 방문하여 행하는 보건의료 및 건강관리사업
　　• 난임의 예방 및 관리

02 기타 국내 보건기구

❶ 질병관리청

(1) 조직 개요

① 2020년 코로나19를 계기로 보건복지부 소속 질병관리본부에서 별도의 중앙행정기관으로 승격되었다.

② 질병관리청은 감염병 총괄기구로서 감염병 관리 체계를 강화하고, 만성질환, 의료인공지능 등 국민건강안전 전반을 아우르는 행정기관의 역할을 한다.

(2) 주요 업무

① 감염병으로부터 국민보호 및 안전사회 구현
　　㉠ 신종 및 해외 유입 감염병에 대한 선제적 위기 대응 체계 강화
　　㉡ 결핵, 인플루엔자, 매개체 감염병 등 철저한 감염병 관리 예방
　　㉢ 국가예방접종 지원 확대 및 이상 반응 감시 등 안전 관리
　　㉣ 고위험병원체 안전 관리를 통한 생물 안전 보장
　　㉤ 의료감염 관리 및 항생제 내성 예방

② 효율적 만성질환 관리로 국민 질병부담 감소
　　㉠ 만성질환 예방과 건강행태 개선을 위한 건강통계 생산 및 근거 정보 지원
　　㉡ 고혈압, 당뇨병 등 심뇌혈관질환, 알레르기질환 등 만성질환 예방관리
　　㉢ 국가 금연정책 지원을 위한 조사 및 흡연 폐해 연구
　　㉣ 국가관리 대상 희귀질환 지정 지원
　　㉤ 장기기증자 등 예우 지원 강화와 생명 나눔 인식 제고
　　㉥ 미세먼지 건강 영향 감시, 취약계층 보호 대책 마련
　　㉦ 기후변화(폭염, 한파 등) 건강 피해 예방

③ 보건 의료 R&D 및 연구 인프라 강화로 질병 극복
　　㉠ 감염병 R&D를 선도하는 컨트롤 타워
　　㉡ 건강수명연장을 위한 만성질환 연구 강화
　　㉢ 보건 의료 연구 자원 공유 · 개방
　　㉣ 4차 산업혁명 대비 첨단 의료 연구 강화

❷ 식품의약품안전처

(1) 설립목적

식품의약품의 안전관리체계 구축 · 운영하여 국민이 안전하고 건강한 삶을 영위할 수 있도록 한다.

(2) 주요 업무

① 식품 · 의약품 등의 안전관리업무와 시험 · 검정 · 연구업무를 효율적으로 수행한다.

② 처본부에 소비자위해예방국, 식품안전정책국, 수입식품안전정책국, 식품소비안전국, 의약품안전국, 바이오생약국, 의료기기안전국 등이 있고, 서울, 부산 등에 지방청을 두고 있다.

③ 국민건강보험공단

(1) 특성

① 건강보험의 보험자이다.

② 특수법인으로 설립된 보건복지부 관련기관이다.

(2) 주요 업무

① 가입자 및 피부양자의 자격을 관리한다.

② 보험료 기타 이 법에 의한 징수금을 부과 · 징수한다.

③ 보험급여를 관리한다.

④ 가입자 및 피부양자의 건강의 유지 · 증진을 위하여 필요한 예방사업을 실시한다.

⑤ 보험급여비용을 지급한다.

⑥ 자산의 관리 · 운영 및 증식사업을 실시한다.

⑦ 의료시설을 운영한다.

⑧ 건강보험에 관한 교육훈련 및 홍보를 한다.

⑨ 건강보험에 관한 조사연구 및 국제협력을 한다.

⑩ 국민건강보험법 또는 다른 법령에 의하여 위탁받은 업무를 수행한다.

④ 건강보험심사평가원

(1) 특성

① 건강보험의 요양기관, 평가기관이다.

② 요양급여비용을 심사하고, 요양급여의 적정성을 평가한다.

(2) 주요 업무

① 요양급여비용을 심사한다.

② 요양급여의 적정성에 대해 평가한다.

③ 심사 및 평가 기준을 개발한다.

④ 요양급여의 심사 및 평가 업무와 관련된 조사연구 및 국제협력을 수행한다.

⑤ 다른 법률의 규정에 의하여 지급되는 급여비용의 심사 또는 의료의 적정성 평가에 관하여 위탁받은 업무를 수행한다.

⑥ 건강보험과 관련하여 보건복지부장관이 필요하다고 인정한 업무를 수행한다.

03 국제보건기구

❶ 세계보건기구(Word Health Organization ; WHO)

(1) 개관

① 특성
  ㉠ 보건 · 위생 분야의 국제적인 협력을 위하여 1948년 4월 7일에 설립한 UN(United Nations ; 국제연합) 전문기구이다.
  ㉡ 국제보건분야의 전문가 단체이다.

② 목적과 기능
  ㉠ 목적 : 세계의 모든 사람들이 가능한 한 최고의 건강 수준에 도달하는 것이다.
  ㉡ 기능
   • 중앙검역소 업무와 연구자료를 제공한다.
   • 유행성 질병 및 전염병 대책을 후원한다.
   • 회원국의 공중보건 관련 행정을 강화시키고 확장지원한다.

(2) 지역사무소

① 특성
  ㉠ 모두 6개의 지역사무소가 있다.
  ㉡ 우리나라는 1949년 65번째로 서태평양 지역에 가입하였다.

② 종류
  ㉠ 동지중해지역(East Mediterranean) : 이집트의 알렉산드리아에 있다.
  ㉡ 동남아시아지역(South-East Asia) : 인도의 뉴델리에 있다(북한 가입).
  ㉢ 서태평양지역(Western Pacific) : 필리핀의 마닐라에 있다(우리나라 가입).
  ㉣ 범미주지역(남북아메리카 지역 : PAHO) : 미국의 워싱턴 D.C.에 있다.

ⓜ 유럽지역(Europe) : 덴마크의 코펜하겐에 있다.

ⓗ 아프리카지역(Africa) : 콩고의 브라자빌(Brazaville)에 있다.

(3) 세계보건기구의 주요 기능

① 국제적인 보건사업을 조정 및 지휘한다.

② 회원국에 대한 기술지원을 하고 자료를 제공한다.

③ 전문가의 파견에 의한 기술자문활동을 한다.

❷ 국제연합아동기금(United Nations Children's Fund ; UNICEF)

(1) 특성

전쟁피해 아동의 구호와 저개발국 아동의 복지향상을 목적으로 1946년에 설치된 국제연합 특별기구로, 현재 33개의 국가위원회와 158개 국가사무소가 있다.

(2) 주요 활동

① 소아보건 및 모자보건을 위한 사업을 전개한다.

② 아동의 긴급구호 및 보건·영양·교육·직업훈련·가정과 복지 등에 관한 여러 계획을 보조한다.

≡ 최근 기출문제 분석 ≡

2022. 2. 26. 제1회 서울특별시 시행

1 고려시대 보건행정기관과 그 역할을 옳게 짝지은 것은?

① 혜민서 - 서민의 구료사업을 담당

② 활인서 - 감염병 환자의 치료 및 구호를 담당

③ 제위보 - 서민의 구료사업을 담당

④ 약전 - 의료행정을 담당

> **TIP** ① 혜민서 : 조선시대 보건행정기관으로 서민의 구료사업을 담당했다.
> ② 활인서 : 조선시대 보건행정기관으로 전염병 환자의 치료 및 구호를 담당했다
> ④ 약전 : 신라시대 의료행정을 담당했던 기관이다.

2022. 2. 26. 제1회 서울특별시 시행

2 COVID-19와 같은 신종 및 해외 유입 감염병에 대한 선제적 대응, 효율적 만성질환 관리, 보건 의료 R&D 및 연구 인프라 강화가 주된 업무인 보건행정 조직은?

① 국립재활원

② 질병관리청

③ 국립검역소

④ 한국보건산업진흥원

> **TIP** ② 질병관리청은 국가 전염병 연구 및 관리, 생명과학 연구, 교육 훈련 업무 등을 수행한다.
> ※ 질병관리청 핵심사업
> ⊙ 감염병으로부터 국민보호 및 안전사회 구현
> ⓒ 효율적 만성질환 관리로 국민 질병 부담 감소
> ⓒ 보건 의료 R&D 및 연구 인프라 강화로 질병 극복

Answer 1.③ 2.②

3 〈보기〉 중 보건복지부의 소속기관을 모두 고른 것은?

보기

　㉠ 국립재활원　　　　　　　　　　　㉡ 국립암센터
　㉢ 국립중앙의료원　　　　　　　　　　㉣ 건강보험분쟁조정위원회 사무국

---

① ㉠, ㉢　　　　　　　　　　　　　② ㉠, ㉣

③ ㉡, ㉢　　　　　　　　　　　　　④ ㉡, ㉣

> **TIP** 보건복지부 소속기관 ··· 국립정신건강센터, 국립나주병원, 국립부곡병원, 국립춘천병원, 국립공주병원, 국립소록도병원, 국립
> 재활원, 국립장기조직혈액관리원, 오송생명과학단지지원센터, 국립망향의동산관리원, 건강보험분쟁조정위원회사무국, 첨단
> 재생의료및첨단바이오의약품심의위원회사무국

4 요양급여와 관련하여 비용을 심사하고 급여의 적정성을 평가하는 기관으로 가장 옳은 것은?

① 보건복지부　　　　　　　　　　　② 국민건강보험공단

③ 건강보험심사평가원　　　　　　　　④ 보건소

> **TIP** 건강보험심사평가원의 업무〈국민건강보험법 제63조〉
> 　㉠ 요양급여비용의 심사
> 　㉡ 요양급여의 적정성 평가
> 　㉢ 심사기준 및 평가기준의 개발
> 　㉣ ㉠부터 ㉢까지의 규정에 따른 업무와 관련된 조사연구 및 국제협력
> 　㉤ 다른 법률에 따라 지급되는 급여비용의 심사 또는 의료의 적정성 평가에 관하여 위탁받은 업무
> 　㉥ 그 밖에 이 법 또는 다른 법령에 따라 위탁받은 경우
> 　㉦ 건강보험과 관련하여 보건복지부장관이 필요하다고 인정한 업무
> 　㉧ 그 밖에 보험급여 비용의 심사와 보험급여의 적정성 평가와 관련하여 대통령령으로 정하는 업무
> 　• 요양급여비용의 심사청구와 관련된 소프트웨어의 개발·공급·검사 등 전산 관리
> 　• 지급되는 요양비 중 보건복지부령으로 정하는 기관에서 받은 요양비에 대한 심사
> 　• 요양급여의 적정성 평가 결과의 공개
> 　• 업무를 수행하기 위한 환자 분류체계의 개발·관리
> 　• 업무와 관련된 교육·홍보

Answer 3.② 4.③

5 〈보기〉에서 보건복지부 소관 기금만을 모두 고른 것은?

보기

㉠ 국민연금기금	㉡ 국민건강증진기금
㉢ 응급의료기금	㉣ 산업재해보상보험 및 예방기금
㉤ 고용보험기금	㉥ 사회보험성기금

① ㉠, ㉡, ㉢　　　　　　　　② ㉠, ㉤, ㉥

③ ㉡, ㉣, ㉥　　　　　　　　④ ㉡, ㉤, ㉥

> **TIP** 보건복지부 소관 기금으로는 국민연금기금, 국민건강증진기금, 응급의료기금이 있다.
> ㉣㉤ 고용노동부 소관 기금이다.

6 보건복지부의 소속 기관 중에서 질병관리본부의 주요 기능에 해당하지 않는 것은?

① 장기기증지원 및 이식 관리

② 국민건강증진사업의 지원 및 평가

③ 질병관리, 유전체 실용화 등 국가연구개발사업

④ 감염병, 만성 질환, 희귀 난치성 질환 및 손상 질환에 관한 시험

> **TIP** ② 국민건강증진사업의 지원 및 평가는 건강보험심사평가원의 주요 기능이다.
> ※ 질병관리본부는 2020년 질병관리청으로 승격되었다.

7 건강도시사업과 관련 있는 국제기구는?

① 세계보건기구(WHO)　　　　　② 국제연합(UN)

③ 유니세프(UNICEF)　　　　　④ 세계건강협의회(GHC)

> **TIP** 건강도시는 도시의 물리적·사회적 환경을 개선하고 지역사회의 모든 구성원이 상호 협력하여 시민의 건강과 삶의 질을
> 향상시키기 위해 노력하는 도시로 세계보건기구(WHO)와 관련 있다.

Answer　5.① 6.② 7.①

출제 예상 문제

1 우리나라가 소속되어 있는 세계보건기구(WHO) 지역 사무소는?

① 동지중해 지역

② 동남아시아 지역

③ 서태평양 지역

④ 범미주 지역

TIP 세계보건기구의 지역 사무소

㉠ 특성

• 모두 6개의 지역사무소가 있다.

• 우리나라는 1949년 65번째로 서태평양 지역에 가입하였다.

㉡ 종류

• 동지중해지역(East Mediterranean) : 이집트의 알렉산드리아에 있다.

• 동남아시아지역(South-East Asia) : 인도의 뉴델리에 있다(북한 가입).

• 서태평양지역(Western Pacific) : 필리핀의 마닐라에 있다(우리나라 가입).

• 범미주지역(남북아메리카 지역 : PAHO) : 미국의 워싱턴 D.C.에 있다.

• 유럽지역(Europe) : 덴마크의 코펜하겐에 있다.

• 아프리카지역(Africa) : 콩고의 브라자빌(Brazaville)에 있다.

2 건강보험심사평가원의 업무에 해당하는 것은?

① 건강보험급여 비용의 지급

② 요양급여의 적정성 평가

③ 가입자 및 피부양자 자격관리

④ 건강보험에 관한 교육 훈련

TIP 건강보험심사평가원의 업무

㉠ 요양급여비용의 심사

㉡ 요양급여의 적정성에 대한 평가

㉢ 심사 및 평가 기준의 개발

㉣ ㉠~㉢의 업무와 관련된 조사연구 및 국제협력

㉤ 다른 법률의 규정에 의하여 지급되는 급여비용의 심사 또는 의료의 적정성 평가에 관하여 위탁받은 업무

㉥ 그 밖에 이 법 또는 다른 법령에 따라 위탁받은 경우

㉦ 건강보험과 관련하여 보건복지부장관이 필요하다고 인정한 업무

㉧ 기타 보험급여비용의 심사와 보험급여의 적정성 평가와 관련하여 대통령령이 정하는 업무

Answer 1.③ 2.②

3 다음 중 모자보건과 가장 밀접한 관계가 있는 기구는?

① WHO

② ILO

③ UNICEF

④ UNESCO

TIP WHO도 아동 및 모자 보건과 관계하지만, 직접적으로는 UNICEF가 보다 전문적으로 소아보건과 모자보건에 관계한다.

4 ILO의 주요 업무는 무엇인가?

① 질병, 실업

② 질병, 실업, 노령

③ 질병, 실업, 노령, 사망

④ 질병, 실업, 노령, 모자보건

TIP ILO의 주요 담당업무는 질병, 실업, 노령, 사망이다.

Answer 3.③ 4.③

5 다음 중 WHO의 주요 사업이 아닌 것은?

① 식품, 약물, 생물학적 제재에 대한 국제적 표준화
② 각국의 보건행정 지도사업
③ 보건요원의 훈련 및 기술행정사업
④ 환경위생, 산업보건 개선사업

TIP 세계보건기구의 주요 기능
ㄱ 국제 검역대책
ㄴ 각종 보건문제에 대한 협의, 규제 및 권고안 제정
ㄷ 식품, 약물 및 생물학적 제제에 대한 국제적 표준화
ㄹ 과학자 및 전문가들의 협력에 의한 과학의 발전사업
ㅁ 보건통계 자료수집 및 의학적 조사 · 연구사업
ㅂ 공중보건과 의료 및 사회보장 향상 사업
ㅅ 회원국의 요청이 있을 경우 의료봉사
ㅇ 모자보건의 향상
ㅈ 전염병 관리
ㅊ 진단검사 기준의 확립
ㅋ 환경위생 및 산업보건 개선사업
ㅌ 재해 예방
ㅍ 정신보건 향상
ㅎ 보건요원의 훈련 및 기술협력사업

6 예방중심적인 식품, 의약품 체계의 구축 및 운영을 하도록 하는 기관은?

① 보건복지부
② 독성연구원
③ 식품연구원
④ 식품의약품안전처

TIP 식품의약품안전처 … 전향적이며, 예방중심적인 식품 · 의약품 체계의 구축 · 운영을 통하여 국민의 기대에 부응하고, 관련 산업의 경쟁력 향상에 기여하고자 설립되었다.

Answer 5.② 6.④

7 다음 중 보건환경연구원이 설치되어 있는 곳은?

① 특별시   ② 광역시

③ 시, 도   ④ 군, 구

TIP 보건환경연구원

ⓐ 전국 시도에 설치되어 있다.

ⓑ 시(도)민들의 건강에 직접적인 영향을 미치는 식품·의약품에 대한 철저한 검사와 수질·대기·폐기물 등 환경분야에 대한 정밀한 조사·연구, 그리고 도축·가축질병 등 축산분야에 대한 엄격한 검사를 수행한다.

ⓒ 농수산시장에 농수산물검사소를 설치하여 시(도)민들에게 공급되고 있는 각종 농산물의 잔류농약을 검사하고, 수산물·한약재에 대하여 유해물질 등을 철저하게 검사한다.

8 감염병으로부터 국민보호 및 안전사회 구현을 담당하는 기관은?

① 국립의료원   ② 간호협회

③ 종합병원   ④ 질병관리청

TIP 질병관리청 … 감염병으로부터 국민보호 및 안전사회 구현, 효율적 만성질환 관리로 국민 질병부담 감소, 보건 의료 R&D 및 연구 인프라 강화로 질병 극복

9 공공보건사업조직과 중앙정부조직 간의 산하관계가 잘못 짝지어진 것은?

① 보건소 – 보건복지부   ② 국립대학병원 – 교육부

③ 보건환경연구원 – 행정안전부   ④ 국립의료원 – 보건복지부

TIP ① 보건소는 행정안전부 소관의 각 지방자치단체 소속기관이다.

Answer 7.③ 8.④ 9.①

02 보건행정의 구성요소

01 행정의 개요

① 행정과 경영의 비교

(1) 유사점

① 목표달성을 위한 수단성 … 목표의 종류 · 성격은 다르지만 목표달성을 위한 수단인 점에서는 양자가 동일하다.

② 관료제적 성격 및 구조 … 계층제 등의 특성을 가진다.

③ 관리 · 기술적 성향 … 목표달성을 위해 사람 · 물자 등을 관리한다.

④ 의사결정행위 … 합리적인 의사결정방식을 따른다.

⑤ 협동행위 … 행정과 경영은 목표달성을 위한 협동적 노력이다.

(2) 차이점

구분	보건행정	병원경영
목적	질서유지 등 다원적 목적(공익)	이윤 극대화라는 일원적 목적(사익)
주체	국가 또는 공공기관	기업
정치적 성격	강함	상대적으로 약함
권력수단	강제적 · 정치적 권력수단 이용	공리적 권력(권력수단 없음)
법적 규제	경영보다 엄격한 법적 규제	완화(상대적으로 약함)
규모, 영향력	상대적으로 큼	상대적으로 협소
독점성 등	독점성, 비경쟁성, 비능률성	비독점성, 경쟁성, 능률성
활동의 긴급성	있음	없음(약함)
기대수준	높음	낮음
기타 성격	공개성, 평등성, 획일성, 타율성	비밀성, 비평등성, 자율성

❷ 조직이론의 변천

구분	고전적 조직이론	신고전적 조직이론	현대조직이론
기초이론	과학적 관리론	인간관계론	체제이론
인간관	합리적 경제인관	사회인관	복잡인관, 자기실현인관
추구하는 가치	기계적 능률, 구조·기술, 수단 중시	사회적 능률, 실증·인간주의	다원적 가치, 동태적 조직, 상황적응적 요인 중시
주 연구대상	공식적 구조	비공식적 구조	계층적 구조
환경	폐쇄형	폐쇄형	개방형
입장	정치·행정이원론 (공·사행정일원론)	정치·행정이원론적 성격 강함	정치·행정일원론 (공·사행정이원론)
기타 관련이론	행정관리론, 관료체제, 과학적 관리론	인간관계론, 의사결정론, 행정행태론	상황적응이론, 관리과학, 발전행정론 등

❸ 행정과정 단계

(1) 목표설정(Goal Setting)

① 목표설정이란 행정이 달성하고자 하는 바람직한 미래의 상태를 설정하는 것을 말한다.

② 목표설정은 행정과정에 있어서 가장 창조적인 과정이다. 여기에서 목표란 발전목표를 말한다.

(2) 정책결정(Policy Marking)

① 정책수립 혹은 정책결정이란 정부기관에 의한 장래의 활동지침의 결정을 의미한다.

② 최선의 방법으로 공익을 공식적으로 추구하려는 복잡하고 동태적인 과정이다.

(3) 계획(Planning)

계획이란 목표를 구체화하며 목표달성을 위한 합리적인 수단을 선택하는 과정이다.

(4) 조직화(Organizing)

① 발전목표에 따라 정책이 수립되고 계획이 이루어지면 이를 구체화하는 수단이다.

② 인간의 협동체인 조직이 필요하게 되며 여기에는 구조, 인사, 예산의 문제를 포함하게 된다.

(5) 동기부여(Motivating)

① 조직화 후 그 조직이 계획대로 자발적으로 움직일 수 있어야 한다.

② **동기부여의 주요내용** … 지도력, 의사전달, 참여, 인간관계 등이 포함된다.

③ 동기부여는 인간지향적이며 조직의 인적 자원을 다루는 데 필요한 활동을 포함한다.

④ 부하직원들의 동기를 유발시키고, 지휘·감독 및 의사소통을 하여 공식적인 조직 내에서 계획된 활동이 시작되어 성취할 수 있도록 해야 한다.

(6) **통제(평가)**

실적·성과를 목표 또는 기준과 비교하는 심사분석 및 평가단계이다.

(7) **환류(Feedback)**

발전을 위해서는 언제나 보다 향상된 행정을 해야하므로 일단 시도된 것의 결과를 환류시켜 다음에 일을 하는 데 다시 이용하거나, 발전하는 데 이바지하도록 해야 한다.

❹ 효과성과 효율성

(1) **효과성**

① 목표의 달성도를 의미한다(질적 측면의 고려).

② 보건행정의 효과성은 목표의 무형성·다양성 때문에 측정이 어렵다.

(2) **효율성**

① 효율성 = 능률성 × 효과성

② 최소의 비용으로 행정서비스를 산출하고, 그 산출물이 목표를 달성할 수 있도록 투입하여 산출하는 개념으로 효과성보다 광의의 개념이다.

③ **측정방법**

　㉠ 투입 대 산출비, 업무기준의 측정, 효과성의 측정, 전체성과 측정법 등의 방법을 사용한다.

　㉡ 행정의 생산성은 무형적 성질이 많거나 관련 보건행정 활동들과의 상호의존성이 높은 경우 측정이 어려워진다.

❺ 체계의 유형 구성요소

(1) 유형

① 개방체제 … 환경으로부터의 투입과 환경으로의 산출물 제공 기능을 한다.

② 폐쇄체제 … 환경과 관련없이 그 자체가 자급자족적인 실체로 존재하는 체제이다.

(2) 구성요소(행정체제의 환경)

① 투입
  ㉠ 자원, 요구 및 지지, 반대 등의 활동으로 구성된다.
  ㉡ 무관심과 소극적인 투입도 포함된다.

② 전환
  ㉠ 투입을 산출로 바꾸는 기능이다.
  ㉡ 행정의 공식구조, 정책결정 절차, 결정자의 노력, 인성, 관리기법 등을 말한다.

③ 산출 … 행정체제에서 산출은 법, 정책, 서비스 제공 등의 형태로 나타난다.

④ 환류
  ㉠ 산출이 환경과 작용한 결과가 환경에 영향을 미치는 과정을 말한다.
  ㉡ 부(負)의 환류와 정(正)의 환류가 있다.

❻ Gulick의 POSDCoRB 이론

(1) 주요 특징

① 정치 · 행정이원론(원리주의)

② 최고관리자 기능

③ 하향식 관리

(2) POSDCoRB의 내용

① 기획(Planning) … 정해진 목표나 정책의 합리적 운용을 위한 사전준비활동이다.

② 조직화(Organizing) … 인적 · 물적 자원 및 구조를 편제하는 과정이다.

③ 인사(Staffing) … 조직 내 인적 자원을 임용 · 배치 · 관리하는 활동이다.

④ **지휘**(Directing) ··· 목표달성을 위한 지침을 내리는 과정이다.

⑤ **조정**(Coordinating) ··· 행정통일을 이룩하기 위해 집단적 활력을 도모하는 활동이다.

⑥ **보고**(Reporting) ··· 보고하고 보고받는 과정이다.

⑦ **예산**(Budgeting) ··· 예산을 편성 · 관리 · 통제하는 제반활동이다.

02 과학적 관리법, 인간관계론, 체제분석

❶ 과학적 관리법(고전적 조직이론)

(1) 개념 및 발달배경

① 시간과 동작연구를 통한 주먹구구식 관리의 지양, 공장 · 경영의 합리화 운동을 의미한다.

② 19세기 말, 20세기 초의 미국 자본주의와 관련이 있다(1920년대 관리기법).

(2) 특성

① 전문화, 분업의 원리를 중시하여 행정의 전문성을 강조한다.

② 공식 구조 · 조직을 강조하여 계층제 형태를 띤다.

③ X이론, 권위형, 경제적 · 합리적 인간 중시 등 기계적 능률성을 강조한다.

④ 환경변수를 무시한 폐쇄체제이다.

⑤ 상의하달형 의사전달로 인해 경직성을 초래한다.

⑥ "시간 × 동작"을 통해 1일 과업량을 설정한다.

(3) 학자

① Taylor

  ㉠ 기업관리의 4대 원칙

  • 주먹구구식 관리를 지양하고, 진정한 과학적 관리법을 발견한다.

  • 과학적인 방법으로 종업원을 선발한다.

  • 과학적인 방법으로 종업원 교육훈련을 실시한다.

  • 노동자와 경영자 간에 업무를 명확히 구분한다(관리가 용이하도록).

ⓛ 과업관리의 4대 원칙
- 시간과 동작연구를 통해 1일 과업량을 설정한다.
- 노동조건을 표준화한다.
- 임금을 표준화한다.
- 노동자는 일류 직공만이 가능하다(통제하기 위해).

② Ford
ⓘ 미국의 "자동차 왕"이라 불린다.
ⓛ Conveyer System을 도입하여 자동유동조립장치를 통한 공장자동화를 실현하였다.
ⓒ "대량생산이 가능→자본가는 노동자에게 고임금 지급→소비자는 값싼 물건 구매→자본가는 사회에 환원(기업의 사회적 책임)"의 과정을 주장하였다.
ⓔ 노무관리 개선을 통한 공장경영 합리화 운동을 주장하였다.

❷ 인간관계론(신고전적 조직이론)

(1) 개념

인간의 심리적 · 감정적 · 정서적 요인과 같은 비합리적인 면을 자극하여 생산성과 능률성을 극대화시키는 기법을 말한다.

(2) 발달배경

① 1930년대 과학적 관리법의 한계점을 보완하고자 대두되었다.

② Mayo의 호손연구
ⓘ 1924 ~ 1932년까지 시카고 서부에 있는 전기전신 회사인 호손공장에서 실험이 이루어졌다.
ⓛ 조명실험→계전기 조립실험(자기가 그 집단에 소속되었다는 사실이 생산성을 향상시킨다)→면접실험(21,126명의 종업원을 대상으로 한 실험에서 심리적 · 감정적 요인이 생산성 향상의 요인이라는 것이 밝혀졌다)→배전기실험(15명의 남자종업원을 선발, 학력 · 기술 · 보수 같은 요인보다는 그 조직 나름대로의 친밀한 인간관계, 비공식집단에 의해서 생산성이 좌우된다)

(3) 특성

① 심리적 · 감정적 요인과 같은 비합리적 요인을 중시한다.

② 사회적 능률성을 중시한다(Y이론, 민주성).

③ 비공식조직이나 사기를 중시한다.

④ 본인이 실험집단에 소속되었다는 인정·소속감이 생산성 향상에 영향을 미친다.

⑤ 실험대상이 선정되었을 때와 그 이전의 인간행태는 상이한 반응을 보인다(호손효과).

❸ 체제분석

(1) 비용편익분석(CBA)

① **개념 및 측정** … 투입되는 비용과 산출량의 상관관계를 고려하여 편익이 큰 것을 기준으로 대안선택 여부 혹은 우선순위를 명백히 하는 것을 의미하며, 금액으로 표현하거나 환산될 수 있는 것을 편익으로서 측정하게 된다.

② **의사결정과정에서 비용편익분석의 효용성**
  ㉠ 합리적인 자원배분을 가능하게 한다.
  ㉡ 비용편익분석은 행정과정에서 의사결정을 행하는 것이 아니라, 정치적인 결정자의 판단에 도움을 주는 일련의 활동이다.
  ㉢ 일단의 학자들 특히 점증주의를 주장하는 학자들은 의사결정에서 비용편익분석의 효용성을 배제하나, 합리모형을 강조하는 학자들은 이를 주장한다.
  ㉣ 정치적 현상으로 의사결정에 있어서 사실 판단적인 비용편익은 정치적인 협상과정에 영향을 준다.
  ㉤ 계층제의 하위에 있어서 분석은 결정에 보다 중요한 영향을 미치는 것으로 이해될 수 있다.

③ **비용편익분석의 문제점**
  ㉠ 분석할 문제의 영역설정의 문제
  ㉡ 문제의 인과관계를 평가하는 문제
  ㉢ **비용편익을 추정하는 문제**
    • 비화폐적 성격의 정부프로그램 약화
    • 질적인 편익과 효과의 양화문제
  ㉣ 할인율 결정의 문제
  ㉤ 편익의 지속시간 결정문제
  ㉥ 분석의 비용문제

(2) 비용효과분석(CEA)

① 각 대안의 소요비용과 그 효과를 대비하여 대안을 선택하는 것이며, 효과인 목표의 달성도를 금액 이외의 계량적 척도로서 나타내게 되며, 편익의 환산이 어려우므로 나타난 효과를 적용하여 계산한다.

② 편익은 무시하고 최소비용만을 고려한다.

③ 편익을 나타내는 서비스의 양 자체로 계산한다. 편익을 금전으로 환산하기 곤란하므로, 효과(건강정도 등)를 측정해 계산단위로 한다.

03 행정과정의 구조적 요소

❶ 권한위임

(1) 원칙

① 예외적이거나 통제상의 것 이외에 일상적인 사항을 위임해야 한다.

② 재위임은 가능하나 이중위임은 안 된다.

③ 권한과 책임은 같이 위임되어야 하나, 상급자의 책임까지 위임되는 것은 아니다.

④ 수임자의 능력에 부합되는 위임이어야 한다. 즉, 초과위임은 할 수 없다.

⑤ 위임할 권한과 책임의 내용을 명확히 해야 한다.

⑥ 위임과 동시에 보고와 감독의 책임이 발생한다.

(2) 권한위임의 일반적인 방법

내부위임, 전결, 권한대리, 위탁 등이 있다.

❷ 의사전달

(1) 기능

① **의사결정의 합리화 수단** … 원활한 의사소통은 의사결정자에게 충분한 정보와 자료를 제공해주기 때문에 의사결정을 합리화시킨다.

② **조직 내 조정의 수단** … 횡적 의사소통은 할거주의로 인한 갈등을 해소한다.

③ **조직통솔의 수단** … 상의하달(명령, 지시 등)을 통한 조직통솔과 통합을 가져올 수 있다.

④ **사기앙양의 수단** … 하의상달을 통한 부하들의 참여감 제공은 구성원의 사기를 앙양시킨다.

⑵ **공식적 의사전달의 종류**

① **수직적 의사전달**

    ㉠ 하향적 의사전달(상의하달) : 명령, 지시, 지령, 훈령, 편람, 게시판 등

    ㉡ 상향적 의사전달(하의상달) : 보고, 제안제도, 품의제, 질문조사, 면접 등

② **수평적 의사전달** … 사전심사, 사후통지, 공람, 회람, 심의, 레크레이션, 위원회, 홍보 등

⑶ **의사전달의 구조적 장애요인**

① **지나친 집권화** … 조직의 계층이 너무 많으면 상향적·하향적 의사전달을 왜곡할 가능성이 높다.

② **지나친 전문화** … 부서간의 할거주의로 인해 의사전달의 장애가 초래된다.

③ 정보관리체계·의사소통체계가 결여되거나, 의사소통체계가 일원화될 수 있다.

④ **비공식조직의 역기능** … 비공식조직은 공식적 의사전달을 왜곡할 우려가 있다.

⑤ **포도넝쿨**(Grape-vine) … 비공식적 의사전달체계를 지칭하는 것이다.

❸ 조직의 개념과 원리

⑴ **조직의 개념**

조직이란 둘 이상의 사람들이 일정한 목표를 추구하기 위해 의식적으로 구성한 사회체제로서, 목표달성을 위한 특별한 과업·역할·권한·의사소통·지원구조 등을 갖는 체제를 말한다.

⑵ **조직의 원리**

① **계층제의 원리**

    ㉠ 조직구조의 상하관계와 형태를 조직하는 데 요구되는 원리이다.

    ㉡ 계층은 조직의 목표를 달성하기 위한 업무를 수행함에 있어 권한과 책임의 정도에 따라 직위가 수직적으로 서열화·등급화되어 있다.

② **분업의 원리**(전문화의 원리) … 조직의 업무를 직능 또는 성질별로 구분하여 한 사람에게 동일한 업무를 분담시키는 것으로, 전문화 또는 분업화의 원리이다.

③ **조정의 원리**(목표통일의 원리) … 조직 내에서 업무의 수행을 조절하고 조화로운 인간관계를 유지함으로써 협동의 효과를 최대한 거두려는 것이다.

④ **명령통일의 원리** … 부하는 한 지도자로부터 명령과 지시를 받고 그에게만 보고해야 한다.

⑤ **통솔범위의 원리** … 한 지도자가 직접 통솔할 수 있는 수에는 한계가 있다.

❹ 공식조직과 비공식조직

(1) 공식조직

① **개념** … 조직목표를 달성하기 위하여 법령 등에 의해 공식적으로 업무와 역할을 할당하고, 권한과 책임을 부여하는 조직을 말한다.

② **특징** … 인위적, 문서화, 조직지향, 능률의 논리, 가시적·전체적 질서 등

(2) 비공식조직

① **개념** … 구성원 상호간의 접촉이나 친근관계로 인해서 형성되는 구조가 명확하지 않은 조직을 말한다.

② **특성**

    ㉠ 자연적, 비문서화, 개인지향, 감정의 윤리, 불가시적·부분적 질서 등

    ㉡ 비공식조직은 현재의 직책, 과거의 관계, 그리고 개인적 특성이나 욕구에 따라 자연적으로 형성·소멸된다.

③ **순기능과 역기능**

    ㉠ 순기능

- 구성원에게 심리적 안정감을 제공한다.
- 공식조직의 경직성을 완화시킨다.
- 공식적 리더십을 보완한다.
- 공식적 의사소통을 보완한다.
- 구성원에게 현실적인 행동규범을 확립시킨다.
- 공식조직의 능률성을 보완한다.

    ㉡ 역기능

- 부분적(개인적)인 불만을 전체화시킬 우려가 있다.
- 정실개입의 통로가 된다.
- 압력단체로 변할 우려가 있다.
- 공식적 의사소통을 왜곡시킨다.

❺ 계선조직과 참모조직

(1) 계선기관

상하의 명령복종관계를 가진 수직적·계층적 구조의 계열을 형성하는 것으로, 행정조직의 근간을 이루고 있다.

(2) 참모(막료)기관

① 계선기관이 그 기능을 원활하게 수행할 수 있도록 지원·조성·촉진하는 기관이다.

② 자문, 권고, 협의, 조정, 정보의 수집과 분석, 연구 및 기획과 통제, 인사, 회계, 법무, 공보, 조달 등의 기능을 행사한다.

❻ 관료제

(1) Weber의 관료제 모형

① **전통적 지배**… 전통적으로 하급자는 상급자에게 복종한다.

② **카리스마적 지배**… 상급자의 비범한 능력에 따라 인정되는 권위이다.

③ **합법적 지배**… 근대 관료제(이념형)로서 제도적으로 주어진 권위이다.

(2) 근대적 관료제의 주요 특징

법규성, 계층제 구조, 문서행정, 비정의적, 전문직업성, 보수, 계약성 등

(3) 관료제의 병리현상

① 문서주의(Red Tape), 형식주의(Formalism)

② 동조과잉(Overconformity)과 수단의 목표화

③ 전문화에 의한 제약

④ 변동에 대한 저항

⑤ 할거주의적 경향

⑥ 인격적 관계 상실

⑦ 무사안일주의와 상급자의 권위에 의존

⑧ 관료제의 외적 가치와 이익의 추구

❼ 리더십

(1) 개념

목표를 달성하기 위하여 상사가 부하와 상호작용을 통하여 개인 및 집단을 조정하며 동작하게 하는 기술을 의미한다.

(2) 일반적인 기능

① 리더십은 조직의 공식적 구조와 설계의 미비점을 보완한다.

② 리더십은 변화하는 환경에 조직이 효율적으로 적응할 수 있게 한다.

③ 리더십은 조직 내부의 조화를 유지시킨다.

④ 리더십은 조직구성원의 동기를 유발시키고 재사회화한다.

❽ 인사행정

(1) 개념

정부활동의 수행에 필요한 인적 자원의 효율적 관리활동으로 충원, 유지, 근무의욕 고취, 통제하는 인사관리 행정활동이다.

> **TIP** 인사행정의 3대 변수 … 충원, 지속적인 능력발전, 높은 근무의욕(사기)의 유지

(2) 목표

① **인사행정의 목표** … 목표달성을 위한 인력의 활용, 인사행정체제의 발전

② **조직의 내적 목표** … 인적자원 활용의 합리화, 조직운영의 민주화, 사무처리의 능률화

(3) 인사행정의 발달

① **직업공무원제** … 젊은 인재들이 일생 동안 명예롭게 공직에 근무하도록 운영하는 인사제도이다.

② **실적주의** … 공직에의 임용기준을 실적, 즉 개인의 능력, 자격, 적성에 두는 제도이다.

③ **대표관료제** … 관료를 사회의 주요 구성집단으로부터 인구비례에 따라 충원하여 사회의 모든 계층과 집단에 공평하게 대응하도록 하는 제도이다.

④ **엽관주의**
  ㉠ 정당에의 충성도와 공헌도를 관직의 임용기준으로 삼는 인사행정제도이다.
  ㉡ 영국에서 발달한 정실주의를 구분 또는 혼용한다.

⑨ 직위분류의 방법

(1) 계급제

① **개념** ⋯ 공무원 개개인의 자격과 능력을 기준으로 계급으로 분류하는 제도이다.

② **장점**
  ㉠ 일반적 교양과 능력을 지닌 사람을 임용할 수 있다.
  ㉡ 순환근무를 통한 권태감을 방지한다.
  ㉢ 신축성, 적응성, 능률성의 확보가 가능하다.
  ㉣ 직업공무원제의 수립에 기여한다.
  ㉤ 타 부처와 협조가 원활하게 이루어진다.
  ㉥ 공무원의 신분보장에 유리하다.

(2) 직위분류제

① **개념** ⋯ 각 직위를 직무의 난이도와 책임의 경중도에 따라 등급으로 분류하는 것이다.

② **장점**
  ㉠ 인사배치의 기준을 제공한다.
  ㉡ 훈련수요의 파악이 용이하다.
  ㉢ 직무급의 수립이 용이하다.
  ㉣ 근무성적평정 기준설정에 유용하다.
  ㉤ 권한과 책임의 한계가 명확하다.
  ㉥ 행정의 전문화와 정원관리 등에 유용하다.

(3) 직위의 분류에 쓰이는 요소

① **직위**(Position) ⋯ 한 사람이 수행할 수 있는 직무와 책임의 단위이다.

② **직급**(Class) ⋯ 직위가 내포하는 직무의 성질 및 난이도, 책임의 정도가 유사하여 인사행정의 편의상 채용, 보수 등에서 동일하게 다룰 수 있는 직위의 집단이다.

③ **직렬**(Series) ⋯ 직무의 종류는 유사하나 곤란도, 책임도가 다른 직급의 계열이다.

④ **직류와 직군** ⋯ 직류는 동일직렬 내에서 담당직책이 보다 유사한 직위의 집단을 의미하며, 직군은 성질이 유사한 직렬을 한데 묶은 것이다.

⑤ **등급**(Grade) ⋯ 직책을 계층화한 것으로, 우리나라 일반직공무원을 그 자격에 따라 1급에서 9급으로 나누어 놓은 것은 등급이 아니라 계급을 말하는 것이다.

04 조직의 변동화

❶ 동태적 조직

(1) 개념과 종류
① **개념** … 조직구조를 외부환경에 적합하게 변화시키는 조직을 말한다.

② **종류** … 태스크포스, 임시조직, 매트릭스조직 등

(2) 특징
① 계층제의 수준이 낮고 계선보다 막료가 큰 비중을 차지하는 유기적 조직이다.

② 조직보다 전문직업이나 사업계획에 충성한다.

③ 미래지향적 시각과 고도의 변동대응능력을 갖는다.

④ Y이론에 입각한 자기통제, 기업중심조직에 중점을 둔다.

⑤ 업무수행의 기준과 절차는 상황적응적이다.

⑥ 분권적 조직이다.

⑦ 정당성의 근거는 지식이며, 권한은 전문적 능력에 의거한다.

⑧ 참여중심의 목표관리체제에 중점을 둔다.

⑨ 기동성 있는 구조이다.

⑩ 공식성이나 역할의 특성이 약하다.

⑪ 동태적 조직은 임시조직(Adhocracy)이며, 고전적인 관료제(Bureaucracy)와 대조를 이룬다.

❷ 매트릭스조직(행렬조직)

(1) 개념
조직의 업무를 기능적 업무와 사업적 업무로 구분하고 기능적 업무는 기능조직이, 사업적 업무는 사업조직이 처리하도록 하는 이원적 조직형태를 말한다.

(2) 특징(기본전제, 성공요건)

① 고도의 정보처리능력을 가진다.

② 상황이론을 적용한다.

③ 고도의 불확실성을 갖는다.

④ 자원을 이원적으로 활용한다.

⑤ 수직조직과 수평조직을 이원적으로 이용한다.

⑥ 다원적 명령체제(명령통일의 원리를 부정)를 갖는다.

⑦ 문제에 대해 동일한 비중의 관심을 갖는다.

(3) 장·단점

① 장점

 ㉠ 전문지식과 기술을 통합적으로 활용한다.

 ㉡ 조직의 동태성, 창의성을 제고시킨다.

 ㉢ 구성원의 자아실현욕구를 충족시킨다.

 ㉣ 조직단위 간의 의견교환을 활성화시켜 갈등을 해결하고 조정한다.

② 단점

 ㉠ 권력투쟁과 할거주의가 발생할 수 있다.

 ㉡ 갈등이 심화된다.

 ㉢ 구성원의 평가제도의 결여로 업무를 소홀히 할 수 있다.

 ㉣ 결정이 지연될 수 있다.

❸ 프로젝트팀(Project Team)

(1) 특징

① 행정계층제에 구애당하지 않고 구성원이 대등한 관계에 있으며 상하구별이 없다.

② 횡적인 권력관계가 중요시된다.

③ 목표가 달성되거나 과제가 해결되면 해체된다.

(2) 운영방법

① 일반조직으로서는 중요한 업무처리가 곤란하여 현실적으로 필요한 경우 편성되어야 한다.

② 목표의식을 높이기 위하여 발족 · 해체시기를 명백히 한다.

③ 정보를 얻거나 협력이 필요한 계선조직의 반발을 방지해야 한다.

④ 최고관리층의 지원이 있어야 한다.

④ 태스크포스(Task Force)

(1) 개념

본래 군대용어로 기동부대를 의미하였으며, 특별한 임무를 수행하기 위하여 편성되는 임시조직인 전문가조직을 말한다.

(2) 특징

① 태스크포스는 프로젝트 팀과 유사하지만 보다 대규모의 공식조직이다.

② 업무내용이 변경될 수 있다.

③ 정규부서 소속을 일시 이탈한다.

≡ 최근 기출문제 분석 ≡

2022. 6. 18. 제1회 지방직 시행

1 **팀제 조직의 특성에 대한 설명으로 옳지 않은 것은?**

① 상급자에게 직무 권한이 대부분 집중되어 있다.

② 팀장 및 팀원 간의 유기적인 관계로 시너지 효과를 기대할 수 있다.

③ 빠른 의사결정으로 다양한 욕구에 능동적으로 대처할 수 있다.

④ 팀원의 능력과 팀의 실적 등을 기초로 보수체계가 구성되어 있다.

> **TIP** ① 전문가 권한이 분권화 되어있다.
>
> ※ 팀제 조직 … 수평적인 구조로 구성되어 있으며 의사결정이 신속하다. 조직 구성원 간 유기적 연결관계를 갖도록 편성된 조직이다.

2022. 6. 18. 제1회 지방직 시행

2 **세계보건기구(WHO)가 제시한 보건행정의 범위에 해당하는 것으로만 바르게 묶은 것은?**

① 보건관련 기록의 보존, 급·만성감염병 관리, 보건기획 및 평가

② 감염병 관리, 모자보건, 보건간호

③ 의료서비스 제공, 보건시설의 운영, 보건간호

④ 의료서비스 제공, 보건기록의 보존, 영·유아보건

> **TIP** 세계보건기구(WHO)의 보건행정 범위
> ㉠ 보건관련 기록의 보존
> ㉡ 대중에 대한 보건교육
> ㉢ 환경위생
> ㉣ 감염병 관리
> ㉤ 모자보건
> ㉥ 보건산호
> ㉦ 의료

Answer 1.① 2.②

3 예산집행 과정 중 중앙예산기관으로부터 배정된 예산을 각 중앙 부처의 장이 그 하부기관에게 나누어 주는 것은?

① 예산의 편성

② 예산의 배정

③ 예산의 재배정

④ 지출원인행위

> **TIP** ① 예산의 편성: 예산안을 기획하여 의회에 제출하는 활동이다.
> ② 예산의 배정: '예산 배정 → 예산의 재배정 → 지출원인행위 → 지출' 순으로 예산집행이 이루어진다. 예산 배정은 집행의 첫 단계로 각 중앙관서별 예산을 배정하는 것을 말한다.
> ④ 지출원인행위: 지출이 원인이 되는 행위, 즉 지출 의무를 이행하기 위해 지출하기로 결정된 행위이다.

4 다음에서 설명하는 보건사업 내용을 아래의 평가 유형에서 모두 고르면?

> • 사업의 목적과 목표를 달성하였는가?
> • 사업 진행상 의도치 않은 결과는 없는가?
> • 사업의 진행정도가 목표대비 의도한 대로 실행되고 있는가?

> ㉠ 구조평가　　　　　　㉡ 과정평가　　　　　　㉢ 결과평가

① ㉠

② ㉡

③ ㉠, ㉡

④ ㉡, ㉢

> **TIP** 도나베디안의 사업 과정 평가유형
>
> | 구분 | 내용 |
> |---|---|
> | 구조평가 | • 시작 시기에 시행
• 인력, 시설, 장비, 재정 등의 적절성 판단 |
> | 과정평가 | • 중간 시기에 시행
• 지역사회 자원 활용 및 사업진행 현황
• 업무 수행 능력 판단 |
> | 결과평가 | • 종료 시기에 시행
• 목표 달성 정도 및 효과성
• 장기적인 효과 및 지역사회 환경의 변화 |

Answer 3.③ 4.④

5 공식적 의사소통 중 하의상달 방법을 옳게 짝지은 것은?

① 편람, 회람

② 품의, 제안

③ 회람, 보고

④ 회의, 결재제도

> **TIP** ② 상향식 의사소통(하의상달)에는 보고, 제안제도, 고충처리, 품의, 상담, 면접, 질문조사 등이 있다.
> ※ 공식적 의사전달
>   ㉠ 하향적(상의하달형) : 명령, 지시, 구내방송, 편람, 규정집, 일반정보
>   ㉡ 상향적(하의상달형) : 결재제도(보고제도, 품의제), 제안제도, 인사상담, 고충처리
>   ㉢ 수평적 의사전달 : 사전심사, 사후통지, 공람, 회람, 회의, 위원회, 홍보, 레크레이션

6 직무의 종류는 유사하나 그 곤란도, 책임의 정도가 상이한 직급의 군은?

① 직렬

② 직류

③ 직군

④ 직위

> **TIP** ① 직렬은 직무의 종류는 유사하나 곤란도, 책임도가 다른 직급의 계열이다.
> ② 직류는 동일직렬 내에서 담당직책이 보다 유사한 직위의 집단이다.
> ③ 직군은 성질이 유사한 직렬을 한데 묶은 것이다.
> ④ 직위는 한 사람이 수행할 수 있는 직무와 책임의 단위이다.

7 〈보기〉에서 명령통일의 원리가 가장 잘 적용된 조직은?

보기	
㉠ 참모조직	㉡ 계선조직
㉢ 막료조직	㉣ 비공식조직

① ㉠

② ㉡

③ ㉢

④ ㉣

> **TIP** ㉠ 참모조직 : 막료조직이라고도 하며, 계선조직이 그 기능을 원활하게 수행할 수 있도록 지원·조성·촉진하는 기관이다.
> ㉡ 계선조직 : 조직 내에서 명령이 전달되는 수직적·계층적 구조를 말한다.
> ㉢ 막료조직 : 횡적 지원을 하는 수평적 조직으로 권고, 조언, 보조, 지원 등의 기능을 행사한다.
> ㉣ 비공식조직 : 구성원 상호간의 접촉이나 친근한 관계로 인해서 형성되는 구조가 명확하지 않은 조직을 말한다.

Answer 5.② 6.① 7.②

8 비공식조직의 특성에 대한 설명으로 가장 옳은 것은?

① 감정의 원리가 지배한다.

② 과학적 관리기법을 중시한다.

③ 능률의 원리가 지배한다.

④ 공적 목적을 추구하고, 인위적이며 제도적이다.

> **TIP** 비공식조직의 특성(사내 동호회, 교내 동아리 등)
> ㉠ 공식조직 내에서 개인의 관심이나 취미에 따라 형성
> ㉡ 친밀한 인간관계
> ㉢ 구성원의 만족감과 사기를 높여 조직의 효율성을 높임
> ※ 공식조직의 특성(학교, 회사, 정당 등)
>   ㉠ 뚜렷한 목표 달성을 위해 의도적으로 형성
>   ㉡ 구성원의 지위와 역할이 명확하게 구분되고 전문화됨
>   ㉢ 효율적인 과업 수행을 위해 구성원들의 활동을 제한

9 변혁적 리더십(Transformational Leadership)의 구성 요인에 해당하지 않는 것은?

① 카리스마

② 개별적 배려

③ 조건적 보상

④ 지적인 자극

> **TIP** 변혁적 리더십의 구성요소
> ㉠ 개별적 배려 : 구성원들에게 개별적 관심을 보여주고, 독립적인 존재로 대우하며 지도하고 조언해준다.
> ㉡ 지적자극 : 이해력과 합리성을 드높이고, 사려 깊은 문제 해결을 하도록 촉진시킨다.
> ㉢ 카리스마 : 구성원들에게 비전과 사명감을 제공하고, 자긍심을 고취시키며 존경과 신뢰를 받는다.
> ㉣ 동기부여 : 비전을 제시하고 구성원의 노력에 대한 칭찬, 격려 등 감정적으로 동기를 부여해, 업무에 매진할 수 있게 한다.

Answer 8.① 9.③

10 최근 다문화가족의 이혼이 증가함에 따라 해당 문제에 대처하기 위해 보건복지부, 법무부, 여성가족부 등을 포함하여 한시적으로 '다문화가족정책위원회'를 운영하기로 했다. 이 조직구조의 장점에 해당하지 않는 것은?

① 인력 구성의 탄력성을 보인다.

② 목적 달성을 위해 자원을 집중할 수 있다.

③ 환경변화에 적응성이 높은 편이다.

④ 최고 관리자가 지속적으로 장기계획에 집중할 수 있다.

> **TIP** 에드호크라시는 특별임시조직으로서 다양한 전문기술을 가진 이질적인 전문가들이 프로젝트를 중심으로 집단을 구성해 문제를 해결하는 변화가 빠르고 적응적인 임시체제를 말한다. 높은 적응성과 창조성이 요구되는 조직에 적합하며, 각 분야 전문가들로 구성되어 있어 복잡한 문제해결이 가능하다. 또한 민주성과 자율성이 강하다. 그러나 조직 내 갈등과 긴장이 불가피하며 구성원들 간의 책임과 권한의 한계가 불분명하고 관료제에 비해 비효율적이며 장기간 계획에는 적합하지 않다.

11 귤릭(Gulick)의 7단계 관리과정(POSDCoRB)에 해당하지 않는 것은?

① 인사(Staffing)

② 지휘(Directing)

③ 통제(Controlling)

④ 예산(Budgeting)

> **TIP** 귤릭의 7단계관리 과정(POSDCoRB)이란, 기획(Planning)·조직(Organizing)·인사(Staffing)·지휘(Directing)·조정(Coordinating)·보고(Reporting)·예산(Budgeting)이다.

Answer 10.④ 11.③

12 공무원의 임용방식 중 실적주의의 특성으로 가장 옳지 않은 것은?

① 기회의 균등

② 정치적 중립

③ 공무원 신분의 보장

④ 정실주의, 자격주의

> **TIP** ④ 정실주의란 사람을 공직에 임용함에 있어 실적 이외의 요인, 즉 정치적 요인뿐만 아니라 혈연, 지연, 학연 등 개인적인 친분, 기타의 온정관계 등을 기준으로 행하는 것을 말한다.
>
> ※ 공무의 임용방식 중 실적주의의 특성
> ㉠ 응시자들에게 균등한 공직취임 기회 부여
> ㉡ 신규채용방식은 공개경쟁채용시험으로
> ㉢ 임용의 기준을 실적에
> ㉣ 인사행정상 공평한 처우 및 공직자 권익을 최대로 보장함
> ㉤ 일한 만큼의 보수를 실현하고 적절한 인센티브를 부여
> ㉥ 교육 및 훈련으로 직무능력을 향상시킴
> ㉦ 공무원의 신분 보장
> ㉧ 정치적 중립 보장

13 라인-스태프 조직에 대한 설명으로 가장 옳지 않은 것은?

① 스태프 조직은 실질적인 집행권이나 명령권을 가진다.

② 조직이 대규모화 되면서 업무 조언을 위한 기능이 설치된 조직이다.

③ 스태프는 라인의 합리적인 의사결정을 도울 수 있다.

④ 라인과 스태프 간의 권한과 책임의 소재가 불분명할 수 있다.

> **TIP** ① 스태프는 직무에 대한 실제적인 집행이나 명령권은 없으나 라인 관리자가 의사결정을 할 때 조언, 지원 조성, 촉진, 협조 등을 하는 조직으로 조직이 목적달성을 더 잘할 수 있도록 간접적으로 기여한다.
>
> ※ 라인-스태프 조직은 라인조직에서는 추구하기 힘든 사원의 '전사적 안목'그리고 직능별 조직의 단점인 '명령계통의 복잡성'을 동시에 극복하고자 하기 위해서 탄생한 조직이다. 라인-스태프 조직은 지휘, 명령의 일원화가 파괴되지 않고 개인의 전문적 지식이나 견해가 충분히 활용될 수 있다는 이점이 있다. 또한 직계참모 조직의 한 형태로서 각 종업원은 한 사람의 감독자를 가지고, 각 상급관리자는 기능적인 여러 하급관리자를 가지는 조직이 있다. 이 조직은 특히 기업규모가 큰 경우에 매우 큰 이점이 있다.

Answer 12.④ 13.①

2019. 6. 15 제2회 서울특별시

14 매트릭스 조직에 대한 설명으로 가장 옳지 않은 것은?

① 구성원의 능력과 재능을 최대한 활용할 수 있다.

② 강력한 추진력으로 의사결정을 신속하게 할 수 있다.

③ 고객의 요구나 시장의 변화에 신속하게 대응할 수 있다.

④ 구성원들의 역할과 관련된 갈등이나 모호성이 발생할 수 있다.

> **TIP** 매트릭스 조직은 기존의 기능별 부서 상태를 유지하면서 특정한 프로젝트를 위해 서로 다른 부서의 인력이 함께 일하는 조직이다. 매트릭스 조직은 구성원의 능력과 재능을 최대한 활용할 수 있고, 고객의 요구나 시장의 변화에 신속하게 대응할 수 있다는 장점이 있다. 그러나 이중적 구조로 인해 구성원의 역할과 관련된 갈등이나 모호성이 발생할 수 있으며, 그 과정에서 의사결정이 지연되는 단점이 있다.

2019. 6. 15 제2회 서울특별시

15 비용편익분석(CBA)과 비용효과분석(CEA)에 대한 설명으로 가장 옳지 않은 것은?

① 비용편익분석(CBA)은 화폐가치로 환산이 가능해야 한다.

② 비용편익분석(CBA)은 공공분야 적용에 한계가 있다.

③ 비용효과분석(CEA)은 산출물이 화폐적 가치로 표시된다.

④ 비용효과분석(CEA)이 추구하는 목적은 목표달성도와 관련된다.

> **TIP** ③ 산출물이 화폐적 가치로 표시되는 것은 비용편익분석이다. 비용효과분석은 특정 사업에 투입되는 비용은 화폐적 가치로 환산하나, 그 사업으로부터 얻게 되는 편익 또는 산출물은 화폐적 가치로 환산하지 않고 산출물 그대로 분석에 활용하는 특징을 지닌다.
> ※ 비용편익분석과 비용효과분석
> ㉠ 비용편익분석(Cost-Benefit Analysis) : 여러 정책대안 가운데 목표 달성에 가장 효과적인 대안을 찾기 위해 각 대안이 초래할 비용과 편익을 비교·분석하는 기법
> ㉡ 비용효과분석(Cost-Effectiveness Analysis) : 여러 정책대안 가운데 가장 효과적인 대안을 찾기 위해 각 대안이 초래할 비용과 산출 효과를 비교·분석하는 기법

Answer 14.② 15.③

2019. 6. 15 제2회 서울특별시

16 하버드대학 메이오(Mayo) 교수의 호오손 공장실험을 통한 조직관리에 대한 주장을 〈보기〉에서 모두 고른 것은?

─── 보기 ───

㉠ 지나친 인간의 기계화, 작업 세분화는 오히려 작업의 능률 저하를 보였다.
㉡ 조직구성원의 감정과 대인관계의 중요성을 보여 주었다.
㉢ 업무배분을 통한 전문화의 성과로 과학적 관리론의 중요성을 보여주었다.
㉣ 최소한의 비용과 노동으로 최대의 생산효과를 찾는 것을 거부하였다.

① ㉠
② ㉠, ㉡
③ ㉠, ㉡, ㉢
④ ㉠, ㉡, ㉢, ㉣

TIP 메이오(Mayo) 교수의 호오손 공장실험은 당초 과학적 관리론에 바탕하여 작업장의 조명, 휴식 시간 등의 물리적·육체적 작업 조건과 물질적 보상 방법의 변화가 근로자의 동기 유발과 노동생산성에 미치는 영향을 분석하려고 설계되었다. 그러나 실험의 결과는 종업원의 생산성이 작업 조건보다는 비공식집단의 압력 등 인간적·사회적 요인에 의해 더 많은 영향을 받는 것으로 나타나 인간관계론의 이론적 바탕이 되었다.
㉢ 과학적 관리론에 대한 설명이다.
㉣ 인간관계론 역시 조직의 생산성을 중시한다. 따라서 최소한의 비용과 노동으로 최대의 생산효과를 찾는 것을 거부한다고 볼 수 없다.

2019. 6. 15 제2회 서울특별시

17 〈보기〉에서 보건행정조직에서 리더십이 강조되는 이유로 옳은 것을 모두 고른 것은?

─── 보기 ───

㉠ 다양한 전문가들의 복잡한 구조로 이루어져 있어 이를 조직성과로 이끄는데 리더십이 필요하다.
㉡ 끊임없이 변화하는 외부환경에 적절히 대응하고 적응하기 위해 리더십이 필요하다.
㉢ 새로운 기술의 도입과 같은 변화가 조직에 통합될 수 있도록 리더십이 필요하다.
㉣ 보건행정조직은 빠른 의사결정과 통합을 위해 조직의 상하 수직관계의 리더십이 더욱 강조된다.

① ㉠
② ㉠, ㉡
③ ㉠, ㉡, ㉢
④ ㉠, ㉡, ㉢, ㉣

TIP ㉣ 보건행정조직은 의사결정 과정에서 상하 간의 협의를 중시하는 민주적 리더십의 강조된다.

Answer 16.② 17.③

18 〈보기〉에서 계층제의 역기능에 대한 설명으로 옳은 것을 모두 고른 것은?

────────── 보기 ──────────

ㄱ 내부통제수단　　　　　　　　ㄴ 서열주의 강조
ㄷ 권한배분의 기준　　　　　　　ㄹ 갈등 및 대립의 조정수단
ㅁ 비민주적 관리　　　　　　　　ㅂ 의사소통의 왜곡

① ㄱ, ㅁ, ㅂ
② ㄴ, ㄷ, ㄹ
③ ㄹ, ㅁ, ㅂ
④ ㄴ, ㅁ, ㅂ

> **TIP** 계층제는 권한과 책임의 정도에 따라 직무를 등급화함으로써, 상하 조직 단위(계층) 사이에 직무상 지휘·감독 관계를 설정하는 조직구조이다. 〈보기〉의 ㄱ, ㄷ, ㄹ은 계층제의 순기능이고 ㄴ, ㅁ, ㅂ은 계층제의 역기능에 해당한다.
>
> ※ 계층제의 특징
> ㄱ 조직이 양적으로 확대되고 업무가 전문화될수록 계층이 증가한다.
> ㄴ 상위 계층일수록 주요정책·장기계획·비정형적 업무를 맡게 되고, 하위계층일수록 구체적인 실무를 담당한다.
> ㄷ 계층이 많을수록 통솔범위가 좁아지고 계층이 적을수록 통솔의 범위가 넓어진다.
> ㄹ 조직 내 최고경영자가 궁극적인 권한과 책임을 가지는 단임적 조직구조이다.
> ㅁ 계선기관을 주축으로 하는 피라미드 구조를 이룬다.
> ㅂ 지나치게 확대될 경우 관료제의 병리현상을 초래한다.

19 조직이 대규모화되는 초기상황, 경영환경이 안정적이고 확실성이 높은 상황에 효과적인 조직 형태는?

① 라인스탭 조직(line staff organization)

② 라인 조직(line organization)

③ 프로젝트 조직(project organization)

④ 매트릭스 조직(matrix organization)

> **TIP** 라인스탭 조직은 라인 업무의 지원을 위하여 스탭 기능을 분화하여 발달시킨 형태의 조직으로, 조직이 대규모화되는 초기상황, 경영환경이 안정적이고 확실성이 높은 상황에 효과적인 조직 형태이다.

Answer　18.④　19.①

20 〈보기〉의 설명에 해당하는 조직의 원리는?

─ 보기 ─

- 조직의 공동 목표를 달성하기 위해 하위체계 간의 노력을 통일하기 위한 과정
- 협동의 실효를 거둘 수 있도록 집단적, 협동적 노력을 질서있게 배열하는 것
- 자신이 소속된 기관의 이익만을 중심으로 생각하는 할거주의 해소에 필요함
- 조직의 목표를 설정하여 관리하는 것

① 전문화의 원리   ② 조정의 원리

③ 계층제의 원리   ④ 명령통일의 원리

> **TIP** 〈보기〉는 조정의 원리에 대한 설명이다.
>
> ※ 조직의 원리
> ㉠ 계층제의 원리 : 조직구조의 상하관계와 형태를 조직하는 데 요구되는 원리
> ㉡ 분업의 원리(전문화, 분업화)) : 조직의 업무를 직능 또는 성질별로 구분하여 한 사람에게 동일한 업무를 분담
> ㉢ 조정의 원리(목표통일) : 조직 내에서 업무의 수행을 조절하고 조화로운 인간관계를 유지
> ㉣ 명령통일의 원리 : 부하는 한 지도자로부터 명령과 지시를 받고 그에게만 보고
> ㉤ 통솔범위의 원리 : 한 지도자가 직접 통솔할 수 있는 수에는 한계가 존재

21 다음 공식적 의사전달 유형 중 '횡적 의사전달' 방식은?

① 사후통지제도   ② 면접

③ 고충심사   ④ 발령

> **TIP** 공식적 의사전달
> ㉠ 상의하달형 : 명령, 지시, 구내방송, 편람, 규정집, 일반정보
> ㉡ 하의상달형 : 결재제도(보고제도, 품의제), 제안제도, 인사상담, 고충처리
> ㉢ 횡적 의사전달 : 사전협조제도, 사후통지제도(회람), 회의, 위원회제도

Answer 20.② 21.①

출제 예상 문제

1 〈보기〉에 해당하는 보건기획의 분석방법은?

보기

- 적용이 비교적 용이
- 외부효과와 무형적인 것을 분석하는 데 적합
- 시장가격으로 그 가치를 측정할 수 없는 재화를 다룰 수 있음

① 비용분석   ② 주공정분석
③ 비용편익분석   ④ 비용효과분석

TIP 비용효과분석 … 여러 정책대안 가운데 가장 효과적인 대안을 찾기 위해 각 대안이 초래할 비용과 산출 효과를 비교 · 분석하는 기법

2 다음 중 공식조직의 특징으로 옳은 것은?

① 감정의 차원 존중
② 자연발생적인 관계
③ 인위적으로 계획된 조직구조
④ 조직기구표에 나타나 있지 않은 소집단

TIP 공식조직이란 조직의 공식적 목표를 달성하기 위해 인위적으로 만들어진 분업체제를 말한다.
①②④는 비공식조직의 특징이다.

Answer 1.④ 2.③

3 다음의 상황에서 필요한 갈등해결 방법은?

- 양보할 수 없는 중요한 문제
- 신속하게 결정을 해야 하는 상황
- 조직의 질서유지에 필수적인 법규 시행

① 강요형(forcing)   ② 회피형(avoiding)

③ 협동형(collaborating)   ④ 타협형(compromising)

TIP 갈등관리 유형
ⓐ 회피형(avoidong) : 갈등이 없었던 것처럼 행동하여 이를 의도적으로 피하는 방법
ⓑ 협동형(collaborating) : 양쪽 모두 다 만족할 수 있는 갈등해소책을 적극적으로 찾는 방법
ⓒ 타협형(compromising) : 양자가 조금씩 양보하여 절충안을 찾으려는 방법
ⓓ 강요형(forcing) : 강력한 압박을 가함으로써 갈등을 해소하려는 방법

4 다음 조직의 원리 중 통솔범위의 원리와 상반 관계에 있는 것은?

① 조정의 원리   ② 계층제의 원리

③ 전문화의 원리   ④ 명령통일의 원리

TIP 통솔범위의 원리는 한 사람의 상관이 감독하는 부하의 수는 그 상관의 통제 능력 범위 내에 한정되어야 한다는 원리로, 인간이 기울일 수 있는 주의력 범위의 한계가 있다는 것에 대한 근거가 되는 조직 원리이다.
② 통솔범위의 원리와 상반 관계에 있는 것은 계층제의 원리이다.

Answer 3.① 4.②

5 보건행정의 운영원리 중 공동의 목표를 달성하기 위하여 업무를 분담하는 과정은?

① 의사결정과정　　　　　　　　　　　② 조직화과정
③ 통제과정　　　　　　　　　　　　　④ 기획과정

TIP F.W. 테일러가 정의한 조직화과정에 대한 설명이다.

6 민츠버그(Mintzberg)의 조직유형 분류에서 전문적 관료제에서의 조정기제는?

① 직접감독　　　　　　　　　　　　　② 기술표준화
③ 산출표준화　　　　　　　　　　　　④ 상호조절

TIP 전문적 관료제는 전문적 훈련을 받은 구성원으로 이루어진 조직으로 전문가 중심의 분권화, 표준화된 기술을 바탕으로 한 업무 수행, 안정된 조직 환경, 적은 외부통제의 특징을 보인다.

7 보건사업을 시행할 경우 건강증진상의 효과를 질보정수명(QALY)으로 측정하여 사업 대안 간의 경제성을 비교하고자 할 때 가장 적합한 분석방법은?

① 비용효용분석　　　　　　　　　　　② 비용효율분석
③ 비용효과분석　　　　　　　　　　　④ 비용최소화분석

TIP 비용효용분석은 건강증진상의 효과를 건강일수 또는 질보정수명으로 측정한다. 건강일수 하루당 또는 질보정수명 1년당 최소의 비용이 소요되는 방안이나 비용 한 단위당 최대의 효용을 갖는 대안을 비교하여 선택한다.

Answer 5.② 6.② 7.①

8 공공행정과 민간행정의 차이점으로 옳지 않은 것은?

① 영리성   ② 독점성

③ 공공성   ④ 수단

TIP ④ 수단, 의사결정, 관료제적 기술 등은 공공행정과 민간행정(경영)의 공통점이다.

9 다음 중 보건행정 조직관리의 원칙이 아닌 것은?

① 계층제의 원리   ② 행정통일의 원칙

③ 전문화의 원칙   ④ 통솔범위의 원리

TIP 보건행정조직의 원리 … 계층제의 원리, 목표통일의 원리(조정의 원리), 전문화(분업)의 원리, 통솔범위의 원리, 명령통일의 원리

10 조직원리 중 직급을 등급화하여 상위와 하위계층의 역할을 명확히 하는 원리는?

① 계층제의 원리   ② 명령통일의 원리

③ 조정의 원리   ④ 업무일원화의 원리

TIP 조직의 원리
    ⊙ 계층제의 원리 : 조직구조의 상하관계와 형태를 조직하는 데 요구되는 원리로, 계층은 조직의 목표를 달성하기 위한 업무를 수행함에 있어 권한과 책임의 정도에 따라 직위가 수직적으로 서열화·등급화되어 있다.
    ⊙ 분업의 원리 : 조직의 업무를 직능 또는 성질별로 구분하여 한 사람에게 동일한 업무를 분담시키는 것으로, 전문화 또는 분업화의 원리이다.
    ⓒ 조정의 원리 : 조직 내에서 업무의 수행을 조절하고 조화로운 인간관계를 유지함으로써 협동의 효과를 최대한 거두려는 것이다.
    ⓔ 통솔범위의 원리 : 한 지도자가 직접 통솔할 수 있는 수에는 한계가 있다.
    ⓜ 명령통일의 원리 : 부하는 한 지도자로부터 명령과 지시를 받고 그에게만 보고하도록 해야 한다.

Answer 8.④ 9.② 10.①

11 다음 중 비공식조직의 특성에 해당되는 것은?

① 명분성

② 합리성

③ 전체질서 강조

④ 감정의 논리

TIP 비공식 조직의 특성 … 부분질서 강조, 감정의 논리, 내면적 조직, 비가시적 조직

12 행정과정론의 입장에서 보건행정의 최종산출물이라 할 수 있는 것은?

① 정부시책

② 의료, 기술 발달

③ 건강의 증진

④ 의사결정

TIP 보건행정의 최종산출물 … 건강의 증진, 회복, 사망, 만족감

13 다음 능률성 개념 중 성질이 다른 것은?

① 상대적 능률성

② 객관적 능률성

③ 대차대조표적 능률성

④ 절대적 능률성

TIP ① 상대적 능률성은 주관적 능률성으로서 사회적 능률성에 해당된다.

14 다음 중 목표관리(MBO)의 개념과 관련이 없는 것은?

① 결과지향적 목표

② Y이론적 인간해석

③ 조직문화의 근본적 변화

④ 평가와 환류

TIP ③ 조직문화의 근본적 변화는 조직발전과 관련된다.

※ 목표관리 … 상·하간의 참여에 의해 목표를 설정하고, 이를 활용함으로써 관리의 효율화를 기하려는 Y이론적 관리기법을 말한다. MBO의 목표는 단기목표이며, 산출지향의 목표이다.

Answer 11.④ 12.③ 13.① 14.③

15 조직구조의 기본변수와 상황변수의 관계를 설명한 것으로 옳지 않은 것은?

① 대규모조직은 공식화 수준과 복잡성이 높아지게 된다.

② 일반적으로 조직의 하위계층으로 갈수록 비일상적 기술을 사용하고 단순반복적 업무를 수행하며 공식성은 낮아지게 된다.

③ 기능적 조직은 전문화와 규모의 경제를 최대로 활용하여 좁은 시장영역을 고수하려는 방어형 전략을 주로 사용하게 된다.

④ 일반적으로 단순한 환경일수록 집권화·공식화 경향이 높아지고, 불확실한 환경일수록 공식화 수준이 낮아지며 분권화가 되는 경향이 있다.

TIP ② 일반적으로 조직의 하위계층으로 갈수록 일상적 기술을 사용하고 단순반복적 업무를 수행하며 공식성은 높아지게 된다.

16 병원조직과 유사한 형태의 조직은?

① 매트릭스조직　　　　　　　　　② 네트워크조직

③ 계선조직　　　　　　　　　　　④ 막료조직

TIP 병원은 고유기능인 진료사업과 임시기능인 팀활동을 중시하므로 이원적 조직인 매트릭스조직과 유사하다.

17 국민건강보험공단과 유사한 공사형태의 공기업을 설명한 것으로 옳지 않은 것은?

① 공사의 직원은 공무원이 아니므로 국가공무원법의 적용을 받지 않으며, 이사회는 독자적으로 인사관리를 할 수 있다.

② 독립채산제를 적용하며 정부의 재정과 분리하여 독자적인 경영방식을 취한다.

③ 정치적 영향을 배제하기 위하여 국회의원에게는 관리임용 및 이사에 임용될 자격을 부여하지 않는다.

④ 공사는 일반행정기관에 적용되는 예산회계 및 감사관계 법령과 감사원법의 적용을 받지 않는다.

TIP ④ 공사는 일반행정기관에 적용되는 예산회계 및 감사관계 법령의 적용을 받지 않으나, 예외적으로 감사원법의 적용을 받는다.

Answer 15.② 16.① 17.④

18 집단적인 갈등의 해결방안 중 합리적 해결방법으로만 연결된 것은?

① 문제해결 - 설득

② 문제해결 - 협상

③ 설득 - 협상

④ 협상 - 정략

TIP 문제해결과 설득은 합리적 해결방법으로, 목표는 합의가 되어 있으나 해결책에 갈등이 발생할 때의 해결방법이며, 협상과 전략은 비합리적 해결방법으로 목표와 해결책 모두에 갈등이 발생할 때의 해결방법이다.

19 다음 중 매트릭스조직의 효용성이 아닌 것은?

① 조정의 용이성

② 시한적 사업에 대한 신속대처

③ 조직단위간 정보흐름의 활성화

④ 인적 자원의 경제적 활용

TIP 매트릭스조직은 이중적 지휘·명령체계를 특징으로 하며, 명령통일의 원칙이 적용되기 곤란하고, 조직구성원의 권한과 책임의 한계가 불명확해지며 조정이 곤란해진다.

20 다음 중 횡적 조절이 용이한 의사소통과 관련이 없는 것은?

① 메모

② 전화통화

③ 위원회조직

④ 제안제도

TIP ④ 제안제도는 하의상달(상향적) 의사전달방식이다.

21 다음 중 계급제의 특징으로 옳지 않은 것은?

① 계급제 국가는 고급공무원의 수를 적게 하고, 사회적 지위, 보수면에서 특별한 대우를 하는 엘리트화 경향이 뚜렷하다.

② 전문적 지식을 중요시하며 개방형 인사를 채택한다.

③ 계급간의 차별이 심하며, 하위계급에서 상위계급으로의 승진이 어렵다.

④ 사람중심의 인사제도이다.

TIP ② 계급제는 폐쇄형 인사를 채택하게 된다.

22 외부의 개방형 직위의 운영을 통하여 거둘 수 있는 장점이 아닌 것은?

① 조직의 안정성과 계속성을 확보할 수 있다.

② 외부환경으로부터 문호가 개방되어 유능한 인재를 등용할 수 있다.

③ 행정에 대한 민주통제가 가능하다.

④ 관료제의 침체를 방지할 수 있다.

TIP ① 외부인사를 폭넓게 채용하는 개방형 인사를 채택할 경우 조직의 안정성과 계속성은 저해될 우려가 있다.

Answer 21.② 22.①

☐3 동기부여 이론

01 동기부여 이론의 개관

❶ 개념 및 구성

(1) 개념

인간의 행동을 개발하고, 그 개발된 행동을 유지하며, 더 나아가서 이를 일정한 방향으로 유도해가는 과정을 총칭하는 이론이다.

(2) 특성

관리적 측면에서 볼 때 동기부여는 조직목표를 달성하기 위해 개인이나 집단의 행동에 영향력을 행사하려는 관리자의 의식적인 시도이다.

❷ 분류

(1) 내용이론

① **Maslow의 욕구위계론** ··· 인간을 동기화할 수 있는 욕구가 계층을 형성하고 있는 것으로 파악하고, 욕구단계의 내용을 생리적 욕구, 안전욕구, 소속과 애정욕구, 존경욕구, 자아실현욕구의 다섯 가지 범주로 분류해서 이론을 전개하였다.

② **Herzberg의 만족-불만족 2요인이론** ··· 직무에 만족을 주는 요인을 동기요인이라 하고, 불만을 초래하는 요인을 위생요인이라고 가정하여 이론을 전개하였다.

③ **Alderfer의 ERG이론** ··· 매슬로우의 5단계 욕구범주를 생존(Existence), 관계(Relatedness) 및 성장(Growth) 등 세 가지 핵심적인 범주로 간결화하여 ERG이론을 개발하고 이를 실험하였다.

④ **McClelland** ··· 개인의 욕구 중 사회 · 문화적으로 습득된 욕구들을 성취욕구, 친교욕구, 권력욕구로 분류하였다.

(2) 과정이론

① 기대이론
  ㉠ V.H. Vroom은 1차 및 2차 수준결과, 유의성, 수단성, 기대, 힘, 능력 등의 개념을 가지고 동기이론을 모델화하였다.
  ㉡ L.W. Porter와 E.E. Lawler는 브룸의 이론을 기초로 하여 단순히 성과와 동기를 연결시키는 데 그치지 않고 다양한 변수를 추가하여 독자적인 이론을 전개하였다.

② 공정성이론(Adams) … 보상의 양과 공정성을 극대화하는 데 관심을 갖고, 자신의 공헌과 보상의 크기를 타인의 그것과 비교하여 동기수준을 결정한다는 견해이다.

02 Maslow의 욕구계층이론과 Herzberg의 동기 – 위생이론

❶ Maslow의 욕구계층이론

(1) 기본개념

① Maslow는 인간의 내재적 욕구에 초점을 맞추어 인간이 보편적으로 지니고 있는 공통적인 욕구를 다섯 계층으로 분류하였다. 인간의 동기는 계층에 따라 순차적으로 유발된다.

② 동기로 작용하는 욕구는 충족되지 않은 욕구이며, 충족된 욕구는 그 욕구가 나타날 때까지 동기로서의 힘을 상실한다.

(2) 5가지 욕구의 구성요소

① 생리적 욕구
  ㉠ 인간이 지니는 가장 기초적인 욕구로서 음식, 의복, 주거, 성, 수면 등에 관련된 욕구이다.
  ㉡ 욕구계층의 출발점이 되는 최하위 욕구인 생리적 욕구는 다른 욕구에 비해 강도가 가장 높은 욕구이다.

② 안전의 욕구 … 다른 욕구에 비해 상대적으로 부정적인 의미를 갖기도 하는데, 조직 내에서 조직구성원들이 안전의 욕구를 추구하는 것은 그들의 생산성 향상에 영향을 미치지 못하는 경우도 많고, 그들의 행동을 작동시키기보다는 도리어 행동을 억제하거나 제한하는 경우가 많기 때문이다.

③ 소속의 욕구(사회적 욕구)
  ㉠ 인간은 사회생활 속에서 다른 구성원들과 상호작용하면서 생활하는 사회적 동물이기 때문에 친구가 없어서 고독한 것, 어느 곳에도 소속되어 있지 않은 것, 가까운 사람들로부터 소외되는 것 등에서 오는 고통을 회피하기를 원한다.

ⓒ 소속감을 느끼는 상호관계를 유지하기를 원하며, 자기가 원하는 집단에 소속되어 다른 사람과 함께 있기를 바라게 된다.

④ **존경에 대한 욕구** … 자신에 대해 긍지를 가지려 하고 자신이 높게 평가받으며, 다른 인간들로부터 존경받기를 원하는 욕구이다.

⑤ **자아실현의 욕구** … 욕구계층구조의 최상층에 존재하고 있는 것으로서 자기완성에 대한 갈망을 의미하며, 자신의 잠재적 역량을 최대한으로 실현하려는 욕구를 말한다.

❷ Herzberg의 동기 – 위생이론

(1) 기본개념

① 인간의 욕구를 서로 다른 2가지 차원으로 분류한 허즈버그의 이론이다.

② 2차원의 욕구를 동시에 만족시켜야 생산성이 향상된다.

③ 만족과 불만족은 전혀 별개의 것이다. 불만족이 없어진다고 만족이 높아지는 것은 아니다.

(2) 2가지 요인

① **동기요인** … 직무와 관련해 가지는 것으로 성취감, 남으로부터의 인정, 내용이 견실한 직무, 책임감 그리고 승진이나 성장과 같은 요인들을 통해 느낄 수 있는 만족감을 말하며 만족요인이라고 한다.

② **위생요인** … 주로 직무의 환경·조건 및 구조와 관련된 요인을 말한다.

❂ 동기 – 위생이론(F. Herzberg)

동기요인(만족요인)	위생요인(불만족 요인)
• 동기요인이 충족되면 만족감은 증대되고, 동기요인이 충족되지 않으면 만족감은 감소된다. • 성장, 발전, 책임감, 인정, 자아실현 등 일(직무) 자체를 의미한다.	• 위생요인이 충족되면 불만족은 감소되고, 위생요인이 충족되지 않으면 불만족은 증대된다. • 봉급, 작업조건, 안전, 감독, 회사의 정책 등 일을 둘러싼 환경을 의미한다.

03 McGregor의 X · Y이론

① 개요

(1) 기본개념
인간성에 대해 긍정적으로 보는 측과 부정적으로 보는 측의 두 부분으로 분류하여 부정적인 시각을 X이론, 긍정적인 시각을 Y이론이라 한다.

(2) 다른 동기부여 이론과의 관련성
① X이론 … 위생요인 - 심리 · 안전욕구 - 조직

② Y이론 … 만족요인 - 존경 · 자아실현욕구 - 성장

② 기본가정

(1) X이론 가정
① 직원들은 원래 일을 하기 싫어한다. 항상 게으름을 피울 기회만 찾는다.

② 목표달성을 위해서는 계속 감시하고 통제해야 한다.

③ 직원들은 책임을 맡는 것을 꺼리며, 지침을 받아 일을 하는 것을 선호한다.

④ 대부분의 직원들은 야심찬 계획보다는 안전에 우선순위를 둔다.

(2) Y이론 가정
① 직원들은 일을 휴식처럼 자연스러운 것으로 받아들인다.

② 목표를 공유하기만 한다면 스스로 방향을 잡아서 열심히 한다.

③ 보통의 직원도 책임을 맡아 일을 하는 것을 배울 수 있으며, 그것을 추구하기도 한다.

④ 보통의 직원도 얼마든지 혁신적 결정을 내릴 수 있다.

04 Alderfer ERG이론과 성취 · 권력 · 친교 욕구이론

1 Alderfer ERG이론

(1) 기본개념
매슬로우의 견해에는 기본적으로 동의하나, 매슬로우가 제시하는 다섯 가지 대신 기본적인 세 가지의 욕구범주를 가지고 있다고 주장하였다.

(2) 욕구범주
① 존재욕구 … 음식, 공기, 물, 부가급여, 작업조건에 의해서 만족된다.

② 관계욕구 … 동료작업자들, 감독, 부하, 친구, 가족과의 대인관계를 수립 · 유지함으로써 충족된다.

③ 성장욕구 … 작업 중 창조적 · 생산적 기여를 함으로써 개인발전에 대한 기회를 찾으려는 시도의 욕구로 표현된다.

☀ 욕구계층이론과 ERG이론(Existence, Relatedness, Growth)

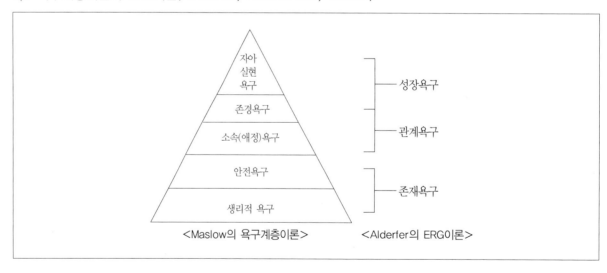

② 성취 · 권력 · 친교 욕구이론

(1) 개념

① McCkelland는 문화에 뿌리를 두고 후천적으로 습득된 욕구를 중심으로 한 동기부여 이론을 제시하였다.

② 사람들이 세 가지의 중요한 욕구, 즉 성취욕구, 친교욕구, 권력욕구를 가지고 있다고 보았다.

(2) 욕구범주

① **성취욕구** … 성취욕구가 강한 사람은 도전적인 목표를 설정하되 투기적인 무모함 없이 적절한 위험성을 추구하며, 자기행동에 대해 피드백을 하고 문제해결에 대해 책임을 진다.

② **친교욕구** … 친교욕구가 강한 사람은 다른 사람과의 관계를 확인하려고 하고, 집단규범과 타인의 관심사에 성실한 관심을 보인다.

③ **권력욕구** … 권력욕구가 강한 사람은 다른 사람에게 자기가 원하는 방향으로 영향을 미치며, 사회적 환경에서 뿐만 아니라 물리적 환경에 있어서 타인을 통제하려고 한다.

05 권한과 권력

① 권한

(1) 개념

다른 사람에게 영향을 미치고 활동을 요구하는 권리를 말한다.

(2) 공식적 · 비공식적 권한

① **공식적 권한** … 다른 사람에게 영향을 미치고 어떤 행동을 하도록 요청하는 직위의 고유한 권리를 말한다.

② **비공식 권한** … 공식적 직위나 직함이 없어도 다른 사람에게 영향력을 행사할 수 있는 능력을 말한다.

❷ 권력

(1) 개념

상대방의 의사에 관계없이 어떤 행동이나 결정을 하도록 하는 능력 또는 명령을 받아들이도록 하는 능력을 말한다.

(2) 권력의 종류

① **합법적 권력** ⋯ 조직에서 담당직위에 의해 다른 사람에게 영향력을 행사할 수 있는 힘을 말한다.

② **보상적 권력** ⋯ 다른 사람에게 보상을 주기도 하고 보상을 주지 않을 수도 있는 능력을 가지고 있음으로써 영향력을 행사하는 힘으로 임금인상, 직무할당 등이 그 예이다.

③ **강압적 권력** ⋯ 다른 사람에게 벌을 주거나 위협을 줄 수 있다는 인식을 심어줌으로써 영향력을 행사하는 것으로 해고, 징계, 작업시간 단축 등이 그 예이다.

④ **전문적 권력** ⋯ 권력행사자가 가지고 있는 전문지식이나 숙련에 의해 다른 사람에게 영향을 미칠 수 있는 힘을 말한다.

⑤ **준거적 권력** ⋯ 개인적인 매력이나 카리스마에 의해 다른 사람에게 영향력을 미치게 되는 힘을 말한다.

최근 기출문제 분석

2022. 6. 18. 제1회 지방직 시행

1 동기부여 이론 중 X이론에 근거하여 관리자가 구성원을 대하는 좋은 방법은?

① 경제적 보상과 제재

② 권한의 위임

③ 자율성 존중

④ 민주적 리더십

> **TIP** ① 전통적 인간관 X이론에 따르면, 인간은 일을 싫어하고 기피하려고 하기 때문에 조직의 목적 지향적인 노력을 조성하기 위해서는 강압, 통제, 지시, 보상 등의 동기 부여를 제공해야 한다.
> ②③④ Y이론의 관리전략
>
> ※ 맥그리거의 X－Y이론
>
> | 구분 | 내용 |
> |------|------|
> | X이론 | • 전통적 인간관
• 선천적으로 일하기를 싫어하고 기피함
• 책임을 회피하며 지휘나 통제, 강압, 지시 등을 선호함
• 생리적 요구 혹은 안전욕구에서 동기유발이 가능
• 강압적이고 권위적이며 보상을 제공하는 관리 전략 |
> | Y이론 | • 현대적 인간관
• 일을 좋아하며 자율적이고 능동적
• 조직 목적에 적극참여하며 자아실현 추구
• 분권화, 참여적 관리 등의 민주적 관리전략 |

Answer 1.①

2 〈보기〉의 내용에 해당하는 직무평가 방법으로 가장 옳은 것은?

> • 직무에 등급을 매기는 방법
> • 간편하고 이용도가 높다는 장점이 있다.
> • 많은 직무 중 직군을 등급으로 매겨서 비교적 유사 혹은 동질적인 직무를 한 등급으로 평가한다.
> • 이 방법은 강제적으로 배정하는 특성이 있으므로 정부기관에서 널리 사용되는 경향이 있다.

① 서열법(ranking method)   ② 직무분류법(job classification method)
③ 점수법(point rating method)   ④ 요소비교법(factor comparisons method)

> **TIP** 직무평가란 경영조직에 있어서 개인의 직무를 상대적으로 평가하여 모든 직무를 직무가치체계로 종합하는 것을 말한다. 직무평가 목적은 경영에 있어서 직무의 상대적 유용성을 측정하여 공평하고 합리적인 임금관리를 행할 뿐 아니라 합리적인 직무분류를 함으로 승진 경로나 배치 기준을 명확히 하여 종업원의 배치나 이동, 승진과 훈련 등을 효과적으로 수행하며 종업원에 공정한 인사관리를 기하려는 데 있다.
> ※ 직무평가법
> ㉠ 서열법(ranking method) : 등급법이라고도 한다. 직무를 그 곤란함 정도와 책임 정도에서 상호비교하여 수행의 난이도 순서로 배열하여 등급을 정하는 방법이다.
> ㉡ 분류법 : 평가하고자 하는 직무를 그 곤란도와 책임도를 종합적으로 관찰하여 등급정의에 따라 적정한 등급으로 편입하는 방법이다.
> ㉢ 점수법 : 직무의 상대적 가치를 점수로 표시하는 방법이다.
> ㉣ 요소비교법 : 직무의 상대적 가치를 임금액으로 평가한다.

3 동기부여 이론 중 내용이론이 아닌 것으로 가장 옳은 것은?

① 매슬로우(Maslow)의 욕구단계이론
② 아지리스(Argyris)의 미성숙–성숙이론
③ 브룸(Vroom)의 기대이론
④ 허즈버그(Herzberg)의 2요인이론

> **TIP** 내용이론은 사람들을 동기부여하는 요인은 욕구라고 생각하고 이러한 구체적인 욕구를 규명하는 것이다. 인간을 동기부여할 수 있는 욕구가 계층을 형성하고 있는 것으로 파악한다.
> ③ 블룸의 기대이론은 과정이론으로, 개인의 동기는 그 자신의 노력이 어떤 성과를 가져오리라는 기대와, 그러한 성과가 보상을 가져다주리라는 수단성에 대한 기대감의 복합적 함수에 의해 결정된다고 본다.

Answer 2.② 3.③

4 조직에서 인간의 동기를 설명하는 허즈버그(Herzberg)의 이론에 대한 설명으로 가장 옳지 않은 것은?

① 사람의 욕구를 만족과 불만족의 2요인으로 설명하고 있다.

② 욕구를 단계적으로 보고 하위욕구가 충족되면 다음 단계의 욕구가 동기부여를 할 수 있다.

③ 임금에 대한 불만족을 제거하여야 하지만 이를 통해 동기가 부여되는 것은 아니다.

④ 성취감, 승진 등의 동기요인이 만족되면 적극적인 태도로 유도될 수 있다.

> **TIP** ② 욕구를 단계적으로 보고 하위욕구가 충족되면 다음 단계의 욕구가 동기부여를 할 수 있다고 가정한 것은 매슬로우의 욕구위계이론에 대한 설명이다.
> ※ 허즈버그의 2요인 이론은 인간의 욕구 가운데는 동기요인과 위생요인의 두 가지가 있으며, 이 두 요인은 상호 독립되어 있다고 주장한다.
> ㉠ 동기요인(만족요인) : 조직구성원에게 만족을 주고 동기를 유발하는 요인
> **예** 성취, 인정, 직무 내용, 책임, 승진, 승급, 성장 등
> ㉡ 위생요인(불만요인) : 욕구 충족이 되지 않을 경우 조직구성원에게 불만족을 초래하지만 그러한 욕구를 충족시켜 준다 하더라도 직무 수행 동기를 적극적으로 유발하지 않는 요인
> **예** 조직의 정책과 방침, 관리 감독, 상사/동료/부하직원과의 관계, 근무환경, 보수, 지위, 안전 등

5 맥그리거(Mcgregor)의 Y이론에 대한 설명으로 가장 옳은 것은?

① 구성원은 처벌과 통제를 해야 한다.

② 조직구성원들의 경제적 욕구 추구에 대응한 경제적 보상체계가 확립되어야 한다.

③ 자기 통제와 자기 지시를 행할 수 있다.

④ 인간은 자기중심적이고 책임지는 것을 싫어한다.

> **TIP** ①②④ X이론에 대한 설명이다.

Answer 4.② 5.③

6 브룸(Vroom)의 기대이론(Expectancy Theory)에 대한 설명으로 옳지 않은 것은?

① 유의성은 보상에 대한 객관적 선호의 정도이다.

② 전체 동기부여 수준은 0의 값을 가질 수 있다.

③ 수단성은 성과가 보상을 가져올 것이라는 믿음이다.

④ 기대감은 자신의 노력이 일정한 성과를 달성한다는 기대이다.

> **TIP** ① 유의성은 조직의 보상이 개인 목표나 욕구를 충족시키는 정도와 잠재적인 매력 정도로 주관적 선호의 정도이다.

7 아담스(Adams)의 공정성(공평성) 이론에 대한 설명으로 옳지 않은 것은?

① 비교집단과 투입 – 산출의 비율에 대한 비교를 통해 공정하다고 느낄 때 인간은 행동한다.

② 형평성의 비교과정을 투입에 대한 산출의 비율로 설명한다.

③ 투입에는 직무수행에 동원한 노력, 기술, 교육수준, 사회적 지위 등이 포함된다.

④ 산출에는 개인이 받게 되는 보수, 승진, 직업안정성, 사회적 상징, 책임 등이 포함된다.

> **TIP** ① 공정성 이론은 조직 속에서 개인은 자신이 투자한 투입(inputs)과 여기서 얻어지는 결과(outcomes)를 다른 개인이나 집단의 그것들과 비교한다고 가정한다. 자신이 투자한 투입 대 결과의 비율이 타인의 그것과 동일하면 공정하다고 느끼고 만족하지만, 이에 대해 불공정성을 지각하게 되면 공정성을 회복하는 쪽으로 행동하게 된다.

Answer 6.① 7.①

출제 예상 문제

1 동기부여 이론 중 사람들의 욕구는 단계적으로 이루어져 있지 않으며 불만족과 만족 증진은 서로 별개의 차원으로 이루어져 있다고 주장한 학자는?

① 맥그리거(McGregor)

② 아지리스(Argyris)

③ 브룸(Vroom)

④ 허즈버그(Hezberg)

TIP 허즈버그의 2요인 이론 … 허즈버그는 인간의 욕구가 단계적으로 이루어진 것이 아니라고 보고 불만과 만족이 서로 별개의 차원에서 작용하는 이원적 욕구이론을 주장하였다.

2 Maslow의 욕구 5단계 중 소속감은 어느 욕구에서 느낄 수 있는가?

① 생리적 욕구

② 안전욕구

③ 사회적 욕구

④ 자아성취욕구

TIP Maslow의 욕구 5단계
㉠ 생리적 욕구 : 음식, 물 등 인간의 가장 기본적인 생존을 위한 욕구를 말한다.
㉡ 안전욕구 : 일단 생존의 욕구가 충족되면 신체적인 피해와 상실에 대하여 자신을 보호함으로써 지속적인 생존을 도모한다.
㉢ 사회적 욕구 : 사회적·사교적인 본질과 관계되는 것으로 동료의식, 소속감, 우정, 애정 등의 욕구를 말한다.
㉣ 존경욕구 : 자신의 중요성을 다른 사람에게 인식시키고자 하는 것으로, 그로 인해 자기자신이 존경받기를 원하는 욕구를 말한다.
㉤ 자아실현의 욕구 : 인간의 욕구 중 가장 상위의 욕구로, 개인의 잠재력을 충분히 개발하려는 욕구를 말한다.

3 동기부여 이론 중 개인목표와 조직목표 간의 관계를 명확히 설명해 줄 수 있는 것은?

① 공정성이론

② 욕구단계설

③ 기대이론

④ 성취동기이론

TIP 공정성이론
㉠ 인지부조화의 분배정의 개념에 기초하여 아담스(J.S. Adams)가 1963년에 발표한 이론이다.
㉡ 개인과 개인 또는 개인과 조직 간의 교환관계에 초점을 두며, 한 개인이 다른 사람들에 비해 얼마나 공정하게 대우를 받느냐 하는 느낌을 중시하는 이론이다.

Answer 1.④ 2.③ 3.①

4 매슬로우(Maslow)의 욕구이론 중 자신의 잠재력을 극대화시키려는 욕구단계는?

① 사회적 욕구

② 자아실현욕구

③ 존경의 욕구

④ 생리적 욕구

TIP ② 자아실현 욕구는 자신의 잠재력과 가능성을 극대화하여 목표를 달성하고자 하는 욕구이다.

5 다음에서 설명하는 인간형은?

상벌과 벌칙으로 행동을 규제하는 인간형

① X형 인간

② Y형 인간

③ Z형 인간

④ 개방형 인간

TIP 맥그리거의 X이론과 Y이론의 전제

ⓐ X이론 : 종업원은 선천적으로 일을 싫어하고 가능하면 피하려고 한다. 종업원이 일을 싫어하기 때문에 목표를 달성하기 위해서는 그들을 반드시 강제·통제하고 처벌로 위협해야 한다. 종업원은 책임을 회피하고 가능하면 공식적인 지시에만 따르려하며, 대부분의 작업자는 작업과 연관된 요인들 중 무엇보다 안전성을 추구하려 한다.

ⓑ Y이론 : 종업원은 일하는 것을 휴식이나 놀이처럼 자연스러운 것으로 본다. 인간은 자신에게 주어진 목표달성을 위해서 스스로 지시하고 통제하며 관리해 나간다. 보통의 인간은 책임을 받아들이고 스스로 책임을 찾아 나서기까지 한다. 합리적인 의사결정을 하기 위한 능력은 보통의 인간에게 널리 퍼져있는 일반적인 능력으로 관리자만의 유일한 영역일 필요는 없다.

6 매슬로우(Maslow)의 욕구단계 중 사회적 욕구에 포함되는 것은?

① 생리적 욕구

② 안전욕구

③ 소속·애정 욕구

④ 심미적 욕구

TIP 사회적 욕구란 소속감과 사랑에 대한 욕구를 말한다.

Answer 4.② 5.① 6.③

7 매슬로우(Maslow)의 동기위계설에 따라 다음 중 가장 강한 욕구를 고르면?

① 생리적 욕구   ② 안전욕구

③ 자존욕구   ④ 자아실현의 욕구

TIP 가장 기본적 욕구인 생리적 욕구가 가장 강하다.

8 매슬로우(Maslow)의 동기위계설에서 욕구의 바른 단계는?

① 안전욕구 → 소속욕구 → 생리적 욕구 → 존경욕구 → 자아실현욕구

② 안전욕구 → 생리적 욕구 → 소속욕구 → 존경욕구 → 자아실현욕구

③ 생리적 욕구 → 안전욕구 → 존경욕구 → 사회욕구 → 자아실현욕구

④ 생리적 욕구 → 안전욕구 → 소속욕구 → 존경욕구 → 자아실현욕구

TIP 매슬로우의 욕구 5단계

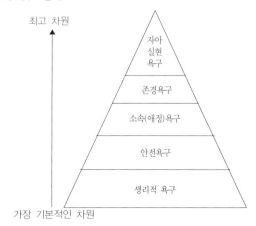

Answer   7.① 8.④

9 다음 중 허즈버그(Herzberg)의 동기-위생이론에 대한 설명으로 옳은 것은?

① 인간은 자연적으로 미성숙 상태에서 성숙 상태로 발달한다.

② 인간은 낮은 수준의 욕구와 높은 수준의 욕구를 가지고 있다.

③ 인간은 성악설의 X이론형이 있고, 성선설의 Y이론형이 있다.

④ 인간의 만족과 불만족은 조직생활에서 서로 다른 차원으로 나타난다.

TIP Herzberg의 동기-위생이론은 Maslow의 욕구위계론에 근거를 두고 조직 내에서 직무에 만족을 주는 요인과 불만족 요인이 별개로 존재하고 있다는 가정에 기초한 이론이다.

10 다음 제도 중 Maslow가 주장하는 존경욕구의 충족과 가장 거리가 먼 것은?

① 연금제도　　　　　　　　　　　② 제안제도

③ 포상제도　　　　　　　　　　　④ 권한의 위임

TIP ① 안전의 욕구 충족과 관련이 있다.

11 허즈버그(Herzberg)의 동기-위생이론에 비추어 볼 때, 충족되는 경우에 보건직원의 직무만족감 증진에 가장 크게 기여하는 것은?

① 보수　　　　　　　　　　　　② 근무조건

③ 조직원의 존경　　　　　　　　④ 동료와의 관계

TIP 허즈버그(Herzberg)의 위생요인(불만족 요인 ; 환경적 요인)은 조직의 정책과 관리·보수·지위·작업조건 등이고, 동기요인(만족 요인 ; 직무 그 자체의 요인)은 성취감·인정감·책임감 및 승진 등이다.

12 공무원의 보수는 불만을 제거하고 사기를 높여주지만 만족을 가져다 주거나 생산성 향상과는 직접적 관련이 없다고 주장한 학자는?

① 허즈버그   ② 매슬로우

③ 아지리스   ④ 맥그리거

TIP 허즈버그의 동기 – 위생이론 … 일에 만족을 주는 요인을 동기요인, 불만을 불러일으키는 요인을 위생요인이라고 하였다.
  ㉠ 위생요인 : 개인의 욕구를 충족시키는 데 있어서 주로 개인이 불만족을 방지해주는 효과를 가져오는 것들을 말한다. 이들 요인들을 불만족 요인이라 부르며, 개인의 욕구를 충족시키는 데 있어서 주로 불만족을 방지해 주는 요인을 위생요인이라 한다. 위생요인의 특징은 2요인의 충족이 단지 불만족의 감소만을 가져올 뿐이지 만족에 작용하지는 못한다는 데 있다. 이와 같이 위생요인은 개인의 생리적 욕구와 안전욕구 그리고 애정욕구를 충족시켜 줌으로써 개인의 직무환경과 관련된 직무의 외재적 성격을 지니고 있는 것이 특징이다.
  ㉡ 동기요인 : 개인으로 하여금 열심히 일을 하여 성과를 높여주는 것을 말한다. 따라서 이들 요인들은 인정도, 책임감, 성장, 발전, 보람있는 직무내용, 존경과 자아실현욕구 등을 포함한다. 동기요인이 충족되지 않아도 불만은 없지만, 일단 충족되면 만족에 적극적으로 영향을 줄 수 있고 일에 대한 적극적인 태도를 유도할 수 있는 것이다.

---

13 다음 중 Herzberg의 동기–위생이론에 대한 설명으로 옳은 것은?

① 인간은 일원적 욕구구조를 가지고 있다.
② 불만족을 일으키는 요인과 만족을 주는 요인은 서로 같다.
③ 불만족요인의 제거는 소극적이며 단기적인 효과를 가질 뿐인 데 비해, 만족요인은 적극적이며 장기적 효과가 있다.
④ 위생요인은 동기요인의 충족 후에 가능하다.

TIP 위생요인의 충족은 단지 불만족의 감소만을 가져올 뿐이지 만족에 작용하지는 못하는 데 반해, 동기요인은 충족되면 만족에 적극적으로 영향을 줄 수 있다.

---

14 다음 동기요인 중 그 성격이 다른 하나는?

① 금전적 소득의 증대   ② 사회적 지위와 존경
③ 인정감   ④ 직무의 매력성

TIP ① 불만족요인 ②③④ 만족요인

Answer 12.① 13.③ 14.①

O4 보건기획 및 정책

01 기획

❶ 개념 및 구성

(1) 개념

① 미래의 활동에 관한 일련의 결정을 준비하는 동태적 과정이다.

② 미래의 활동에 관한 일련의 결정이라는 점에서 기획은 특정의 목표를 달성하기 위하여 최상의 방법이나 절차를 선택하는 의도적인 결정을 한다.

③ 기획은 계획을 세워나가는 과정에 중점을 두는 포괄적·계속적인 관념인 반면, 계획은 보다 구체적·개별적인 관념이다.

④ 정책은 계획을 세우기 위한 제시를 하며 기획에 선행한다(정책 > 기획 > 계획).

> **TIP 기획과정** ⋯ 문제인지 → 목표설정 → 상황분석(정보의 수집·분석) → 기획전제의 설정 → 대안의 탐색·평가 → 최종안의 선택 → 집행 → 평가

(2) 특성

① 하나의 과정

  ㉠ 기획은 그 자체가 목표가 아니며, 여러 대안 중에서 어느 것을 선택하는 의사결정과정이다.

  ㉡ 어떤 조직이든 목표를 수립하고 그것을 달성하기 위한 수단을 탐색하게 되는데, 이러한 활동은 어느 한 가지 결정으로 끝나는 것이 아니라 계속성을 띤다. 즉, 기획은 대체 가능한 최선의 대안을 선택하는 의사결정과정이면서, 계속적인 과정이다.

  ㉢ 미래행동을 위한 일련의 결정 또는 최종산물인 계획과 구별된다.

② 준비과정
   ㉠ 기획은 일련의 결정, 즉 계획을 준비하는 과정이다. 준비하는 과정이라는 점에서 집행과는 구별된다.
   ㉡ 동일기관이 기획기능과 집행기능을 담당한다 할지라도 양자는 본질적으로 별개의 과정에 속한다는 것이다.

③ 일련의 제결정
   ㉠ 기획은 일련의 제결정을 특성으로 한다.
   ㉡ 일반적인 의사결정은 제대안 중 어느 하나를 결정하는 데 반해, 기획은 의사결정군 또는 조(Set)를 형성하는 제결정을 다룬다.
   ㉢ 여러 개의 결정들이 체계적 관련성을 가지고 이루어진다.

④ **행동지향성** … 기획은 본질적으로 집행을 전제로 하는 의사결정과정이다. 즉, 행동지향성을 특성으로 하므로 단순한 조사연구나 지식의 탐구 등과는 구별된다.

⑤ 미래지향성
   ㉠ 기획은 미래지향적 의사결정과정이다. 즉, 현재 위에서 미래를 투시하여 설계한다.
   ㉡ 미래전망, 상황분석 등을 통하여 인간의 소망과 의지를 반영하는 노력을 한다.
   ㉢ 기획은 미래를 바람직한 상태로 끌어올리기 위한 활동이라는 점에서 미래지향성은 기획에 있어서 가장 중요한 특성이다.

⑥ **목표지향성** … 기획은 일단 설정된 목표를 달성하기 위한 여러가지 수단을 탐색하는 활동이다.

❷ 기획의 기능, 원리

(1) 기획의 기능

① 미래에의 대비 및 창조
   ㉠ 기획은 미래에 발생할 가능성이 높은 사태에 대비하고 바람직한 미래를 창조하는 기능을 한다.
   ㉡ 미래에 있어 예상되는 위험을 최소화하고 미래를 보다 바람직한 상태로 발전시키는 활동 등이 이에 속한다.

② 경비의 절약 및 낭비의 최소화
   ㉠ 기획은 주어진 조건하에서 최대의 효과를 탐색하거나 주어진 목표를 최소의 비용으로 달성하려는 것이다.
   ㉡ 최적 수단의 선택에 의거하여 비생산적인 활동을 회피하고, 불필요한 경비의 억제와 노력의 절약을 가져오게 한다.

③ **효과적 성과측정** … 기획은 일정한 공간 · 시간에서 수행되는 것이기 때문에 그 기간 내에 이루어진 성과를 효과적으로 측정할 수 있게 한다.

④ **가용자원의 효과적 사용**

　　㉠ 가용자원은 한정되어 있는데 이 한정된 자원은 바람직한 기획에 의하여 적정배분 및 사용됨으로써 그 가치를 높일 수 있다.

　　㉡ 자원부족 현상이 심화될 것으로 예상되는 미래에는 자원의 효율적 사용을 위한 기회기능이 절실히 요청된다.

⑤ **효과적 통제의 수단** ⋯ 어떤 조직이든 기획을 통하여 조직단위별 활동에 대한 체계적 배분이 이루어지며, 이것은 곧 조직단위활동을 효과적으로 통제하는 수단이 된다.

⑥ **효과적인 조정**

　　㉠ 기획은 조직의 궁극적인 목표를 향하여 조정되는 기능을 한다.

　　㉡ 어느 조직이든 궁극적인 목표를 가지지만, 조직을 이루고 있는 여러 구성단위는 제각기 목표를 정하여 노력을 투입할 수 있다. 이것은 자칫하면 조직의 궁극적인 목표와 갈등관계에 놓이거나 역기능을 야기시키며, 이러한 갈등이나 역기능을 방지하기 위한 조정활동이 필요하다.

(2) 기획의 원리

① **목적성의 원리** ⋯ 기획에는 목적이 구체적으로 명확히 제시되어야 한다.

② **능률성(경제성)의 원리** ⋯ 기획은 투입된 비용에 비하여 그 성과나 산출이 크도록 수립되어야 한다. 이를 위하여서는 불필요한 비용을 과감히 제거하는 노력이 필요하다.

③ **보편화의 원리** ⋯ 기획은 마치 조직의 상위직 또는 최고관리층에 국한된 기능인 것으로 인식하기가 쉬우나, 정도의 차이가 있을 뿐 계층의 높고 낮음을 막론하고 모든 관리자는 기획업무를 수행한다.

④ **우선의 원리** ⋯ 기획은 관리기능 중 제1차적 기능이다. 왜냐하면 어느 관리자도 사전에 목표를 모르거나 그 목표달성을 위한 정책을 모르면 관리의 기능을 수행할 수 없기 때문이다.

⑤ **가정의 원리** ⋯ 가정은 훌륭한 기획을 위한 선행조건이 된다.

⑥ **시간결정의 원리** ⋯ 기획에는 언제 어떻게 수행될 것인가의 시간이 표시되어야 한다.

⑦ **의사전달의 원리** ⋯ 훌륭한 기획이 이루어지기 위해서 기획자는 담당기획에 대하여 충분한 정보를 가지고 있어야 하며, 타 기획자와 의사소통이 이루어져야 한다.

⑧ **대안의 원리** ⋯ 기획은 여러가지 대안 중에서 조직의 목표에 맞는 대안발굴 및 선택을 하는 활동이다.

⑨ **공약의 원리** ⋯ 기획은 공식적으로 실천할 행동노선을 결정하는 것이다.

⑩ **동태적 변경의 원리** ⋯ 기획은 바람직한 미래설계를 도모하는 것이지만, 미래는 불확실한 것이므로 기획은 항상 동태성 또는 탄력성을 가질 수밖에 없다. 때문에 이를 탄력성의 원리라고도 한다.

③ 기획의 기법

(1) 델파이기법

① 특정한 주제에 대하여 숙지된 판단을 체계적으로 유도하고 대조하는 방법이다.

② 어떤 문제를 예측, 진단, 결정함에 있어서 의견의 일치를 볼 때까지 전문가 집단으로부터의 반응을 체계적으로 도출하여 분석·종합하는 하나의 조사방법이다.

③ 배심토의나 위원회와 같은 집단회의에서의 직접적인 토론을 체계적으로 구성된 일련의 설문으로 대치하여 정보와 의견을 교환할 수 있도록 고안되었다.

④ 델파이기법의 순서
  - ㉠ 전문가 집단을 선정하고, 각 성원은 특별히 설계·구조화된 질문지를 완료한다.
  - ㉡ 질문지에 관한 각 개인의 응답결과를 알려준다. 이 때 보통 4분점간 범위가 제공된다.
  - ㉢ 델파이 참가 전문가들에게 반응분석에 의해 제공된 정보에 기초를 둔, 그들의 반응을 재평가하도록 요구한다.

(2) 시계열분석

① 델파이기법은 과거 경험이나 선례 그리고 전문가적인 판단과 통찰에 의존하는 데 비해, 시계열분석은 일정한 기간의 양적 추이를 토대로 추세연장방식에 의해 미래를 예측하는 방법이다.

② 일정기간 연속하여 나타나는 여러가지 변화나 동향을 측정·기술함으로써 변화의 양상을 분석하고 미래의 경향을 예측하려는 분석방법이다.

③ 시간의 경과에 따른 어떤 변수의 변화경향을 분석하여 그것을 토대로 미래의 상태를 예측하려는 방법이기 때문에 여러가지 종류의 변화가 포함된다.

(3) 인과관계분석

① 시계열분석처럼 X, Y 두 개의 변수만이 아니라 여러 변인들간의 관계, 특히 독립변수와 종속변수 사이의 인과관계를 분석한다.

② 함수관계 또는 모형을 기초로 미래를 예측하는 방법이다.

(4) 계획평가검토기법(PERT)

① 사건, 비용, 사업규모, 중요성 및 복잡성에 따라 변용되는 비반복적 프로그램 개발에 적용될 수 있는 하나의 방법으로서 사업계획의 진행과정과 절차를 정확하게 파악하고 합리적으로 통제할 수 있는 기획기법이다.

② 달성해야 할 목표와 이 목표를 달성하기 위한 활동과 과업 그리고 이들에 선행해서 이루어져야 할 여러 사항들을 논리적 순서와 관계로 배열하여 진행과정을 시간단계나 비용측면에서 직선적 혹은 병렬적 선망조직으로 작성하는 방법이다.

02 정책결정 및 정책평가

❶ 정책결정의 개요

(1) 정책결정의 개념과 특징

① 개념
  ㉠ 정책은 매우 복잡한 동태적 과정을 거쳐 결정하는 것이다.
  ㉡ 정치 · 행정과정을 통하여 정책대안을 선택하는 것으로서 발전행정론에서 중시된다.

② 특징
  ㉠ 복잡성, 동태적 과정
  ㉡ 공익의 실현
  ㉢ 일반적 주요지침 결정
  ㉣ 미래지향적

(2) 의사결정과 정책결정

① 의사결정 … 조직의 운영정책이나 주요 계획의 목표달성을 위한 최선의 방안을 선택 · 결정하는 것이다.

② 정책결정 … 의사결정의 하나로 정치적 · 행정적 의사결정이다.

  📢TIP 정책결정에 영향을 미치는 변수 … 상황 · 환경, 정책결정자, 조직의 특징, 목표, 정보

(3) 정형적 · 비정형적 결정유형

① 정형적 결정
  ㉠ 반복적 · 관례적 성격을 갖는다.
  ㉡ 새로운 의사결정을 할 필요가 없는 경우에 쓰인다.

② 비정형적 결정
  ㉠ 쇄신적 · 비반복적 성격을 갖는다.
  ㉡ 조직의 목표달성이나 발전에 중대한 비중을 차지한다.

③ 비정형적 결정과 기획의 그레샴법칙
　　㉠ 일상적인 업무가 쇄신을 위한 기획활동을 구축한다.
　　㉡ 시간의 압박과 목표의 명확성은 쇄신적 결정을 기피하게 한다.

(4) 전략적 결정과 전술적 결정
① **전략적 결정** … 목표달성, 존속, 발전에 관해 무엇을 할 것인가를 결정한다.
② **전술적 결정** … 일상적 · 관례적 결정으로, 전략적 결정을 위한 수단적 · 기술적 결정이다.

❷ 정책결정모형

(1) 합리모형
① 의의
　　㉠ 이성과 합리적 대안의 모색 · 선택에 의하여 목표달성을 극대화하려는 규범적 · 이상적 접근방법으로서 인간을 전지전능하며, 이성과 합리성에 따라 행동하는 경제인으로 전제한다.
　　㉡ 모든 가능한 문제를 완전히 파악하고 그 대안을 선택한다.

② 전제조건
　　㉠ 전체사회가치의 가중치가 정해져야 한다.
　　㉡ 대안의 결과예측능력이 존재해야 한다.
　　㉢ 비용편익계산의 지적 능력이 있어야 한다.
　　㉣ 합리적 정책결정체제가 있어야 한다.

(2) 만족모형
① 의의
　　㉠ Simon, March의 행태론적 의사결정모형으로서 의사결정자의 사회 · 심리적 측면을 중시하는 현실적 · 실증적 이론이다.
　　㉡ 최적 대안보다는 만족대안을 선택한다.
　　㉢ 인간의 한정된 능력을 전제로 한다.

② 특징
　　㉠ 주관적이며, 합리성을 추구한다.
　　㉡ 의사결정과정을 단순화한다.

(3) 점증모형

① 의의

   ㉠ 인간의 지적 능력 한계와 결정수단의 기술적 제약을 인정한 현실적·실증적 모형으로, 정책결정에 있어서의 대안의 선택은 종래의 정책결정의 점진적·부분적 수정 및 약간의 향상으로 형성된다.

   ㉡ 정책수립과정을 단지 헤쳐나가는 과정으로 고찰한다.

② 특징

   ㉠ 정책결정자는 현정책보다 약간 향상된 정책에만 관심을 가진다.

   ㉡ 비교적 한정된 수의 정책대안만 검토한다.

   ㉢ 대안에 대해 한정된 수의 중요한 결과만 평가한다.

   ㉣ 당면한 문제를 끊임없이 재검토한다.

   ㉤ 완전한 해결책은 없으며, 순차적인 분석·평가로 문제를 검토한다.

   ㉥ 장래의 사회목표보다 현재의 구체적인 사회결함 경감을 추구한다.

(4) 혼합주사모형(Etzioni ; 전략적 기획모형)

① 의의

   ㉠ 합리모형과 점증모형을 절충한 모형으로서 근본적 결정과 목표달성을 위한 대안선택이론이다.

   ㉡ 세부사항을 제외시키고 광범위한 방향제시를 포함하는 고도의 합리성을 추구하며, 부분적·절차적 결정 시에는 기본적 결정범위 내에서 세부사항을 결정함으로써 양자를 상호보완시켜 현실적·합리적 결정이 가능하다는 이론이다.

② 비판

   ㉠ 이론적 독자성이 없다.

   ㉡ 합리모형과 점증모형의 결함을 극복하지 못하고 있다.

   ㉢ 현실적으로 기본적 결정과 점증적 결정이 신축성 있게 전환될 수 있는지 의심스럽다.

(5) 최적모형(Dror)

① 의의

   ㉠ 경제적 합리성과 아울러 직관·판단력·창의력과 같은 초합리적 요인을 고려하는 정책모형이다.

   ㉡ 점증모형을 비판하며, 과거의 선례없는 문제나 중요한 문제의 해결을 위한 비정형적 결정에서는 경제적 합리성 이외에 이러한 초합리성을 중요시해야 한다는 입장이다.

   ㉢ Etzioni의 혼합주사모형에 유사하나 최적모형은 합리성과 함께 초합리성을 고려하고 체제론적 입장에서 전체적인 정책결정체제의 합리적 운영에 의한 최적치를 추구한다.

② 특징

    ㉠ 계량적 모형이 아닌 질적 모형이다.

    ㉡ 합리적 요인과 초합리적 요인을 함께 고려한다.

    ㉢ 대안의 탐색·선택에 있어서 경제적 합리성을 중요시한다.

    ㉣ 정책결정구조의 계속적인 검토·개선을 강조한다.

    ㉤ 정책집행의 평가와 환류작용에도 중점을 둔다.

    ㉥ "정책지침결정 → 정책결정 → 후정책결정 → 의사소통과 환류"의 과정을 거친다.

(6) 쓰레기통모형(Cohen, Olsen)

① 의의

    ㉠ 조직화된 무질서상태에서 응집성이 매우 약한 조직이 어떤 의사결정행태를 나타내는가에 초점을 맞춘다.

    ㉡ 극히 불합리하게 의사결정이 이루어진다고 본다.

    ㉢ 대학이 좋은 예이나 정부에도 적용이 가능하다.

② 특성

    ㉠ 참여자들은 합의가 없고 무엇이 좋은지 모르면서 참여한다.

    ㉡ 기준이 불명확하고, 참여가 유동적이다.

    ㉢ "문제 → 해결책 → 참여자 → 선택기회", 이 4가지의 혼합된 결정이다.

❸ 정책평가

(1) 의의

① 어떤 대상의 정도, 조건, 양, 중요성, 질, 가치 등을 검토하거나 판단하는 것이다.

② 정책의 내용, 집행 및 그 영향 등을 추정하거나 조정 또는 평정하는 것이다.

(2) 중요성

① 목표가 얼마나 잘 충족되었는가를 알려준다.

② 성공과 실패의 원인을 구체적으로 제시한다.

③ 프로그램의 성공을 위한 원칙을 발견한다.

④ 효과성을 증진시키기 위하여 여러 기법을 사용하는 실험과정으로 유도한다.

⑤ 대안적인 기법들의 상대적인 성공을 위한 근거에서 더 향상된 연구를 위한 기초를 마련한다.

⑥ 목표달성을 위해 사용된 수단을 재규정해주고, 심지어 하위목표들도 재규정해준다.

(3) 정책평가의 종류

① **형성적 평가** ··· 정책집행과정에서 등장하는 여러가지 문제점을 해결하여 보다 나은 집행전략과 방법을 모색하기 위하여 실시되는 평가이다.

② **총괄적 평가** ··· 정책이 집행된 후 과연 그 정책이 당초 의도했던 효과를 성취했는지의 여부를 판단하는 활동이다.

(4) 정책평가의 일반적 과정

① 목표를 규명한다.

② 기준을 설정한다.

③ 인과모형을 작성한다.

④ 연구설계한다.

⑤ 자료수집 및 분석을 실시한다.

최근 기출문제 분석

2022. 6. 18. 제1회 지방직 시행

1 **정책결정이론 모형에 대한 설명으로 옳은 것은?**

① '합리모형'은 객관적인 사실판단을 할 때, 인간 능력의 한계로 부득이 제한된 합리성을 전제로 하고 있다.

② '만족모형'은 의사결정이 인간의 이성과 합리성에 근거하여 합리적으로 이루어진다고 가정하는 이론이다.

③ '혼합주사모형'은 개인적 차원의 의사결정에 초점을 두는 만족모형을 발전시켜 조직의 집단적 차원에 적용시킨 것이다.

④ '최적모형'은 질적으로 보다 나은 정책을 산출하기 위한 정책결정 체제 운영에 초점을 두고 있으며, 합리성뿐만 아니라 직관이나 판단력과 같은 초합리적 요인도 중요시한다.

> **TIP** ① 합리모형은 현실적으로 인간 능력의 한계가 있고 시간적 한계도 따르므로 비현실적이라고 할 수 있다. 공공문제 해결을 위해 가능한 정책대안을 철저하게 검토하며 각 대안 중 최선의 유일한 대안이 선택된다는 이론모형이다.
> ② 만족모형은 제한된 합리성을 전제로 한다.
> ③ 혼합주사모형은 합리모형과 점증모형이 결합된 이론모형으로, 근본적인 결정은 합리모형을 따르고 세부적인 결정에서는 점증모형을 따른다.

Answer 1.④

2 다음에서 설명하는 보건의료사업의 경제성 평가방법은?

> A도에서 시·군·구별로 심·뇌혈관 질환의 치료비용과 결과를 측정하여 비교하였다. 여기에서 결과는 질보정 생존연수(Quality Adjusted Life Years : QALYs)로 측정하였다.

① 최소비용분석

② 비용−편익 분석

③ 비용−효과 분석

④ 비용−효용 분석

> **TIP** ④ 비용−효용 분석: 비용−효과분석의 단점을 보완한 방법이다. 결과를 비화폐적으로 표현하지만 생명의 양과 삶의 질을 효용 개념으로 명시적 표현한다.
> ① 최소비용분석: 두 가지 이상의 대안 중 최소 비용을 소요할 수 있는 방안을 선택하는 것이다.
> ② 비용−편익 분석: 의사결정을 하는 데 있어 가능한 모든 사회적 비용과 편익을 따져 최적의 대안을 선정하는 방법이다. 연구대상이 화폐 단위로 측정되어야 하며 미래에 발생하는 비용과 편익은 현재가치로 따진다.
> ③ 비용−효과 분석: 편익을 현금 가치로 환산하기 어려울 때 효과로 측정하여 가장 효과적인 대안을 찾는 방법이다.
> ※ 질보정 생존연수(QALYs; Quality Adjusted Life Years) … 생존기간 동안 경험하는 건강상태의 질을 보정하여 계산한다. 어떤 질병이나 환자라도 공통 결과 지표로 사용할 수 있다.

3 다음은 초등학교의 건강증진사업을 위해 해당 학교 대상의 SWOT 분석을 한 내용이다. 옳은 것만을 모두 고르면?

> ㉠ 강점 − 사회적 분위기가 점차 건강을 우선시하고 있다.
> ㉡ 기회 − 소속 초등학교 교원들의 능력이 우수한 편이다.
> ㉢ 약점 − 교내 건강증진활동을 수행할 공간이 부족한 편이다.
> ㉣ 위협 − 시골이어서 주변에 연계할 수 있는 관련 기관이 부족하다.

① ㉠, ㉡

② ㉡, ㉢

③ ㉢, ㉣

④ ㉡, ㉢, ㉣

> **TIP** ㉠−기회, ㉡−강점, ㉢−약점, ㉣−위협

Answer 2.④ 3.③

※ SWOT 분석

외적요소 ＼ 내적요소	강점(Strength)	약점(Weakness)
기회(Opportunities)	SO전략 내부 강점과 외부 기회를 결합하여 공격적인 전략을 구사	WO 전략 약점을 최소화하기 위해 외부의 기회를 활용하는 전략
위협(Threats)	ST전략 위협을 최소화하고 내부 강점을 사용하는 전략	WT전략 외부의 위협을 피하고 내부 약점을 최소화하는 전략

2021. 6. 5. 서울특별시 시행

4 정책결정의 합리모형(Rational Model)에 대한 설명으로 가장 옳지 않은 것은?

① 현실적으로 완전한 합리성이란 존재하지 않으며 제한된 합리성을 추구한다.

② 의사결정자는 목표나 가치를 극대화하는 대안을 선택한다.

③ 경제적 합리성을 추구한다.

④ 각 대안으로부터 나타날 모든 결과가 계산되고 예측이 가능하여 최적의 대안을 선택한다.

TIP 합리모형(rational model)은 인간의 이성과 합리성에 근거하여 결정하고 행동한다는 논리에서 출발하였으며 인간은 관련된 모든 대안을 고려할 수 있다는 가정과 주어진 목적 달성의 극대화를 위해 최대한의 노력을 한다는 것을 전체한 이론모형이다. 의사결정자는 문제를 명확히 인식하고 명확한 목표를 세우며, 문제를 해결하기 위한 모든 대안을 생각하고 각 대안이 초래할 결과를 모든 가증한 정보를 동원하여 분석하고 예측함으로써 각 대안들을 비교, 검토, 평가하여 최선의 대안을 선택하는 것을 말한다. 그러나 인간은 생물학적 능력의 한계가 있고, 모든 것을 고려하기에는 충분한 시간과 비용이 없으며 대안의 평가와 선택을 통해 초래될 결과를 완전히 예측하기 힘들다는 비판을 받고 있다.

Answer 4.①

5 관리 과정을 기획, 조직, 지휘, 통제로 분류하였을 때 〈보기〉의 특징에 해당하는 단계는?

> - 목표를 설정하고 이를 달성하기 위한 과정을 결정한다.
> - 관련 자료를 수집 및 분석하여 문제점을 파악한다.
> - 실현가능성, 형평성, 효과성 등을 고려하여 대안을 평가하며, 경제적 합리성, 정치적 합리성 등을 고려하여 최종 대안을 선택한다.

① 기획   ② 조직

③ 지휘   ④ 통제

TIP ① 기획 : 조직의 목표를 달성하기위해 하는 활동. 그 순서를 계획하는 과정으로 조직의 철학과 목적, 목표, 정책, 절차, 규칙을 정하고 장단기 계획과 예산을 세워 구체적으로 업무를 계획하는 것을 말한다.
② 조직 : 기획단계에서 설정된 목표를 설정하기 위해 조직구성원들의 업무와 관리를 위한 적합한 직무구조를 설정하고 특정업무를 수행하도록 직위와 권한을 적절히 배분하는 과정이다.
③ 지휘 : 조직의 목표를 달성하기 위해 조직구성원들 개개인에게 부여된 직무를 수행하도록 지도하고 격려하여 영향을 미치는 과정이다.
④ 통제 : 실제 수행된 업무 성과가 계획된 목표나 기준과 일치하는지 확인하고 이를 통해 이전 설정하였던 조직의 목표나 목표성취에 필요한 계획을 수정하는 과정이다.

6 보건기획수립상의 제약요인에 해당하지 않는 것은?

① 미래 예측의 곤란성   ② 개인적 창의력 위축

③ 기획의 경직화 경향   ④ 자료 · 정보의 부족과 부정확성

TIP 보건기획의수립 상 제약요인
㉠ 미래 예측의 어려움과 자료 및 정보의 부족 : 정확한 정보는 미래를 예측하는 데 자료, 정보부족
㉡ 개인적 창의력 위축 : 지나치게 포괄적이고 세부적이면 창의력이 발휘될 수 없다.
㉢ 자료 · 정보의 부족과 부정확성 : 계획의 수립과 분석의 한계, 정확한 자료입수의 어려움
※ 이밖에도 목표의 갈등대립 및 계량화 곤란, 비용의 과중과 시간의 제약 등이 있다.

Answer   5.①   6.③

7 〈보기〉에서 설명하는 정책결정 이론 모형으로 가장 옳은 것은?

보기

근본적인 방향의 설정은 관련된 모든 사안을 꼼꼼히 살펴보고 분석, 예측하여 최선의 대안을 선택하지만, 세부적인 문제의 결정은 기존의 정책을 바탕으로 약간 향상된 대안을 탐색하는 현실적인 모형

① 최적모형

② 혼합모형

③ 합리모형

④ 점증모형

> **TIP** ② 점증모형과 만족모형에서 제시된 아이디어를 받아들여 근본적 결정에서 요구되는 세부사항 분석에 대한 제한을 가함으로써 합리모형의 비현실적 측면을 감소시키며, 맥락을 고려하는 합리주의를 통해서 장기적 대안들을 탐색함으로써 점증모형의 보수적 성향을 극복하고자 한다.
>
> ① 정책결정과정을 체계이론적 관점에서 파악하고 그러한 정책결정체계의 성과를 최적화(산출이 투입보다 커야 한다는 것)하고자 하였다. 최적모형은 합리모형을 추구하며, 따라서 관행과 보수주의의 잠재적 위험 또한 인지하고 정책결정을 개선하기 위한 시도의 지침을 제시하는 장점이 있다.
>
> ③ 최적화 기준에 따라 목표와 문제를 완전하게 파악하며, 가능한 모든 대안을 포괄적으로 탐색·평가하여 최적의 합리적 대안을 선택할 수 있다고 보는 총체적·연역적·규범적·이상적·합리적 접근방법이다.
>
> ④ 실제정책을 결정하는 데 있어서는 언제나 규범적이고 합리적인 결정을 하는 것이 아니라 현실을 긍정하고 그것보다 약간 향상된 결정에 만족하여 현재의 정치나 행정보다 크게 다른 쇄신적·창의적인 결정을 기대하지 않는다.

Answer 7.②

2020. 6. 13. 제2회 서울특별시

8 보건정책결정 과정을 순서대로 바르게 나열한 것은?

① 문제의 인지→정보의 수집 및 분석→대안의 작성 및 평가→대안의 선택→환류
② 대안의 선택→정보의 수집 및 분석→대안의 작성 및 평가→문제의 인지→환류
③ 정보의 수집 및 분석→문제의 인지→대안의 작성 및 평가→대안의 선택→환류
④ 대안의 작성 및 평가→정보의 수집 및 분석→문제의 인지→대안의 선택→환류

TIP ⑤ 문제의 인지 : 고통을 주는 상황이나 조건을 해결해야 할 문제로 인식하는 것이다.
⑥ 정보의 수집 및 분석 : 문제를 발견하게 되면 문제의 범위, 심각성, 관련되는 사람의 수 등에 관한 구체적인 자료를 만들어 문제의 성격을 분석해야 한다.
⑦ 대안의 작성 및 평가 : 해결방법에 대해 논의하는 단계이다. 이 단계를 통해 성취하고자 하는 최종 목표와 수단적 목적들이 분명하게 드러난다.
⑧ 대안의 선택 : 정책이 실제로 시행되는 과정이다.
⑨ 환류 : 프로그램의 집행과정에서 예상치 못했던 오류가 발행하는 경우가 많다. 오류를 바로잡기 위해서 프로그램에 대해서 평가하고 사정하는 작업을 반드시 해야 한다.

2017. 3. 18 제1회 서울특별시

9 다음 〈보기〉에 해당하는 정책결정 모형은?

─── 보기 ───

정책결정에는 제한된 자원, 불확실한 상황, 지식 및 정보결여 등으로 인하여 합리성이 제한되므로 직관·판단·창의성 같은 초합리적 요인을 고려해야 한다.

① 만족모형(satisficing model)
② 점증모형(incremental model)
③ 최적모형(optimal model)
④ 혼합(주사)모형(mixed scanning model)

TIP 최적모형 … 미국의 정치학자 드로어(Y. Dror)가 합리모형과 점증모형 등을 비판하고 제시한 정책결정 모형으로, 올바른 정책결정을 위해서는 대안 검토·결정 단계만이 아니라 정책결정 준비단계에서부터 정책집행 단계에 이르기까지 모든 정책과정에 대하여 새롭게 검토되어야 최적의 결정을 할 수 있고, 또 정책결정의 지침을 결정하는데는 합리성만이 아니라 직관이나 판단력과 같은 초합리적인 요소도 중요시해야 한다고 주장한다.

Answer 8.① 9.③

10 다음 〈보기〉에서 설명하는 조사방법으로 옳은 것은?

─────────── 보기 ───────────

각 전문가들에게 개별적으로 익명성이 보장된 설문지와 그 종합된 결과를 전달·회수하는 과정을 반복하여 독립적이고 동등한 입장에서 의견을 접근해 나간다.

① 브레인스토밍(Brainstorming)

② 델파이기법(Delphi technique)

③ 면접조사(Interview)

④ 코호트 조사(Cohort study)

> **TIP** 제시된 내용은 델파이기법에 대한 설명이다.
> ① 브레인스토밍: 여러 사람이 모여 문제 해결을 위한 다양한 아이디어를 자유롭게 제시하고, 이를 취합·수정·보완해 독창적인 아이디어를 얻는 방법
> ③ 면접조사: 조사대상을 조사원이 직접면접을 해서 구두에 의한 질문에 응답자가 구두로 답하는 방식
> ④ 코호트 조사: 처음 조건이 주어진 집단(코호트)에 대하여 이후의 경과와 결과를 알기 위해 미래에 대해서 조사하는 방법으로 전향적인 조사의 일종

11 〈보기〉에 해당하는 의사결정 방법으로 가장 적절한 것은?

─────────── 보기 ───────────

• 자유로운 제안이 가능하다.
• 많은 아이디어가 나올수록 좋으므로 대량발언을 한다.
• 여러 사람이 모여 어느 한 문제에 대한 아이디어를 공동으로 낸다.

① 델파이기법(Delphi technique)

② 대기모형(Queuing model)

③ 브레인스토밍(Brainstorming)

④ 의사결정나무(Decision tree)

> **TIP** 브레인스토밍…여러 사람이 모여 문제 해결을 위한 다양한 아이디어를 자유롭게 제시하고, 이러한 아이디어들을 취합·수정·보완해 독창적인 대안을 모색하려는 방법

Answer 10.② 11.③

출제 예상 문제

1 정책결정의 이론 중 다음 특징을 갖는 것으로 가장 옳은 것은?

- 경제적 합리성을 중요시함
- 계량적 모형의 성격을 가짐
- 합리적 모형과 초합리성 요인을 함께 고려함
- 정책결정자의 직관, 판단력, 창의력과 같은 초합리적인 요인을 고려함

① 합리모형
② 점증모형
③ 최적모형
④ 혼합모형

TIP 제시된 내용은 정책결정 이론 중 최적모형에 대한 설명이다.

2 담뱃값 인상이 금연인구의 증가를 가져왔는지를 평가하는 정책평가 기준은?

① 형평성
② 능률성
③ 효과성
④ 대응성

TIP 정책의 목표나 목적에 대한 목표 달성도를 평가하는 것은 효과성으로 능률성보다 넓은 의미로 쓰인다.

Answer 1.③ 2.③

3 다음 중 기획의 필요성으로 옳은 것을 모두 고르면?

⊙ 이해대립의 조정 및 결정　　　　　ⓒ 새로운 지식과 기술개발
ⓒ 자원의 효과적인 배분　　　　　　ⓔ 재정의 균등한 배분

---

① ⊙ⓒⓒ　　　　　　　　　　　② ⊙ⓒ
③ ⓒⓔ　　　　　　　　　　　　④ ⓔ

TIP 기획의 기능

⊙ 미래에의 대비 및 창조 : 기획은 미래에 발생할 가능성이 높은 사태에 대비하고 바람직한 미래를 창조하는 기능을 한다.
ⓒ 경비의 절약 및 낭비의 최소화 : 기획은 주어진 조건하에서 최대의 효과를 탐색하거나 주어진 목표를 최소의 비용으로 달성하려는 것이다.
ⓒ 효과적 성과측정 : 기획은 일정한 공간·시간에서 수행되는 것이기 때문에 그 기간 내에 이루어진 성과를 효과적으로 측정할수 있게 한다.
ⓔ 가용자원의 효과적 사용 : 가용자원은 한정되어 있는데 이 한정된 자원은 바람직한 기획에 의하여 적정배분 및 사용됨으로써그 가치를 높일 수 있다.
ⓜ 효과적 통제의 수단 : 어떤 조직이든 기획을 통하여 조직단위별 활동에 대한 체계적 배분이 이루어지며, 이것은 곧 조직단위활동을 효과적으로 통제하는 수단이 된다.
ⓗ 효과적인 조정 : 어느 조직이든 궁극적인 목표를 가지지만, 조직을 이루고 있는 여러 구성단위는 제각기 목표를 정하여 노력을 투입할 수 있다. 이것은 자칫하면 조직의 궁극적인 목표와 갈등관계에 놓이거나 역기능을 야기하며, 이러한 갈등이나 역기능을 방지하기 위한 조정활동이 필요하다.

---

4 보건정책 중 "정책목표 달성"을 나타내는 것은?

① 효율성　　　　　　　　　　② 생산성
③ 능률성　　　　　　　　　　④ 건강증진

TIP 정책목표달성은 효과성을 의미하며, 이는 곧 건강증진을 의미한다.

5 의사결정과정에서 "문제의 인지"의 다음 단계는?

① 대안비교   ② 자료수집

③ 목표설정   ④ 대안설정

TIP 의사결정과정 ··· 문제인지 – 목표설정 – 상황분석 – 대안선택 – 수행 – 평가

6 다음 중 보건기획의 목적이 아닌 것은?

① 공익성과 수익성의 조화   ② 새로운 기술개발 및 도입에 대처

③ 불확실한 미래에 대비   ④ 실천을 통한 문제해결 및 현실개선

TIP 보건기획은 공공기획이므로 공익성을 추구하지만, 수익성을 고려한다고 보기는 어렵다.

7 다음 중 보건기획의 순서로 옳은 것은?

① 상황분석 – 목표설정 – 대안선택 – 수행 – 평가

② 목표설정 – 상황분석 – 대안선택 – 수행 – 평가

③ 목표설정 – 대안선택 – 상황분석 – 수행 – 평가

④ 대안선택 – 목표설정 – 상황분석 – 수행 – 평가

TIP 보건기획의 순서 ··· 목표설정 – 상황분석 – 대안선택 – 수행 – 평가

8 보건기획에 있어 고려할 사항이 아닌 것은?

① 주민의 참여도   ② 사회적 중요성

③ 보건기관장의 선호   ④ 미래지향

TIP ③ 보건기관장의 개인적인 선호 여부를 직접적인 보건기획 고려사항으로 보기는 어렵다.

Answer 5.③ 6.① 7.② 8.③

9 다음 중 보건계획의 수립 시 검토기준이 아닌 것은?

① 교육적 측면　　　　　　　　　② 사회적 측면

③ 보건학적 측면　　　　　　　　④ 정치적 측면

TIP 보건계획 수립시 검토기준 … 교육적, 사회적, 보건학적, 경제적, 기술적, 법적인 측면

10 보건정책모형으로 바람직한 의사결정을 제시하는 것에서 한 단계 더 나아간 모형은?

① 합리모형　　　　　　　　　　② 만족모형

③ 점증모형　　　　　　　　　　④ 최적모형

TIP 점증주의
ⓐ 합리모형이 현실의 정책결정에 적용되기 어렵다는 점을 지적하고 현실에서 실제로 이루어지고 있는 정책결정을 설명하기 위하여 Lindblom과 Wildavsky 등이 주장한 것이다.
ⓑ 합리모형이 전제하고 있는 완전한 합리적 분석은 불가능하며, 실제로 정책은 점증적으로 결정된다고 주장한다.

11 보건정책 결정과정에서 가장 우선적으로 되어야 하는 것은?

① 상황분석　　　　　　　　　　② 목표설정

③ 대안선택　　　　　　　　　　④ 문제인지

TIP 보건정책 결정과정 … 문제인지 – 목표설정 – 상황분석 – 기획전제 – 대안선택 – 수행 – 평가

Answer 9.④ 10.③ 11.④

12 보건조직에서 전술기획의 특징과 관련이 없는 것은?

① 전보건조직의 장기목표를 결정하는 과정이며, 그 목적들이 성취되는 데 필요한 정책전술이다.

② 전술기획은 보건사업수준이나 부서별 계획에 사용된다.

③ 전략적 기획을 위한 수단이 전술기획이다.

④ 전략적 목적과 전술적 목적은 상호 연결되어서 전술적 목적의 실행을 통해 전략적 목적이 달성된다.

TIP ① 전략기획에 해당한다.

13 다음 중 정책기획에 대한 설명으로 옳지 않은 것은?

① 입법적 성격을 띠며, 정부기관의 모든 부문에 영향을 미친다.

② 정부의 광범위하고 장기적인 기본목표 또는 방침을 제시한다.

③ 포괄적 계획으로 구체적인 운영계획에 대한 지침이 된다.

④ 정치적 결정으로서 입법부에 의해 이루어진다.

TIP 정책계획은 정부의 광범하고 기본적인 정치적·경제적·사회적인 최고목표 또는 방침을 설정하는 포괄적인 계획이며, 입법적 성격을 띠는 것으로서 정부기관의 모든 부문에 영향을 미친다. 정책기획 또는 입법기획은 입법부의 승인을 거치지만 입법부가 수립하지 않고 행정부에서 수립한다.

14 기획을 집행하는 데 저해가 되는 요인에 해당되지 않는 것은?

① 예산의 부족

② 번잡한 행정절차

③ 신축성

④ 조정의 결여

TIP ③ 행정기구의 신축성은 기획의 성공요건에 해당한다.

Answer 12.① 13.④ 14.③

15 다음 기획의 원리 중 알맞은 것으로만 짝지어진 것은?

> ㉠ 예측성의 원리　　　　　　　　㉡ 계속성의 원리
> ㉢ 안전성의 원리　　　　　　　　㉣ 목적성의 원리

① ㉠㉡㉢㉣　　　　　　　　　　② ㉠㉢
③ ㉡㉣　　　　　　　　　　　　④ ㉣

TIP 기획의 원리 … 목적성, 능률성(경제성), 예측성, 타당성, 효율성, 민주성, 전문성, 중립성, 적응성, 안정성, 균형성, 통합성, 계속성

16 성공적인 보건기획을 위해 반드시 필요한 사항이 아닌 것은?

① 적절한 업무의 권한과 이양
② 목표와 수단의 효과적 연결
③ 참여자의 역할과 책임구분
④ 과거의 경험에 주로 의존

TIP ④ 기획은 현재를 반영하여 미래를 제시한다.

17 다음 중 보건행정의 첫 단계로서 관리과정 중 가장 중요한 것은?

① 지휘　　　　　　　　　　　　② 통제
③ 기획　　　　　　　　　　　　④ 조정

TIP 보건관리단계 … 기획 → 조직 → 지휘 → 조정 → 통제

Answer　15.① 16.④ 17.③

18 다음 중 보건기획의 대상이 될 수 없는 것은?

① 보건사업

② 보건기획가의 기획력

③ 보건의료제도

④ 보건의료이용자

TIP ② 기획가는 인사행정의 대상에 해당된다.

19 상위목표와 하위목표와의 관계로 가장 옳은 것은?

① 하위목표는 상위목표를 포괄해야 한다.

② 하위목표는 상위목표보다 더 계량화하고 행동용어로 진술해야 한다.

③ 상위목표는 계량화하고 행동용어로 진술할 필요가 없다.

④ 상위목표는 하위목표보다 더 계량화하고 행동용어로 진술해야 한다.

TIP 상위목표는 추상성·개념성·포괄성을, 하위목표는 계량성·구체성·일관성을 그 특징으로 한다.

20 지역사회 보건사업의 목표설정은 어디에 근거를 두어야 하는가?

① 지역사회 건강진단의 결과

② 지역사회 빈곤층의 요구

③ 정부의 의료정책

④ 지방 보건정책

TIP 지역사회 보건기획단계 … 지역사회 진단 → 목표설정 → 자료수집 → 기획전제 설정 → 대안모색 → 대안의 비교·검토 → 대안선택 → 세부계획 수립·집행 → 평가

Answer 20.①

05 병원지표와 관리

01 병원관리지표

① 병원관리의 주요 지표

(1) 병상이용률

① 환자가 이용할 수 있도록 가동되는 병상(연가동 병상)이 실제 환자에 의해 이용된 비율을 말한다.

② 병원의 규모를 가장 잘 나타낼 수 있는 변수로, 병원의 투입요소와 밀접한 상관관계를 가지고 있다.

③ 병상이용률은 병원인력 및 시설의 활용도를 간접적으로 의미한다.

④ 병상이용률(%) $= \dfrac{\text{총재원일수}}{\text{연가동 병상수}} \times 100$

(2) 병원이용률

① 외래, 입원비율에 따라 가중치를 부여한 연외래 환자수와 연입원 환자수를 합한 후 연가동 병상수로 나눈 지표를 말한다.

② 병원들의 입원환자 대 외래환자 비율이 각기 상이하고 외래환자 진료수익이 총수익에서 차지하는 비중이 크기 때문에 병원의 진료서비스의 양이나 투입, 시설의 활용도를 종합적으로 설명하는 데 병상이용률보다 설득력이 높다.

③ 병원이용률(%) $= \dfrac{\text{총재원일수} + \text{연외래 환자수} \times \dfrac{\text{외래환자 1인 1일당 진료비}}{\text{입원환자 1인 1일당 진료비}}}{\text{연가동 병상수}} \times 100$

(3) 병상회전율

① 일정기간 중 병원에서 실제 입·퇴원한 환자수를 평균적으로 가동되는 병상수로 나눈 지표로, 병원의 수익성과 밀접한 관계가 있다.

② 일정기간 동안 가동한 병상이 평균적으로 1병상당 몇 명의 환자를 수용하였는가를 의미한다.

③ 병상회전율(회) $= \dfrac{\text{퇴원 실인원수}}{\text{연가동 병상수}}$

(4) 평균재원일수

① 입원환자의 총재원일수를 입원실인원으로 나누어 계산한 지표를 말한다.

② 평균재원일수(일) $= \dfrac{\text{입원 연인원수}}{\text{입원 실인원수}} = \dfrac{\text{총 재원일수}}{(\text{퇴원 실인원수} + \text{입원 실인원수})/2}$

③ 일정기간 동안 입원한 환자가 진료과별로 또는 환자종류별로 평균 며칠간 재원하였는가를 설명한다.

❷ 기타 병원관리지표

(1) 내원 환자의 지역별 구성도(Commitment Index ; C.I.)

① 병원에 내원하는 환자들의 지역별 구성백분율로서 해당병원을 방문하는 환자들의 지역별 선호도와 병원의 진료권 범위를 파악할 수 있다.

② C.I. $= \dfrac{\text{특정병원에서 퇴원한 환자 중 해당지역 내 거주하는 환자수}}{\text{일정기간 특정병원의 퇴원환자수}}$

(2) 친화도(Relevance Index ; R.I.)

① 해당 병원이 소재하는 지역에서 해당 병원을 이용한 구성백분율을 의미하며, 해당 병원에 대한 지역 내 주민들의 선호도를 파악할 수 있다.

② R.I. $= \dfrac{\text{일정기간 해당지역 내의 해당병원에서 퇴원한 환자수}}{\text{일정기간 특정병원의 퇴원환자수}}$

02 병원조직관리

❶ 병원조직에서의 갈등관리

(1) 고전적 입장

갈등은 바람직하지 못하며 조직에 해로운 것이라고 보았다.

(2) 현대적 입장

① 어느 정도의 갈등은 집단활동을 유지하는 본질적인 요소일 뿐만 아니라 적응과 변화의 원동력으로 본다.

② 갈등관리는 갈등을 해소시키는 것만이 아니라 갈등을 용인하고 그에 적응하는 조치를 취하며, 나아가 조직에 유익하다고 판단되는 갈등을 조장하는 것까지를 포괄한 보다 적극적인 활동을 의미한다.

❷ 갈등의 유형과 해소방법

(1) 갈등의 세 가지 유형

① 직무내용에서 유발되는 갈등(Task content Conflict)

② 감정적으로 유발되는 갈등(Emotional Conflict)

③ 행정적 갈등(Administrative Conflict)

(2) 갈등해소방법

① 직접대면을 시켜 갈등요인을 분석시키고 상호이해를 증진시킨다.

② 구성원들이 공동으로 추구하는 상위목표를 제시하고 갈등을 완화시킨다.

③ 갈등의 대상이 되는 희소자원을 증대시킨다.

④ 갈등을 야기할 수 있는 의사결정을 보류 혹은 회피한다.

⑤ 공동이익을 강조하여 갈등을 완화하고, 타협을 유도한다.

⑥ 구조적 요인을 개편한다.

③ 병원조직의 이해

(1) 병원조직의 특성

① 경영체로서 병원조직은 고도로 자본집약적이면서 노동집약적이다.

② 양질의 의료서비스를 제공해야 하는 목적과 효율적으로 서비스를 산출해야 하는 경영상의 목적간에 상충되는 측면이 있다.

③ 인력의 구성에 있어서 직종의 다양성과 함께 전문직 인력과 여성인력의 비중이 높다.

④ 조직체계와 의사결정과정 이행 중 관리체계와 진료체계가 이원화되어 있어 갈등의 소지가 될 수 있다.

⑤ 다양한 직종들로 구성되고, 조직구조간에 갈등요인이 상존하며, 업무의 긴급성과 낮은 대체성으로 인해 구성원의 스트레스 강도가 높다.

⑥ 서비스의 질과 조직구성원들의 업적을 평가하기가 어렵다.

(2) 병원관리모형

① **투입** … 시설, 인력, 장비, 재정, 물자, 교육

② **과정** … 의사 – 환자 작용, 진료, 진찰, 관리

③ **결과** … 사망, 퇴원, 만족도, 이환률(병에 걸릴 확률), 건강수준 양상, 건강증진

④ 보건사업평가

(1) 평가의 원리

① 평가는 명확한 목적하에서 시행될 수 있다.

② 평가는 계획에 관련한 사람, 사업에 참여한 사람, 평가에 의하여 영향을 받게 될 사람들에 의해서 행하여진다.

③ 평가는 계속해서 행하여져야 한다.

④ 평가는 측정하는 기준이 명시되어야 한다.

⑤ 평가는 그 결과들이 사업의 진보와 성장을 위하여 늘 반영(Feed-Back)되어야 한다.

⑥ 평가는 될 수 있는 한 객관적이어야 한다.

⑦ 평가는 장점과 단점을 지적하여야 한다.

⑧ 평가의 방법과 결과보고서는 누구든지 알 수 있게 쉽게 사용되도록 마련되어야 한다.

(2) 평가의 유형

① **진단평가** ⋯ 사업이 시작되기 전에 측정할 목적으로 시도되기도 하며, 보건계획 수립시에 무엇을 할 것인가를 알아보기 위한 목적으로도 활용된다.

② **형성평가** ⋯ 사업이 진행되는 동안 형성된 결과와 영향요인들을 찾아서 개선하므로 설정된 목표에 용이하게 도달하도록 하기 위해 실시하는 평가이다.

③ **종합평가** ⋯ 사업이 끝난 후 사업목표의 도달 여부를 알아내는 것이며, 사업목적에 적합한가를 평가하는 것이다.

(3) 평가의 기준

① **대표성** ⋯ 지역사회의 특성을 고려하여 지역사회 주민의 보건의료수준을 어느 정도 수용하는가를 평가하는 기준이 된다.

② **유용성** ⋯ 보건관리자가 가장 많이 평가하는 도구의 하나로 보건사업의 긴급성과 활용가능성을 의미하는 기준이다.

③ **요구도** ⋯ 적절성 평가라고도 하며 계획의 전반적인 구성에 관계된 과정과 내용, 대상 인구집단의 계획구성 평가를 의미한다.

④ **이행성** ⋯ 보건계획이 당초 의도한 대로 시행되고 있는가를 판단하는 평가기준이다.

⑤ **타당도와 신뢰도**

　　㉠ **타당도** : 검사 또는 측정도구가 본래 측정하고자 하였던 것을 충실하게 측정하고 있는가를 판단하는 기준이 된다.

　　㉡ **신뢰도** : 측정하려는 것을 안정적이고 일관성 있게, 그리고 오차없이 측정하였는가를 판단하는 기준으로, 정확성(Accuracy)이 요구된다.

≣ 최근 기출문제 분석 ≣

2022. 2. 26. 제1회 서울특별시 시행

1 〈보기〉의 보건의료분야 SWOT 분석에 따른 대응전략으로 가장 옳은 것은?

보기

- 최첨단 의료시설과 장비, 최고의 의료진
- 정부의 통제와 규제, 새로운 경쟁자의 등장

① SO전략   ② WO전략

③ ST전략   ④ WT전략

> **TIP** ③ ST전략 : 강점 – 위협 전략으로 확인된 위험을 최소화하기 위해 조직의 강점을 사용하는 전략이다.
> ① SO전략 : 강점 – 기회 전략으로 기회를 극대화하기 위해 조직의 강점을 사용하는 전략이다.
> ② WO전략 : 약점 – 기회 전략으로 조직의 약점을 최소화하기 위해 확인된 기회를 활용하는 전략이다.
> ④ WT전략 : 약점 – 위협 전략으로 위험을 회피하기 위해 조직의 약점을 최소화하는 전략이다.
> ※ 다각화 전략 : 새로운 사업 진출, 새로운 시장, 새로운 기술, 새로운 고객

2022. 2. 26. 제1회 서울특별시 시행

2 한 평정요소에 대한 평정자의 판단이 연쇄적으로 다른 요소의 평정에도 영향을 주는 오류 현상은?

① 후광효과   ② 대비오차

③ 규칙적 오차   ④ 상동적 오차

> **TIP** ② 대비오차 : 평가하는 데 있어서 평가자 자신을 기준으로 두어 비교하면서 발생하는 오류다.
> ③ 규칙적 오차 : 어떤 평가자가 항상 관대하거나 엄격한 경향을 보이는 것으로 다른 평가자들보다 항상 후하거나 혹은 나쁜 점수를 주는 데서 오는 오차이다.
> ④ 상동적 오차 : 사람에 대한 경직된 편견이나 선입견, 고정관념 때문에 발생하는 오차이다.

Answer 1.③ 2.①

3 보건사업에 투입된 자원, 즉 인력, 시설, 장비, 재정 등이 적합한지를 판정하는 보건사업 평가의 유형은?

① 구조평가

② 과정평가

③ 산출평가

④ 영향평가

> **TIP** 구조평가는 보건사업에 투입되는 자원의 적절성을 평가한다.
> ① 구조평가 : 사업에 투입되는 인적·물리적·재정적 자원을 평가한다.
> ② 과정평가 : 사업에 투입된 인적, 물적 자원이 계획대로 실행되고 있는 지, 사업이 일정대로 진행되고 있는 지 평가한다.
> ③ 산출평가 : 효과측면에서 사업목표의 달성정도를 평가하고 효율측면에서는 투입된 자원과 사업의 결과(산출물)의 비율을 평가한다.
> ④ 영향평가 : 투입한 결과로 대상자의 지식, 태도, 신념, 가치관 등 실천양상에 일어난 변화를 평가한다.

4 구강보건사업 후 치아우식증 환자 발생률의 감소량을 측정하였다. 이에 해당하는 서치만(Suchman)의 사업평가 항목은?

① 노력평가

② 성과평가

③ 효율성평가

④ 성과의 충족량평가

> **TIP** 구강보건사업 후 치아우식증 환자 발생률의 감소량을 측정한 것은 성과평가 항목이다.
> ※ 서치만의 평가기준
> ㉠ 업무량 평가
> ㉡ 업적 평가
> ㉢ 효율성 평가
> ㉣ 과정 평가
> ㉤ 성과의 충족량평가

Answer 3.① 4.②

5 도나베디안(Donabedian)의 의료의 질 향상 접근 방법을 구조, 과정, 결과로 구분할 때 과정에 해당하는 것은?

① 면허와 자격증 인증제도

② 의료기관 신임제도

③ 의무기록 조사

④ 환자만족도 조사

> **TIP** 도나베디안의 의료의 질 향상 접근 방법
>
> | 구분 | 내용 |
> |---|---|
> | 구조적 접근 | 진료가 행해지는 환경에 대한 평가방법으로 면허제도, 신임제도, 자격증 제도 등이 있다. |
> | 과정적 접근 | 의료제공자와 환자들 간에 일어나는 행위에 대한 평가로 내부 및 외부평가, 의료이용도 조사, 임상진료 지침 평가 등이 있다. |
> | 결과적 접근 | 의료행위에 대한 현재, 미래의 상태를 평가하는 것으로 신체적인 것을 넘어 사회·심리적 요소까지 포함한다. |

Answer 5.③

출제 예상 문제

1 집단이 큰 의료조직의 경우 관리방법으로 가장 적절한 것은?

① 상명하복
② 카리스마적 관리
③ 권한위임
④ 권위적 관리

> **TIP** 의료조직의 경우에는 집단의 크기에 관계없이 분권성과 자율성을 강조하므로 권한위임에 따른 의사결정을 중시한다.

2 재무재표 중 특정시점의 자산과 부채를 알 수 있는 것은?

① 손익계산서
② 대차대조표
③ 현금흐름변동표
④ 잉여명세서

> **TIP** 특정시점의 자산과 부채를 알 수 있는 지표는 대차대조표이고, 일정기간의 자산과 부채를 알 수 있는 지표는 손익계산서이다.

3 보유 중인 병상이 얼마나 가동되었는지를 분석할 수 있는 지표는?

① 병상이용률
② 병원이용률
③ 병상회전율
④ 친화도

> **TIP** 병상이용률
> ㉠ 병원운영의 합리화를 측정하는 기본적인 지표로서 병원당 재원 환자이용률을 의미한다.
> ㉡ 병상이용률(%) $= \dfrac{\text{병원1일 평균 재원환자수}}{\text{병상수}} \times 100$
> ㉢ 이용가능한 총 병상 중 실제로 이용된 병상의 비율을 말하며, 검사실·분만실·수술실의 병상 같이 검사나 처치를 목적으로 이용하는 병상은 제외된다.

Answer 1.③ 2.② 3.①

4 다음 중 보건사업의 특징으로 옳은 것은?

① 요구도, 수용성 　　　　　　　　　② 지역성, 이용성

③ 사업성, 유용성 　　　　　　　　　④ 대표성, 유용성

TIP 보건사업의 특징은 지역사회의 수요를 대표하는 대표성과 보건사업의 긴급성을 말하는 유용성이다.

5 보건지표가 보건사업의 평가기준으로 이용되기 위해 갖추어야 할 조건은?

① 신빙성 　　　　　　　　　　　　　② 규칙성

③ 타당성 　　　　　　　　　　　　　④ 대표성

TIP 보건지표는 지역사회 보건의료의 수요를 대표하여야 한다.

6 보건사업평가의 유형 중 적절성에 대한 평가란 무엇인가?

① 요구도 평가 　　　　　　　　　　② 이행 정도에 대한 평가

③ 효율성에 대한 평가 　　　　　　　④ 서비스 질에 대한 평가

TIP 적절성에 대한 평가 … 계획의 전반적인 구성으로 과정과 내용 및 대상 인구집단의 계획구성평가를 말하며, 요구도 평가라고도 한다.

7 다음 중 의료인의 적정수준을 평가하는 데 적절한 지표는?

① 전문의 비율 　　　　　　　　　　② 개원의 비율

③ 의료인력 대 인구비 　　　　　　　④ 의료인력의 해외취업률

TIP 기본적으로 인구대비 의료인력수를 측정한다.

Answer　4.④　5.④　6.①　7.③

8 공공서비스의 생산을 민간에게 위탁하게 하는 경우 기대되는 효용이라고 보기 어려운 것은?

① '작은정부' 구현으로 정부의 경쟁력을 증진시킬 수 있다.

② 사회적 요구에 대한 서비스공급의 대응성을 증진시킬 수 있다.

③ 전문적인 기술력에 의한 생산으로 절약과 능률향상을 가져올 수 있다.

④ 서비스가 정부와 민간에게 공평하게 공급될 수 있다.

TIP 민간위탁은 정부와 민간 간의 책임성(위험비용의 분담)을 애매모호하게 하며, 정보의 비대칭성을 강화시킨다. 재정제한은 공공상품 및 서비스의 직접적인 감소를 초래한다. 수혜감소로 인하여 가장 큰 손해를 입는 자들은 시장기능을 통해서 공공상품이나 서비스를 획득할 여유가 없는 상대적으로 가난한 자(결손가족, 유색인종, 장애자, 실업자, 노인 등)이다. 결국 공공서비스의 민영화(민간위탁), 사용자부담액의 증가, 각종 복지프로그램의 감소 등의 현상은 부유층보다는 가난한 자들에게 더 많은 편익감소를 가져와 서비스의 공급에 있어서 공평성을 저하시킨다.

9 보건평가조사에 있어 주요 도구는?

① 신뢰도, 평가도   ② 평가도, 오차도

③ 신뢰도, 타당도   ④ 타당도, 평가도

TIP 평가도구 4요소 … 타당도, 신뢰도, 객관도, 실용도

10 다음 중 보건평가의 주요 내용이 아닌 것은?

① 평가는 외부인에게만 수행한다.

② 보건사업의 경우 사업종료 후 평가측정이 어려운 경우가 많다.

③ 평가는 평가주체, 방법, 예산 등과 맞춰 기획한다.

④ 보건사업 수행 전 사전평가로 진단평가를 실시할 수 있다.

TIP 평가는 보건사업 기획자, 보건사업 대상자와 외부인 등 3자가 함께 수행하는 것이 가장 바람직하다.

Answer 8.④ 9.③ 10.①

11 Donabedian의 의료의 질 평가에 대한 접근시도 중 제외되어야 할 것은?

> ㉠ 구조적 평가   ㉡ 동시적 평가
> ㉢ 결과적 평가   ㉣ 과정적 평가
> ㉤ 의료기관 평가

① ㉠㉡   ② ㉠㉢
③ ㉡㉤   ④ ㉣㉢

TIP Donabedian(1980년)의 의료의 질 평가 … 구조(Structure), 과정(Process), 결과(Outcome)의 3차원을 토대로 환자가 인지하는 의료서비스 질을 평가하였다.

12 의료의 질 향상을 위한 접근법 중 과정 측면에 대한 설명으로 옳지 않은 것은?

① 의료제공자와 환자들 간에 일어나는 일련의 행위와 관계된 것이다.
② 기술적인 측면과 인간관계의 문제 모두를 포함한다.
③ 평가에 의한 결과를 진료행위의 교정에 바로 이용할 수 있다.
④ 과학적인 기준설정이 비교적 용이하다.

TIP ④ 과학적인 기준설정이 어렵고, 이를 표준화하기도 어려우며 측정결과가 바로 나타나지 않는 경우도 있다.

13 의료의 질 향상을 위한 접근법 중 과정 측면에 대한 접근방법이 아닌 것은?

① 의료이용도 조사   ② 건강증진
③ 의료전문인들의 상호감시   ④ 임상진료지침

TIP 건강증진은 병원 산출물에 해당하는 결과에 대한 평가이다.

Answer   11.③   12.④   13.②

14 의료의 질 평가와 향상을 위해 구조, 과정, 결과 측면에서 접근하고자 할 때 내용이 다른 하나는?

① 건강증진   ② 사망률

③ 환자기능회복   ④ 수술

TIP 진료, 진단, 수술 및 투여 등이 과정의 요소이다.
①②③ 결과의 요소이다.

15 의료기관이 청구한 요양진료 적정성 평가 · 심사기관은?

① 보건소   ② 보건복지부

③ 국민건강보험공단   ④ 건강보험심사평가원

TIP 건강보험심사평가원은 심사의 공정성으로 진료의 적정성 평가업무를 수행한다.

16 보건사업 평가 시 고려할 사항이 아닌 것은?

① 사업 적절성   ② 사업 수익성

③ 사업 능률성   ④ 사업 부작용

TIP ② 보건사업은 공공사업이므로 일반 사조직 같은 사업의 수익성이나 이익성을 고려하지는 않는다.

17 다음 중 보건평가 대상이 아닌 것은?

① 보건교육   ② 보건기획

③ 보건사업   ④ 보건치료

TIP ④ 보건치료는 보건행정의 범주에 해당되지 않는다.

06 보건법규

01 의료법

❶ 의료법의 목적 및 의의

(1) 목적

국민의료에 관하여 필요한 사항을 규정함으로써 의료의 적정을 기하여 국민의 건강을 보호·증진함을 목적으로 한다.

(2) 의의

보건의료법의 핵심으로 보건의료 전반에 대한 의료인의 임무와 체계에 대해 기술하였다.

❷ 의료의 주체

(1) 의료인

① 의사는 의료와 보건지도를 임무로 한다.

② 치과의사는 치과의료 및 구강보건지도를 임무로 한다.

③ 한의사는 한방의료와 한방보건지도를 임무로 한다.

④ 조산사는 조산과 임산부 및 신생아에 대한 보건과 양호지도를 임무로 한다.

⑤ 간호사는 다음의 업무를 임무로 한다.
　　㉠ 환자의 간호요구에 대한 관찰, 자료수집, 간호판단 및 요양을 위한 간호
　　㉡ 의사, 치과의사, 한의사의 지도하에 시행하는 진료의 보조

ⓒ 간호 요구자에 대한 교육·상담 및 건강증진을 위한 활동의 기획과 수행, 그 밖의 대통령령으로 정하는
보건활동

ⓔ 간호조무사가 수행하는 ⓐ~ⓒ까지의 업무보조에 대한 지도

(2) 의료기관

의료인이 공중 또는 특정 다수인을 위하여 의료·조산의 업을 행하는 곳을 말한다.

(3) 보건의료 관련자

① **한지의료인** … 종전의 규정에 의하여 면허를 받은 한지의사·한지치과의사 및 한지한의사는 그 허가받은 지
역 안에서 의료업무에 종사할 때에는 이를 의료인으로 본다.

② **간호조무사** … 간호조무사가 되려는 사람은 보건복지부령으로 정하는 교육과정을 이수하고 간호조무사 국가
시험에 합격한 후 보건복지부장관의 자격인정을 받아야 한다.

③ **의료 유사업자** … 종전의 규정에 따라 자격을 받은 접골사·침사·구사를 의료 유사업자라 하며, 그 시술소에
서 시술행위를 업으로 할 수 있다.

④ **안마사** … 「장애인복지법」에 따른 시각장애인 중 시·도지사의 자격인정을 받아야 한다.

❸ 의료기관

(1) 의료기관의 종류

① **종합병원** … 의사, 치과의사 또는 한의사가 주로 입원환자에 대하여 의료를 행할 목적으로 개설하는 의료기
관으로, 아래의 요건을 갖추어야 한다.

ⓐ 100개 이상의 병상을 갖추어야 한다.

ⓑ 100병상 이상 300병상 이하인 경우에는 내과·외과·소아청소년과·산부인과 중 3개 진료과목, 영상의
학과, 마취통증의학과와 진단검사의학과 또는 병리과를 포함한 7개 이상의 진료과목을 갖추고 각 진료
과목마다 전속하는 전문의를 두어야 한다.

ⓒ 300병상을 초과하는 경우에는 내과, 외과, 소아청소년과, 산부인과, 영상의학과, 마취통증의학과, 진단
검사의학과 또는 병리과, 정신건강의학과 및 치과를 포함한 9개 이상의 진료과목을 갖추고 각 진료과목
마다 전속하는 전문의를 두어야 한다.

ⓓ 종합병원은 위 ⓑ, ⓒ에 따른 진료과목(이하 "필수진료과목"이라 한다) 외에 필요하면 추가로 진료과목
을 설치·운영할 수 있다. 이 경우 필수진료과목 외의 진료과목에 대하여는 해당 의료기관에 전속하지
아니한 전문의를 둘 수 있다.

② **병원 · 치과병원 · 한방병원 및 요양병원**(「장애인복지법」에 따른 의료재활시설) ··· 의사, 치과의사 또는 한의사가 주로 입원환자를 대상으로 의료행위를 하는 의료기관이다. 30개 이상의 병상(병원 · 한방병원만 해당) 또는 요양병상(요양병원만 해당, 장기입원이 필요한 환자를 대상으로 의료행위를 하기 위하여 설치한 병상을 말함)을 갖추어야 한다.

③ **의원 · 치과의원 · 한의원** ··· 의사, 치과의사 또는 한의사가 각각 그 의료를 행하는 곳으로서, 주로 외래환자에 대하여 의료를 행할 목적으로 개설하는 의료기관을 말한다.

④ **조산원** ··· 조산사가 조산과 임산부 및 신생아에 대한 보건활동과 교육 · 상담을 행하는 의료기관을 말한다.

⑤ **상급종합병원** ··· 아래의 요건을 갖춘 종합병원 중에서 중증질환에 대하여 난이도가 높은 의료행위를 전문적으로 하는 종합병원 중 보건복지부 장관의 지정을 받은 병원
  ㉠ 보건복지부령으로 정하는 20개 이상의 진료과목을 갖추고 각 진료과목마다 전속하는 전문의를 둘 것
  ㉡ 전문의가 되려는 자를 수련시키는 기관일 것
  ㉢ 보건복지부령으로 정하는 인력 · 시설 · 장비 등을 갖출 것
  ㉣ 질병군별(疾病群別) 환자구성 비율이 보건복지부령으로 정하는 기준에 해당할 것

⑥ **전문병원** ··· 특정 진료과목이나 특정 질환 등에 대하여 난이도가 높은 의료행위를 하는 병원급 의료기관 중 아래의 요건을 갖추고 보건복지부 장관의 지정을 받은 병원
  ㉠ 특정 질환별 · 진료과목별 환자의 구성비율 등이 보건복지부령으로 정하는 기준에 해당할 것
  ㉡ 보건복지부령으로 정하는 수 이상의 진료과목을 갖추고 각 진료과목마다 전속하는 전문의를 둘 것

구분	의사	치과의사	한의사	조산사	간호사 (치과의료기관의 경우에는 치과위생사 또는 간호사)
종합병원	연평균 1일 입원환자를 20명으로 나눈 수(이 경우 소수점은 올림). 외래환자 3명은 입원환자 1명으로 환산함	의사의 경우와 같음	추가하는 진료과목 당 1명(법 제43조제1항에 따라 한의과 진료과목을 설치하는 경우)	산부인과에 배정된 간호사 정원의 3분의 1 이상	연평균 1일 입원환자를 2.5명으로 나눈 수(이 경우 소수점은 올림). 외래환자 12명은 입원환자 1명으로 환산함
병원	종합병원과 같음	추가하는 진료과목 당 1명(법 제43조제3항에 따라 치과 진료과목을 설치하는 경우)	추가하는 진료과목 당 1명(법 제43조제1항에 따라 한의과 진료과목을 설치하는 경우)	종합병원과 같음(산부인과가 있는 경우에만 둠)	종합병원과 같음
치과병원	추가하는 진료과목 당 1명(법 제43조제2항에 따라 의과 진료과목을 설치하는 경우)	종합병원과 같음	추가하는 진료과목 당 1명(법 제43조제1항에 따라 한의과 진료과목을 설치하는 경우)	–	종합병원과 같음
한방병원	추가하는 진료과목 당 1명(법 제43조제2항에 따라 의과 진료과목을 설치하는 경우)	추가하는 진료과목 당 1명(법 제43조제3항에 따라 치과 진료과목을 설치하는 경우)	연평균 1일 입원환자를 20명으로 나눈 수(이 경우 소수점은 올림). 외래환자 3명은 입원환자 1명으로 환산함	종합병원과 같음(법 제43조제2항에 따라 산부인과를 설치하는 경우)	연평균 1일 입원환자를 5명으로 나눈 수(이 경우 소수점은 올림). 외래환자 12명은 입원환자 1명으로 환산함
요양병원	연평균 1일 입원환자 80명까지는 2명으로 하되, 80명을 초과하는 입원환자는 매 40명마다 1명을 기준으로 함(한의사를 포함하여 환산함). 외래환자 3명은 입원환자 1명으로 환산함	추가하는 진료과목 당 1명(법 제43조제3항에 따라 치과 진료과목을 설치하는 경우	연평균 1일 입원환자 40명마다 1명을 기준으로 함(의사를 포함하여 환산함). 외래환자 3명은 입원환자 1명으로 환산함	–	연평균 1일 입원환자 6명마다 1명을 기준으로 함(다만, 간호조무사는 간호사 정원의 3분의 2 범위 내에서 둘 수 있음). 외래환자 12명은 입원환자 1명으로 환산함
의원	종합병원과 같음	–	–	병원과 같음	종합병원과 같음
치과의원	–	종합병원과 같음	–	–	종합병원과 같음
한의원	–	–	한방병원과 같음	–	한방병원과 같음

(2) 의료기관 개설

① 의료인은 의료법에 의한 의료기관을 개설하지 아니하고는 의료업을 행할 수 없으며, 다음에 해당하는 경우를 제외하고는 그 의료기관 내에서 의료업을 행하여야 한다.

    ㉠ 「응급의료에 관한 법률」제2조 제1호의 규정에 따른 응급환자를 진료하는 경우

    ㉡ 환자 또는 그 보호자의 요청에 따라 진료하는 경우

    ㉢ 국가 또는 지방자치단체의 장이 공익상 필요하다고 인정하여 요청하는 경우

    ㉣ 보건복지부령이 정하는 바에 의하여 가정간호를 실시하는 경우

    ㉤ 기타 이 법 또는 다른 법령에서 특별히 정한 경우나 환자가 있는 현장에서 진료를 행하여야 하는 부득이한 사유가 있는 경우

② 다음에 해당하는 자가 아니면 의료기관을 개설할 수 없다. 이 경우 의사는 종합병원·병원·요양병원·정신병원 또는 의원을, 치과의사는 치과병원 또는 치과의원을, 한의사는 한방병원·요양병원 또는 한의원을, 조산사는 조산원만을 개설할 수 있다.

    ㉠ 의사, 치과의사, 한의사 또는 조산사

    ㉡ 국가나 지방자치단체

    ㉢ 의료업을 목적으로 설립된 법인(의료법인)

    ㉣ 「민법」이나 특별법에 따라 설립된 비영리법인

    ㉤ 「공공기관의 운영에 관한 법률」에 따른 준정부기관, 「지방의료원의 설립 및 운영에 관한 법률」에 따른 지방의료원, 「한국보훈복지의료공단법」에 따른 한국보훈복지의료공단

③ 의원·치과의원·한의원 또는 조산원을 개설하고자 하는 자는 보건복지부령이 정하는 바에 의하여 시장·군수·구청장에게 신고하여야 한다.

④ 종합병원·병원·치과병원·한방병원·요양병원 또는 정신병원을 개설하려면 시·도 의료기관개설위원회의 심의를 거쳐 보건복지부령으로 정하는 바에 따라 시·도지사의 허가를 받아야 한다. 이 경우 시·도지사는 개설하려는 의료기관이 시설기준에 맞지 않거나 기본시책과 수급 및 관리계획에 적합하지 아니한 경우에는 개설허가를 할 수 없다.

⑤ 개설된 의료기관이 개설 장소를 이전하거나 개설에 관한 신고 또는 허가사항 중 보건복지부령으로 정하는 중요사항을 변경하려는 때에도 ③ 또는 ④와 같다.

⑥ 조산원을 개설하는 자는 반드시 지도의사(指導醫師)를 정하여야 한다.

⑦ 아래의 어느 하나에 해당하는 경우에는 의료기관을 개설할 수 없다.

    ㉠ 약국 시설 안이나 구내인 경우

    ㉡ 약국의 시설이나 부지 일부를 분할·변경 또는 개수하여 의료기관을 개설하는 경우

    ㉢ 약국과 전용 복도·계단·승강기 또는 구름다리 등의 통로가 설치되어 있거나 이런 것들을 설치하여 의료기관을 개설하는 경우

ⓔ 「건축법」 등 관계 법령에 따라 허가를 받지 아니하거나 신고를 하지 아니하고 건축 또는 증축·개축한 건물에 의료기관을 개설하는 경우

⑧ 의료인은 어떠한 명목으로도 둘 이상의 의료기관을 개설·운영할 수 없다. 다만, 2 이상의 의료인 면허를 소지한 자가 의원급 의료기관을 개설하려는 경우에는 하나의 장소에 한하여 면허 종별에 따른 의료기관을 함께 개설할 수 있다.

⑨ 의료법인 및 비영리법인(의료법인등)이 의료기관을 개설하려면 그 법인의 정관에 개설하고자 하는 의료기관의 소재지를 기재하여 대통령령으로 정하는 바에 따라 정관의 변경허가를 얻어야 한다(의료법인등을 설립할 때에는 설립 허가를 말함). 이 경우 그 법인의 주무관청은 정관의 변경허가를 하기 전에 그 법인이 개설하고자 하는 의료기관이 소재하는 시·도지사 또는 시장·군수·구청장과 협의하여야 한다.

⑩ 의료기관을 개설·운영하는 의료법인등은 다른 자에게 그 법인의 명의를 빌려주어서는 아니 된다.

02 국민건강보험법

❶ 목적 및 의의

(1) 목적

국민의 질병·부상에 대한 예방·진단·치료·재활과 출산·사망 및 건강증진에 대하여 보험급여를 실시함으로써 국민보건을 향상시키고 사회보장을 증진함을 목적으로 한다.

(2) 의의 및 관장

① 의의 ··· 1989년 전국민 의료보험 이후 국민의 기본적인 건강권과 건강보험 전반에 대한 내용과 기준을 언급하였다.

② 관장 ··· 건강보험사업은 보건복지부장관이 관장한다.

❷ 보험의 가입

(1) 가입자의 종류

① 가입자는 직장가입자 및 지역가입자로 구분한다.

② 모든 사업장의 근로자 및 사용자와 공무원 및 교직원은 직장가입자가 된다. 다만, 다음의 어느 하나에 해당하는 사람은 제외한다.

    ㉠ 고용 기간이 1개월 미만인 일용근로자

    ㉡ 「병역법」에 따른 현역병(지원에 의하지 아니하고 임용된 하사를 포함), 전환복무된 사람 및 군간부후보생

    ㉢ 선거에 당선되어 취임하는 공무원으로서 매월 보수 또는 보수에 준하는 급료를 받지 아니하는 사람

    ㉣ 그 밖에 사업장의 특성, 고용 형태 및 사업의 종류 등을 고려하여 대통령령으로 정하는 사업장의 근로자 및 사용자와 공무원 및 교직원

③ 지역가입자는 직장가입자와 그 피부양자를 제외한 가입자를 말한다.

(2) 자격취득의 시기

가입자는 국내에 거주하게 된 날 직장가입자 또는 지역가입자의 자격을 얻는다.

(3) 자격의 변동

지역가입자가 직장가입자로 자격이 변동된 경우에는 당해 직장가입자의 사용자가, 직장가입자 또는 그 피부양자가 지역가입자로 자격이 변동된 경우에는 당해 지역가입자의 세대주가 각각 그 명세를 보건복지부령이 정하는 바에 의하여 자격변동일부터 14일 이내에 보험자에게 신고하여야 한다.

(4) 자격상실의 시기

① 사망한 날의 다음 날

② 국적을 잃은 날의 다음 날

③ 국내에 거주하지 아니하게 된 날의 다음 날

④ 직장가입자의 피부양자가 된 날

⑤ 수급권자가 된 날

⑥ 건강보험의 적용을 받고 있던 자로서 유공자 등 의료보호대상자가 된 자가 건강보험의 적용배제신청을 한 날

> **TIP** **건강보험증** … 국민건강보험공단은 가입자 또는 피부양자가 신청하는 경우 건강보험증을 발급하여야 한다.

(5) 보험자

① 건강보험의 보험자는 국민건강보험공단으로 한다.

② 국민건강보험공단의 업무
　　㉠ 가입자 및 피부양자의 자격관리
　　㉡ 보험료 기타 이 법에 의한 징수금의 부과 · 징수
　　㉢ 보험급여의 관리
　　㉣ 가입자 및 피부양자의 질병의 조기발견 · 예방 및 건강관리를 위하여 요양급여 실시 현황과 건강검진 결과 등을 활용하여 실시하는 예방사업으로서 대통령령으로 정하는 사업
　　㉤ 보험급여비용의 지급
　　㉥ 자산의 관리 · 운영 및 증식사업
　　㉦ 의료시설의 운영
　　㉧ 건강보험에 관한 교육훈련 및 홍보
　　㉨ 건강보험에 관한 조사연구 및 국제협력
　　㉩ 이 법에서 공단의 업무로 정하고 있는 사항
　　㉪ 징수위탁근거법에 따라 위탁받은 업무
　　㉫ 그 밖에 이 법 또는 다른 법령에 따라 위탁받은 업무
　　㉬ 그 밖에 건강보험과 관련하여 보건복지부장관이 필요하다고 인정한 업무

❸ 보험급여

(1) 요양급여

① 의의 … 가입자 및 피부양자의 질병 · 부상 · 출산 등에 대하여 요양급여를 실시한다.

② 종류
　　㉠ 진찰 · 검사
　　㉡ 약제 · 치료재료의 지급
　　㉢ 처치 · 수술 기타의 치료
　　㉣ 예방 · 재활
　　㉤ 입원
　　㉥ 간호
　　㉦ 이송

③ 요양기관

　㉠ 「의료법」에 의하여 개설된 의료기관

　㉡ 「약사법」에 의하여 등록된 약국

　㉢ 「약사법」 규정에 의하여 설립된 한국희귀·필수의약품센터

　㉣ 「지역보건법」에 의한 보건소·보건의료원 및 보건지소

　㉤ 「농어촌 등 보건의료를 위한 특별조치법」에 따라 설치된 보건진료소

④ **비용의 일부 부담** … 요양급여를 받는 자는 대통령령이 정하는 바에 의하여 그 비용의 일부(본인일부부담금)를 본인이 부담한다.

⑤ **요양비** … 공단은 가입자 또는 피부양자가 보건복지부령이 정하는 긴급하거나 기타 부득이한 사유로 요양기관과 유사한 기능을 수행하는 기관으로서 보건복지부령으로 정하는 기관에서 질병·부상·출산 등에 대하여 요양을 받거나 요양기관 외의 장소에서 출산을 한 때에는 그 요양급여에 상당하는 금액을 보건복지부령이 정하는 바에 의하여 그 가입자 또는 피부양자에게 요양비로 지급한다.

(2) 부가급여

공단은 요양급여 외에 대통령령으로 정하는 바에 따라 임신·출산진료비, 장제비(葬祭費), 상병수당(傷病手當), 그 밖의 급여를 실시할 수 있다.

(3) 건강검진

공단은 가입자 및 피부양자에 대하여 질병의 조기발견과 그에 따른 요양급여를 하기 위하여 건강검진을 실시한다.

(4) 급여의 제한

① 보험급여 제한대상

　㉠ 고의 또는 중대한 과실로 인한 범죄행위에 그 원인이 있거나 고의로 사고를 일으킨 경우

　㉡ 고의 또는 중대한 과실로 공단이나 요양기관의 요양에 관한 지시에 따르지 아니한 경우

　㉢ 고의 또는 중대한 과실로 제55조에 따른 문서와 그 밖의 물건의 제출을 거부하거나 질문 또는 진단을 기피한 경우

　㉣ 업무 또는 공무로 생긴 질병·부상·재해로 다른 법령에 따른 보험급여나 보상(報償) 또는 보상(補償)을 받게 되는 경우

② 공단은 보험급여를 받을 수 있는 사람이 다른 법령에 따라 국가나 지방자치단체로부터 보험급여에 상당하는 급여를 받거나 보험급여에 상당하는 비용을 지급받게 되는 경우에는 그 한도에서 보험급여를 하지 아니한다.

③ 공단은 가입자가 대통령령으로 정하는 기간 이상 다음의 보험료를 체납한 경우 그 체납한 보험료를 완납할 때까지 그 가입자 및 피부양자에 대하여 보험급여를 실시하지 아니할 수 있다. 다만, 월별 보험료의 총체납 횟수(이미 납부된 체납보험료는 총체납횟수에서 제외하며, 보험료의 체납기간은 고려하지 아니한다)가 대통령령으로 정하는 횟수 미만이거나 가입자 및 피부양자의 소득·재산 등이 대통령령으로 정하는 기준 미만인 경우에는 그러하지 아니하다.
　　㉠ 소득월액보험료
　　㉡ 세대단위의 보험료

(5) 급여의 정지

보험급여를 받을 수 있는 자가 다음에 해당하는 때에는 그 기간 중 보험급여를 하지 아니한다. 다만, ② 및 ③의 경우에는 요양급여를 실시한다.

① 국외에 체류하는 경우

② 병역법에 따른 현역병(지원에 의하지 아니하고 임용된 하사를 포함한다), 전환복무된 사람 및 무관후보생에 해당하게 된 경우

③ 교도소 기타 이에 준하는 시설에 수용되어 있는 경우

(6) 구상권

공단은 제3자의 행위로 보험급여사유가 생겨 가입자 또는 피부양자에게 보험급여를 한 경우에는 그 급여에 들어간 비용 한도에서 그 제3자에게 손해배상을 청구할 권리를 얻는다. 보험급여를 받은 사람이 제3자로부터 이미 손해배상을 받은 경우에는 공단은 그 배상액 한도에서 보험급여를 하지 아니한다.

❹ 보험료의 징수

(1) 보험료

① 공단은 건강보험사업에 드는 비용에 충당하기 위하여 보험료의 납부의무자로부터 보험료를 징수한다.

② 보험료는 가입자의 자격을 취득한 날이 속하는 달의 다음 달부터 가입자의 자격을 잃은 날의 전날이 속하는 달까지 징수한다. 다만, 가입자의 자격을 매월 1일에 취득한 경우 또는 유공자 등 의료보호대상자 중 건강보험의 적용을 보험자에게 신청하여 가입자의 자격을 취득한 경우에는 그 달부터 징수한다.

③ 보험료를 징수할 때 가입자의 자격이 변동된 경우에는 변동된 날이 속하는 달의 보험료는 변동되기 전의 자격을 기준으로 징수한다. 다만, 가입자의 자격이 매월 1일에 변동된 경우에는 변동된 자격을 기준으로 징수한다.

④ 직장가입자의 월별 보험료액은 다음에 따라 산정한 금액으로 한다.
   ㉠ **보수월액보험료** : 산정한 보수월액에 보험료율을 곱하여 얻은 금액
   ㉡ **소득월액보험료** : 산정한 소득월액에 보험료율을 곱하여 얻은 금액

⑤ 지역가입자의 월별 보험료액은 세대 단위로 산정하되, 지역가입자가 속한 세대의 월별 보험료액은 보험료부과점수에 보험료부과점수당 금액을 곱한 금액으로 한다.

⑥ 다음에 해당하는 가입자 중 보건복지부령으로 정하는 가입자에 대하여는 그 가입자 또는 그 가입자가 속한 세대의 보험료의 일부를 경감할 수 있다.
   ㉠ 섬 · 벽지(僻地) · 농어촌 등 대통령령으로 정하는 지역에 거주하는 사람
   ㉡ 65세 이상인 사람
   ㉢ 「장애인복지법」에 따라 등록한 장애인
   ㉣ 「국가유공자 등 예우 및 지원에 관한 법률」 따른 국가유공자
   ㉤ 휴직자
   ㉥ 그 밖에 생활이 어렵거나 천재지변 등의 사유로 보험료를 경감할 필요가 있다고 보건복지부장관이 정하여 고시하는 사람

(2) 이의신청

① 가입자 및 피부양자의 자격, 보험료등, 보험급여, 보험급여 비용에 관한 공단의 처분에 이의가 있는 자는 공단에 이의신청을 할 수 있다.

② 요양급여비용 및 요양급여의 적정성 평가 등에 관한 심사평가원의 처분에 이의가 있는 공단, 요양기관 또는 그 밖의 자는 심사평가원에 이의신청을 할 수 있다.

③ 이의신청은 처분이 있음을 안 날부터 90일 이내에 문서(전자문서를 포함한다)로 하여야 하며 처분이 있은 날부터 180일을 지나면 제기하지 못한다. 다만, 정당한 사유로 그 기간에 이의신청을 할 수 없었음을 소명한 경우에는 그러하지 아니하다.

④ ③에도 불구하고 요양기관이 심사평가원의 확인에 대하여 이의신청을 하려면 통보받은 날부터 30일 이내에 하여야 한다.

(3) 심판청구

① 이의신청에 대한 결정에 불복이 있는 자는 건강보험분쟁조정위원회에 심판청구를 할 수 있다.

② 분쟁조정위원회는 보건복지부에 둔다.

03 지역보건법

❶ 목적 및 의의

(1) 목적

이 법은 보건소 등 지역보건의료기관의 설치·운영에 관한 사항과 보건의료 관련기관·단체와의 연계·협력을 통하여 지역보건의료기관의 기능을 효과적으로 수행하는 데 필요한 사항을 규정함으로써 지역보건의료정책을 효율적으로 추진하여 지역주민의 건강 증진에 이바지함을 목적으로 한다.

(2) 의의

지역사회보건에 대한 운영과 조직의 설치 및 업무를 상세히 언급하였으며 특히, 지역사회보건의 보건행정기관으로서 보건소에 대해 기술하였다.

❷ 지역보건의료계획

(1) 지역보건의료계획의 수립 등

① 특별시장·광역시장·도지사(이하 시·도지사) 또는 특별자치시장·특별자치도지사·시장·군수·구청장(구청장은 자치구의 구청장을 말하며, 이하 시장·군수·구청장)은 지역주민의 건강 증진을 위하여 다음의 사항이 포함된 지역보건의료계획을 4년마다 수립하여야 한다.

　ㄱ 보건의료 수요의 측정

　ㄴ 지역보건의료서비스에 관한 장기·단기 공급대책

　ㄷ 인력·조직·재정 등 보건의료자원의 조달 및 관리

　ㄹ 지역보건의료서비스의 제공을 위한 전달체계 구성 방안

　ㅁ 지역보건의료에 관련된 통계의 수집 및 정리

② 시·도지사 또는 시장·군수·구청장은 매년 ①에 따른 지역보건의료계획에 따라 연차별 시행계획을 수립하여야 한다.

③ 시장·군수·구청장(특별자치시장·특별자치도지사는 제외)은 해당 시·군·구(특별자치시·특별자치도는 제외) 위원회의 심의를 거쳐 지역보건의료계획(연차별 시행계획을 포함)을 수립한 후 해당 시·군·구의회에 보고하고 시·도지사에게 제출하여야 한다.

④ 특별자치시장·특별자치도지사 및 ③에 따라 관할 시·군·구의 지역보건의료계획을 받은 시·도지사는 해당 위원회의 심의를 거쳐 시·도(특별자치시·특별자치도를 포함)의 지역보건의료계획을 수립한 후 해당 시·도의회에 보고하고 보건복지부장관에게 제출하여야 한다.

⑤ ③ 및 ④에 따른 지역보건의료계획은 「사회보장기본법」에 따른 사회보장 기본계획 및 「사회보장급여의 이용·제공 및 수급권자 발굴에 관한 법률」에 따른 지역사회보장계획 및 「국민건강증진법」에 따른 국민건강증진종합계획과 연계되도록 하여야 한다.

⑥ 특별자치시장·특별자치도지사, 시·도지사 또는 시장·군수·구청장은 ③ 또는 ④에 따라 지역보건의료계획을 수립하는 데에 필요하다고 인정하는 경우에는 보건의료 관련기관·단체, 학교, 직장 등에 중복·유사 사업의 조정 등에 관한 의견을 듣거나 자료의 제공 및 협력을 요청할 수 있다. 이 경우 요청을 받은 해당 기관은 정당한 사유가 없으면 그 요청에 협조하여야 한다.

⑦ 지역보건의료계획의 내용에 관하여 필요하다고 인정하는 경우 보건복지부장관은 특별자치시장·특별자치도지사 또는 시·도지사에게, 시·도지사는 시장·군수·구청장에게 각각 보건복지부령으로 정하는 바에 따라 그 조정을 권고할 수 있다.

(2) 지역보건의료계획의 시행

① 시·도지사 또는 시장·군수·구청장은 보건복지부령이 정하는 바에 의하여 지역보건의료계획을 시행하여야 한다.

② 시·도지사 또는 시장·군수·구청장은 지역보건의료계획을 시행함에 있어 필요하다고 인정하는 경우에는 보건의료관련기관·단체 등에 대하여 인력·기술 및 재정지원을 할 수 있다.

(3) 지역보건의료계획 시행결과의 평가

① 보건복지부장관 또는 시·도지사는 대통령령이 정하는 바에 의하여 시·도 또는 시·군·구의 지역보건의료계획의 시행결과를 평가할 수 있다.

② 보건복지부장관 또는 시·도지사는 필요한 경우 평가결과를 비용의 보조에 반영할 수 있다.

❸ 보건소

(1) 보건소의 설치

보건소(보건의료원을 포함)의 설치는 대통령령이 정하는 기준에 따라 해당 지방자치단체의 조례로 정한다.

(2) 보건의료원

보건소 중 「의료법」의 규정에 따른 병원의 요건을 갖춘 보건소는 보건의료원이라는 명칭을 사용할 수 있다.

(3) 보건소의 기능 및 업무

① 건강 친화적인 지역사회 여건의 조성

② 지역보건의료정책의 기획, 조사 · 연구 및 평가

③ 보건의료인 및 「보건의료기본법」에 따른 보건의료기관 등에 대한 지도 · 관리 · 육성과 국민보건 향상을 위한 지도 · 관리

④ 보건의료 관련기관 · 단체, 학교, 직장 등과의 협력체계 구축

⑤ 지역주민의 건강증진 및 질병예방 · 관리를 위한 다음 각 목의 지역보건의료서비스의 제공
  ㉠ 국민건강증진 · 구강건강 · 영양관리사업 및 보건교육
  ㉡ 감염병의 예방 및 관리
  ㉢ 모성과 영유아의 건강유지 · 증진
  ㉣ 여성 · 노인 · 장애인 등 보건의료 취약계층의 건강유지 · 증진
  ㉤ 정신건강증진 및 생명존중에 관한 사항
  ㉥ 지역주민에 대한 진료, 건강검진 및 만성질환 등의 질병관리에 관한 사항
  ㉦ 가정 및 사회복지시설 등을 방문하여 행하는 보건의료 및 건강관리사업
  ㉧ 난임의 예방 및 관리

(4) 보건지소의 설치

지방자치단체는 보건소의 업무수행을 위하여 필요하다고 인정하는 때에는 대통령령이 정하는 기준에 따라 해당 지방자치단체의 조례로 보건소의 지소(보건지소)를 설치할 수 있다.

> **TIP** 「농어촌 등 보건의료를 위한 특별조치법」에 따른 보건진료소의 설치 · 운영
>
> ㉠ 시장(도농복합형태의 시의 시장을 말하며, 읍 · 면 지역에서 보건진료소를 설치 · 운영하는 경우만 해당한다) 또는 군수는 보건의료 취약지역의 주민에게 보건의료를 제공하기 위하여 보건진료소를 설치 · 운영한다. 다만, 시 · 구의 관할구역의 도서지역에는 해당 시장 · 구청장이 보건진료소를 설치 · 운영할 수 있으며, 군 지역에 있는 보건진료소의 행정구역이 행정구역의 변경 등으로 시 또는 구 지역으로 편입된 경우에는 보건복지부장관이 정하는 바에 따라 해당 시장 또는 구청장이 보건진료소를 계속 운영할 수 있다.

ⓛ 보건진료소에 보건진료소장 1명과 필요한 직원을 두되, 보건진료소장은 보건진료 전담공무원으로 보한다.
- 보건진료 전담공무원은 간호사·조산사 면허를 가진 사람으로서 보건복지부장관이 실시하는 24주 이상의 직무교육을 받은 사람이어야 한다.
ⓒ 보건진료소의 설치기준은 보건복지부령으로 정한다.
- 보건진료소는 의료 취약지역을 인구 500명 이상(도서지역은 300명 이상) 5천명 미만을 기준으로 구분한 하나 또는 여러 개의 리·동을 관할구역으로 하여 주민이 편리하게 이용할 수 있는 장소에 설치한다. 다만, 군수는 인구 500명 미만(도서지역은 300명 미만)인 의료취약지역 중 보건진료소가 필요하다고 인정되는 지역이 있는 경우에는 보건복지부장관의 승인을 받아 그 지역에 보건진료소를 설치할 수 있다.

04 국민건강증진법

① 목적 및 의의

(1) 목적
국민에게 건강에 대한 가치와 책임의식을 함양하도록 건강에 관한 바른 지식을 보급하고 스스로 건강생활을 실천할 수 있는 여건을 조성함으로써 국민의 건강을 증진함을 목적으로 한다.

(2) 의의
1995년 국민건강증진법 제정 이래로 생활 속에서의 실천과 특히 보건소의 건강증진사업에 역점을 두었다.

② 용어의 정의 및 건강증진계획

(1) 용어의 정의
① **국민건강증진사업** … 보건교육, 질병예방, 영양개선, 신체활동장려, 건강관리 및 건강생활의 실천 등을 통하여 국민의 건강을 증진시키는 사업을 말한다.
② **보건교육** … 개인 또는 집단으로 하여금 건강에 유익한 행위를 자발적으로 수행하도록 하는 교육을 말한다.
③ **영양개선** … 개인 또는 집단이 균형된 식생활을 통하여 건강을 개선시키는 것을 말한다.
④ **신체활동장려** … 개인 또는 집단이 일상생활 중 신체의 근육을 활용하여 에너지를 소비하는 모든 활동을 자발적으로 적극 수행하도록 장려하는 것을 말한다.

⑤ **건강관리** … 개인 또는 집단이 건강에 유익한 행위를 지속적으로 수행함으로써 건강한 상태를 유지하는 것을 말한다.

⑥ **건강친화제도** … 근로자의 건강증진을 위하여 직장 내 문화 및 환경을 건강친화적으로 조성하고, 근로자가 자신의 건강관리를 적극적으로 수행할 수 있도록 교육, 상담 프로그램 등을 지원하는 것을 말한다.

(2) 건강증진계획의 수립 등

① 보건복지부장관은 국민건강증진정책심의위원회의 심의를 거쳐 국민건강증진종합계획을 5년마다 수립하여야 한다. 이 경우 미리 관계중앙행정기관의 장과 협의를 거쳐야 한다.

② 종합계획에 포함되어야 할 사항은 다음과 같다.
　㉠ 국민건강증진의 기본목표 및 추진방향
　㉡ 국민건강증진을 위한 주요 추진과제 및 추진방법
　㉢ 국민건강증진에 관한 인력의 관리 및 소요재원의 조달방안
　㉣ 국민건강증진기금의 운용방안
　㉤ 아동·여성·노인·장애인 등 건강취약 집단이나 계층에 대한 건강증진 지원방안
　㉥ 국민건강증진 관련 통계 및 정보의 관리 방안
　㉦ 그 밖에 국민건강증진을 위하여 필요한 사항

③ 보건복지부장관, 관계중앙행정기관의 장, 특별시장·광역시장·특별자치시장·도지사·특별자치도지사 및 시장·군수·구청장은 종합계획을 기초로 하여 소관 주요시책의 실행계획을 매년 수립·시행하여야 한다.

④ 국가는 실행계획의 시행에 필요한 비용의 전부 또는 일부를 지방자치단체에 보조할 수 있다.

05 국민기초생활보장법

❶ 목적 및 의의

(1) 목적

생활이 어려운 자에게 필요한 급여를 행하여 이들의 최저생활을 보장하고 자활을 조성하는 것을 목적으로 한다.

(2) 의의

1999년 제정되어 빈곤한 자에게 인간다운 생활을 보장해주는 정부의 사회보장정책이다.

❷ 용어의 정의

(1) 수급권자

① 정의 ··· 수급권자는 이 법에 의한 급여를 받을 수 있는 자격을 가진 자를 말한다.

② 수급권자의 범위
　　㉠ 수급권자는 부양의무자가 없거나, 부양의무자가 있어도 부양능력이 없거나 부양을 받을 수 없는 자로서 소득인정액이 생계급여 선정기준 이하인 자로 한다.
　　㉡ 수급권자에 해당하지 아니하여도 생활이 어려운 자로서 일정기간 동안 이 법이 정하는 급여의 전부 또는 일부가 필요하다고 보건복지부장관 또는 고관 중앙행정기관의 장이 정하는 자는 수급권자로 본다.

(2) 수급자 등

① 수급자 ··· 이 법에 의한 급여를 받는 자를 말한다.

② 수급품 ··· 이 법에 의하여 수급자에게 급여하거나 대여하는 금전 또는 물품을 말한다.

③ 보장기관 ··· 이 법에 의한 급여를 행하는 국가 또는 지방자치단체를 말한다.

④ 부양의무자 ··· 수급권자를 부양할 책임이 있는 사람으로서 수급권자의 1촌의 직계혈족 및 그 배우자를 말한다. 다만, 사망한 1촌의 직계혈족의 배우자는 제외한다.

⑤ 최저생계비 ··· 국민이 건강하고 문화적인 생활을 유지하기 위하여 소요되는 최소한의 비용으로서 보건복지부장관이 계측하는 금액을 말한다.

⑥ 소득인정액 ··· 개별가구의 소득평가액과 재산의 소득환산액을 합산한 금액을 말한다.

⑦ 개별가구의 소득평가액
　　㉠ 개별가구의 실제소득에 불구하고 보장기관이 급여의 결정 및 실시 등에 사용하기 위하여 산출한 금액을 말한다.
　　㉡ 소득평가액의 구체적인 산정방식은 대통령령으로 정하되, 가구특성에 따른 지출요인과 근로를 유인하기 위한 요소 등을 반영하여야 한다.

⑧ 재산의 소득환산액 ··· 개별가구의 재산가액에서 기본재산액(기초생활의 유지에 필요하다고 보건복지부장관이 정하여 고시하는 재산액) 및 부채를 공제한 금액에 소득환산율을 곱하여 산정한다. 이 경우 소득으로 환산하는 재산의 범위는 다음과 같다.
　　㉠ 일반재산(금융재산 및 자동차를 제외한 재산을 말한다)
　　㉡ 금융재산
　　㉢ 자동차

❸ 급여의 종류

(1) 생계급여

① 내용 ··· 생계급여는 수급자에게 의복·음식물 및 연료비와 기타 일상생활에 기본적으로 필요한 금품을 지급하여 그 생계를 유지하게 하는 것으로 한다.

② 방법

  ㉠ 생계급여는 금전을 지급함으로써 행한다. 다만, 이에 의할 수 없거나 이에 의하는 것이 적당하지 아니하다고 인정하는 경우에는 물품을 지급함으로써 행할 수 있다.

  ㉡ 수급품은 대통령령이 정하는 바에 따라 매월 정기적으로 지급하여야 한다. 다만, 특별한 사정이 있는 경우에는 그 지급방법을 다르게 정하여 지급할 수 있다.

  ㉢ 수급품은 수급자에게 직접 지급한다. 다만, 보장시설이나 타인의 가정에 위탁하여 생계급여를 실시하는 경우에는 그 위탁받은 사람에게 이를 지급할 수 있다. 이 경우 보장기관은 보건복지부장관이 정하는 바에 따라 정기적으로 수급자의 수급 여부를 확인하여야 한다.

  ㉣ 생계급여는 보건복지부장관이 정하는 바에 따라 수급자의 소득인정액 등을 고려하여 차등지급할 수 있다.

  ㉤ 보장기관은 대통령령으로 정하는 바에 따라 근로능력이 있는 수급자에게 자활에 필요한 사업에 참가할 것을 조건으로 하여 생계급여를 실시할 수 있다. 이 경우 보장기관은자활지원계획을 고려하여 조건을 제시하여야 한다.

(2) 주거급여

주거급여는 수급자에게 주거안정에 필요한 임차료, 수선유지비 그 밖의 수급품을 지급하는 것으로 한다.

(3) 의료급여

의료급여법에 의한 수급권자의 질병·부상·출산 등에 대한 의료급여는 진찰·검사, 약재·치료재료의 지급, 처치·수술과 그 밖의 치료, 예방·재활, 입원, 간호, 이송과 그 밖의 의료목적의 달성을 위한 조치이다.

(4) 교육급여

① 교육급여는 수급자에게 입학금·수업료·학용품비 기타 수급품을 지원하는 것으로 하되, 학교의 종류·범위 등에 관하여 필요한 사항은 대통령령으로 정한다.

② 교육급여는 금전 또는 물품을 수급자 또는 수급자의 친권자나 후견인에게 지급함으로써 행한다. 다만, 보장기관이 필요하다고 인정하는 경우에는 수급자가 재학하는 학교의 장에게 수급품을 지급할 수 있다.

(5) 해산급여

조산 및 분만 전과 분만 후의 필요한 조치와 보호의 급여를 실시한다.

(6) 장제급여

① 장제급여는 수급자가 사망한 경우 사체의 검안·운반·화장 또는 매장 기타 장제조치를 행하는 것으로 한다.

② 장제급여는 보건복지부령이 정하는 바에 따라 실제로 장제를 행하는 자에게 장제에 필요한 비용을 지급함으로써 행한다. 다만, 이에 의할 수 없거나 이에 의하는 것이 적당하지 아니하다고 인정하는 경우에는 물품을 지급함으로써 행할 수 있다.

(7) 자활급여

① 자활에 필요한 금품의 지급 또는 대여

② 자활에 필요한 근로능력의 향상 및 기능습득의 지원

③ 취업알선 등 정보의 제공

④ 자활을 위한 근로기회의 제공

⑤ 자활에 필요한 시설 및 장비의 대여

⑥ 창업교육, 기능훈련 및 기술·경영 지도 등 창업지원

⑦ 자활에 필요한 자산형성 지원

⑧ 그 밖에 대통령령으로 정하는 자활을 위한 각종 지원

06 의료급여법

❶ 목적 및 의의

(1) 목적

생활이 어려운 자에게 의료급여를 실시함으로써 국민보건의 향상과 사회복지의 증진에 이바지함을 목적으로 한다.

(2) 의의

정부는 빈곤한 자에게 의료보장정책기능을 하고, 특수계층에게 경제적·의료적 지원기능을 한다.

❷ 용어의 정의

(1) 수급권자

① 정의 … 수급권자는 이 법에 따라 의료급여를 받을 수 있는 자격을 가진 자를 말한다.

② 수급권자
- ㉠ 「국민기초생활 보장법」에 따른 의료급여 수급자
- ㉡ 「재해구호법」에 따른 이재민으로서 보건복지부장관이 의료급여가 필요하다고 인정한 사람
- ㉢ 「의사상자 등 예우 및 지원에 관한 법률」에 따라 의료급여를 받는 사람
- ㉣ 「입양특례법」에 따라 국내에 입양된 18세 미만의 아동
- ㉤ 「독립유공자예우에 관한 법률」, 「국가유공자 등 예우 및 지원에 관한 법률」 및 「보훈보상대상자 지원에 관한 법률」의 적용을 받고 있는 사람과 그 가족으로서 국가보훈처장이 의료급여가 필요하다고 추천한 사람 중에서 보건복지부장관이 의료급여가 필요하다고 인정한 사람
- ㉥ 「무형문화재 보전 및 진흥에 관한 법률」에 따라 지정된 국가무형문화재의 보유자(명예보유자를 포함)와 그 가족으로서 문화재청장이 의료급여가 필요하다고 추천한 사람 중에서 보건복지부장관이 의료급여가 필요하다고 인정한 사람
- ㉦ 「북한이탈주민의 보호 및 정착지원에 관한 법률」의 적용을 받고 있는 사람과 그 가족으로서 보건복지부장관이 의료급여가 필요하다고 인정한 사람
- ㉧ 「5·18민주화운동 관련자 보상 등에 관한 법률」에 따라 보상금등을 받은 사람과 그 가족으로서 보건복지부장관이 의료급여가 필요하다고 인정한 사람
- ㉨ 「노숙인 등의 복지 및 자립지원에 관한 법률」에 따른 노숙인 등으로서 보건복지부장관이 의료급여가 필요하다고 인정한 사람
- ㉩ 그 밖에 생활유지 능력이 없거나 생활이 어려운 사람으로서 대통령령으로 정하는 사람

(2) 의료급여기관

수급권자에 대한 진료·조제 또는 투약 등을 담당하는 의료기관 및 약국 등을 말한다.

❸ 의료급여

(1) 의료급여의 내용

① 진찰 · 검사

② 약제 · 치료재료의 지급

③ 처치 · 수술과 그 밖의 치료

④ 예방 · 재활

⑤ 입원

⑥ 간호

⑦ 이송과 그 밖의 의료목적의 달성을 위한 조치

(2) 의료급여증

시장 · 군수 · 구청장은 수급권자에게 의료급여증을 발급하여야 한다. 다만, 부득이한 사유가 있는 경우에는 의료급여증에 갈음하는 의료급여증명서를 발급할 수 있다.

(3) 의료급여기관

① **의료급여기관의 종류** ⋯ 의료급여는 다음의 의료급여기관에서 행한다.
   ㉠ 「의료법」에 따라 개설된 의료기관
   ㉡ 「지역보건법」에 따라 설치된 보건소 · 보건의료원 및 보건지소
   ㉢ 「농어촌 등 보건의료를 위한 특별조치법」에 따라 설치된 보건진료소
   ㉣ 「약사법」에 따라 개설등록된 약국 및 한국희귀 · 의약품센터

② **의료급여기관의 구분**
   ㉠ 제1차 의료급여기관
   • 「의료법」에 따라 시장 · 군수 · 구청장에게 개설신고를 한 의료기관
   • 「지역보건법」에 따라 설치된 보건소 · 보건의료원 및 보건지소
   • 「농어촌 등 보건의료를 위한 특별조치법」에 따라 설치된 보건진료소
   • 「약사법」에 따라 개설등록된 약국 및 한국희귀 · 의약품센터
   ㉡ 제2차 의료급여기관 : 「의료법」에 따라 시 · 도지사가 개설허가를 한 의료기관
   ㉢ 제3차 의료급여기관 : 제2차 의료급여기관 중에서 보건복지부장관이 지정하는 의료기관

07 검역법

① 목적 및 의의

(1) 목적

우리나라로 들어오거나 외국으로 나가는 사람, 운송수단 및 화물을 검역하는 절차와 감염병을 예방하기 위한 조치에 관한 사항을 규정하여 국내외로 감염병이 번지는 것을 방지함으로써 국민의 건강을 유지·보호하는 것을 목적으로 한다.

(2) 의의

국내 감염병과는 달리 외국에서 감염되는 질병을 규정함으로써 국내에의 유입 방지 및 보호를 언급하였다.

② 검역감염병 관리

(1) 검역감염병의 종류

① 콜레라

② 페스트

③ 황열

④ 중증 급성호흡기 증후군(SARS)

⑤ 동물인플루엔자 인체감염증

⑥ 신종인플루엔자

⑦ 중동 호흡기 증후군(MERS)

⑧ ①~⑦ 외의 감염병으로서 외국에서 발생하여 국내로 들어올 우려가 있거나 우리나라에서 발생하여 외국으로 번질 우려가 있어 질병관리청장이 긴급 검역조치가 필요하다고 인정하여 고시하는 감염병

(2) 검역장소

① 질병관리청장은 관계 중앙행정기관의 장과 협의하여 검역 장소를 정한다.

② 검역을 받으려는 출입국자 및 운송수단은 검역 장소에 도착하여 검역조사를 받아야 한다. 다만, 검역 장소에서 검역조사를 받기 어렵거나 검역조사가 완료되기 어려운 경우 보건복지부령으로 정하는 검역구역에서 검역조사를 받을 수 있다.

③ ②에도 불구하고 다음의 어느 하나에 해당하는 경우는 검역소장이 정하는 장소에서 검역조사를 받을 수 있다.
    ㉠ 나포, 귀순, 조난 및 응급환자 발생 등 부득이한 경우
    ㉡ 날씨나 그 밖의 부득이한 사유로 보건복지부령으로 정하는 경우

(3) 격리 · 감시

① **격리**
    ㉠ 질병관리청장은 검역감염병 환자 등을 다음의 어느 하나에 해당하는 시설에 격리한다. 다만, 사람 간 전파가능성이 낮은 경우 등 질병관리청장이 정하는 경우는 격리 대상에서 제외할 수 있다.
      • 검역소에서 관리하는 격리시설로서, 질병관리청장이 지정한 시설
      • 「감염병의 예방 및 관리에 관한 법률」에 따른 감염병관리기관, 격리소 · 요양소 또는 진료소
      • 자가(自家)
      • 「감염병의 예방 및 관리에 관한 법률」에 따른 감염병전문병원
      • 국내에 거주지가 없는 경우 질병관리청장이 지정하는 시설 또는 장소
    ㉡ 질병관리청장은 검역감염병 환자 등이 많이 발생하여 ㉠에 따른 격리시설이나 감염병관리기관 등이 부족한 경우에는 보건복지부령으로 정하는 바에 따라 임시 격리시설을 설치 · 운영할 수 있다.
    ㉢ 질병관리청장은 ㉠에 따른 격리조치(이송을 포함한다)를 할 때에 필요하면 특별시장 · 광역시장 · 특별자치시장 · 도지사 · 특별자치도지사(이하 "시 · 도지사"라 한다) 또는 시장 · 군수 · 구청장(자치구의 구청장을 말한다. 이하 같다)에게 협조를 요청할 수 있다. 이 경우 시 · 도지사 또는 시장 · 군수 · 구청장은 특별한 사유가 없으면 협조하여야 한다.
    ㉣ 검역감염병 환자 등의 격리 기간은 검역감염병 환자 등의 감염력이 없어질 때까지로 하고, 격리기간이 지나면 즉시 해제하여야 한다.
    ㉤ ㉣에 따른 격리 기간 동안 격리된 사람은 검역소장의 허가를 받지 아니하고는 다른 사람과 접촉할 수 없다.
    ㉥ 검역소장은 검역감염병 환자 등을 격리하였을 때에는 보건복지부령으로 정하는 바에 따라 격리 사실을 격리 대상자 및 격리 대상자의 가족, 보호자 또는 격리 대상자가 지정한 사람에게 알려야 한다.

② **감시** … 질병관리청장은 검역감염병 접촉자 또는 검역감염병 위험요인에 노출된 사람이 입국 후 거주하거나 체류하는 지역의 특별자치도지사 · 시장 · 군수 · 구청장에게 건강 상태를 감시하거나 「감염병의 예방 및 관리에 관한 법률」에 따라 격리시킬 것을 요청할 수 있다.

    TIP 감시 또는 격리 기간 … 보건복지부령으로 정하는 해당 검역감염병의 최대 잠복기간을 초과할 수 없다.

≣ 최근 기출문제 분석 ≣

2022. 6. 18. 제1회 지방직 시행

1 **제5차 국민건강증진종합계획(Health Plan 2030)의 기본원칙으로 옳지 않은 것은?**

① 모든 생애과정과 생활터에 적용한다.

② 미래의 성장 동력으로 바이오헬스 산업을 육성한다.

③ 보편적인 건강수준의 향상과 건강형평성 제고를 함께 추진한다.

④ 국가와 지역사회의 모든 정책 수립에 건강을 우선적으로 반영한다.

> **TIP** 제5차 국민건강증진종합계획(HP2030) … 보편적인 건강수준의 향상과 건강형평성을 제고하기 위한 정책으로, 세부사업 및 성과지표 선정 시 성별 분리지표를 설정하고 소득, 지역 등 사회적 결정요인에 따른 격차 감소를 고려한다. 국가와 지역사회의 모든 정책 수립에 건강을 우선적으로 반영하며, 보편적인 건강수준의 향상과 건강형평성 제고를 함께 추진하고, 모든 생애과정과 생활터에 적용한다는 기본원칙을 가진다.

2022. 6. 18. 제1회 지방직 시행

2 **「국민건강증진법」상 명시된 국민건강증진기금의 사용범위에 해당하지 않는 것은?**

① 건강생활지원사업   ② 국민영양관리사업

③ 구강건강관리사업   ④ 사업장건강검진사업

> **TIP** 기금의 사용 등〈국민건강증진법 제25조 제1항〉
> ㉠ 금연교육 및 광고, 흡연피해 예방 및 흡연피해자 지원 등 국민건강관리사업
> ㉡ 건강생활의 지원사업
> ㉢ 보건교육 및 그 자료의 개발
> ㉣ 보건통계의 작성·보급과 보건의료관련 조사·연구 및 개발에 관한 사업
> ㉤ 질병의 예방·검진·관리 및 암의 치료를 위한 사업
> ㉥ 국민영양관리사업
> ㉦ 신체활동장려사업
> ㉧ 구강건강관리사업
> ㉨ 시·도지사 및 시장·군수·구청장이 행하는 건강증진사업
> ㉩ 공공보건의료 및 건강증진을 위한 시설·장비의 확충
> ㉪ 기금의 관리·운용에 필요한 경비
> ㉫ 그 밖에 국민건강증진사업에 소요되는 경비로서 대통령령이 정하는 사업

Answer   1.②   2.④

3 「암관리법 시행령」상 암의 종류별 검진주기와 연령기준에 대한설명으로 옳지 않은 것은?

① 유방암은 40세 이상의 여성이 대상이며 검진주기는 2년이다.

② 위암은 40세 이상의 남·여가 대상이며 검진주기는 2년이다.

③ 자궁경부암은 20세 이상의 여성이 대상이며 검진주기는 2년이다.

④ 대장암은 50세 이상의 남·여가 대상이며 검진주기는 2년이다.

TIP 암의 종류별 검진주기와 연령 기준 등〈암관리 시행령 별표 1〉

암의 종류	검진주기	연령 기준 등
위암	2년	40세 이상의 남·여
간암	6개월	40세 이상의 남·여 중 간암 발생 고위험군
대장암	1년	50세 이상의 남·여
유방암	2년	40세 이상의 여성
자궁경부암	2년	20세 이상의 여성
폐암	2년	54세 이상 74세 이하의 남·여 중 폐암 발생 고위험군

4 「국민건강보험 요양급여의 기준에 관한 규칙」상 상급종합병원에서 1단계 요양급여를 제공받을 수 있는 경우는?

① 혈우병 환자가 요양급여를 받는 경우

② 해당 상급종합병원 직원의 직계존·비속이 요양급여를 받는 경우

③ 정신건강의학과에서 요양급여를 받는 경우

④ 산전 진찰을 목적으로 요양급여를 받는 경우

TIP 요양급여의 절차〈국민건강보험 요양급여의 기준에 관한 규칙 제2조 제3항〉.

㉠「응급의료에 관한 법률」제2조 제1호에 해당하는 응급환자인 경우

㉡ 분만의 경우

㉢ 치과에서 요양급여를 받는 경우

㉣「장애인복지법」에 따른 등록 장애인 또는 단순 물리치료가 아닌 작업치료·운동치료 등의 재활치료가 필요하다고 인정되는 자가 재활의학과에서 요양급여를 받는 경우

㉤ 가정의학과에서 요양급여를 받는 경우

㉥ 당해 요양기관에서 근무하는 가입자가 요양급여를 받는 경우

㉦ 혈우병환자가 요양급여를 받는 경우

Answer 3.④ 4.①

2022. 6. 18. 제1회 지방직 시행

5 「의료기사 등에 관한 법률」상 의료기사에 해당하지 않는 것은?

① 작업치료사

② 치과기공사

③ 안경사

④ 치과위생사

> **TIP** ③ "의료기사"란 의사 또는 치과의사의 지도 아래 진료나 의화학적(醫化學的) 검사에 종사하는 사람을 말하며 "안경사"란 안경(시력보정용에 한정한다. 이하 같다)의 조제 및 판매와 콘택트렌즈(시력보정용이 아닌 경우를 포함한다. 이하 같다)의 판매를 주된 업무로 하는 사람을 말한다〈의료기사 등에 관한 법률 제1조의2〉.

2022. 2. 26. 제1회 서울특별시 시행

6 중동 호흡기 증후군(MERS)이 유행하는 지역을 여행한 갑(甲)이 귀국하였다. 현재 증상은 없으나 검역 법령에 따라 갑(甲)의 거주지역 지방자치단체장에게 이 사람의 건강상태를 감시하도록 요청할 때 최대 감시기간은?

① 5일

② 6일

③ 10일

④ 14일

> **TIP** ④ 중동 호흡기 증후군(MERS)의 최대 잠복기간은 14일이다.
> ※ 검역감염병의 최대 잠복기간 … 검역감염병의 최대 잠복기간은 다음 각 호의 구분에 따른다〈검역법 시행규칙 제14조의3〉.
> ㉠ 콜레라 : 5일
> ㉡ 페스트 : 6일
> ㉢ 황열 : 6일
> ㉣ 중증 급성호흡기 증후군(SARS) : 10일
> ㉤ 동물인플루엔자 인체감염증 : 10일
> ㉥ 중동 호흡기 증후군(MERS) : 14일
> ㉦ 에볼라바이러스병 : 21일

Answer 5.③ 6.④

7 「국민건강보험법」에서 규정하고 있는 요양급여에 해당하지 않는 것은?

① 이송

② 예방 · 재활

③ 진찰 · 검사

④ 간병 · 간호

> **TIP** ④ 간병은 요양급여에 해당하지 않는다.
>
> ※ 요양급여 … 가입자와 피부양자의 질병, 부상, 출산 등에 대하여 다음의 요양급여를 실시한다〈국민건강보험법 제41조 제1항〉.
> ㉠ 진찰 · 검사
> ㉡ 약제 · 치료재료의 지급
> ㉢ 처치 · 수술 및 그 밖의 치료
> ㉣ 예방 · 재활
> ㉤ 입원
> ㉥ 간호
> ㉦ 이송

8 「의료법」상 의료기관 인증기준 및 방법에 대한 설명으로 가장 옳지 않은 것은?

① 인증기준에 환자의 권리와 안전, 환자 만족도 등을 포함한다.

② 인증등급은 인증, 조건부인증 및 불인증으로 구분한다.

③ 인증의 유효기간은 5년이며, 조건부인증의 유효기간은 1년이다.

④ 조건부인증은 유효기간 내에 보건복지부령에 따라 재인증을 받아야 한다.

> **TIP** ③ 인증의 유효기간은 4년이다.
>
> ※ 의료기관 인증기준 및 방법〈의료법 제58조의3〉
> ㉠ 의료기관 인증기준은 다음의 사항을 포함하여야 한다.
> • 환자의 권리와 안전
> • 의료기관의 의료서비스 질 향상 활동
> • 의료서비스의 제공과정 및 성과
> • 의료기관의 조직 · 인력관리 및 운영
> • 환자 만족도
> ㉡ 인증등급은 인증, 조건부인증 및 불인증으로 구분한다.
> ㉢ 인증의 유효기간은 4년으로 한다. 다만, 조건부인증의 경우에는 유효기간을 1년으로 한다.
> ㉣ 조건부인증을 받은 의료기관의 장은 유효기간 내에 보건복지부령으로 정하는 바에 따라 재인증을 받아야 한다.

Answer 7.④ 8.③

9 「국민건강증진법」상 국민건강증진종합계획을 수립하여야 하는 자는?

① 보건복지부장관

② 질병관리청장

③ 시 · 도지사

④ 관할 보건소장

TIP ① 보건복지부장관은 국민건강증진 종합계획을 5년마다 수립하여야 한다.

※ 국민건강증진종합계획의 수립 … 보건복지부장관은 제5조의 규정에 따른 국민건강증진정책심의위원회의 심의를 거쳐 국민건강증진종합계획을 5년마다 수립하여야 한다. 이 경우 미리 관계중앙행정기관의 장과 협의를 거쳐야 한다〈국민건강증진법 제4조 제1항〉.

10 '건강증진과 개발 – 수행역량 격차해소'라는 슬로건 아래 〈보기〉와 같은 내용을 논의한 건강증진 국제회의는?

보기

• 지역사회 권능부여   • 건강지식 및 건강행동

• 보건시스템 강화   • 파트너십 및 부문 간 활동

• 건강증진 역량 구축

① 제1차 회의, 캐나다 오타와

② 제2차 회의, 호주 애들레이드

③ 제4차 회의, 인도네시아 자카르타

④ 제7차 회의, 케냐 나이로비

TIP ④ 수행역량 격차해소를 통한 건강증진의 개발'이라는 슬로건 아래 진행된 국제회의는 제7차 나이로비 회의다.

① 제1차 오타와 : 건강증진에 관한 새로운 개념이 검토되었다(건강증진의 5가지 원칙 : 건강에 이로운 공공정책 수립, 지원적 환경 창출, 지역사회 활동 강화, 개개인의 기술 개발, 보건의료서비스 방향의 재설정). 오타와 헌장에 따르면 건강증진이란 사람들로 하여금 자신의 건강을 통제하여 스스로 관리하는 과정이다.

② 제2차 애들레이드 : '건전한 공공정책 수립'이라는 슬로건 아래 우선순위 정책으로 여성보건, 영양정책, 알코올 · 금연 정책, 환경관련 정책을 제시했다.

③ 제4차 자카르타 : '건강증진은 가치 있는 투자'라는 슬로건 아래 건강을 위한 사회 · 경제발전의 중요성을 강조했다.

Answer   9.①   10.④

11 「국민건강보험법」상 우리나라의 건강보험에 대한 설명으로 가장 옳지 않은 것은?

① 본인부담액의 연간 총액이 개인별 상한액을 넘는 경우 건강보험심사평가원에서 초과액을 환급하며, 이를 '본인부담금환급금제도'라고 한다.

② 공단은 임신·출산 진료비 등 부가급여를 실시할 수 있으며, 해당 비용을 결제할 수 있는 이용권을 발급할 수 있다.

③ 경제성 또는 치료효과성이 불확실하여 추가적인 근거가 필요하거나 경제성이 낮아도 가입자와 피부양자의 건강회복에 잠재적 이득이 있는 경우, 선별급여로 지정하여 실시할 수 있다.

④ 「의료법」 제35조에 따라 개설된 부속의료기관은 요양기관에서 제외할 수 있다.

> **TIP** ① 본인부담환급금제도란 국민건강보험공단이 과도한 의료비로 인한 가계의 부담을 덜어주기 위해 시행하는 제도로서 1년 동안 건강보험 본인부담금이 개인별 상한액을 초과하는 경우 초과금액을 건강보험공단에서 부담하는 것을 말한다.
> ② 공단의 부가급여는 기본급여외 추가로 지급하는 보험급여이며 임신출산진료비, 장제비, 상병수당이 해당된다.
> ③ 선별급여는 요양급여를 결정함에 있어서 경제성 또는 치료효과성 등이 불확실하여 그 검증을 위하여 추가적인 근거가 필요하거나 경계성이 낮아도 가입자와 피부양자의 건강회복에 잠재적 이득이 있는 등 대통령령으로 정하는 경우에는 예비적인 요양급여인 선별급여로 지정하여 실시할 수 있다〈국민건강보험법 제41조의4(선별급여) 제1항〉.
> ④ 의료기관 개설 특례: 의료법 제33조제1항·제2항 및 제8항에 따른 자 외의 자가 그 소속 직원, 종업원, 그 밖의 구성원(수용자를 포함한다) 이나 그 가족의 건강관리를 위하여 부속 의료기관을 개설하려면 그 개설 장소를 관할하는 시장·군수·구청장에게 신고하여야 한다. 다만, 부속 의료기관으로 병원급 의료기관을 개설하려면 그 개설 장소를 관할하는 시·도지사의 허가를 받아야 한다〈의료법 제35조(의료기관 개설 특례) 제1항〉.

12 「지역보건법」에서 제시된 보건소의 기능 및 업무에 해당하지 않는 것은?

① 난임의 예방 및 관리

② 감염병의 예방 및 관리

③ 지역보건의료정책의 기획, 조사·연구 및 평가

④ 보건의료 수요의 측정

> **TIP** 보건소의 기능 및 업무〈지역보건법 제11조〉
> ㉠ 보건소는 해당 지방자치단체의 관할 구역에서 다음의 기능 및 업무를 수행한다.
> • 건강 친화적인 지역사회 여건의 조성
> • 지역보건의료정책의 기획, 조사·연구 및 평가
> • 보건의료인 및 「보건의료기본법」에 따른 보건의료기관 등에 대한 지도·관리·육성과 국민보건 향상을 위한 지도·관리
> • 보건의료 관련기관·단체, 학교, 직장 등과의 협력체계 구축
> • 지역주민의 건강증진 및 질병예방·관리를 위한 다음의 지역보건의료서비스의 제공

Answer 11.① 12.④

- 국민건강증진 · 구강건강 · 영양관리사업 및 보건교육
- 감염병의 예방 및 관리
- 모성과 영유아의 건강유지 · 증진
- 여성 · 노인 · 장애인 등 보건의료 취약계층의 건강유지 · 증진
- 정신건강증진 및 생명존중에 관한 사항
- 지역주민에 대한 진료, 건강검진 및 만성질환 등의 질병관리에 관한 사항
- 가정 및 사회복지시설 등을 방문하여 행하는 보건의료 및 건강관리사업
- 난임의 예방 및 관리

ⓒ 보건복지부장관이 지정하여 고시하는 의료취약지의 보건소는 난임의 예방 및 관리 중 대통령령으로 정하는 업무를 수행할 수 있다.

ⓒ ⊙ 및 ⓒ에 따른 보건소 기능 및 업무 등에 관하여 필요한 세부 사항은 대통령령으로 정한다.

2021. 6. 5. 서울특별시 시행

13 「국민건강증진법」에서 제시하고 있는 건강증진사업 내용으로 가장 옳지 않은 것은?

① 보건교육 및 건강상담

② 지역사회의 보건문제에 관한 조사

③ 영양관리

④ 질병의 조기치료를 위한 조치

> **TIP** 정의 … 이 법에서 사용하는 용어의 정의는 다음과 같다〈국민건강증진법 제2조〉.
> ⊙ "국민건강증진사업"이라 함은 보건교육, 질병예방, 영양개선, 신체활동장려, 건강관리 및 건강생활의 실천 등을 통하여 국민의 건강을 증진시키는 사업을 말한다.
> ⓒ "보건교육"이라 함은 개인 또는 집단으로 하여금 건강에 유익한 행위를 자발적으로 수행하도록 하는 교육을 말한다.
> ⓒ "영양개선"이라 함은 개인 또는 집단이 균형된 식생활을 통하여 건강을 개선시키는 것을 말한다.
> ⓔ "신체활동장려"란 개인 또는 집단이 일상생활 중 신체의 근육을 활용하여 에너지를 소비하는 모든 활동을 자발적으로 적극 수행하도록 장려하는 것을 말한다.
> ⓜ "건강관리"란 개인 또는 집단이 건강에 유익한 행위를 지속적으로 수행함으로써 건강한 상태를 유지하는 것을 말한다.
> ⓗ "건강친화제도"란 근로자의 건강증진을 위하여 직장 내 문화 및 환경을 건강친화적으로 조성하고, 근로자가 자신의 건강관리를 적극적으로 수행할 수 있도록 교육, 상담 프로그램 등을 지원하는 것을 말한다.

Answer 13.④

14 「농어촌 등 보건의료를 위한 특별조치법」 및 동법 시행규칙상 보건진료소에 대한 설명으로 가장 옳은 것은?

① 보건진료소 설치·운영은 시·도지사만이 할 수 있다.

② 보건진료 전담공무원은 24주 이상의 직무교육을 받은 사람이어야 한다.

③ 보건진료 전담공무원은 의사 면허를 가진 자만이 할 수 있다.

④ 보건진료소는 의료취약지역을 인구 100명 이상 3천명 미만을 기준으로 구분한 하나 또는 여러 개의 리·동을 관할구역으로 하여 주민이 편리하게 이용할 수 있는 장소에 설치한다.

> **TIP** ① 시장[도농복합형태의 시의 시장을 말하며, 읍·면 지역에서 보건진료소를 설치·운영하는 경우만 해당한다] 또는 군수는 보건의료 취약지역의 주민에게 보건의료를 제공하기 위하여 보건진료소를 설치·운영한다. 다만, 시·구의 관할구역의 도서지역에는 해당 시장·구청장이 보건진료소를 설치·운영할 수 있으며, 군 지역에 있는 보건진료소의 행정구역이 행정구역의 변경 등으로 시 또는 구 지역으로 편입된 경우에는 보건복지부장관이 정하는 바에 따라 해당 시장 또는 구청장이 보건진료소를 계속 운영할 수 있다〈농어촌 등 보건의료를 특별조치법 제15조 제1항〉.
> ③ 보건진료 전담공무원은 간호사·조산사 면허를 가진 사람으로서 보건복지부장관이 실시하는 24주 이상의 직무교육을 받은 사람이어야 한다〈농어촌 등 보건의료를 의한 특별조치법 제16조 제1항〉.
> ④ 보건진료소는 의료 취약지역을 인구 500명 이상(도서지역은 300명 이상) 5천명 미만을 기준으로 구분한 하나 또는 여러 개의 리·동을 관할구역으로 하여 주민이 편리하게 이용할 수 있는 장소에 설치한다. 다만, 군수(법 제15조 제1항 본문에 따라 읍·면 지역에 보건진료소를 설치·운영하는 도농복합형태의 시의 시장 및 법 제15조 제1항 단서에 따라 관할구역의 도서지역에 보건진료소를 설치·운영하는 시장·구청장을 포함한다. 이하 같다)는 인구 500명 미만(도서지역은 300명 미만)인 의료취약지역 중 보건진료소가 필요하다고 인정되는 지역이 있는 경우에는 보건복지부장관의 승인을 받아 그 지역에 보건진료소를 설치할 수 있다〈농어촌 등 보건의료를 위한 특별조치법 시행규칙 제17조〉.

15 「의료법」상 우리나라 보건의료기관 시설과 인력 기준에 대한 설명으로 가장 옳은 것은?

① 상급종합병원은 9개 이상의 진료과목이 개설되어야 한다.

② 치과병원과 요양병원은 30병상 이상의 입원시설이 필요하다.

③ 100병상을 초과하는 종합병원에는 반드시 치과가 포함되어야 한다.

④ 종합병원에 설치되는 필수진료과목에는 전속하는 전문의가 있어야 한다.

> **TIP** ① 보건복지부령으로 정하는 20개 이상의 진료과목을 갖추고 각 진료과목마다 전속하는 전문의를 두어야 한다〈의료법 제3조의4 상급종합병원 지정〉.
> ② 요양병원의 경우는 30명 이상을 수용할 수 있는 입원실이 필요하지만, 치과병원은 조건이 없다〈의료법 시행규칙 별표 3(의료기관의 종류 별 시설기준)〉.
> ③ 100병상 이상 300병상 이하인 경우에는 내과·외과·소아청소년과·산부인과 중 3개 진료과목, 영상의학과, 마취통증의학과와 진단검사의학과 또는 병리과를 포함한 7개 이상의 진료과목을 갖추고 각 진료과목마다 전속하는 전문의를 둘 것〈의료법 제3조의3 종합병원〉

Answer 14.② 15.④

16 〈보기〉의 운영기준을 준수해야 하는 기관은?

─────────────── 보기 ───────────────

- 의사는 연평균 1일 입원환자 80명까지는 2명, 80명 초과 입원환자는 매 40명마다 1명이 근무하여야 함(한의사 포함)
- 간호사는 연평균 1일 입원환자 6명마다 1명이 근무하여야 함
- 간호조무사는 간호사 정원의 2/3 범위에서 근무 가능함

① 요양원   ② 병원
③ 한방병원   ④ 요양병원

> **TIP** 〈보기〉는 요양병원이 준수해야 하는 운영기준이다.

17 지역보건법에 의거하여 국가와 서울시는 지역사회 건강실태조사를 실시하고 있다. 이에 대한 설명으로 가장 옳지 않은 것은?

① 지방자치단체의 장은 매년 보건소를 통해 조사를 실시한다.
② 조사 항목에는 건강검진, 예방접종 등 질병 예방에 관한 내용이 포함된다.
③ 일반적으로 표본조사이지만, 필요 시 전수조사를 실시할 수 있다.
④ 건강검진은 실측을 통해 통상 2년에 1회 실시하나, 사무직이 아닐 경우 1년에 1회 실시한다.

> **TIP** ④ 산업안전보건법에 의거한 내용이다.

Answer 16.④ 17.④

18 다음 중 「국민건강보험법」에서 규정하는 보험급여 중 요양급여가 아닌 것은?

① 치료재료의 지급 ② 장제비

③ 이송 ④ 예방과 재활

> **TIP** 요양급여(국민건강보험법 제41조) … 가입자와 피부양자의 질병, 부상, 출산 등에 대하여 다음의 요양급여를 실시한다.
> ㉠ 진찰 · 검사
> ㉡ 약제(藥劑) · 치료재료의 지급
> ㉢ 처치 · 수술 및 그 밖의 치료
> ㉣ 예방 · 재활
> ㉤ 입원
> ㉥ 간호
> ㉦ 이송(移送)

19 다음 중 「의료법 시행규칙」에서 규정하는 진료에 관한 기록보존 연한으로 옳지 않은 것은?

① 환자 명부 – 5년 ② 검사소견기록 – 5년

③ 간호기록부 – 5년 ④ 처방전 – 5년

> **TIP** 진료기록부 등의 보존(의료법 시행규칙 제15조 제1항)
> ㉠ 환자 명부 : 5년
> ㉡ 진료기록부 : 10년
> ㉢ 처방전 : 2년
> ㉣ 수술기록 : 10년
> ㉤ 검사내용 및 검사소견기록 : 5년
> ㉥ 방사선 사진(영상물을 포함한다) 및 그 소견서 : 5년
> ㉦ 간호기록부 : 5년
> ㉧ 조산기록부 : 5년
> ㉨ 진단서 등의 부본(진단서 · 사망진단서 및 시체검안서 등을 따로 구분하여 보존할 것) : 3년

Answer 18.② 19.④

20 「의료법」에서 병원을 개설할 때 거쳐야 할 절차는?

① 시 · 도지사에게 신고

② 시 · 도지사에게 허가

③ 시장 · 군수 · 구청장에게 신고

④ 시장 · 군수 · 구청장에게 허가

> **TIP** 종합병원 · 병원 · 치과병원 · 한방병원 · 요양병원 또는 정신병원을 개설하려면 시 · 도 의료기관개설위원회의 심의를 거쳐 보건복지부령으로 정하는 바에 따라 시 · 도지사의 허가를 받아야 한다. 이 경우 시 · 도지사는 개설하려는 의료기관이 시설기준에 맞지 않거나 기본시책과 수급 및 관리계획에 적합하지 아니한 경우에는 개설허가를 할 수 없다〈의료법 제33조 제4항〉.

21 「지역보건법」의 지역보건의료계획에 대한 내용으로 옳은 것은?

① 지역보건의료에 관련된 통계의 수집 및 정리

② 의료비 상승 억제 정책 연구

③ 지역보건의료계획을 5년마다 수립

④ 국민의료비 측정

> **TIP** 지역보건의료계획의 수립 등〈지역보건법 제7조 제1항〉 ··· 특별시장 · 광역시장 · 도지사 또는 특별자치시장 · 특별자치도지사 · 시장 · 군수 · 구청장은 지역주민의 건강 증진을 위하여 다음의 사항이 포함된 지역보건의료계획을 4년마다 수립하여야 한다.
> ㉠ 보건의료 수요의 측정
> ㉡ 지역보건의료서비스에 관한 장기 · 단기 공급대책
> ㉢ 인력 · 조직 · 재정 등 보건의료자원의 조달 및 관리
> ㉣ 지역보건의료서비스의 제공을 위한 전달체계 구성 방안
> ㉤ 지역보건의료에 관련된 통계의 수집 및 정리

Answer 20.② 21.①

22 「의료법」에 규정되어 있는 의료기관에 관한 내용으로 옳은 것은?

① 의원급 의료기관은 주로 입원환자를 대상으로 한다.

② 조산원은 조산사가 조산과 임산부 및 신생아를 대상으로 보건활동과 교육·상담을 하는 곳이다.

③ 상급종합병원은 보건복지부령으로 정하는 10개 이상의 진료과목을 갖추면 된다.

④ 의원급 의료기관은 의사 및 치과의사만이 개설할 수 있다.

> **TIP** ① 의원급 의료기관은 의사, 치과의사 또는 한의사가 주로 외래환자를 대상으로 각각 그 의료행위를 하는 의료기관으로서 그 종류는 의원, 치과의원, 한의원이 있다.
> ③ 상급종합병원은 보건복지부령으로 정하는 20개 이상의 진료과목을 갖추고 각 진료과목마다 전속하는 전문의를 두어야 한다.
> ④ 다음 각 호의 어느 하나에 해당하는 자가 아니면 의료기관을 개설할 수 없다. 이 경우 의사는 종합병원·병원·요양병원·요양병원 또는 의원을, 치과의사는 치과병원 또는 치과의원을, 한의사는 한방병원·요양병원 또는 한의원을, 조산사는 조산원만을 개설할 수 있다〈의료법 제33조 제2항〉.
>   • 의사, 치과의사, 한의사 또는 조산사
>   • 국가나 지방자치단체
>   • 의료업을 목적으로 설립된 법인
>   • 「민법」이나 특별법에 따라 설립된 비영리법인
>   • 「공공기관의 운영에 관한 법률」에 따른 준정부기관, 「지방의료원의 설립 및 운영에 관한 법률」에 따른 지방의료원, 「한국보훈복지의료공단법」에 따른 한국보훈복지의료공단

23 다음 중 「감염병의 예방 및 관리에 관한 법률」및 관계법령에서 역학조사반에 대한 내용으로 옳지 않은 것은?

① 중앙역학조사반은 30명 이내, 시·도역학조사반은 각각 20명 이내로 구성한다.

② 보건복지부 소속 방역관은 감염병 관련 분야의 경험이 풍부한 4급 이상 공무원 중에서 임명한다.

③ 시·군·구 소속 방역관은 감염병 관련 분야의 경험이 풍부한 5급 이상 공무원 중에서 임명할 수 있다.

④ 방역관은 감염병의 국내 유입 또는 유행이 예견되어 긴급한 대처가 필요한 경우 통행을 제한할 수 있다.

> **TIP** ① 중앙역학조사반은 30명 이상, 시·도역학조사반 및 시·군·구역학조사반은 각각 10명 이상의 반원으로 구성하고, 각 역학조사반의 반장은 법에 따른 방역관 또는 역학조사관으로 한다〈감염병의 예방 및 관리에 관한 법률 시행령 제15조 제2항 및 제3항〉.

Answer   22.②   23.①

출제 예상 문제

1 다음 중 검역제도의 기원이 된 감염병은?

① 콜레라　　　　　　　　　　　　② 페스트
③ 결핵　　　　　　　　　　　　　④ 두창

TIP ② 검역은 14세기 이태리에서 흑사병(페스트)으로부터 해안가 도시를 보호하기 위하여 도입되었다.

2 다음 보기 중 「의료법」에 의한 상급종합병원의 요건으로 옳지 않은 것은?

① 보건복지부령으로 정하는 인력·시설·장비 등을 갖추어야 한다.
② 10개 이상의 진료과목을 갖추고 각 진료과목마다 전문의를 두어야 한다.
③ 전문의가 되려는 자를 수련시키는 기관이어야 한다.
④ 질병군별 환자구성비율이 보건복지부령으로 정하는 기준을 충족해야 한다.

TIP 상급종합병원 지정〈의료법 제3조의4 제1항〉… 보건복지부장관은 다음의 요건을 갖춘 종합병원 중에서 중증질환에 대하여 난이도가 높은 의료행위를 전문적으로 하는 종합병원을 상급종합병원으로 지정할 수 있다.
㉠ 보건복지부령으로 정하는 20개 이상의 진료과목을 갖추고 각 진료과목마다 전속하는 전문의를 둘 것
㉡ 제77조 제1항에 따라 전문의가 되려는 자를 수련시키는 기관일 것
㉢ 보건복지부령으로 정하는 인력·시설·장비 등을 갖출 것
㉣ 질병군별(疾病群別) 환자구성 비율이 보건복지부령으로 정하는 기준에 해당할 것

3 고의 또는 테러 등을 목적으로 이용된 병원체에 의하여 발생된 감염병이 바르게 연결된 것은?

① 페스트, 두창, 야토병　　　　　　② 황열, 웨스트나일열, 폴리오
③ 탄저병, 공수병, 큐열　　　　　　④ 콜레라, 탄저병, 신종전염병증후군

TIP 생물테러 감염병으로는 탄저, 보툴리눔독소증, 페스트, 마버그열, 에볼라열, 라싸열, 두창, 야토병이 있다.

Answer 1.② 2.② 3.①

4 「국민건강증진법」에서 규정하는 금연을 위한 조치사항에 해당하지 않는 것은?

① 지정된 금연구역에서는 누구든지 흡연을 하면 안 된다.
② 담배판매자는 담배자동판매기에 성인인증장치를 부착하여야 한다.
③ 지방자치단체는 관할 구역 안의 일정장소를 금연구역으로 지정할 수 있다.
④ 공중이 이용하는 시설 전체가 금연구역으로 지정되면 흡연실을 설치할 수 없다.

TIP ④ 공중이 이용하는 시설의 소유자·점유자 또는 관리자는 해당 시설의 전체를 금연구역으로 지정하고 금연구역을 알리는 표지를 설치하여야 한다. 이 경우 흡연자를 위한 흡연실을 설치할 수 있으며, 금연구역을 알리는 표지와 흡연실을 설치하는 기준·방법 등은 보건복지부령으로 정한다〈국민건강증진법 제9조 제4항〉.

5 기초생활보장의 종류가 아닌 것은?

① 자활   ② 의료
③ 재해   ④ 생계

TIP 급여의 종류〈국민기초생활보장법 제7조〉
㉠ 생계급여
㉡ 주거급여
㉢ 의료급여
㉣ 교육급여
㉤ 해산급여
㉥ 장제급여
㉦ 자활급여

6 우리나라에서 지역응급의료센터로 지정될 수 있는 곳은?

> ㉠ 병원　　　　　　　　　　　　　　㉡ 의원
> ㉢ 요양병원　　　　　　　　　　　　㉣ 종합병원

① ㉠㉡㉢　　　　　　　　　　　　　② ㉠㉢

③ ㉡㉣　　　　　　　　　　　　　　④ ㉣

TIP 지역응급의료센터의 지정〈응급의료에 관한 법률 제30조〉

　㉠ 시 · 도지사는 응급의료에 관한 다음의 업무를 수행하게 하기 위하여 「의료법」에 따른 종합병원 중에서 지역응급의료센터를 지정할 수 있다.

　• 응급환자의 진료
　• 응급환자에 대하여 적절한 응급의료를 할 수 없다고 판단한 경우 신속한 이송

　㉡ 지역응급의료센터 지정 기준 · 방법 · 절차와 업무 등에 필요한 사항은 시 · 도의 응급의료 수요와 공급 등을 고려하여 보건복지부령으로 정한다.

7 의료급여법상 '부양의무자'의 정의로 옳은 것은?

① 수급권자를 부양할 책임이 있는 자로서 수급권자의 1촌의 직계혈족 및 그 배우자

② 수급권자를 부양할 책임이 있는 자로서 수급권자의 직계혈족 및 그 배우자, 생계를 같이 하는 2촌 이내의 혈족

③ 수급권자를 부양할 책임이 있는 자로서 수급권자의지계혈족 및 그 배우자, 생계를 같이 하는 3촌 이내의 혈족

④ 수급권자를 부양할 책임이 있는 자로서 수급권자의 방계혈족 및 그 배우자, 생계를 같이 하는 2촌 이내의 혈족

TIP 용어의 정의〈의료급여법 제2조〉

　㉠ 수급권자 : 의료급여를 받을 수 있는 자격을 가진 자를 말한다.

　㉡ 의료급여기관 : 수급권자에 대한 진료 · 조제 또는 투약 등을 담당하는 의료기관 및 약국 등을 말한다.

　㉢ 부양의무자 : 수급권자를 부양할 책임이 있는 자로서 수급권자의 1촌 직계혈족 및 그 배우자를 말한다.

Answer　6.④　7.①

8 다음 중 「국민건강보험법」에 따른 요양급여에 해당되지 않는 것은?

① 진찰, 검사

② 예방 및 재활

③ 본인부담금 보상금

④ 처치 및 수술 기타 치료

TIP 요양급여〈국민건강보험법 제41조〉

ㄱ 진찰 · 검사

ㄴ 약제 · 치료재료의 지급

ㄷ 처치 · 수술 기타의 치료

ㄹ 예방 · 재활

ㅁ 입원

ㅂ 간호

ㅅ 이송

9 종합병원에 대한 설명 중 옳은 것은?

① 병원, 치과병원, 한방병원, 요양병원이 있다.

② 300병상 이상의 종합병원은 지정된 10개의 진료과목 외에 정신건강의학과가 있어야 한다.

③ 각 과마다 필요한 분과 전문의를 갖추어야 한다.

④ 입원환자 100인 이상을 수용할 시설을 갖추어야 한다.

TIP 종합병원〈의료법 제3조의3〉

ㄱ 100개 이상의 병상을 갖추어야 한다.

ㄴ 100병상 이상 300병상 이하인 경우에는 내과 · 외과 · 소아청소년과 · 산부인과 중 3개 진료과목, 영상의학과, 마취통증의학과 와 진단검사의학과 또는 병리과를 포함한 7개 이상의 진료과목을 갖추고 각 진료과목마다 전속하는 전문의를 두어야 한다.

ㄷ 300병상을 초과하는 경우에는 내과, 외과, 소아청소년과, 산부인과, 영상의학과, 마취통증의학과, 진단검사의학과 또는 병리 과, 정신건강의학과 및 치과를 포함한 9개 이상의 진료과목을 갖추고 각 진료과목마다 전속하는 전문의를 두어야 한다.

ㄹ 종합병원은 위 ㄴ, ㄷ에 따른 진료과목(이하 "필수진료과목"이라 한다) 외에 필요하면 추가로 진료과목을 설치 · 운영할 수 있다. 이 경우 필수진료과목 외의 진료과목에 대하여는 해당 의료기관에 전속하지 아니한 전문의를 둘 수 있다.

Answer 8.③ 9.④

10 다음 중 의료인이 아닌 사람은?

① 약사

② 의사

③ 한의사

④ 간호사

TIP 의료법상 의료인(5종) … 보건복지부장관의 면허를 받은 의사, 한의사, 간호사, 치과의사, 조산사

11 다음 중 검역감염병 만으로 짝지어진 것은?

① 콜레라, 뎅귀열, 페스트, 중증 급성호흡기 증후군, 매독

② 콜레라, 황열, 홍역, 후천성면역결핍증, 동물인플루엔자 인체감염증

③ 장티푸스, 뎅귀열, 페스트, 동물인플루엔자 인체감염증, 매독

④ 콜레라, 페스트, 황열, 중증 급성호흡기 증후군, 신종인플루엔자감염증

TIP 검역감염병의 종류
ㄱ 콜레라
ㄴ 페스트
ㄷ 황열
ㄹ 중증 급성호흡기 증후군(SARS)
ㅁ 동물인플루엔자 인체감염증
ㅂ 신종인플루엔자
ㅅ 중동 호흡기 증후군(MERS)
ㅇ ㄱ~ㅅ외의 감염병으로서 외국에서 발생하여 국내로 들어올 우려가 있거나 우리나라에서 발생하여 외국으로 번질 우려가 있어 질병관리청장이 긴급 검역조치가 필요하다고 인정하여 고시하는 감염병

12 의료법에 명시된 의료인은 모두 몇 종인가?

① 5종

② 6종

③ 7종

④ 8종

TIP 의료인은 보건복지부장관의 면허를 받은 의사 · 치과의사 · 한의사 · 조산사 및 간호사, 총 5종이다.

Answer 10.① 11.④ 12.①

13 다음 중 조산사가 될 수 있는 자는?

① 조산조무사

② 간호조무사

③ 간호사 면허를 갖고 보건복지부장관이 인정하는 의료기관에서 1년간 조산수습과정을 마친 자

④ 산후조무사 면허를 갖고 보건복지부장관이 인정하는 의료기관에서 1년간 조산수습과정을 마친 자

TIP 조산사의 면허⟨의료법 제6조⟩ … 조산사가 되고자 하는 자는 다음의 어느 하나에 해당하는 자로서 조산사 국가시험에 합격한 후 보건복지부장관의 면허를 받아야 한다.
　㉠ 간호사 면허를 가지고 보건복지부장관이 인정하는 의료기관에서 1년간 조산의 수습과정을 마친 자
　㉡ 외국의 조산사의 면허(보건복지부장관이 정하여 고시하는 인정기준에 해당하는 면허)를 받은 자

14 다음 중 의료기관을 개설할 수 없는 자는?

① 의료법인

② 임의자연인

③ 의사, 치과의사, 한의사 또는 조산사

④ 국가 또는 지방자치단체

TIP 의료기관 개설⟨의료법 제33조 제2항⟩ … 다음에 해당하는 자가 아니면 의료기관을 개설할 수 없다.
　㉠ 의사, 치과의사, 한의사 또는 조산사
　㉡ 국가 또는 지방자치단체
　㉢ 의료업을 목적으로 설립된 법인(의료법인)
　㉣ 민법 또는 특별법에 의하여 설립된 비영리법인
　㉤ 「공공기관의 운영에 관한 법률」에 따른 준정부기관, 「지방의료원의 설립 및 운영에 관한 법률」에 따른 지방의료원, 「한국보훈복지의료공단법」에 따른 한국보훈복지의료공단

Answer 13.③ 14.②

15 의료법상 의료기관으로 옳은 것은?

① 조산소

② 조산원

③ 침구원

④ 접골원

TIP 의료기관〈의료법 제3조〉… 의료기관은 종합병원 · 병원 · 치과병원 · 한방병원 · 요양병원 · 정신병원 · 의원 · 치과의원 · 한의원 및 조산원

Answer 15.②

기준 법령

- 감염병의 예방 및 관리에 관한 법률 제18893호, 2022.6.10. 일부개정, 2022.12.11. 시행
- 감염병의 예방 및 관리에 관한 법률 시행령 제32822호, 2022.7.26. 일부개정, 2022.7.26. 시행
- 검역법 제18604호, 2021.12.21. 일부개정, 2022.6.22. 시행
- 교육환경 보호에 관한 법률 제18636호, 2021.12.28. 일부개정, 2022.6.29. 시행
- 국민건강보험 요양급여의 기준에 관한 규칙 제833호, 2021.10.1. 일부개정, 2021.10.1. 시행
- 국민건강보험법 제18895호, 2022.6.10. 일부개정, 2022.12.11. 시행
- 국민건강보험법 시행령 제32748호, 2022.6.30. 일부개정, 2022.7.1. 시행
- 국민건강증진법 제18606호, 2021.12.21. 일부개정, 2022.6.22. 시행
- 국민기초생활 보장법 제18607호, 2021.12.21. 일부개정, 2022.6.22. 시행
- 근로기준법 제18176호, 2021.5.18. 일부개정, 2021.11.19. 시행
- 근로기준법 시행령 제32130호, 2021.11.19. 일부개정, 2021.11.19. 시행
- 농어촌 등 보건의료를 위한 특별조치법 제18413호, 2021.8.17. 일부개정, 2022.2.18. 시행
- 농어촌 등 보건의료를 위한 특별조치법 시행규칙 제749호, 2020.9.11. 타법개정, 2020.9.12. 시행
- 먹는물 수질기준 및 검사 등에 관한 규칙 제942호, 2021.9.16. 타법개정, 2021.9.16. 시행
- 모자보건법 제18612호, 2021.12.21. 일부개정, 2022.6.22. 시행
- 모자보건법 시행령 제32695호, 2022.6.14. 일부개정, 2022.6.22. 시행
- 산업안전보건법 제18426호, 2021.8.17. 일부개정, 2022.8.18. 시행
- 산업안전보건법 시행령 제32528호, 2022.3.8. 타법개정, 2022.3.8. 시행
- 산업안전보건법 시행규칙 제336호, 2021.11.19. 일부개정, 2021.11.19. 시행
- 산업재해보상보험법 제18913호, 2022.6.10. 타법개정, 2022.6.10. 시행
- 식품위생법 제18967호, 2022.6.10. 일부개정, 2022.12.11. 시행
- 약사법 제18970호, 2022.6.10. 일부개정, 2022.12.11. 시행
- 응급의료에 관한 법률 제18621호, 2021.12.21. 일부개정, 2022.12.22. 시행
- 의료급여법 제16374호, 2019.4.23. 일부개정, 2019.10.24. 시행
- 의료기사 등에 관한 법률 제17643호, 2020.12.15. 일부개정, 2020.12.15. 시행
- 의료법 제17787호, 2020.12.29. 일부개정, 2021.12.30. 시행
- 의료법 시행규칙 제851호, 2021.12.31. 타법개정, 2021.12.31. 시행
- 정신건강증진 및 정신질환자 복지서비스 지원에 관한 법률 제17217호, 2020.4.7. 일부개정, 2022.4.8. 시행
- 지역보건법 제17893호, 2021.8.17. 일부개정, 2022.8.18. 시행
- 학교보건법 제18640호, 2021.12.28. 일부개정, 2022.6.29. 시행
- 학교보건법 시행령 제32528호, 2022.3.8. 타법개정, 2022.3.8. 시행
- 학교보건법 시행규칙 제270호, 2022.6.29. 일부개정, 2022.6.29. 시행
- 환경정책기본법 시행령 제32557호, 2022.3.25. 타법개정, 2022.3.25. 시행

기준 규칙

- 질병관리청장이 지정하는 감염병의 종류 고시 제2022-10호, 2022.6.8. 일부개정, 2022.6.8. 시행

K N O W L E D G E

상식-SERIES

합격GO!

시험타파!

단 한 권으로도 단기간에 확실한 학습!

필기시험을 대비하는 수험생 여러분에게 권하는 효율적인 대비서!

출제KEY

실전대비!

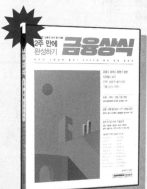
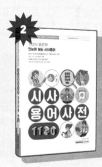
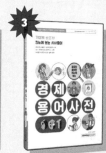
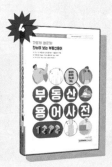

1 금융상식 2주 만에 완성하기

금융은행권, 단기간 공략으로 끝장낸다!
필기 걱정은 이제 NO! <금융상식 2주 만에 완성하기> 한 권으로 시간은 아끼고 학습효율은 높이자!

2 중요한 용어만 한눈에 보는 시사용어사전 1130

매일 접하는 각종 기사와 정보 속에서 현대인이 놓치기 쉬운,
그러나 꼭 알아야 할 최신 시사상식을 쏙쏙 뽑아 이해하기 쉽도록 정리했다!

3 중요한 용어만 한눈에 보는 경제용어사전 961

주요 경제용어는 거의 다 실었다!
경제가 쉬워지는 책, 경제용어사전!

4 중요한 용어만 한눈에 보는 부동산용어사전 1273

부동산에 대한 이해를 높이고 부동산의 개발과 활용, 투자 및
부동산 용어 학습에도 적극적으로 이용할 수 있는 부동산용어사전!

goseowon.com

자 격 증 별 로 정 리 된 기 출 문 제 로 깔 끔 하 게 합 격 하 자 !

기출문제 총집합! **자격증 - 기출**

 서원각에서 출간된 자격증 기출 시리즈

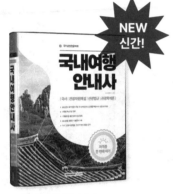

NEW 신간!

국내여행안내사
기출문제 정복하기

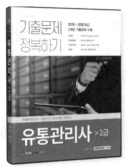

유통관리사 2급
기출문제 정복하기

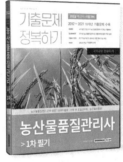

농산물품질관리사 1차 필기
기출문제 정복하기

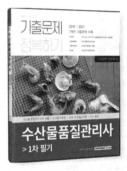

수산물품질관리사 1차 필기
기출문제 정복하기

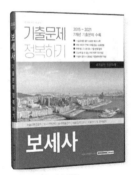

보세사
기출문제 정복하기

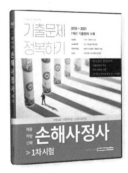

손해사정사 1차 시험
기출문제 정복하기

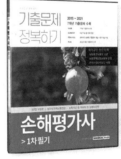

손해평가사 1차 시험
기출문제 정복하기

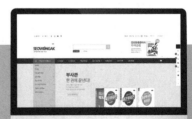

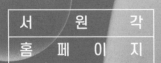

서 원 각
홈 페 이 지

✎ 상식톡톡으로 포인트 상식 찾아가기!
✎ 블로그와 카페로 한번에 접속하기!
✎ 학습자료실에서 유익한 자료집 다운 받기!

교재 정오사항은 서원각 홈페이지 도서정오표 게시판에서 확인하실 수 있습니다.